H. C. Rümke · Eine blühende Psychiatrie in Gefahr

Eine blühende Psychiatrie in Gefahr

Ausgewählte Vorträge und Aufsätze

von

H. C. Rümke

Herausgegeben und übersetzt von Walter von Baeyer
unter Mitwirkung von Ottilie C. Selbach

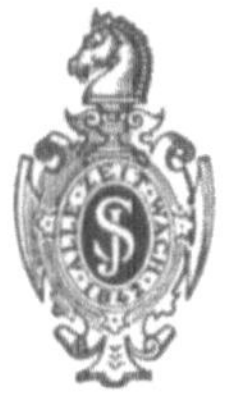

Springer-Verlag Berlin Heidelberg New York 1967

Dr. H. C. Rümke
emeritierter Professor für Psychiatrie an der
Reichs-Universität Utrecht

Professor Dr. W. Ritter von Baeyer
Psychiatrische und Neurologische Universitätsklinik
6900 Heidelberg

Dr. med. et Dr. phil. Ottilie Constanze Selbach
1000 Berlin-Charlottenburg

ISBN 978-3-642-86492-6   ISBN 978-3-642-86491-9 (eBook)
DOI 10.1007/978-3-642-86491-9

Library of Congress Catalog Card Number 67-11596.

Titel-Nr. 1402

Inhaltsverzeichnis

Quellennachweis
der Arbeiten von H. C. Rümke

Derde bundel studies en voordrachten over psychiatrie.

Scheltema & Holkema N. V. Amsterdam, 1958:

    Een bloeiende psychiatrie in gevaar

    „Mental Health" (Opgeloste en onopgeloste problemen op het gebied der geestelijke gezondheidszorg

    Anthropologische onzekerheid

    Over gronden van zekerheid in de wetenschap (Gronden van zekerheid in de psychiatrie)

    Exogene psychische stoornissen en pseudo-psychogenie

    Vakantiereizen als conditionerende factor bij het ontstaan van psychische stoornissen

    Enige opmerkingen over farmacologie en psychiatrie

    De neurotische „doublures" van het menselijk lijden

Nieuwe studies en voordrachten over psychiatrie

Scheltema & Holkema N. V. Amsterdam 1958

    Over kliniek en psychopathologie der dwangverschijnselen

    Over afkeer van de eigen neus. Overwegingen over de mens en zijn lichaam en over de grenzen van plastische en cosmetische chirurgie

    Contradictions in the concepts of Schizophrenia

    De psychische stoornissen van de gezonde mens

    Aantekeningen over het instinct, de archetypus, de existential, over de werelden, die zij oproepen, over reductie en misvorming van het mensbeeld

    Het phaenomenologisch aspect van het affectief contact

    Individu en gemeenshap

Op de drempel. Jongst verleden en toekomst van de psychiatrie. Afscheidscollege gehouden in de Domkerk te Utrecht op 30 Mei 1963. Scheltema & Holkema N. V. Amsterdam.

Psyche, Band XII, 1958—1959. Ernst Klett-Verlag Stuttgart

    Betrachtungen zum Problem: „Sich öffnen und sich schließen" (in deutscher Übersetzung von Dr. M. Eicke)

    Ursprünglich erschienen in der Festschrift für F. J. J. Buytendijk: Rencontre — Encounter — Begegnung. Contributions à une psychologie humaine. Utrecht und Antwerpen (Spectrum) 1957.

Wiener Zeitschrift für Nervenheilkunde, **19** H. 2, 1962

    Über die sogenannte „Latenzperiode"

Comprehensive Psychiatry. Vol. 1 Nr. 6, 1960

Folia Psychiatr. Neurol. Neurochir. **67**, 1964
  Aspects of the schizophrenia problem. Address delivered at the Schizophrenia Symposion on 19th April 1963
  Second Psychiatric Clinic, State University, Utrecht (Netherlands)

Schweizer Archiv für Neurologie, Neurochirurgie und Psychiatrie, **91** Heft 1, 1963
  Über alte Schizophrene

Der Nervenarzt, **29**. 2. H., 1598
  Die klinische Differenzierung innerhalb der Gruppe der Schizophrenien

Zur Einführung

„Eine blühende Psychiatrie in Gefahr" — unter diesen warnenden Titel seiner Rektoratsrede, gehalten 1954 in der Domkirche zu Utrecht, möchte H. C. RÜMKE die Auswahl seiner hier in deutscher Sprache veröffentlichten Vorträge, Reden, Referate und Aufsätze gestellt sehen. Ist doch sein eigenes literarisches Werk auf der einen Seite Zeugnis einer mächtigen Entfaltung psychiatrischen Denkens und Wissens in die Breite und in die Tiefe, zugleich aber auch ein durchaus besonnenes, kritisches, selbstkritisches. Mit großer Unvoreingenommenheit, ja mit spürbarem Enthusiasmus öffnet sich der Kliniker RÜMKE den zeitgenössischen Konzeptionen, die in ihrer Vielfalt das uneinheitliche Bild der heutigen Psychiatrie bestimmen, nimmt persönlich höchst aktiven Anteil am Aufschwung der „Mental-Health-Bewegung" nach dem zweiten Weltkrieg. Aber ebenso entschlossen wahrt er die Position des Klinikers, des ärztlichen Helfers, der an den Grundlagen der medizinischen Diagnose, Prognose und Therapie und somit am nosologischen Prinzip allen modernen Auflösungsbestrebungen zuwider festzuhalten gewillt ist. Gerade hier sieht er die Gefahr für die blühende Psychiatrie: in der Aufgabe des naturwissenschaftlichen Krankheitsbegriffes, dem die Psychiatrie ihre fruchtbarsten Konzeptionen und ihre wirksamsten therapeutischen Methoden verdankt, zugunsten von Bezugssystemen, die zwischen Gesundheit und Krankheit, Tragik und Pathologie, ärztlichem Handeln und Weltverbesserung keine klare Grenzziehung erlauben.

Von „*Grundproblemen der Psychiatrie*" handelt der so benannte Teil I der Sammlung. Hier formuliert der Verfasser seine Grundposition, sein Verhältnis zur Psychiatrie seiner Lehrzeit und der Gegenwart, seine Hoffnungen und Befürchtungen für die künftige Entwicklung des Faches, seine Kritik an den von ihm selbst so leidenschaftlich bejahten Bestrebungen, durch Arbeit im Sinne der weltumspannenden Mental-Health-Bewegung nicht nur zur Verhütung von seelischen Störungen beizutragen, sondern auch die menschlichen Beziehungen als entscheidend wichtiges Moment einer positiv gefaßten seelischen Gesundheit zu verbessern. RÜMKE zeigt sich in diesen einleitenden Schriften als Mann, der die im psychiatrischen und psychohygienischen Feld unvermeidliche Pluralität der Betrachtungsweisen und Hypothesen unverkürzt zur Sprache kommen läßt, aber sorgfältig zwischen dem Gesicherten und Ungesicherten abzuwägen versteht und über einen bloßen Eklektizismus hinaus das Ziel der anthropologischen Zusammenschau nie aus dem Auge verliert. Er bietet kein geschlossenes System psychiatrischer Anthropologie an, aber doch einen offenen anthropologischen Horizont, der Biologisches, Triebpsychologisches, Soziologisches, Existentialanalytisches, Transzendentes umspannt. Was er den großen Ergründern der seelischen Tiefendimension, besonders S. FREUD und C. G. JUNG verdankt, tritt klar zutage, ebenso das, was ihn von jenen trennt, zumal deren Geringschätzung der phänomenologisch aufweisbaren sogenannten „Oberfläche" der seelischen Erscheinungen. Der Verzicht auf geschlossene Systematik wird aufgewogen durch die Fülle und Plastik des Geschauten und durch die kritische Durchleuchtung scheinbar feststehender Positionen. Niemals leidet die Klarheit unter der Fülle, niemals die übersichtliche Disposition der Darstellung unter der die Frage offen haltenden Dialektik. Man wird sich dem Eindruck nicht entziehen können, daß Inhalt und Form bei RÜMKE in einer sehr persönlichen Synthese zur Deckung gebracht sind. Sein Stil erinnert an die freie Rede — nachdenkliche Zwiesprache mit dem Hörer und mit sich selbst. Die meisten der hier veröffentlichten Aufsätze sind ja ursprünglich als Reden und Vorträge konzipiert und gehalten worden. Sie sind an einprägsamen Formulierungen, pointierten Wendungen reich; das Element des Paradoxen, der psychologisch-psychopathologischen Erkenntnis immanent zugehörig, spielt eine Rolle. Bei allem Glanz der Diktion halten sich Gedankenführung und Stil von schriftstellerischer Eitelkeit frei, werden niemals spielerisch-oberflächlich. Im Gegenteil, ein Zug ernsthaft reflektierender, ja manchmal geradezu grüblerischer Nachdenklichkeit durchwaltet das Ganze. Hier spricht ein Forscher und Schriftsteller, der das gesprochene und geschriebene Wort mit hoher Verantwortung handhabt. Er bleibt immer der Kliniker und Therapeut, der weiß, daß seine Aussagen und Reflexionen praktische Folgen haben, daß sie eine realistische Auffassung vom psychisch Kranken und Abnormen bezwekken, den Umgang mit seelisch leidenden Menschen beeinflussen können, praktisch ernst genommen werden sollen. Die Übersetzer können nur hoffen, daß es gelang, nicht nur den Inhalt des vom Autor Gemeinten, sondern auch dessen persönliche Stilisierung einigermaßen originalgetreu wiederzugeben. Die niederländische Sprache des Originales bietet in dieser Hinsicht gerade wegen ihrer Verwandtschaft mit der deutschen nicht etwa geringere, sondern größere Schwierigkeiten.

Gewiß ist es heute, angesichts von Psychoanalyse, Daseinsanalyse, existentialer und sozialer Anthropologie, ein schwieriges Unterfangen, das Banner der Nosologie in Gebieten hochzuhalten, die nicht durch somatische Befunde abgesteckt werden können, bei den endogenen Psychosen, Neurosen und Psychopathien, und es wird den Kundigen interessieren, wie RÜMKE mit dieser selbstgewählten Aufgabe fertig wird. Gewiß nicht durch dogmatische Horizontverengerung, durch Festlegung auf irgendwelche somatologischen oder sonstigen Postulate. Er ist und bleibt Empiriker, Empiriker im weitesten Sinne des Wortes, der die psychopathologischen Erfahrungsmöglichkeiten von der schlichten klinischen Deskription bis zu den subtilsten Verstehensakten ausschöpft, das Faktische vom Hypothetischen, das begrifflich Faßbare vom nur intuitiv Schaubaren redlich unterscheidet. Für ihn ist die klinisch-empirische Beschreibung keineswegs obsolet, nicht ans Ende ihrer Möglichkeiten angelangt, sondern erst in den Anfängen verwirklicht und voller Zukunft. Teil II der hier veröffentlichten Aufsätze bestätigt diese Auffassung. Bedeutsam erscheint vor allem das große Referat über die Klinik der Zwangserscheinungen, das dem vielbehandelten Thema neue Seiten abgewinnt, die Diagnostik und Prognostik der Zwangsphänomene verfeinert und differenziert und von dem zu hoffen steht, daß es in der deutschsprachigen Psychiatrie die ihm gebührende Würdigung erfahren wird. Bekannter wurden die praktisch-prognostisch nicht minder wichtigen Bemühungen des Autors um die deskriptive Abgrenzung genuiner, deletärer Kernschizophrenien von schizophrenieähnlichen, pseudoschizophrenen Psychosen mit günstiger Voraussage. Teil IV vereinigt mehrere Beiträge zum Thema Schizophrenie. Wie unbefangen, echt empirisch sich RÜMKE gerade diesem von theoretischen Vormeinungen so stark belasteten Problem nähert, zeigen seine wiederholten Äußerungen zu dem berühmt gewordenen „Praecoxgefühl", das den Kenner sicherer als andere, „objektive" Merkmale zur Diagnose einer Kernschizophrenie hinleitet. Am Ende seiner klinischen Tätigkeit, auf Grund von Erfahrungen in einer Abteilung für schizophrene Patienten mit langer Krankheitsdauer, hat er die bemerkenswerte Feststellung getroffen, daß jenes fremdartige Praecoxgefühl den älteren, langfristig Kranken gegenüber nicht mehr auftritt und sich ein neuer, wenn auch eigenartiger Kontakt zwischen Arzt und Kranken bildet, ähnlich wie auch gegenüber den mit Reserpin behandelten Patienten. „Alles in allem", schließt RÜMKE aus seinen neuen Beobachtungen, „ist es wahrscheinlich, daß das Praecoxgefühl nicht mit der hypostasierten primären Störung zusammenhängt, sondern eine viel verwickeltere Genese hat". Damit scheint er uns in aller Unbefangenheit, unbelastet von theoretischen Vorurteilen einen wichtigen Hinweis auf die Variabilität und Plastizität des schizophrenen Grundgeschehens gegeben zu haben.

Das nosologische Prinzip, die scharfe Abgrenzung des Krankhaften gegenüber dem Gesunden auch für das Gebiet der Neurosen durchzuführen, widerspricht der geläufigen Meinung, für die zwischen Normalität und Neurose fließende Übergänge bestehen. Der unstreitigen Realität von neuroseähnlichen Grenzphänomenen gibt RÜMKE eine originelle Deutung: Wo die allgemeinmenschlichen Konflikte und Spannungen in der Psychologie der eigentlichen Neurosen sichtbar werden, handelt es sich um „neurotische Doublüren menschlichen Leidens", um den Austrag von Leidenschaften der Seele und des Geistes auf dem gesenkten Niveau einer durch Anlage oder erworbene Schädigung geschwächten Persönlichkeit. Die Entzückungen, die Kämpfe, die Niederlagen des Menschen sind an sich nichts Krankhaftes, in wie extremen Formen sie sich auch abspielen mögen. Erst eine unzulängliche psychophysische Ausrüstung oder erworbene Schädigung, eine psychische Niveausenkung im Sinne JANETS macht aus dem tragischen Scheitern des Menschen ein neurotisches Kranksein. Andererseits kennt und beschreibt RÜMKE auf der Seite der Normalität eine Fülle von „psychischen Störungen des gesunden Menschen", partielles und passageres Versagen und wahnartiges Verkennen, seltsame Entrückungen und Selbstvergessenheiten u. ä., wofür die Selbst- und Fremdbeobachtung reichhaltigen Stoff liefert, Phänomene, die trotz ihres Störungscharakters die grundsätzliche Gesundheit und Lebenstüchtigkeit ihrer Träger nicht in Frage stellen. Mag die theoretische Einordnung solcher Erscheinungen und überhaupt das Problem der Grenzzustände verschieden beurteilt werden, so bringt doch ihre Beschreibung Gewinn für die Psychopathologie und Medizinische Psychologie. Ihre Kenntnis ist wichtig für den Psychiater und Psychotherapeuten, der sich in seiner täglichen Praxis mit derartigen Labilitäten menschlicher Selbst- und Welterfahrung auseinandersetzen muß. Die sonst selten behandelte Psychopathologie des Alltags, deren Entdecker SIEGMUND FREUD gewesen, erwacht in RÜMKES Schrift zu neuem Leben, in einer erweiterten Betrachtungsweise, die in mancher Hinsicht über FREUD hinausgeht.

Vieles von dem, was RÜMKE in den hier publizierten Aufsätzen sagt, überschreitet das Gebiet klinischer Deskription und Systematik, und zwar nicht nur in der Richtung eines immer wieder durchbrechenden Interesses an den prinzipiellen Fragen der seelischen Gesundheit (Mental-Health). Denn ohne sich auf den Fragenkreis und die Methoden der phänomenologisch-anthropologischen Forschung festlegen zu wollen, ist RÜMKE doch — man darf das schlechtweg sagen — ein phänomenologischer Anthropologe von schöpferischem Rang. Er vertieft sich in die subjektive, erlebte und gelebte Seinsweise und in die „Lebenswelt" (HUSSERL) des psychisch Kranken und Abnormen, des Gesunden, des Menschen unserer Zeit. Die in Teil III, aber auch in Teil II vereinigten Aufsätze sind phänomenologisch außerordentlich gehaltvoll und ergiebig. Der Essay über psychisches Sich-Öffnen und Sich-Schließen deckt beispielsweise eine von Dichtern (GOETHE) geschaute, in der wissenschaftlichen Psychologie aber kaum beachtete Grundstruktur des Menschseins auf. Das Phänomen des affektiven Kontaktes, besonders des Kontaktes zwischen dem Arzt und dem psychisch gestörten Patienten, wurde vor RÜMKE wohl kaum in solcher Vielseitigkeit und Verzweigtheit gesehen und beschrieben. Obwohl schon einmal in deutscher Sprache erschienen — hier neu übersetzt — hat diese feinsinnige, dem praktischen, psychiatrischen und psychotherapeutischen Umgang unmittelbar dienliche Analyse im deutschen Sprachraum so gut wie keine Beachtung gefunden. Der professionellen Haltung des Psychiaters wird hier ein Spiegel entgegengehalten, in den hinein zu blicken verlohnend sein dürfte. Ein Beitrag zur „Phénomenologie du Corps" liefert der Aufsatz über die Abneigung gegen die eigene Nase. Auch da, wo RÜMKE soziologische Faktoren, z. B. in der Arbeit über Ferienreise als konditionierender Faktor im Entstehen psychischer Störungen oder psychoanalytische Gesichtspunkte, so im Aufsatz über die sog. Latenzperiode, in den Vordergrund stellt, orientiert er sich in seiner Sehweise und Kritik letztlich an phänomenologisch aufweisbaren Aspekten. In diesem Zusammenhang darf daran erinnert werden, daß RÜMKE seinen Einzug in die deutschsprachige Psychopathologie mit einer Monographie über die „Phänomenologie und Klinik des Glücksgefühls" (erschienen bei Springer, Berlin 1924) gehalten hat. Mit dem Hinweis auf die phänomenologischen Wurzeln seiner Psychopathologie und Anthropologie möchten wir freilich nicht den Eindruck erwecken, als habe sich der Kliniker und Mental-Health-Forscher RÜMKE je der Möglichkeit begeben, auch auf anderen, nicht phänomenologischen Wegen der Lehre vom Menschen zu dienen. Es ist letzten Endes immer die praktische Aufgabe des Arztes und Menschenfreundes, die in RÜMKES Werk die verschiedenen Aspekte und Methoden aneinander bindet, aufeinander angewiesen sein läßt und zu einer bei aller persönlichen Eigenart, ja Eigenwilligkeit doch beispielgebenden Einheit zusammenfügt. Vielleicht darf man diese Einheit auch als eine typische Leistung holländischer Psychiatrie bezeichnen, in der Aufgeschlossenheit für Anregungen aus der ganzen psychiatrischen Welt mit ihren vielfältigen Tendenzen, in der realistischen Skepsis gegenüber spekulativen Theorien, in der Liebe zum konkreten menschlichen Detail.

Die Auswahl der Arbeiten und ihre Gruppierung wurden vom Autor selbst vorgenommen. Die in niederländischer und englischer Sprache erschienenen Beiträge wurden von Frau Dr. med. et Dr. phil. OTTILIE CONSTANZE SELBACH und vom Herausgeber ins Deutsche übersetzt. Einige Beiträge liegen bereits in deutscher Fassung vor. An ihnen wurden nur kleine sprachliche Verbesserungen angebracht.

Dem Springer-Verlag sei gedankt für die Bereitwilligkeit, diese Sammlung einem deutsprachigen Leserkreis zugänglich zu machen.

Heidelberg, im März 1966 v. BAEYER

I. Grundprobleme der Psychiatrie

Eine blühende Psychiatrie in Gefahr*

Eine ehrwürdige Tradition verlangt vom Rector Magnificus, in seiner Rede anläßlich der alljährlichen Feier der Wiederkehr des Gründungstages vor der versammelten Universitätsgemeinschaft ein Thema aus dem ihm anvertrauten Wissenschaftsgebiet zu behandeln. Es hat wohl keinen Rektor gegeben, der sich dieser Aufgabe nicht mit Stolz, mit Freude, aber auch mit einer gewissen Scheu unterzogen hätte. Stolz erfüllt ihn, weil er sich getragen fühlt von der hohen Bedeutung des festlichen Tages, Freude, weil es für einen Lehrenden eine Freude ist, von einer Arbeit zu berichten, die ihm so sehr am Herzen liegt, und schließlich Scheu, ob er hoffen kann, die an ihn zu Recht gestellte Forderung auch nur annähernd zu erfüllen. Denn diese Forderung ist vielfältig. An einem Festtag der Universität fühlen sich die Teilnehmer — zu welcher Fakultät sie auch gehören mögen — mehr als sonst verbunden und sie erwarten, daß diese Verbundenheit auch in der Festrede zum Ausdruck gebracht wird. Dieses Bedürfnis besteht mehr denn je in unserer Zeit zunehmender Spezialisierung. Die Zuhörer wollen fühlen, daß ungeachtet aller Unterschiede die Schwierigkeiten bei der wissenschaftlichen Erforschung und Durchdringung des zu behandelnden Gebietes die gleichen sind, die sie in dem ihrigen erleben. Sorge bewegt den Redner aber auch, weil er nicht sicher weiß, ob es ihm gelingen wird, sich seinen Zuhörern verständlich zu machen. Diese Sorge ist bei mir besonders groß wegen der Wahl meines Gegenstandes. Es ist nämlich meine Absicht, einerseits deutlich zu machen, wie groß das Blühen der psychiatrischen Wissenschaft ist, andererseits möchte ich Sie teilnehmen lassen an einer großen Sorge: der Sorge, daß dieses Blühen nicht zum Ausreifen kommen wird, daß es sich nicht um ein echtes Blühen handelt, sondern daß es sogar die Psychiatrie in Gefahr bringt, in Gefahr für die Psychiatrie als Wissenschaft, aber nicht minder auch für diejenigen, die von ihr Hilfe erwarten.

In meiner Rede werde ich zuerst versuchen, Ihnen einen Eindruck von der Art und dem Umfang der heutigen Psychiatrie gegen den Hintergrund ihrer Entwicklung zu geben. Dann werde ich versuchen, deutlich zu machen, welche Gefahr in dieser blühenden Psychiatrie verborgen liegt. Weiterhin werde ich einige Ursachen für diese Gefahr angeben. Ich fasse diese zusammen unter dem Titel: „Versuchungen des Psychiaters". In diesem Teil will ich versuchen, auf Probleme in der Psychiatrie hinzuweisen, die mir sehr am Herzen liegen und die meiner Meinung nach arg vernachlässigt worden sind. Im letzten Teil meiner Ausführungen will ich kurz meine subjektive Meinung darüber äußern, auf welche Weise die Gefahr, die der wissenschaftlichen Psychiatrie droht, vielleicht überwunden werden kann.

Das Charakteristikum der heutigen Psychiatrie besteht darin, daß die Strömungen, die im Laufe ihrer Entwicklung aufkamen und wieder verschwanden, jetzt alle

---

* Rede anläßlich der Feier des 318. Gründungstages der Reichs-Universität zu Utrecht, gehalten vom Rector Magnificus am 26. März 1954 in der Domkirche.

gleichzeitig vorhanden sind. Welche Theorien waren für die Psychiatrie im Laufe ihrer Entwicklung von Bedeutung? Der Ursprung der wissenschaftlichen Psychiatrie liegt im klassischen Alterum. Sie — wie nahezu die ganze medizinische Wissenschaft — geht zurück auf Hippokrates (460—377). Von Hippokrates und seiner Schule werden psychische Störungen als Folge körperlicher Zustände betrachtet. Der lapidare Satz: „Geisteskrankheiten sind Krankheiten des Gehirns" ist letzten Endes schon bei ihm zu finden. Die unrichtige Zusammensetzung der Körperflüssigkeiten lasse die Geisteskrankheiten entstehen. Das Gehirn wurde als Sitz und Ausgangspunkt des Geisteslebens aufgefaßt. Neben dieser durchaus medizinischen Auffassung findet man im Altertum auch ganz andere, nicht minder einflußreiche Auffassungen über psychische Störungen. Diese Theorien haben den dämonologischen Krankheitsbegriff als Kern. In ihren Gedankengängen ist „die Krankheit" etwas Selbstständiges, der Persönlichkeit Fremdes, etwas, das von außen auf die Persönlichkeit einwirkt.

Die beiden Auffassungen bestanden, soweit wir es verfolgen können, getrennt nebeneinander. Die hippokratische Periode endigt mit dem Untergang des römischen Kaiserreiches. Alle empirischen Befunde scheinen im Mittelalter verloren gegangen zu sein. Unter dem Einfluß des Christentums traten von neuem die spekulativen, vom Dämonenglauben getragenen Gedankengänge in den Vordergrund. Die Ansichten von Jean Charlier dit Gerson (1363—1429) und von Ofhuys stellen überragende Ausnahmen dar. Sie kämpften für die Auffassung von der gestörten Gehirntätigkeit als Ursache psychischer Störungen. Im Beginn des 16. Jahrhunderts waren es Paracelsus (1494—1541) und unser Landsmann Wier und Plater, die die Psychiatrie vom Dämonenglauben zu befreien suchten. Dennoch ging der Dämonenglauben nicht ganz verloren. Im 17. Jahrhundert gewann die naturwissenschaftliche Theorie im Sinne von Hippokrates wieder mehr an Boden. (In Frankreich wurde sie seitdem nie mehr verlassen.) Boerhaave (1668—1738) und van Swieten (1700—1772) bringen fast alle psychischen Störungen in Verbindung mit Veränderungen der Körperflüssigkeiten. Morgagni (1682—1771) stellt die pathologisch-anatomische Forschung in den Vordergrund.

In Frankreich geht die Entwicklung gradlinig in Richtung einer naturwissenschaftlich orientierten Psychiatrie, in Deutschland ist sie weniger einheitlich. Dort ist man stets der Ansicht gewesen, daß es die Psychiatrie mit Erscheinungen zu tun hat, die nicht ausschließlich naturwissenschaftlich zu formulieren sind. Am deutlichsten zeigt sich das in den Arbeiten von Stahl (1660—1734). Er lehnte die mechanischen und chemischen Erklärungen der organischen Funktionen ab. Er nahm an, daß hinter dem sinnlich Wahrnehmbaren eine formende und bewegende Lebenskraft wirksam sei, ein Vitalitätsprinzip, das die einzelnen Funktionen der Organe zu einer Einheit verbindet. Diese Kraft nannte er „motus tonicovitalis". Er sah hierin ein Prinzip, das sich beim gesunden Menschen als Instinkt äußert, im Falle einer Krankheit als Heilkraft der Natur. Diese Kraft, die er als eine psychische Kraft ansah, nannte er auch — in der Nachfolge des Aristoteles — „anima sensitiva". Geisteskrankheiten sind für ihn abnorme Zustände der Seele, die in ihrem Wirken gehemmt ist. Ursache der Hemmung ist eine ihrem Wesen fremde Triebkraft, die aus den Sinnen oder aus anderen körperlichen Funktionen oder aus dem „Gemüt" stammt. Bei Unzer (1727—1799) wird die psychische Anima sensitiva eine selbständige, körperlich fundierte Nervenkraft. Engere Parallelen zwischen neurophysiologischen und psychischen Vorgängen werden gezogen, nachdem man die Bedeutung der Reflexe für das nervöse Geschehen erkannt hat. Neben diesen hauptsächlich biologischen Gedankengängen wurden rein philosophische Theorien entwickelt, die großen Einfluß hatten. Die Vertreter dieser Richtungen hielten die Geisteskrankheiten ihrem Wesen nach für etwas anderes als körperliche Erkrankungen. Der Ausdruck „Krankheit" war für sie lediglich ein Bild. Sie klassifizierten die Geisteskrankheiten darum nicht nach biologischen Gesichtspunkten. Sie versuchten, einen Zusammenhang zu finden zwischen psychischen „Krankheiten" und psychologischen Störungen oder seelischen Unvollkommenheiten. Die philosophische Einstellung führte dazu, daß neben psychologischen und metaphysischen Motiven auch ethische und religiöse in der Psychiatrie eine bedeutende Rolle spielten.

Das Lebenswerk von Heinroth (1773—1843) ist ein unvergängliches Beispiel für diese Richtung. Nach seiner Ansicht muß man drei große Motive unterscheiden: 1. ein metaphysisches Prinzip; die Begriffe „Freiheit" und „Unfreiheit" bilden die allgemeine Grundlage für seine Auffassung von Krankheit und Gesundheit. Krank ist die in ihrer metaphysischen Freiheit gehemmte Seele. 2. Ein religiösethisches Prinzip; aus Sünde und Schuld muß das Entstehen von Geisteskrankheiten verstanden werden. 3. Ein Klassifikations-Prinzip; die Begrenzung und Klassifikation der Krankheitsformen muß auf psychologischer Basis geschehen.

Das Wesen der Geisteskrankheit ist also die Unfreiheit. Hingabe an das Böse und an die Selbstsucht sind die Ursache von geistigen Störungen. Wahnsinn tritt nach Heinroth auf im Gefolge von heftigen Leidenschaften, von Eitelkeit und Hochmut. Wenn bei psychisch Abwegigen unverkennbare körperliche Störungen zu finden sind, so erklärt er auch dieses aus fehlerhaftem Verhalten. Die Therapie muß eine Behandlung des Seelischen sein. Verbessert man das ethische Verhalten, so vermindert man die Anzahl kranker Menschen.

Es ist deutlich, daß die Lehre von Stahl und die von Heinroth sich im Wesensgehalt unterscheiden. Nach Stahl ist der Mensch ein Wesen, das durch eine Urkraft getrieben wird. Bei Heinroth spielt die Möglichkeit zur freien Entscheidung die wesentliche Rolle.

Im neunzehnten Jahrhundert treten neben der hippokratischen Auffassung noch zahlreiche neue Motive der Erklärung auf. Schelling vertritt in seiner Theorie der menschlichen Persönlichkeit mit Nachdruck den Gedanken der Polarität der menschlichen Natur. Verschiedene Systeme im Organismus üben eine polare Wirkung aufeinander aus. Die Funktionen des zentralen und des sympathischen Nervensystems werden als solche polaren Vorgänge beschrieben. Das Zentralnervensystem hat die Vorherrschaft im Wachen, im Schlaf dominiert das sympathische System. Dieses ist nach Schelling der Träger des Unbewußten, des Traumlebens, des inneren Menschen. Hier erscheint zum ersten Mal ein Verständnis für die Bedeutung unbewußter seelischer Vorgänge. Es geschieht dies weiter unter dem Einfluß von Carus (1789 bis 1869), der am Anfang seiner Psychologie schreibt: „Der Schlüssel zur Erklärung des bewußten Seelenlebens liegt im Unbewußten"[1].

Gleichwohl kann man sagen, daß sich im 19. Jahrhundert das biologisch-naturwissenschaftliche Denken in der Psychiatrie durchsetzte. Unter dem Einfluß des sich schnell entwickelnden Positivismus und des enormen Aufschwunges, den die Natur-

---

[1] Vieles in diesem historischen Teile verdanke ich Birnbaums Aufsatz über die Geschichte der Psychiatrie in Bumkes Handbuch. Der Verf.

wissenschaften nahmen, geriet die geisteswissenschaftliche Betrachtungsweise in den Hintergrund. Begründet wird die moderne, medizinische, empirische Psychiatrie durch das bahnbrechende Lebenswerk von GRIESINGER (1817—1868), der ursprünglich Internist und Physiologe war. Er vertrat denselben Standpunkt wie HIPPOKRATES: Krankhafte psychische Zustände sind Ausdruck von Krankheiten des Gehirns. GRIESINGERs Lehre hatte großen Einfluß, vor allem auch in unserem Land. SCHROEDER VAN DER KOLK war ein glänzender Vertreter der neuen, neurologisch fundierten Psychiatrie. Bis ins zwanzigste Jahrhundert hinein setzt sich diese Entwicklung fort. Wenn ich Namen wie WESTPHAL, VON GUDDEN, MEYNERT, WERNICKE, WINKLER und KLEIST nenne, dann lebt für den Sachkundigen eine ganze Epoche der Psychiatrie auf. Mit der Histopathologie der Psychosen wird ein Anfang gemacht.

In dieser Periode scheint die wissenschaftliche Psychiatrie definitiv ihren Weg gefunden zu haben. Am Ende des 19. Jahrhunderts kündigen sich wesentliche neue Gesichtspunkte an. KRAEPELIN (1856—1926) konnte sich mit der ausschließlich neurophysiologischen und anatomischen Richtung nicht ganz zufrieden geben. Er fand diese Betrachtungsweise unzulänglich für eine zweckmäßige Klassifikation der psychischen Erkrankungen. KRAEPELIN strebte danach, Krankheitseinheiten zu finden. Diese Krankheitseinheiten werden bestimmt durch gleiche Ursachen, gleiches psychopathologisches Zustandsbild, gleichen Verlauf und gleiches pathologisch-anatomisches Substrat. In der Psychiatrie entwickelte sich, ebenso wie in der gesamten Medizin, eine Tendenz, die seelischen Störungen mit allen ihren körperlichen und psychischen Zusammenhängen und Erscheinungsformen mit Hilfe einer bewußten Anwendung und Verbindung von allen exakten somatischen und psychologischen Methoden zu verstehen. Die klinische Systematik gelangte in das Zentrum des Interesses. Die klinischnosologische Richtung wurde eingeleitet durch KAHLBAUM (1828—1899) und durch KRAEPELIN zu großer Blüte gebracht. Etwa um 1910 schien diese Richtung die ganze wissenschaftliche Welt zu erobern. Dann kamen die Enttäuschungen, und gegenwärtig erfordert es in vielen Ländern Mut zu erklären, daß die Ansichten von KRAEPELIN in modernisierter Form von großem Werte sind.

Von drei grundverschiedenen Methoden, psychische Krankheitszustände zu behandeln, möchte ich noch berichten. Die erste Methode ist fast vollständig in Vergessenheit geraten: der Mesmerismus. ANTON MESMER (1734—1815) vertrat die Auffassung, daß das Universum mit einem magnetischen Fluidum erfüllt sei, das alles durchdringt. Er beschrieb dies 1766 in seiner Schrift „De influxu planetarum in corpus humanum". MESMER glaubte, daß er die Fähigkeit habe, die Wirkung dieses Fluidums und sein Gleichgewicht beim Menschen zu beeinflussen. Er konstruierte eiserne Apparate; der Patient mußte ein damit verbundenes Stück Eisen in der Hand halten. Auf diese Weise brachte er den Menschen in einen schlafähnlichen Zustand, erzeugte Krampfanfälle und konnte auch krankhafte Erscheinungen zum Verschwinden bringen. Er erlangte außerordentliche Berühmtheit, aber er wurde auch von vielen als Scharlatan betrachtet. Die französische Akademie der Wissenschaften gab 1784 einen Bericht heraus, in dem der Mesmerismus abgelehnt wurde. Alle diese Zustände entstünden lediglich durch Einbildung. Aus dem sogenannten „Mesmerismus" oder „Magnetismus" entwickelte sich die Hypnose. Diese wurde in der ersten Hälfte des 19. Jahrhunderts sehr viel angewendet; danach schien sie eine Zeitlang zu verschwinden, um später durch CHARCOT (1825—1893) aufs neue zu Ehren zu kommen. Mit Hilfe der Hypnose ergab sich die Möglichkeit zur psychischen Beeinflussung von psychischen Störungen, und die Theorie von deren psychischer Entstehungsweise — wir sprechen heute von Psychogenie — rückte erneut in den Vordergrund. 1885 besuchte FREUD (1856—1939) die Klinik von CHARCOT. Das war für ihn der Wendepunkt seiner Laufbahn. Als FREUD zu CHARCOT kam, war er bereits ein Neurologe und Hirnanatom von Bedeutung. Durch CHARCOT und durch seine längere Zusammenarbeit mit BREUER entwickelte sich FREUD in ganz anderer Richtung weiter. Aus dieser Zusammenarbeit entstanden die „Studien über Hysterie", in denen in überzeugender Weise dargelegt wird, daß hysterische Erscheinungen psychogen entstehen können und daß sie eine Wurzel im Unbewußten haben, die durch Hypnose bewußt gemacht werden kann. Daraus wird deutlich, daß diese Erscheinungen einen „Sinn" haben und daß das Bewußtwerden des seelischen Traumas und das Abreagieren der damit verbundenen inneren Spannungen Genesung bewirken können. Damit war bereits die Grundlage für die später von FREUD entwickelte Psychoanalyse gelegt. Die Psychotherapie als wissenschaftliche Methode war geboren. Die Entwicklung der Psychoanalyse hat sich, wie ja allgemein bekannt ist, bis heute forgesetzt.

Kurz wollen wir noch eine Forschungsrichtung besprechen, die ebenfalls im 19. Jahrhundert beginnt: die Lehre von der Erblichkeit und der Degeneration. Diese Lehre nahm einen großen Aufschwung. In nahezu allen Kreisen wurde von ihr gesprochen. Auf die belletristische Literatur hatte sie mindestens den gleichen Einfluß wie später die Psychoanalyse und der Existenzialismus, ja vielleicht sogar einen noch größeren. Es würde die Mühe lohnen, den kulturhistorischen Gründen für das Aufkommen und die Abwertung der Auffassungen von MOREL, LOMBROSO, FÉRÉ und anderen nachzugehen. Die Lehre von der Degeneration trat dann so sehr in den Hintergrund, daß es in einigen Kreisen sogar zum guten Ton gehörte, mit der größten Verachtung über LOMBROSO zu sprechen. Die Lehre von der Erblichkeit mancher Geisteskrankheiten — in etwas veränderter Weise — hat sich zwar weiter entwickelt, aber sie hat noch nicht wieder den Platz erlangt, der ihr zukommt.

Ich fasse zusammen, welche verschiedenen Richtungen in der Psychiatrie seit mehr als zweitausend Jahren bestanden haben. Es sind: die neuro-physiologisch-anatomische Richtung, die Lehre von den Körperflüssigkeiten, die Dämonologie, die Lehre von einer psychisch gedachten Lebenskraft, die von einer körperlich gedachten Lebenskraft, die Annahme einer metaphysischen Grundlage (Beschränkung der Freiheit, Lehre von den ethisch-religiösen Ursachen psychischer Störungen), die Lehre von einem auf die Psyche einwirkenden Fluidum, die Lehre von der Störung in der Polarität menschlicher Eigenschaften, die Lehre von der Degeneration und der Erblichkeit und schließlich die von der Wirksamkeit eines durch psychisches Trauma gestörten Unbewußten. Es kann einem schwindelig werden beim Anhören aller dieser Theorien.

Wenn ich Ihnen nun sage, daß diese verschiedenen Strömungen in der Geschichte zum Teil aufeinander folgten, zum Teil einander Platz machten und daß nun heute fast alle nebeneinander gefunden werden, daß sogar noch einige sehr belangreiche dazu gekommen sind, dann mag Ihnen die Situation der Psychiatrie unserer Tage noch deutlicher werden.

Die folgenden Betrachtungsweisen treten erst in neuerer Zeit auf:

Vor allem durch die Psychoanalyse, die die Entwicklungsstufen der Libido-Organisation untersuchte, aber nicht weniger durch die Entwicklung der vergleichenden

Psychologie, der Kinderpsychologie und der aufkommenden Kinderpsychiatrie wurde
der Begriff der *Entwicklungsstörungen* eingeführt und man begann, psychische Störungen als ein Zurückfallen auf frühere Stufen der Entwicklung zu interpretieren.
Auch die Lehre von JACKSON, die auf dem Evolutionsgedanken SPENCERs auf-
baute — dieser wiederum stand unter dem Einfluß von DARWIN — hatte, vor allem
auf die französische Psychiatrie, großen Einfluß. JACKSONs Gedanken von der Evolu-
tion und Dissolution der Funktionen sind wert, weitergeführt zu werden. DE CLÉ-
RAMBAULT und gegenwärtig HENRI EY nehmen an, daß sich psychische Störungen als
Äußerungen enthemmter niedriger Stufen der seelischen Entwicklung erklären lassen.
In der Psychoanalyse finden wir diesen Gedanken im Begriffe der Regression wieder.
Den Gedanken, daß das geistige Niveau steigt und fällt in dem Maße, wie die psychische Spannkraft, die das habituelle Niveau unterhält, größer und kleiner wird, finden
wir in der Lehre von JANETs „tension psychologique" und im „abaissement du niveau
mental". Der Begriff der „integrativen Aktivität" von SHERRINGTON ist für die
moderne Psychiatrie sehr wichtig geworden.

Aber noch andere Gesichtspunkte tauchen auf. Eine ganz neue Betrachtungsweise der Psychiatrie trat vor allem in den Vereinigten Staaten in den Vordergrund.
Nicht mehr der Einzelne wird isoliert betrachtet, sondern die Beziehung der Menschen untereinander. Der Mensch lebt in Relationen zu anderen Menschen; psychische
Störungen entstehen durch Störungen in dem wechselseitigen Kräftespiel. Die Psychiatrie, die sich auf die Beziehungen der Menschen untereinander gründet, bildet den
Zentralpunkt im Werk des außerordentlich begabten HARRY STACK SULLIVAN. Es
ist deutlich, daß sich hier eine neue Metaphysik offenbart. Man kann in der Tat manchen psychiatrischen Symptomenkomplex als einen Sequestrierungsprozeß mit Ausstoßung des Individuums aus seiner Lebensgemeinschaft interpretieren. Wenn wir
diese Vorgänge nicht wie bisher allein als eine sekundäre Folge von Störungen im
Individuum betrachten, dann müssen wir eine Kraft annehmen, die die Menschen
untereinander zusammenhält und die Beziehungen zwischen ihnen reguliert. Haben
wir tatsächlich genügende wissenschaftliche Beweise, die erlauben, das Wirken einer
solchen Kraft anzunehmen? Der wissenschaftliche Beweis dafür, daß es Kräfte sind,
die in der Gemeinschaft wirken und die nicht nur die Folge eines Kräftespieles im
Menschen als Individuum darstellen, ist noch nicht geliefert; man wird behaupten
können, daß es keine Möglichkeit eines Beweises gibt. Wir haben es in der Psychiatrie,
die sich auf die Lehre der Human relations bezieht, mit einer philosophisch-meta-
physischen Theorie zu tun. Nun ist dagegen nichts einzuwenden, wenn man sich nur
genau darüber im klaren ist. Bedenklich ist es dagegen festzustellen, daß hierdurch
und durch die in Europa aufkommende phänomenologische und philosophische
Anthropologie, die durch „Wesensschau" das Wesen der Dinge zu erfassen sucht,
die moderne Psychiatrie aufs neue einen stark philosophischen Einschlag erhält.
Ohne daß man dies deutlich erkennt, besteht hier zwischen der amerikanischen und
der westeuropäischen Psychiatrie eine Übereinstimmung. Ich sehe sie in der grundlegenden Auffassung, daß Mensch und Welt miteinander gegeben sind. Die Ansicht,
daß der Mensch kein „vorhandenes Ding" ist, sondern ein Subjekt, das nicht ratio-
nal zu erfassen ist, sondern irrational durch die Liebe, findet man in der Lehre von
WHITACKER und seiner Schule; dieser Gedanke spielt — wie er es mir in einem persönlichen Gespräch darstellte — auch in ROGERs „client centered psychotherapy" eine
große Rolle.

Bedenkt man nun, wie stark sich die Psychoanalyse ausgebreitet hat, mannigfaltig verzweigt durch ihre Anhänger und durch neue Schulen, die Abtrünnige gegründet haben, bedenkt man weiter, daß die Lehre der Human relations sich zu einer
soziogenetischen Psychiatrie entwickelt hat, verfolgt man die Entwicklung der
psychischen Hygiene und der daraus hervorgegangenen Mental-Health-Bewegung,
überlegt man, welche enorme Bereicherung durch die Psychologie und durch die verschiedenen Stufen der Phänomenologie erfolgte — von JASPERS, KRONFELD und
KUNZ zu HEIDEGGER, SARTRE, BINSWANGER und schließlich zu BUYTENDIJK und
VAN DER HORST und ihren Schulen und zu VAN DEN BERG — gibt man sich obendrein Rechenschaft von dem Aufkommen der Tests, die uns die tiefsten Inhalte des
Seelenlebens mit einem Schlag und mit großer Treffsicherheit offenbaren, denjenigen
von RORSCHACH, MURRAY, VAN LENNEP und SZONDY, und studiert man die verschiedenen Formen der Charakterologie, die alle in der Psychiatrie ihre Anwendung
finden — dann beginnt man zu begreifen, wie unabsehbar das Gebiet der Psychiatrie
geworden ist.

Über die Behandlung der psychisch Gestörten habe ich dabei noch nicht einmal
gesprochen. Die aktive Therapie von SIMON, bei uns durch VAN DER SCHEER, KRAUS
und viele andere eingeführt, hat die Anstalten revolutioniert und nicht nur das Los
der Kranken unendlich viel menschenwürdiger gemacht, sondern auch bewiesen, daß
viele psychiatrische Erscheinungen in der Tat soziogen bedingt sind.

Noch immer bin ich nicht am Ende meiner Aufzählung: Zunächst in Deutschland
durch VON WEIZSÄCKER, HEYER und SCHWARZ, später in Amerika durch ALEXANDER,
DUNBAR u. a., dann bei uns durch GROEN u. a. wird ein neues Gebiet erschlossen,
das zwischen der internen Medizin und der Psychiatrie liegt, die sogenannte psychosomatische Medizin, die ein neues Arbeitsfeld für die Psychotherapie bietet. In den
letzten Jahren hat sich außerdem durch die Pharmakopsychiatrie ein ganz neues
und sehr zukunftsreiches Gebiet eröffnet. Wenn man sich nun vorstellt, wie intensiv
auf all diesen vielen Teilgebieten gearbeitet wird, dann kann man wirklich nicht
anders sagen, als daß die Psychiatrie in Blüte steht wie niemals vorher in ihrer Geschichte. Die Arbeit in den Teilgebieten der Psychiatrie hat sich so ausgedehnt, daß
darüber die Arbeit an der gemeinsamen Wurzel vernachlässigt worden ist.

Es ist in der Tat nicht zu verkennen, daß die Psychiatrie reicher blüht als jemals
zuvor. Es wird in allen Teilgebieten wertvolle Arbeit geleistet. Dennoch schwebt sie
in großer Gefahr. Dieses Urteil begründe ich durch folgende Tatsachen: Die Psychiatrie ist als Wissenschaft nicht im Gleichgewicht. Die blühenden Teilgebiete sind
nicht zu einem Ganzen zusammengefaßt. Die Beziehungen festzustellen zwischen
dem, was in den reich blühenden Teilgebieten gefunden wird, und dem Ganzen der
erkrankten Persönlichkeit, ist beinahe nirgends gelungen. Die Psychiatrie könnte
wahrlich blühen und nicht in Gefahr geraten und Menschen in Gefahr bringen, wenn
alles Alte und Neue eingefügt würde in eine große, übergeordnete Konzeption vom
gesunden und kranken Menschen. Dies ist bisher nur sehr bedingt der Fall. Die
Psychiatrie ist aber auch in Gefahr, solange über die allerwichtigsten Grundlagen
keine allgemeingültige Ansicht besteht. Noch häufen sich Unsicherheiten auf Unsicherheiten. Wirklich wissenschaftlich bewiesen ist fast nichts. Ganz gewiß ist die
„Evidenz" auf geisteswissenschaftlichem Gebiet ein Kriterium, das man nicht unterschätzen darf, aber selbst die Evidenz besteht nicht immer, und oft haben wir nichts
weiter als das, was der große Groninger HEYMANS „Plausibilitäten" nannte. Er er-

wartete, daß diese Plausibilitäten in objektive wissenschaftliche Sicherheiten umgesetzt werden könnten. Die Psychiatrie ist, ohne daß man das zugibt, mehr als andere Zweige der Medizin auf Empirie angewiesen und auf das intuitive Ermitteln von Relationen. Über keine einzige Therapie z. B. besteht so wenig Sicherheit wie über die Psychotherapie. Es ist unverkennbar, daß man mit ihrer Hilfe gute Resultate erzielen kann, aber bei streng wissenschaftlicher Betrachtung erkennt man, daß es weder in bezug auf die Frage, welche Patienten für Psychotherapie geeignet sind, noch in bezug darauf, welche Methode bei welchem Kranken angewandt werden soll, wie überhaupt die Psychotherapie wirkt und zu welchen Resultaten sie führt, eine allgemein anerkannte und wissenschaftlich fundierte Antwort gibt. Dies besagt nichts gegen die Tatsache, daß Psychiater auf Grund ihrer Erfahrung und Intuition oft mit großem Erfolg und mit vortrefflichen Resultaten Psychotherapie betreiben und daß diese Therapie nicht nur ihre Berechtigung hat, sondern weiter gepflegt werden sollte. Innerhalb der Psychiatrie mit ihrer Propaganda und ihren Lehren — ich denke hier vor allem an die Vereinigten Staaten — wurden diese grundlegenden Unsicherheiten, deren man sich doch wirklich bei einer so schwierigen Materie nicht zu schämen braucht, aber nicht genügend zum Ausdruck gebracht. Ein Teilgebiet der Psychiatrie entwertet sich dadurch, daß etwas als sehr wertvoll ausgegeben wird, das nicht durch die Goldbarren einer soliden, wissenschaftlichen Erkenntnis gedeckt wird. Eine Wissenschaft aber, die sich derart selbst entwertet, ist in Gefahr.

Ist die Psychiatrie also in Gefahr durch einen Mangel an Zusammenhang ihrer Teilgebiete und dadurch, daß sie ihre wissenschaftliche Fundierung nicht genug im Auge behält, so drohen ihr noch andere Gefahren. Es sind dies die Gefahren der Diagnostik. Sogar Laien ist bekannt, daß bei einem Patienten bisweilen so viele Diagnosen gestellt werden, wie Psychiater ihn untersucht haben. Wenn man annimmt, daß nicht alle diese Psychiater unfähig waren, so gibt das doch sehr zu denken. Die Ursache hierfür ist leicht zu finden. Bei einer Diagnose werden wahrgenommene Erscheinungen in Beziehung gesetzt zu anderen, beobachteten oder vorausgesetzten Erscheinungen. Eine Diagnose ist in diesem Sinn also „relativ".

Nun gibt es keine andere medizinische Wissenschaft, in der mit so vielen Bezugssystemen gearbeitet wird, wie die Psychiatrie. Alle Betrachtungsweisen, alle Theorien, die ich Ihnen aufgezählt habe, dienen heute als ebenso viele Bezugssysteme. Wenn die Diagnose auf nur *ein* Bezugssystem begründet ist, so wäre dies noch kein Schaden, sofern in dem gewählten System auch wirklich die wichtigste Bedingung für das Zustandekommen der Krankheit gelegen ist. Dies aber ist nicht immer der Fall. Der Wert eines Klinikers wird vor allem dadurch bestimmt, ob er beim Stellen einer Diagnose Rücksicht genommen hat auf eine möglichst große Zahl von Bezugssystemen und ob er mit richtiger Intuition das richtige Bezugssystem als Basis seiner Therapie ausgewählt hat. Die hierzu nötige Erfahrung kann nur erlangt, bewahrt und verbessert werden, wenn der Psychiater Kliniker bleibt. Durch die zahllosen Richtungen, von denen einige so faszinierend wirken — ich nenne nur die Psychoanalyse und die Phänomenologie — entsteht nun die Gefahr, daß der Psychiater zwar innerhalb seines Bezugssystems eine große Erfahrung bekommt, die anderen aber völlig vernachlässigt. Er kann dann für einige Krankheitsfälle besser sein als jeder andere, in sehr vielen anderen aber wesentlich schlechter.

Zahllose Male habe ich mich mit der Frage befaßt, wie es kommt, daß so viele Psychiater die klinische Psychiatrie verlassen, um sich nahezu ausschließlich einem der vielen Teilgebiete zu widmen unter Aufgabe — ja selbst unter Mißachtung — der anderen. Weiter: was kann die tiefere Ursache dafür sein, daß trotz der großen, wenn auch gefährlichen Blüte der Fortschritt, den man aus Resultaten ablesen könnte, zu dieser Blüte in keinem Verhältnis steht? Man bekommt den Eindruck, daß der Psychiater immer wieder in Versuchung gerät, nicht das zu tun, was er müßte, sondern daß er einseitig wird in seinem Denken, indem er an Lehrsätzen festhält, die eigentlich unhaltbar sind. Von einigen Versuchungen, die jeder Psychiater kennt — ich schließe mich selbst keineswegs aus, im Gegenteil, viele davon habe ich persönlich durchgemacht — möchte ich im folgenden sprechen.

1. Die Versuchung, die Forderung der Objektivität fallen zu lassen

Der Psychiater, eigentlich jeder Arzt, muß sich dem Menschen, der seine Hilfe sucht, als Mensch nähern. Es findet, um es mit einem Modewort zu benennen, eine „Begegnung" statt. Der Psychiater, mehr als alle anderen Fachärzte, muß seinen Patienten verstehen; dies ist nicht nur aus menschlichen Gründen erwünscht, sondern ist auch oft — wenn auch nicht immer — notwendig zur Stellung der Diagnose. Um Menschen in ihrer Subjektivität zu begreifen und für die Differenzierung der Zustandsbilder muß er von der Phänomenologie Kenntnis haben. Der Psychiater muß sich also eine Strecke weit in diese Regionen hinein begeben, aber er muß das subjektiv Geschaute übertragen in eine objektiv-wissenschaftliche Betrachtungsweise, und soweit wie irgend möglich, muß er das Wahrgenommene in Beziehung setzen zu dem, was sein eigentliches Terrain als Arzt ist: zu den biologischen Funktionen. Die Zurücknahme der Subjektivität zum Nutzen der Objektivität ist aber eine sehr schwere Aufgabe. Der Psychiater scheint weniger menschlich, wenn er diese Aufgabe erfüllt — aber ist er das wirklich? Es muß ja gerade zum Nutzen der Menschlichkeit geschehen. Bliebe er in dem Gebiet der subjektiv geschauten Wirklichkeit, kehrte er nicht zurück zu seinem Ausgangspunkt, dann entzöge er seinem Patienten die Aussicht auf Genesung — denn dieser konkrete Mensch ist ja nicht allein Seele und Geist, sondern auch ein Wesen aus Fleisch und Blut, dessen Lebensfunktionen gestört sind, Funktionen, die gebunden sind an biologische Vorgänge, an unendlich komplizierte Strukturen, an neurophysiologische Regulationen, an verwickelte chemische Prozesse, die wieder gekoppelt sind an meßbare elektrophysiologische Abläufe. Er, der Psychiater, muß zurück, wie wir hoffen, beladen mit Schätzen aus dem unermeßlichen Reich der geisteswissenschaftlichen Betrachtungsweise, zu der Beschränktheit der naturwissenschaftlichen. Bliebe er im Gebiete der Subjektivität, so gliche er einem Geophysiker, der beauftragt wurde, die Beschaffenheit einer Landschaft objektiv geophysikalisch zu beschreiben. Er geht hin und die Schönheit der Landschaft fesselt ihn so sehr, daß er an Stelle eines naturwissenschaftlichen Berichtes ein Gemälde der Landschaft abliefert, und dieses Gemälde ist nicht einmal schön, denn er ist ein dilettantischer Maler! So kann es uns Psychiatern auch ergehen. Wir vergessen leicht, daß in der großen Vergangenheit der Psychiatrie die wirklich brauchbaren Heilmethoden fast alle auf Grund einer biologisch-naturwissenschaftlichen Theorie entstanden sind. In diesem Punkte muß der für subjektiv-psychologische Zusammenhänge empfängliche Arzt ein großes Opfer bringen. Das Verstehen gibt oft Wärme, es befriedigt ein tiefes, menschliches Bedürfnis. Der Arzt, der sich in dieser Weise einem Patienten nähert, empfängt größere Zuneigung von ihm, er weiß oft auch, daß über die Ärzte, denen es vor allem auf die Beherrschung der Naturwissenschaften ankommt, in breiten Kreisen sehr verächtlich geurteilt wird. „Diese Mediziner sind keine Ärzte“, so hört man sagen, „sie sind Mechaniker, eine Art von Autoschlossern“ usw. Es fällt ihnen schwer zu ertragen, daß man sagt, ihr Menschenbild sei reduziert. Aber die starken Mediziner sollen sagen: „In der Tat, das ist so, die Gefahr besteht, ich weiß das, aber gerade diese Reduzierung hat Tausenden geholfen“. Es ist auch für viele schwer zu begreifen, daß durch einen sehr brüsken Eingriff — ich denke an den Elektroschock — einem Menschen mit schwerer seelischer Not, beladen mit Schuldgefühlen, schnell geholfen werden kann. Für einen echten Seelsorger erscheint dies wie ein Stein des Anstoßes. (Leider kann ich hier nicht auseinandersetzen, warum das gar kein Stein des Anstoßes sein muß.) Der Weg einer naturwissenschaftlich-biologischen Untersuchung ist lang: So ist es kein Wunder, daß einige Psychiater ungeduldig werden. Sie hören von Ergebnissen durch religiöse oder okkultistische Erschütterungen, sie werden dadurch beeindruckt und beginnen, die soviel nüchternere klinische Arbeit langweilig zu finden; sie desertieren aus dem Lager der objektiven Untersucher.

Natürlich kann die Objektivierung zu weit gehen. Es kann so weit kommen, daß der untersuchende Spezialist den Patienten nicht einmal selbst sieht, sondern daß er nur die Befunde, die er aus den verschiedenen Laboratorien und von dem behandelnden Arzt bekommt, sorgfältig studiert und dann seine Ratschläge gibt. Sofern der Patient einen guten Kontakt mit seinem behandelnden Arzt hat, so daß er menschlich nicht zu kurz kommt, ist die Haltung des stark objektivierenden Spezialisten gut zu verstehen und teilweise sogar zu verteidigen. Wenn ihm völlig klar ist, was dem Patienten fehlt, kann es durchaus einer Heuchelei ähneln, ihn nun noch zu besuchen, weil dies sachlich kaum noch einen Wert hat, außer daß der Patient den großen Mann nun auch selbst gesehen hat. Es könnte dies eine Hypokrisie sein, die der eines Meteorologen gliche, der auf Grund zahlreicher Befunde aus verschiedenen Instituten seinen Wetterbericht aufgestellt hat, aber noch ins Freie läuft, um mit gelehrter Miene in den Himmel zu schauen. Und doch: der Arzt müßte trotzdem gehen. Das medizinische Fach leidet an vielen Unwahrhaftigkeiten.

2. Die Versuchung, ausschließlich auf die Inhalte des psychischen Erlebens zu achten

Was uns beim Kontakt mit unseren Mitmenschen als erstes tief berührt, vor allem im Beginn unseres Berufes, sind die Inhalte des krankhaften Erlebens. Wenn wir über Menschen sprechen, treten diese Inhalte zuerst in den Vordergrund. Können wir sie in Beziehung setzen zu anderen, so meinen wir, den Zustand ausreichend zu verstehen. Sonderbare Inhalte fesseln uns, schrecken uns ab. Verborgene Inhalte werden uns enthüllt mit Hilfe tiefenpsychologischer Methoden oder durch Laboratoriums-Tests. Wir sind geneigt, den Menschen nach diesen Inhalten zu beurteilen. Dies ist jedoch nur sehr bedingt richtig. Die Inhalte der meisten bizarren Wahnsysteme werden dadurch einigermaßen verständlich, daß man erkannt hat, daß sich hinter dem augenscheinlichen Inhalt noch ein anderer verbirgt. Man glaubt, aus der Beziehung der Inhalte den Zustand des Kranken erfassen zu können. In der Tat, in der Beschreibung der Inhalte ist die Psychiatrie so weit fortgeschritten, daß man meinen könnte, eine Weiterverfolgung dieses Weges sei nicht notwendig. Dies ist der Grund, daß die anglo-amerikanische Psychiatrie mit einiger Mißachtung von der deskriptiven Psychiatrie spricht. Aber sind wir denn wirklich am Ende mit unserer Beschreibung? Sind wir nicht im Begriff, einer Versuchung zu erliegen? Ich glaube das tatsächlich. Die psychiatrische Literatur ist reich an Beschreibung von Inhalten, aber der Beschreibung der Form wird äußerst wenig Beachtung zuteil. Damit steht das schwierige Problem der Beziehung von Form und Inhalt vor uns auf, ein Problem, mit dem sich viele Forscher beschäftigen. Wenn sich uns die Bedeutung der Form offenbart, ist man geneigt zu glauben, daß es in der Psychiatrie vor allem um Formstörungen des psychischen Lebens geht. Tatsächlich ist die Besonderheit einer psychischen Erkrankung viel eher eine Frage der Form, wie dieser geistige Inhalt „eingebaut" ist in das Ganze dieses Menschen, als eine Frage des Inhalts. Die Formen des psychischen Lebens werden in der Pathologie zu wenig beachtet; dabei sind es gerade die Formen, die der objektiven Betrachtung eher zugänglich sind als die Inhalte. Auch ist die Ableitung von formalen Merkmalen des psychischen Geschehens aus neurophysiologischen und anatomischen Veränderungen oft besser möglich als die Ableitung der Inhalte. Ich vermute, daß die Untersuchung der psychopathologischen Formstörungen allmählich wieder mehr in den Vordergrund gelangen wird. Hat man erst einmal einen Blick für diese Störungen, dann wird verständlich, daß es möglich ist, sehr exakte Diagnosen zu stellen, auch wenn man den Patienten nur kurz beobachtet hat.

3. Die Versuchung, die Befunde der Tiefenpsychologie für wesentlicher (tiefer) zu halten als diejenigen der „Oberflächenpsychologie", wie ich sie hier einmal nennen will

Die Beschäftigung mit der Tiefenpsychologie bewirkt eine starke Befriedigung unseres Selbstgefühls. Die Frage muß aber kurz und bündig gestellt werden: Greift die Tiefenpsychologie tiefer als die Psychologie des bewußten Lebens? Unter „Oberfläche" des psychischen Lebens eines Menschen verstehe ich: seine körperliche Oberfläche und Gestalt und das für jeden Sichtbare seiner psychischen Persönlichkeit, seine Psychomotorik, seine Taten, die Liebe, die er gibt oder nicht gibt, die Gefühle, die er äußert oder nicht äußert. Der Mensch offenbart sich an seiner Oberfläche, die zugleich seine Form ist. Die Oberfläche ist das am meisten Eigene, sie ist sein individuelles Kennzeichen. Wenn man mich fragt: „was ist der Mensch eigentlich"? so möchte ich antworten: „seine geformte Oberfläche". Wüßten wir auch noch so viel von seiner Tiefe, seine Oberfläche können wir dadurch nicht verstehen. „Aber", werden Sie sagen, „du verwechselst den Schein mit dem Wesen". Ich antworte darauf: „im Schein offenbart sich das Wesen". Sie werden sagen: „der Schein trügt". Ich antworte: „der Schein trügt nicht". Wenn wir besser beobachten lernen, enthüllt sich die Unwahrhaftigkeit des Wesens im sogenannten trügerischen Schein. Aber um dieses sehen zu können, müssen wir der Oberfläche die gleiche liebevolle Aufmerksamkeit widmen, die wir der „Tiefe" so bereitwillig geschenkt haben. Große Schriftsteller, die uns die Oberfläche mit all ihren Schattierungen schildern, geben uns tiefere Einsicht als diejenigen, denen es nur auf die verborgenen Tiefen ankommt. Natürlich bedeutet auch das Überschätzen der Oberfläche eine Versuchung. Sicher ist jedoch, daß die Untersuchung von Form und Oberfläche unserer Diagnostik zugute kommen kann.

4. Die Versuchung, um jeden Preis alles verstehen zu wollen

Eine der ernstesten Versuchungen des Psychiaters besteht darin, daß er im Bestreben, seinen Patienten zu verstehen, weit mehr zu verstehen sucht, als notwendig ist. Dies ist ein äußerst schwieriger Punkt. Wann muß der Psychiater mit seiner

psychischen Exploration aufhören? Wir müssen uns sehr gründlich Rechenschaft darüber geben, daß ein für die Exploration notwendiges Aufwühlen für den Patienten
nur dann keine Gefahr bedeutet, wenn er über ein gutes Vermögen zur Integration
verfügt. Ich glaube, daß uns eine bessere Wertung der Form- und Oberflächenpro-
bleme auf diesem Gebiet einen Weg zeigen kann. Wir werden dann sehen, daß man
einen Patienten auch heilen kann, ohne daß man alle seine bewußten und unbewußten Erlebnisinhalte kennen muß.

5. Eine noch größere Versuchung für den Psychiater besteht darin, daß er sich eo ipso für einen Menschenkenner hält

Ein Psychiater, der sich jahrelang mit zahllosen gestörten Menschen intensiv ver-
stehend beschäftigt hat, läuft Gefahr zu glauben, daß er damit auch gelernt habe,
den gesunden Menschen zu verstehen. Das kann man ihm nicht verdenken. Ein
Satz wie: „ein Neurosekenner ist eo ipso ein Menschenkenner", der recht oft angewendet wird, bestärkt ihn in dieser Meinung. Die Ansicht, daß man bei psychisch
Gestörten die menschlichen Eigenschaften wie durch ein Vergrößerungsglas sehen
könne, trägt auch zu dieser Versuchung bei. Es sei hier betont: es ist meine feste
Überzeugung, daß die Kenntnis von seelischen Störungen des Menschen kaum dazu beiträgt, den Gesunden besser zu erkennen. Zu oft verwechseln wir das psychisch
gestörte Leben mit den Äußerungen des tiefsten menschlichen Seins. Zweifellos
werden Abgründe sichtbar, zweifellos bekommen wir zuweilen — nur „sehr zuweilen" — einen Blick für die Tiefen und Höhen der menschlichen Möglichkeiten, aber
es sind pathologische Tiefen und pathologische Höhen. Nicht der Psychiater, sondern
der Künstler macht uns das tiefste Erleben des Menschen sichtbar und gibt ihm Form
und Ausdruck. Das tiefste Erleben widerfährt nicht dem kranken Menschen, sondern
dem normalen Menschen in seinen höchsten Augenblicken. Diese Augenblicke sind
meist von kurzer Dauer: dann schließt sich das normale Leben wieder — je nach
Temperament — zu einem mehr oder weniger befriedigenden Leben des „Man".
Daß es sich schließt, das ist das Kennzeichen der Normalität. In der Geisteskrankheit
liegt das Leben offen da, bleibt sichtbar, schamlos, fremd und grell beleuchtet, wahn-
sinnig. Dem Pathologischen fehlt die Formgebung, fehlt der Stil, fehlt dadurch —
wunderliche Paradoxie, denn im gestörten Leben sind der Spannungen genug —
Spannung, jene Spannung gezügelter Leidenschaft in sublimer Form. Wieder wird
es deutlich, daß die Verschiedenheit zwischen Krankheit und Normalem wahrscheinlich ein Formproblem ist. Hält sich nun der Psychiater eo ipso für einen Menschenkenner, so läuft er Gefahr, den normalen Menschen falsch zu beurteilen und nicht
mehr deutlich zu sehen, woran es dem Kranken mangelt. Zu finden, woran es ihm
mangelt, darum geht es ja gerade. Die großen menschlichen Eigenschaften: die Liebe
und die Produktivität, das sind die Eigenschaften, die dem psychisch Kranken fast
immer fehlen. Fassen wir dies alles schärfer, dann kann uns vielleicht deutlicher
werden, was ich mit den psychischen Störungen des gesunden Menschen und denen
des Kranken meine. Das psychische Leben des Gesunden kann erheblich gestört sein,
ohne daß man schon von Krankheit sprechen dürfte.

Nachdem ich betont habe, daß ein Psychiater nicht eo ipso ein Menschenkenner
ist, muß ich gerechterweise hinzufügen, daß ein Mensch, der den Gesunden kennt —
ich denke dabei an große intuitive Menschenkenner und an geschulte Psychologen —
nicht eo ipso ein Kenner von psychisch Gestörten ist. Die Ungeheuerlichkeiten, die

sich viele Gesunde in dieser Hinsicht erlauben, übertreffen unsere Fehler bei weitem. Es mag stimmen, daß wir auf viele Gesunde unsere Kenntnis des Kranken projizieren — das ist nicht so gefährlich, der Gesunde kann das ertragen. Wenn aber der Gesunde robust und treuherzig seine Psychologie auf den Kranken projiziert, kann das niederschmetternd wirken.

6. Wenn der Psychiater dieser eben geschilderten Versuchung nicht unterliegt, so soll er auch jener letzten nicht verfallen, die ich nun besprechen will. *Es ist die Versuchung zu glauben, daß er aufgerufen sei, der Welt den Weg zu einem besseren Zusammenleben zu weisen.*

Das kann der Psychiater nicht. Die Geschichte der theoretischen Entwicklung der Psychiatrie zeigt dies unumstößlich. Ich möchte hier erwähnen, was ich an anderer Stelle gesagt habe: „es ist mir aufgefallen, daß das durch die Jahrhunderte sich wandelnde Welt- und Lebensbild sich nicht zuletzt in der Psychiatrie und in der Psychologie offenbart. Lebens- und Weltbild der Psychiatrie haben aber niemals den Weg zum tiefsten Verstehen aufgezeigt. Immer wieder beobachten wir, daß der Psychiater die Gedanken seiner Zeit in sich aufnimmt und diese dann in ganz eigener Weise wiedergibt, häufig so, daß es nun fast scheint, als hätte *er* die Richtung angegeben". So kommt es, daß der Psychiater und der Psychologe nur sehr bedingt zu den Gesellschaftswissenschaften beitragen können.

In meiner Rede habe ich Ihnen einen Abriß von der Entwicklung der psychiatrischen Theorien gegeben. Ich habe, wie ich hoffe, Ihnen ein Bild vermittelt von der ungeheuren Verschiedenheit von Begründungen, die für die Psychiatrie unserer Tage charakteristisch sind. Ich habe auf die Gefahren hingewiesen, die diese blühende Psychiatrie bedrohen und habe einige Versuchungen beschrieben, die auf den Psychiater wirken. Ich möchte nun noch kurz Ihre Aufmerksamkeit erbitten für die Beantwortung der Fragen: was nun? und: wie sind die Gefahren abzuwenden?

Vor allen Dingen kann dies dadurch geschehen, daß man den Versuchungen bewußt Widerstand leistet.

Ich habe Ihnen geschildert, wie die psychiatrische Diagnose auf einer großen Anzahl von Bezugssystemen beruht, die ebensoviele Serien von Bedingungen enthalten, die eine psychiatrische Störung bei diesem konkreten Menschen möglich machen. Der Psychiater muß möglichst viele Bezugssysteme kennen und anwenden. Dies kann er am besten, wenn er sich zum Kliniker entwickelt. Deshalb muß man der klinischen Psychiatrie mehr Beachtung schenken. Wenn der Psychiater die Klinik (ich meine damit das Institut) verläßt, muß er sich bemühen, engen Kontakt mit ihr aufrecht zu halten. Auch ein selbständig arbeitender Psychiater kann Kliniker bleiben, sich als solcher weiter entwickeln, wenn er diese Aufgabe im Auge behält. Es muß intensiv darauf geachtet werden, daß keine geschlossenen Untergruppen entstehen, daß niemals ein Psychiater nur entweder Analytiker oder Phänomenologe oder Soziologe oder ausschließlich Biologe ist und nur noch mit Gleichgerichteten umgeht.

Eine sehr wichtige Frage ist die nach der Rangordnung der Bezugssysteme oder, wenn man will, der bedingenden Systeme. Die Antwort auf diese Frage wird zum großen Teil von der Welt- und Lebensauffassung des jeweiligen Psychiaters abhängen. Mit großer Intensität muß an einer umfassenden Persönlichkeitslehre gearbeitet werden. Ich möchte hier, unabhängig von allen Welt- und Lebensauffassungen, das biologische Bezugssystem an die zentrale Stelle setzen, und zwar aus folgenden Gründen:

Der Arzt ist in erster Linie ein naturwissenschaftlicher Untersucher, die Biologie ist die Grundlage für seine Arbeit. Die Psychiatrie ist vor allem eine medizinische Disziplin. Auf Grund dieser Tradition muß das biologische Denken im Mittelpunkt stehen.

Der Krankheitsbegriff ist in erster Linie ein biologischer Begriff, er soll dies auch in der Psychiatrie sein. Ein sehr wichtiges Argument hierfür ist, daß die biologischen Methoden auch in der Psychiatrie die besten Resultate ergeben haben. Dies bedeutet nicht etwa, daß der Psychiater alle Bezugssysteme außer dem der Biologie vernachlässigen dürfte, noch ist es meine Absicht zu sagen, daß das Wesen des Menschen ausschließlich biologisch bestimmt sei. Aber ich bin der Ansicht, daß es auf die Dauer möglich sein wird, sehr vieles von dem geisteswissenschaftlich Gefundenen, wenn man es weiter zurückverfolgt, biologisch zu interpretieren. Die allgemeine Biologie reicht hierfür nicht aus, eine spezielle menschliche Biologie muß aufgebaut werden. Die Biologie macht es uns leichter als früher, sie ins Zentrum unserer Betrachtungsweise zu stellen. Der Begriff der Biologie ist von vielen Mißverständnissen gereinigt und vor allem: die Biologie ist geneigt, Befunde von anderen Methoden aufzunehmen.

Von den Mißverständnissen will ich einige nennen. Viele denken, daß der Biologe meist ein Materialist sei. Das ist er natürlich nur, wenn er das Leben als eine Variante der unbelebten Natur ansieht, nicht als etwas eigenes. Es bedeutet ein ebenso großes Mißverständnis, Psychologie und Biologie als identisch zu betrachten, wie sie als etwas völlig voneinander getrenntes aufzufassen. Es gibt ein großes Gebiet, in dem man das gleiche Phänomen ebenso gut ein biologisches wie ein psychisches nennen könnte. Sehr viele Merkmale lebender Organismen und seelischen Lebens fallen zusammen. Insofern ist Psychologie in der Tat Biologie.

Es ist nur ein Schritt weiter, wenn man sagt: Das Psychische ist das Kennzeichen für alles Lebendige. Tatsächlich wissen wir nicht, ob wir die folgenden Eigenschaften der lebenden Organismen psychische oder biologische Kennzeichen nennen müssen: Empfindlichkeit für Reize und Anpassung an sie, Aufnehmen und Abgeben, Hemmen, Verlangsamen und Beschleunigen, Regulieren und Integrieren, weiterhin die Fähigkeit, als unitas multiplex in Erscheinung zu treten, mit Tempo- und Rhythmusänderungen zu reagieren, Zielstrebigkeit zu zeigen sowie — als Beginn des Gedächtnisses — den Einfluß vorangegangener Reizverwertung auf die nachfolgende.

Es wird für einen Phänomenologen leichter, das biologische Terrain zu betreten, wenn er sieht, daß es auch dort nicht in erster Linie um „vorhandene Dinge" geht, daß z. B. der Instinkt kein vorhandenes Ding ist. Auch wird er entdecken, daß der Biologe mehr und mehr Rücksicht auf die Wirkung der Totalität nimmt und er wird zugeben müssen, daß dieser Biologe — wenn auch in anderer Weise als der Phänomenologe — schon bevor er wußte, daß Mensch und Welt in Einem gegeben sind, den Organismus in Einheit mit seiner Umgebung sah, daß er wußte, daß man keine seiner Eigenschaften aus einer Einzelzelle interpretieren kann.

Die biologische Betrachtungsweise bietet mehr Möglichkeiten als früher. Wenn wir erkennen lernen, daß das Nervensystem fast alle unsere Beziehungen zur Außenwelt regelt, erkennen wir auch, daß der Bereich, den wir „das Psychische" nennen, dazu in großem Maße beiträgt. Durch das Psychische wird die Möglichkeit von Relationen zu dem weit außerhalb des Körpers Liegenden gegeben. In diesem Sinn ist die schon vor Jahren von STENVERS gegebene Definition: „Psychologie ist die Lehre von den Relationen" sehr gut brauchbar. Wenn wir die neue Lehre der Kybernetik, von Вок „Steuerkunde" genannt, mit in unsere Betrachtung einbeziehen, so wird es deutlich, daß die Biologie große Erklärungsmöglichkeiten bietet.

Einige Psychoanalytiker haben dies immer gewußt. Bei Freud wird es am deutlichsten in seinem posthumen Fragment „Entwurf einer Psychologie", das teilweise eine Fortsetzung von Meynerts Gedankengängen ist. Bei uns hat Westerman Holstijn den Versuch gemacht, analytische Befunde biologisch zu erklären. Dasselbe tat der Schweizer Brun.

Mit welchem Reichtum an Möglichkeiten die Biologie den Menschen beschenken kann, erfuhren wir aus der Rektoratsrede meines Vorgängers Koningsberger. Auf die Arbeiten von Prick und vor allem von Droogleever Fortuyn möchte ich in diesem Zusammenhang hinweisen. Daß auch die phänomenologische Anthropologie zur biologischen Interpretation anregen kann, sehen wir an manchen Stellen des Binswangerschen Werkes. Ich selbst habe mich bemüht, die Begriffe Instinkt, Archetypus und Existential miteinander in Beziehung zu bringen.

Wenn wir in der Psychiatrie die gestörten Lebensfunktionen in den Mittelpunkt stellen, so bedeutet das nicht, daß andere Bezugssysteme vernachlässigt werden dürften. Der Psychiater hat es immer mit dem ganzen Menschen zu tun, der unter den besonderen Bedingungen lebt, die durch seine Krankheit gegeben sind. Um den Menschen zu erkennen, hat der Psychiater die Geisteswissenschaften ebenso nötig wie die Naturwissenschaften. Aber um seine Kranken zu verstehen und zu behandeln, soll er vor allem tiefer und tiefer in die Biologie und in die Pathologie vordringen. Ich halte meine 1937 geäußerte Ansicht aufrecht, daß Psychiatrie sowohl Geisteswissenschaft als auch Naturwissenschaft ist, aber die Erfahrung hat mich gelehrt, daß man den Hauptakzent auf die *Natur*wissenschaft legen muß.

Daraus ergibt sich die Frage: „Müssen wir annehmen, daß der Mensch durch primäre geistige Veränderungen niemals krank werden kann? Kann der Geist den Menschen nicht im biologischen Sinne krank machen?" Es wäre töricht, diese Frage rundweg verneinend zu beantworten.

Wenn der Psychiater mit rein psychischen Mitteln einen Menschen dazu gebracht hat, sein Schuldgefühl zu überwinden und ihn gelehrt hat, seine Schuld auf sich zu nehmen, so kann man in der Tat geneigt sein, hierin einen Beweis zu sehen, daß die Krankheit im wesentlichen geistig oder psychisch war. Doch könnte man auch fragen, ob die Psychotherapie — bei strenger Analyse dessen, was sich vollzogen hat — nicht erst dadurch wirken konnte, daß durch die therapeutische Situation die biologische Fundierung des Patienten günstig beeinflußt wurde. In der modernen Psychosomatik tritt dieser Gesichtspunkt ganz in den Vordergrund. Aber darum ist es dem Psychiater noch nicht verboten, wenn dies notwendig ist, über geistige und seelische Werte zu sprechen. Es ist eine wunderbare Aufgabe, schlummerndes oder tief verborgenes religiöses Leben aufs Neue zu wecken, es ist etwas Wunderschönes, einem Menschen mit Hilfe tiefenpsychologischer Methoden Einsicht in seine tiefsten Motivierungen zu ermöglichen und es ist etwas ebenso Schönes, in einem wirklich guten Gespräch dem Menschen sein eigenes Wesen zu enthüllen. Aber — das sei mit Nachdruck gesagt — es ist dies nicht die erste Aufgabe des Arztes, und es ist sehr die Frage, ob nicht, wenn er sich an seine primäre Aufgabe hält und diese mit wirklichem Können erfüllt, viele oder alle anderen Schwierigkeiten ihre Lösung aus eigener Kraft finden, sobald der Patient wiederhergestellt ist. Man denke an die gute Wirkung des

Elektroschocks. Tut der Arzt hier weniger wichtige Arbeit? Er hat die bescheidene Arbeit geleistet, die Ketten, an die der Patient gefesselt war, durchzufeilen, er hat dem Menschen seine Freiheit zurückgegeben.

Der Mensch kennt wahrhaft unerträgliche Spannungen, hohe seelische Verzükkungen, aber auch tiefe Niedergeschlagenheit, Schuld und Reue, Mangel an erfahrener Liebe, gekränktes Ehrgefühl, Spannungen, die ihn tief niederziehen können. Dies ist der niemals endende Kampf mit seinem Zerbrochensein, seiner Angst und seinem Stolz. Hüten wir uns davor, *dieses* Krankheit zu nennen. Ein großer Teil der psychischen Störungen auf den Grenzgebieten von Geisteskrankheit und Normalität entsteht aber dadurch, daß der Mensch durch Anlage oder durch spätere Schädigung zu unvollkommen ausgerüstet ist, um diesen Kampf zu bestehen. Dann sehen wir den großen menschlichen Konflikt in pathologischer Form, dann ist der Mensch krank.

„Mental Health"

Gelöste und ungelöste Probleme*

„Gelöste und ungelöste Probleme im Gebiet der geistigen Gesundheit" — das ist das Thema, das der Vorsitzende des Programmkomitees dieses Kongresses, Professor LINE mir zu behandeln vorschlug. Ich bin mir dessen bewußt: das war eine Provokation! Dr. LINE weiß, daß ich während meiner Tätigkeit im Executive Board unserer Vereinigung immer auf die geradezu unzähligen Unsicherheiten hingewiesen habe, mit denen wir zu kämpfen haben, daß ich, wo ich nur konnte, vor der Einseitigkeit der von vielen als Gewißheit verkündeten Lehrsätze gewarnt habe. Er weiß, daß ich, als ich anfing, für die Weltvereinigung für seelische Gesundheit zu arbeiten, äußerst skeptisch war, aber er weiß auch, daß ich dann im Laufe dieser 6 Jahre vielleicht im Blick auf unser Endziel der größte Optimist geworden bin, daß ich von Herzen ja sage, wenn man mich fragt: glauben Sie an die Zielsetzung unserer Vereinigung?

Um einen einigermaßen verständlichen Überblick über unsere Situation zu geben — denn darum handelt es sich ja — will ich zuerst das Terrain abgrenzen. Was ist der Gegenstand der Mental-Health-Bewegung? Was wollen wir eigentlich studieren, was wollen wir verbessern? Diese Frage wurde schon hundertmal gestellt. Man sollte denken, daß darauf eine eindeutige Antwort zu geben sei. Aber hier liegt unser erstes ungelöstes Problem. Die Struktur der Mental-Health-Arbeit ist unerhört kompliziert und enorm ausgedehnt. In Bagdad wollen wir die Versorgung der Geisteskranken verbessern; in Amsterdam wollen wir dem Fräulein im Postamt beibringen, wie sie mit dem Publikum freundlich umzugehen hat, in Buenos Aires wollen wir die Verhältnisse in einer Fabrik verbessern und in Finnland die Lehrer in einer Dorfschule darüber belehren, wie sie mit ihren Schülern umgehen sollen; wir wollen wissen, warum die Anzahl der Suizide in den USA größer ist als z. B. in Irland und wir wollen den Müttern in der ganzen Welt lehren, wie sie ihre Kin-

---

* Rede, gehalten auf dem 5. Internationalen Kongreß über „Mental Health" in Toronto am 17. 8. 1954.

der versorgen sollen. Wir wollen das Leid der einsamen Frauen vermindern und wir wollen versuchen, Kriege zu verhindern.

Gewiß, das ist ein anziehendes und fesselndes Programm. Aber man fragt sich: Wie wollt ihr das alles machen? Unsere Antwort ist einfach und deutlich: Wir wollen die Prinzipien der Mental Health zum Siege führen bei den Ärzten, bei den Krankenschwestern in Bagdad, bei dem Postfräulein in Amsterdam, bei dem Fabrikdirektor in Buenos Aires, bei allen Müttern und bei den großen „Vier". Man wird sagen: „Herr Präsident[1], Sie scherzen oder Sie wollen uns wohl gar lächerlich machen." Und ich antworte: „Nein, ich habe genau das ausgedrückt, was wir wollen, und das kann auch nicht deutlicher gesagt werden. *Das* wollen wir, nicht mehr und nicht weniger. Sie können das in den Verhandlungsprotokollen unserer Kongresse lesen, in unserem ausgezeichneten statement. Ich scherze nicht. Dieses statement ist eines von den bewunderungswürdigsten Dokumenten, die unsere Bewegung hervorgebracht hat. Das alles wollen wir; wir müssen es leidenschaftlich wollen, uns durch nichts von unserem Tun ablenken lassen, durch keinen Hohn, aber auch nicht durch Geldmangel, nicht durch den Beifall der Narren, nicht durch die Angst, lächerlich zu werden. Denn wir sind nicht lächerlich, wenn wir uns einen kühlen Kopf bewahren, wenn wir kritisch bleiben, wenn wir skeptisch sind gegenüber allen modischen Sicherheiten."

Geistige Hygiene (Mental Hygiene)

Das Feld, das wir beherrschen wollen, besteht aus zwei Regionen, deren Zusammenhang ein großes Problem ist. Die Mental-Health-Bewegung hat sich aus der Mental-Hygiene-Bewegung entwickelt. Sie alle kennen die Tatsachen. Wie für alle anderen Krankheiten hat man sich um Methoden der Prävention von Geisteskrankheiten bemüht, um bessere Pflege, bessere Nachsorge. Dann lernte man den jugendlichen Delinquenten kennen. Die Bedeutung der Jugendjahre wurde entdeckt. In der Bemühung um diese Dinge entstand die erste Zusammenarbeit von Menschen mit verschiedenerlei Ausbildung, verschiedenerlei Sachkundigkeit. Das multiprofessionelle Team war geboren. Aber hier geht es zunächst um Krankheit und, mag es auch noch nicht sicher sein, was auf diesem Gebiet Krankheit eigentlich ist, so können wir doch sagen, daß in dieser Hinsicht viel erreicht wurde. Alsbald erschien der Kampf gegen den Alkoholismus auf den Programmen, ferner die Behandlung von intellektuellen Defekten. Die Kinderpsychiatrie blühte auf. Dabei handelte es sich durchweg um medizinische Zielsetzungen: Der psychiatrische Arzt trat unbestrittenermaßen an die Spitze. Natürlich sind auf dem Gebiete der Prävention noch nicht alle Probleme gelöst, aber es entwickelt sich doch eine deutliche Linie. Man kann hier Vergleiche zu anderen medizinischen Problemen ziehen. HARGREAVES hat bei unserer Zusammenkunft in Brüssel darüber beherzigenswerte Worte gesprochen. Er hat sehr deutlich gesagt, die Mental-Health-Arbeit sollte in dem Versuch bestehen, die menschliche Umgebung von Faktoren zu befreien, die für die Gesundheit schädlich sind und auf der anderen Seite Faktoren zu schaffen, die die Gesundheit unterstützen und befördern. Die Aufgabe der Mental-Health-Arbeit ist zwiefältig: „Wir müssen zuerst einmal mit unseren ätiologischen Kenntnissen arbeiten, um einerseits Individuen und besonders Kinder vor schädlichen Erlebnissen zu bewahren, und andererseits Erlebnisse zu ermöglichen, die nötig oder hilfreich für die Entwicklung des Individuums

---

[1] Ich war von 1953—1954 Präsident der World Federation for Mental Health.

im vollsten und gesundesten Sinne sind." HARGREAVES erläuterte dies an den bekannten Studien von SPITZ und BOWLBY über „maternal deprivation", an diesen uns vom Himmel geschenkten Studien, durch die sich so mancher auf dem Mental-Health-Gebiet tätige Mensch in seinem abnehmenden Enthusiasmus aufs neue belebt fühlte. Vor allem aber bemerkte HARGREAVES, daß allein durch epidemiologische Forschung die Hoffnung bestünde, die Mental-Health-Arbeit würde einmal die Totalsumme psychischer Krankheit, die unsere Gemeinschaften heimsucht, vermindern und daß durch solche Studien im Gebiete der Mental Health Siege über Krankheiten errungen würden, die vergleichbar seien mit den Siegen unserer Kollegen von der physischen Hygiene über die epidemischen Krankheiten der westlichen Welt. Themen, die er zur Bearbeitung empfahl, waren u. a.: das Vorkommen psychiatrischer Störungen innerhalb von afrikanischen Stämmen scheine sehr viel niedriger zu liegen als in den westlichen Ländern. Wodurch sei dies begründet? Frankreich, ein Wein produzierendes Land, scheine eine 5mal höhere Alkoholismusrate zu haben als Italien, das ebenfalls ein großer Weinproduzent ist. Suizid sei ungefähr 8mal so häufig in den USA und in Dänemark als in Irland. Das Magengeschwür, das vor 50 Jahren eine typische Erkrankung der Frau war, sei jetzt eine Erkrankung des Mannes. Ich erwähne diese Gedanken des kompetenten Leiters der psychiatrischen Abteilung der Weltgesundheitsorganisation. Sie zielen alle auf gute und verständige Pläne. Aber die Weltgesundheitsorganisation ist eine medizinische Organisation. Es geht um Gesundheit im medizinischen Sinn, meinetwegen um positiv formulierte Gesundheit, aber eben doch um medizinische Gesundheit. Und dies alles gehört auch zur psychischen Hygiene.

Das Verwirrende ist nun — Sie werden gleich hören warum — daß auch für diese psychische Hygiene im medizinischen Sinn eine Zusammenarbeit mit den Vertretern anderer Berufe nötig ist, Zusammenarbeit etwa mit Amtsärzten, Statistikern, Wirtschaftlern, Ingenieuren usw. Natürlich gibt es auch hier gelöste und ungelöste Probleme, aber es handelt sich doch um konkrete Probleme. Über ätiologische Fragen kann man verschiedener Meinung sein. Aber die exogenen psychiatrischen Krankheiten, Folgen von Infektionen, Stoffwechselstörungen, Hirnschädigungen (Enzephalitis) sind doch wohlumschriebene Realitäten. Noch ist die Lues nicht ganz aus der Ätiologie derartiger Krankheiten verschwunden. Aber die exogenen Psychosen im Wochenbett sind beinahe ganz verschwunden. Hier liegen konkrete Aufgaben vor uns. Der Kampf gegen den Alkoholismus ist wieder aufgenommen worden. Darüber sind Seminare gehalten worden, die einen großen Erfolg verbuchen konnten. Das große ungelöste Problem ist hier das Problem der Psychiatrie selbst. Die Psychiatrie befindet sich im Schein einer Hochblüte, es wird mehr gearbeitet denn je, mehr erwartet denn je. Aber diese blühende Psychiatrie ist in Gefahr. Spezialfächer machen sich vom Gesamtfach los und entwickeln sich vollkommen einseitig. Die amerikanische, sog. dynamische Psychiatrie entfernt sich von der älteren, noch immer wichtigen klinischen Psychiatrie in Europa, die Nosologie wird vernachlässigt, die Bedeutung der Diagnostik wird nicht genügend anerkannt. Der Kontakt mit den neuro-physiologisch-biologischen Grundlagen droht verloren zu gehen. Auf die Neurosenlehre und die Psychotherapie komme ich gleich noch zu sprechen. Vor allem aber haben wir noch nicht genügend Einsicht in die Berufskrankheiten der Psychiater — und doch zeichnet sich auf dem Gebiet der psychischen Hygiene eine klare Linie, ein deutlicher Fortschritt ab.

Geistige Gesundheit (Mental Health)

Bis zum Jahre 1948 blieb die Bezeichnung „Mental Hygiene" im Namen der Vereinigung erhalten. Auf dem Kongreß in London 1948 haben wir unseren Namen geändert: Das Wort „Mental Health" wurde geboren und die „World Federation for Mental Health" kam zustande. Ihr Programm dehnte sich aus. In der Armee hatte man gelernt, daß man auf fachkundige Weise die Moral einer Gruppe verbessern konnte, daß viel von dem Verhältnis zwischen dem militärischen Führer und den Geführten abhängt. Hier konnten tiefenpsychologische Kenntnisse angewendet werden.

Aus solchen Erfahrungen — hierfür sind wir Herrn Dr. REES besonders dankbar — entwickelte sich der Gedanke: Wenn wir durch unsere Fachkunde die Moral in der Armee verbessern konnten, können wir dann nicht auch auf fachkundige Weise aufbauend auf dem, was wir aus der psychotherapeutischen Behandlung von Individuen wissen, die Moral der bürgerlichen Gesellschaft verbessern? Diese Frage wurde mit vollem Recht gestellt. Nun ging es nicht mehr um mentale Hygiene, jetzt war der Psychiater nicht länger der berufene Führer, jetzt ging es um den normalen Menschen, um seine Situation, seine Möglichkeiten.

Auf dem Kongreß in London wurde es vollkommen klar, daß die alte Geistige-Hygiene-Bewegung ihren Kurs veränderte. Die alten Kongreßthemen kamen kaum mehr zum Vorschein. Die großen Probleme waren jetzt Schuld und Aggression, Individuum und Gemeinschaft, geistige Gesundheit und Weltbürgerschaft, Weltbürgerschaft und gute Gruppenbeziehungen, Familienprobleme und psychologische Störungen, geistige Gesundheit in der Industrie, industrielle Verhältnisse usw. Schon durch die bloße Erwähnung dieser Themen wird es deutlich, daß es nun um etwas ganz anderes ging als früher. Diese Veränderung und der enorme Enthusiasmus, den sie erweckte, entsprangen geradenwegs aus der Not der Zeit. Der Kongreß hatte eine unverkennbar soziogenetische Wurzel. Von einzelnen Teilnehmern wurde dies schon auf dem Kongreß selbst zum Ausdruck gebracht. Die Termini Mental Hygiene und Mental Health erstrecken sich auf zwei prinzipiell verschiedene Gebiete. Unsere Vereinigung richtet sich nach zwei großen Zielsetzungen aus: Nach der Förderung der geistigen Hygiene *und* nach der Förderung der geistigen Gesundheit. Hier liegt meiner Meinung nach das erste große Problem: Ist es ein gelöstes Problem oder nicht? Wenn es erlaubt ist, daß ich meine eigene Meinung vorausschicke, so wiederhole ich etwas, was ich jahrelang immer wieder gesagt habe: Geistige Hygiene und geistige Gesundheit sind etwas prinzipiell Verschiedenes. Im Werk der geistigen Hygiene muß die Führung beim Psychiater liegen, in der Zusammenarbeit mit den Vertretern vieler anderer Wissenschaften. Im Werk der geistigen Gesundheit aber hat der Psychiater nur eine dienende Rolle zu spielen. Ist diese Behauptung richtig? Ich selbst bin davon überzeugt, aber ich sage hier unumwunden, daß das, was mir selbst so klar und sicher erscheint, in den Versammlungen unseres Executive Board eigentlich von niemandem übernommen wird. Das hat mir viel zu denken gegeben. Im folgenden möchte ich diesen Gedanken weiter ausarbeiten. Ich halte dieses Problem für außerordentlich wichtig. Ich glaube nicht, daß ich übertreibe, wenn ich sage, daß hier das zentrale Problem liegt, mit dem fast alle anderen ungelösten Probleme auf beiden Gebieten zusammenhängen. Es geht nämlich um nichts weniger als um die Beziehung zwischen krank und gesund. Nein, wird man mir entgegnen, gerade darum geht es hier nicht. Sie vertreten eine altmodische Auffassung. Gesundheit ist nicht die Abwesenheit von Krankheit, Gesundheit muß positiv formuliert werden. Darauf antworte ich: gerade das tue ich ja. Wenn Gesundheit mehr ist als die Abwesenheit von von Krankheit, beginnt überhaupt erst das Problem. Denn dann können wir die Gesundheit nicht mehr dadurch schützen und fördern, daß wir Krankheiten bekämpfen, sondern dann müssen wir die Gesetze der Gesundheit selbst kennen, von den Grundlagen der Gesundheit wissen und die Kräfte kennen, die sie beherrschen. Aber diese Kräfte, diese Grundlagen kennen wir gerade nicht. Wir wissen nicht, was das Wesen der Gesundheit ist. Aber verleugnen Sie denn alles, was wir von FREUD gelernt haben? Sie haben doch gerade erst in Wien FREUD als einen der größten unter den Großen geehrt!

Das habe ich in der Tat. FREUD hat uns zwar sehr viel gelehrt, aber nichts über psychische Gesundheit. Er hat uns den Weg gewiesen zur Behandlung von Neurotikern. Nun fragen Sie weiter: Aber erkennen Sie denn nicht an, daß Gesundheit und Krankheit fließend ineinander übergehen, daß ein Neurosenkenner eo ipso ein Menschenkenner ist? Ich erwidere: gerade das erkenne ich nicht an. Es ist nicht bewiesen, daß krank und gesund fließend ineinander übergehen. Wenn man die Neurose kennt, kennt man den kranken Menschen noch nicht, auch nicht andere Krankheitsformen und nicht den gesunden Menschen. Gerade darin liegt ja eine von den Versuchungen, denen die Psychiatrie erliegen könnte. Der Psychiater, der sich Jahr um Jahr, Tag um Tag mit zahllosen gestörten Menschen mit intensivem Verständnis beschäftigt hat, läuft Gefahr zu denken, daß er jetzt auch den gesunden Menschen verstehen kann. Das ist ihm nicht übel zu nehmen. Die übliche Rede, daß man im psychisch gestörten Menschen die menschlichen Eigenschaften wie durch ein Vergrößerungsglas erblicke, trägt viel zu dieser Versuchung bei. Doch sei hier gesagt: Nach meiner festen Überzeugung trägt die Kenntnis der seelischen Störungen des Menschen kaum etwas zur Kenntnis des Gesunden bei. Allzu oft vermengen wir das psychisch gestörte Leben mit der tiefsten menschlichen Existenz; das ist eine typische Berufskrankheit des Psychiaters.

Was Gesundheit ist, können wir einigermaßen begreifen: Gesundheit hat mit Kreativität, mit Liebe, mit dem strömenden Sein zu tun, mit dem Rhythmus des Sichöffnens und Sichschließens, mit Regulation und Adaptation, Gesundheit hat mit Energie zu tun. Gesundheit hat zu tun mit dem noch sehr wenig bearbeiteten Problem der Distanz im Hinblick auf das eigene Erleben. Sie hängt — und das ist es, was mich immer stärker beeindruckt — viel weniger mit den Inhalten des Erlebens als mit der Form zusammen. Auch beim gesündesten Menschen kann man, wenn man nur genau untersucht oder sich selbst gut kennt, die wunderlichsten Inhalte finden. Nach dem Inhalt sind sehr viele Menschen, die sicher gesund sind, fast krank zu nennen. Man sollte sich aber dessen bewußt sein: Auf Inhalte können wir nie die Diagnose krank oder gesund gründen. Ich leugne natürlich nicht, daß bestimmte Gedankeninhalte den Verdacht auf gewisse Krankheiten erwecken können. Aber die seltsamen Parallelen beispielsweise, die zwischen der primitiven Gedankenwelt und der von Schizophrenen aufgedeckt wurden, könnten doch für meine Behauptung sprechen.

Wenn Krankheit tatsächlich ein Formproblem ist, dann werden die fließenden Übergänge viel weniger wahrscheinlich. Und wenn es wahr ist, daß es keine fließenden Übergänge zwischen Krankheit und Gesundheit gibt und daß die Gesundheit etwas von eigener Struktur, eigener Form ist, ein qualitativ anderer Seinsmodus, ein Zustand, der in sich selbst Störungen aufweisen kann, die nicht krankhafter Natur sind, dann besteht tatsächlich ein erheblicher Unterschied zwischen psychischer Hygiene und geistiger Gesundheit. Dann hat der Psychiater keine spezifische Sachkundigkeit auf diesem letzteren Gebiete. Das ist in der Tat meine persönliche Meinung. Die Lösung der Mental-Health-Probleme obliegt nicht dem Psychiater. Er kann sich für sie interessieren, und ich selbst rechne mich mit warmen Gefühlen zu den an Mental-Health-Problemen Interessierten.

Ich möchte nun noch einmal die Themen durchgehen, die in London behandelt wurden. Das waren nämlich gar keine psychiatrischen Probleme: Weder „Weltbürgerschaft und gute Gruppenbeziehungen", noch „Geistige Gesundheit in der Industrie und industrielle Beziehungen", noch „Familienprobleme und psychologische Störungen", noch „Individuum und Gemeinschaft". Der Psychiater ist hier nicht sachkundig und es ist sogar denkbar, daß er auf allen diesen Gebieten durch Anwendung seiner Methoden eine Gefahr für die geistige Gesundheit darstellt. Wir müssen diese Frage klären, wenn wir nicht unsere ganze Bewegung in Gefahr bringen wollen. Woher kommt der Gedanke, daß der Psychiater eben doch wohl auf seine Sachkundigkeit auf allen diesen Gebieten hinweisen kann? Ich sehe u. a. folgende Gründe: 1. der Gedanke der fließenden Übergänge; 2. daß man es trotz aller Bereitschaft mit der positiven Formulierung der geistigen Gesundheit nicht so genau nimmt, ebensowenig wie man es mit der positiven Formulierung der Gesundheit überhaupt genau nimmt. Man bleibt so am Gedanken der Prävention von Krankheiten hängen. In dieser Beziehung verhalten wir uns zweideutig. Dann kann man nämlich eher den Mangel an Krankheit als Formel für geistige Gesundheit aufrecht erhalten, dann fallen psychische Hygiene und geistige Gesundheit zusammen und dann kann man alle Konflikte des Menschen, alle oben beschriebenen Störungen als leichte Formen der Krankheit bezeichnen. Aber gerade dagegen möchte ich mich wenden. Das ist ja alles so wichtig, weil der größte Teil der Methoden, die wir anwenden, um Menschen zu beeinflussen, aus der Behandlung von Kranken, vor allem von Neurotikern stammt. (In Klammern sei gesagt, daß die Unbestimmtheit des Neurosebegriffs zu dieser großen Unsicherheit beiträgt.)

Hier kommt es vor allem darauf an festzustellen, daß das neurotische Syndrom meistens bei Kranken vorkommt, manchmal aber auch bei Gesunden; das macht die Schlußfolgerungen über Behandlungserfolge so besonders schwierig.

Ganz kurz zusammengefaßt: Es geht hier darum, ob wir die Methoden, die wir bei Kranken gebrauchen, auch bei Gesunden verwenden können. Wenn dies möglich sein sollte, würde der Psychiater auf dem Mental-Health-Gebiet im engeren Sinn doch Sachkunde besitzen. Hier geht es also um nichts mehr und nichts weniger als um eine Beurteilung der gesamten Tiefenpsychologie, unserer geliebten sog. „Psychodynamik" und der Grenzen der Psychogenese.

Tiefenpsychologie

Die Frage, ob die Tiefenpsychologie uns den weitaus größten Beitrag zum Verständnis des Menschen geliefert hat, mag als gelöst betrachtet werden.

Aber es gibt trotzdem noch erschreckend große tiefenpsychologische Probleme, die der Lösung harren. Der Terminus Tiefenpsychologie wurde durch BLEULER in die

Psychiatrie und Psychologie eingeführt. Dabei meinte er vor allem die Psychoanalyse von FREUD. Seitdem ist dieser Begriff je länger, je mehr in den allgemeinen Sprachgebrauch übergegangen. Meist stempelt man mit dem Namen Tiefenpsychologie die Lehren von FREUD, JUNG und ADLER. Der Begriff ist Gemeingut geworden. Ich halte ihn aber nicht für glücklich gewählt, obgleich er sicher auch zu verteidigen ist. Das Bedenken besteht darin, daß man im Gegensatz zur Tiefenpsychologie an eine Oberflächenpsychologie denkt und diese wiederum unmittelbar mit dem Adjektiv „oberflächlich" verbindet. So entsteht das Mißverständnis, daß uns die Tiefenpsychologie eine tiefere Kenntnis der menschlichen Psyche verschaffen würde als jede andere psychologische Methode.

Die Tiefenpsychologie beschäftigt sich mit den unbewußten psychischen Vorgängen, während andere Psychologien u. a. die Phänomenologie des Bewußtseins, das menschliche Verhalten, den Kontakt mit den Mitmenschen, das Verhalten des Menschen in verschiedenen Situationen studieren. Nun kann uns die Erforschung des Bewußtseins, die Erforschung des Menschen in Situation zumindesten ebenso tiefe Einblicke in das menschliche Seelenleben gewähren, wenn nicht tiefere als wir sie mit der tiefenpsychologischen Methode allein gewinnen können. Es ist gut, dies immer wieder einmal zu bedenken.

Es würde zu weit führen, wenn ich mich mit diesem Problem noch länger beschäftigen würde. Wir wollen uns nicht über die verschiedene Wertigkeit aller dieser Methoden streiten, aber uns freuen, daß wir überhaupt eine Tiefenpsychologie besitzen und in der Hoffnung leben, daß danach eine immer wichtiger werdende Oberflächenpsychologie zur Entfaltung kommt, die sich vor allem mit den Formen des Erlebens beschäftigen wird. Der Mensch ist am klarsten zu erkennen an seiner geformten Oberfläche, physisch und psychisch.

Was mich jetzt beschäftigt, ist das Folgende: Allen tiefenpsychologischen Schulen ist gemeinsam, daß sie davon ausgehen, daß die menschliche Psyche mehr ist und anderes, als sie an ihrer Oberfläche, in ihrem Bewußtsein, in ihren Handlungen und Inhalten zeigt. Die Erscheinungen der Oberfläche seien nicht aus sich selbst heraus verständlich, seien nicht nach ihrem manifesten Sinn zu interpretieren, sondern verwiesen auf Ursprünge und Ziele, die unbewußt wirksam sind. Dadurch — ich zitiere hier STERN — erwachsen der wissenschaftlichen Psychologie zwei neue Aufgaben: 1. die Erforschung der Beziehungen zwischen der Bewußtseinsoberfläche und der unbewußten Tiefe und 2. die Aufgabe, das Wesen dieser unbewußten Tiefe klar herauszuarbeiten. Alle tiefenpsychologischen Schulen verfolgen diese beiden Ziele. Alle drei Schulen kommen zu dem Schluß, daß die Bewußtseinsinhalte und die sich im Bewußtsein abspielenden Motivierungen und Entscheidungen zum Teil Ausdruck, zum anderen Teil aber Verhüllung unbewußter Inhalte und Motivierungen seien.

Insofern ist man allgemein einig — hier besteht kaum mehr ein Problem. Aber es ist ja gar nicht möglich, jeden Menschen zu analysieren, um sein Verhalten richtig interpretieren zu können. Ob man will oder nicht — den Interpretationen entgeht man nicht. Die Interpretation hängt aber zum Teil von unserer Auffassung von den Kräften ab, die nach unserer Meinung im Unbewußten wirksam sind. Hier besteht nun ein vollkommen ungelöstes Problem, wenn man die Instinktbasis von FREUD, die von VON MONAKOW und die von MACDOUGALL nebeneinander stellt und mit den Archetypen von JUNG vergleicht; wenn man nun auch noch die Existentialien heranzieht, so kommt man zu dem Endresultat, daß tiefenpsychologische Interpretationen eigentlich doch fast unmöglich sind, daß wir trotz der Psychoanalyse von den eigentlichen Triebfedern des Menschen noch wenig wissen. Es ist doch etwas ganz anderes, ob man einen sozialen Instinkt annimmt, oder eine Triebfeder zur Bindung an höchste Werte, wie KLAGES das tut, etwas anderes auch, ob man den religiösen Drang als eine primäre menschliche Getriebenheit betrachtet, wie es der Schreiber dieser Zeilen tut, oder ob man in allen derartigen Erscheinungen nur sekundäre, abgeleitete Strebungen erblickt.

Das Problem der Triebfedern kann man nicht ernst genug nehmen. Begnügen wir uns zu rasch mit einer allzu schmalen Triebgrundlage, dann verformen wir den Menschen und tragen wahrhaft nicht zu seiner geistigen Gesundheit bei. Diese „anthropologische Unsicherheit" ist die Schwäche aller Tiefenpsychologien und jeder Lehre von der psychischen Dynamik. Dieses Problem ist nur durch engste Zusammenarbeit von jetzt ganz voneinander geschiedenen Forschergruppen zu lösen. Wir dürfen auch das darin steckende philosophische Problem nicht vergessen. Viele Autoren schreiben mit der größten Selbstsicherheit und Ruhe, daß das psychosomatische Problem gelöst sei, daß Psyche und Soma einander durchdringen und daß jede Diskussion darüber altmodisches Geschwätz sei. Dieses Problem ist aber gerade nicht gelöst, auch nicht das Problem der psychosomatischen Zusammenhänge und das der Triebfedern.

Das ganze Problem der geistig, nicht biologisch definierbaren Triebfedern wird in der heutigen Tiefenpsychologie und in den dynamischen Betrachtungsweisen vollkommen geleugnet. Solange wir hier nicht weitergekommen sind, sollten wir mit der Anwendung der tiefenpsychologischen und psychodynamischen Lehren auf das Gebiet der geistigen Gesundheit äußerst vorsichtig sein.

Ein anderes Problem, bei dem die Verschiedenheit zwischen Mental Health und Mental Hygiene sehr stark zum Ausdruck kommt, ist das Problem der Grenzen der Psychogenese. Auf diese Frage kann ich hier nicht ausführlich eingehen. Ich möchte aber doch mit Nachdruck auf das hier liegende Problem hinweisen. Auf unseren Kongressen wurde es kaum berührt. Hier teile ich allein meine persönliche Schlußfolgerungen mit. Die Psychogenese äußert sich am stärksten im Gebiet der Normalität. In diesem Punkt schließe ich mich ganz an HENRI EY an, unter dessen Leitung ein besonders interessantes Symposion über dieses Thema gehalten wurde. Ich möchte hier damit den Rat verbinden, doch einmal wieder etwas mehr auf die so sehr wichtige französische Psychiatrie zu achten. Es gehört zur geistigen Gesundheit, die Ergebnisse aus anderen Ländern nicht zu vergessen. Ich frage Sie ins Gewissen: Wer liest in den angloamerikanischen Ländern RIBOT, JANET, CLAUDE, DELAY, HENRI EY, die alle miteinander für eine richtige Integration des psychiatrischen Denkens vollkommen unentbehrlich sind?

Die echte Neurose ist nur zum Teil psychogen bedingt und die Psychosen sind es noch weniger. Bei allen diesen Krankheitszuständen ist das wichtigste, was JACKSON das negative Symptom nennt. — Unter den Bedingungen, die einen krankhaften Zustand möglich machen, ist die Psychogenie immer wichtig. Man muß sie darum in Rechnung stellen, auch bei körperlichen Krankheiten. Wenn einmal die Überschätzung der psychosomatischen Zusammenhänge gewichen sein wird, wird man noch lange der Ansicht sein, daß die Beachtung der Psychogenie auch da, wo wir den Menschen auf psychotherapeutischem Wege nicht gesund machen können, der Mühe wert bleibt für die Verbesserung des Krankheitszustandes und für die Fähigkeit, das Leiden zu ertragen.

Die „psychodynamics" sind nicht das Entscheidende am Menschen

Wir kommen demnach zu folgenden Schlußfolgerungen: Die Psychogenie ist hauptsächlich wirksam im Gebiet der Normalität, im Gebiete des gesunden Menschen. Wir dürfen mithin annehmen, daß die Einkalkulierung psychodynamischer Faktoren gerade auf dem eigentlichen Gebiet der Mental Health von großer Wichtigkeit ist — allgemeiner gesagt: Daß hier vermutlich der Boden ist, auf dem eine auf der Kenntnis psychodynamischer Faktoren beruhende Beeinflussung heilsam wirken kann, wenn man auf alle Unsicherheiten Rücksicht nimmt. Doch auch dieses Problem ist nicht gelöst. Das Problem ist nicht gelöst, was nun eigentlich das entscheidende für die geistige Gesundheit des Menschen ist: die Artung, das Zusammenspiel der in ihm wirksamen Triebfedern, seine „dynamics" oder seine Konstitution, sein psychologischer Typus, seine Energie. Solange dieses Problem nicht gelöst ist, laufen wir Gefahr, unsäglich viel Zeit und Kraft zu vergeuden mit unnötigen Versuchen, die „psychodynamics" zu verändern.

Ungelöst ist auch die Frage, was die Neurose eigentlich ist. Solange wir fortfahren das Wort „neurotisch" für alles in uns zu gebrauchen, was uns in unserem Leben Schwierigkeiten bereitet, werden wir unerhört viel Zeit und Geld verschwenden.

Sie werden nun sagen: Ist das nicht übertrieben, verfallen Sie nicht in denselben Fehler, für den Sie viele von uns getadelt haben? Ich glaube nicht. Dieses Problem besteht noch und ich wage es, hier öffentlich zu bekennen auf Grund von jahrelanger klinischer Erfahrung, jahrelanger psychotherapeutischer und analytischer Praxis: Das Problem ist vorhanden und wenn ich von meinen Erfahrungen ausgehe, sage ich kurz und klar: Entscheidend für den individuellen Menschen sind nicht die „dynamics", entscheidend ist das Ganze der großenteils erblich bestimmten Konstitution, der Persönlichkeitstypus, viele Charaktereigenschaften, die psychische Energie nach JANET, die Möglichkeit zur Distanz gegenüber dem innerlich Erlebten, der Geist. Daraus folgt, werden Sie sagen, daß für Sie persönlich das Problem scheinbar gelöst ist. Darauf antworte ich: Nein, es ist für mich nur zum Teil gelöst. Wenn schon das Konstitutionelle entscheidend ist, dann sind die „dynamics" doch nicht wertlos. Wir denken viel zu monokausal. Wir müssen uns immer wieder fragen: Welche Bedingungen mußten erfüllt sein, wenn dieser Mensch in diesem Augenblick so ist, wie er ist. Psychogene, psychodynamische Faktoren sind da immer dabei und manchmal sind diese Bedingungen die einzigen, die einer Veränderung zugänglich sind.

Müssen wir dann nicht doch alle Menschen, die in Not sind, psychoanalytisch behandeln? Sicher nicht. Denn nur ein kleiner Teil der Menschen ist in der Lage, eine Psychoanalyse fruchtbar zu verarbeiten. Sehr gründliche Kenntnisse von der Psychoanalyse und von den zahlreichen Hintergründen menschlicher Konflikte zu haben, ist aber von großer Wichtigkeit für jeden, der Menschen führen will. Darüber sollte man aber nicht oft sprechen. Denn nichts ist schädlicher für die geistige Gesundheit als eine popularisierte oder unsachgemäß verbreitete, oberflächliche Kenntnis der Freudschen Lehre.

Das große Paradox: wir wissen so wenig, wir können so viel

Ist es dann überhaupt der Mühe wert, was wir können? Hier beginnt das große Paradox. Aus tausenderlei Erfahrungen geht hervor, daß der Mensch, der Arzt, der Therapeut mit oder ohne klassische Analyse eine sehr wesentliche Arbeit leisten kann. Hier stoßen wir auf das ungelöste Problem: Was wirkt eigentlich heilend in einer psychotherapeutischen Behandlung? Niemand hat auf diese Frage eine endgültige Antwort gegeben.

Niemand hat auch eine Antwort darauf geben können, mit welcher von den vielen Methoden und bei welchen Patienten die besten Resultate erzielt werden.

Die gemeinschaftliche Grundlage aller psychotherapeutischen Behandlungen ist: Die Begegnung, in der der Mensch liebevoll angenommen wird, der Kontakt, das Verständnis. Dies scheinen die mächtigsten Stimulantien für eine gehemmte Entwicklung zu sein.

Aus allen Unsicherheiten tritt dieses hervor, daß Liebe, Verständnis und Kommunikation die mächtigsten Hilfsmittel sind und — man erschrecke nicht — die *erzieherisch* wirksamen Kräfte, die von vielen Behandlungen ausgehen, Erziehung zur Werterkenntnis. Das ist eine wissenschaftliche Feststellung, auch wenn wir nicht angeben können, *wie* diese Mittel wirken.

Von diesem Punkt aus können wir jetzt wieder einen Sprung machen zur Mental Health. Auf dem Gebiet der psychischen Hygiene kann man ja in der Tat mit der eben genannten Trias nicht viel erreichen. Ich bezweifle auch, ob sie im Hinblick auf eigentliche Krankheit präventiv wirksam ist. Vielleicht ist das das wertvollste an den Ergebnissen von SPITZ und BOWLBY, daß sie, was auch die Zeit und die weitere wissenschaftliche Entwicklung davon übrig lassen werden, den vollen Nachdruck auf die Notwendigkeit von Liebe und Wärme für das kleine Kind gelegt haben, daß das Fehlen eines solchen lebensnotwendigen Faktors in einer empfänglichen Periode irreversible Folgen haben kann. Wenn wir aber die „maternal deprivation" kennen gelernt haben, bekommen wir einen schärferen Blick auch für die anderen Deprivationen im Leben. Eine davon ist die erzieherische Deprivation zwischen dem 6. und 8. Jahr und die Notwendigkeit des affektiven Kontaktes von der Wiege bis zur Bahre. Zahlreiche Menschen sind seelisch verunstaltet durch Mangel an affektivem Kontakt. Man denke an das Los dieser Menschen, Männer und Frauen ohne Charme.

Über Erziehung

Über das Problem der Erziehung will ich zum Schluß noch etwas sagen. Der Begriff der Erziehung ist in vielen Kreisen, auch in denen von Psychotherapeuten, stark entwertet. „Unser Baby ist OK", sagen sie, „stör' es nicht in seinem Wachstum, dann entwickelt es sich von selbst normal". Das ist ein alter Rousseauscher Gedanke, der hinter sehr vielen Psychotherapien verborgen liegt, auch hinter der Psychoanalyse. Ich halte ihn für einen der größten menschlichen Irrtümer. Unser Baby ist nicht OK, es trägt alle möglichen guten und schlechten Eigenschaften des Menschen in sich. Das Kind — Sie werden erschrecken — ist im allgemeinen „schlechter" als der Erwachsene: rücksichtslos, egoistisch, grausam. Wir alle haben oft ein ganzes Menschenleben nötig, um dieses sog. OK-Baby in uns zu überwinden.

Warum können wir das so schwer akzeptieren, daß wir uns nicht von selbst zu optimaler Kreativität entwickeln?

Seltsam genug akzeptieren wir das sehr wohl in bezug auf die Erzeugung von Kunstwerken oder auf deren optimale Reproduktion. Jeder hält es für selbstverständlich, daß dazu sowohl ein angeborenes Talent wie die Entwicklung dieses Talentes notwendig sind. Das Talent kann sich teilweise von selbst entwickeln kraft der Penetranz der Anlage, aber es hat auch erzieherische Impulse von außen nötig; die Leistungen müssen kontrolliert, das Talent angeleitet werden. Das Vorbild des Meisters spielt dabei eine Rolle: Das Talent wird geschult, es wird gearbeitet, es wird endlos geübt, schlechte Gewohnheiten werden abgelegt und überwunden. Wir sehen in der Entwicklung des Talentes die Wahl von Vorbildern, wir sehen die Identifikation mit dem Meister, das Sichlosmachen vom Meister und die Wahl eines anderen Meisters. Am Schluß befreit sich das Talent von allen Meistern, es trägt etwas von allen in sich und ist doch ganz es selbst geworden. Wir sehen dabei auch die Bedeutung der Kommunikation von Ich und Welt für die Entwicklung eines Talentes. Besteht diese Kommunikation nicht, dann bleibt das Talent steril. Bei der Entwicklung des Talentes — ich habe das bei Pianisten beobachtet — gewahren wir auch Folgendes: Die Leistung ist in einer bestimmten Epoche mehr oder minder fertig, sie bleibt eine Zeitlang auf derselben Höhe manchmal jahrelang, dann verändert sich etwas: Das Spiel ist weniger ein Ganzes, der Anschlag weniger gleichmäßig, es kommen Elemente herein, die nicht ganz zueinander zu passen scheinen. Man hört die Leute sagen: Er geht zurück. Der Pianist sagt: Ich kann es nicht mehr. Das Spiel desintegriert. Manchmal plötzlich, manchmal allmählich gibt es dann wieder einen neuen Fortschritt: Es ist dasselbe Spiel wie früher, aber auf einem höheren Niveau, größer, mit breiterer Amplitude, mit neuen Möglichkeiten. Werke, die früher nicht adäquat wiedergegeben werden konnten, werden jetzt magistral gespielt. Es besteht da eine Integration auf höherem Niveau; die Desintegration war eine produktive, durch die alte Strukturen durchbrochen wurden — die Vorbedingung dafür, daß sich neue umfassendere Strukturen bilden.

Etwas dergleichen kann man in der Entwicklung aller Talente nachweisen. Nötig ist Talent, nötig ist Wachstumskraft, nötig Schulung, Anleitung, Korrektur und Verbesserung, nötig sind Lehrmeister, die einen in den Zeiten produktiver Desintegration in Ruhe lassen können, die wachsam zusehen und sich, wenn es sein muß, zurückziehen können. Dies alles wird leicht akzeptiert. Ist es dann nicht genau so überzeugend, daß dasselbe für unser persönliche Entfaltung gilt, für unsere optimale Entfaltung als Mensch, für die Totalität aller unserer Talente? Für eine optimale Entwicklung sind sowohl die Anlage wie auch die Kraft zur Entwicklung notwendig, aber die Entwicklung vollzieht sich nur durch Erziehung. Diesem Prinzip wird auch der Psychotherapeut seine volle Aufmerksamkeit schenken müssen.

Ich habe Ihnen sehr wichtige Probleme vor Augen gestellt, habe Sie auf die ungeheuren Unsicherheiten hingewiesen über die Grenzen von krank und gesund, über unsere „dynamics", über Tiefenpsychologie, wobei auch das große Problem der wesentlichen Triebfedern des Menschen zur Sprache kam. Wir haben über „human relations" gesprochen, über Erziehung, über die für manche so schwierige Annahme, daß das Baby nicht OK ist. Ein sehr wichtiges Problem habe ich aber noch nicht genannt. Was bedeuten für die Mental Health die überindividuellen Werte? In London wurde schon darauf hingewiesen, daß wir uns über Werte unterhalten müssen. Eigentlich habe ich das schon getan, als die allumfassende Notwendigkeit von „Liebe" zur Sprache kam. Vielleicht ist das auch genug. Doch glaube ich, daß ich doch noch etwas mehr darüber sagen muß, und sei es auch nur, um das Problem zu stellen und daran den Unterschied zwischen Mental-Health-Arbeit und der Arbeit von religiösen Gruppen zu demonstrieren. SODDY hat in einem von mir gerne zitierten Artikel eine Anzahl von Eigenschaften aufgezählt, die kennzeichnend für den gesunden Menschen seien. Ich nenne Ihnen hier nur eine davon: Sein persönlicher Glaube und seine Denkweise, das angenommene Wertsystem sind eine Kraftquelle für den gesunden Menschen. Das Problem ist: Können wir hierbei helfen? Ich glaube, daß das zur Aufgabe der Erziehung gehört und ich glaube auch, daß schon sehr viel erreicht ist, wenn wir selbst danach trachten, die Werte vorzuleben. Und ich glaube, daß die allgemeinmenschlichen Werte des Humanismus für fast jeden akzeptabel sind: Nächstenliebe, Gerechtigkeit, Verträglichkeit. Vor einem Humanisten, der für diese Werte lebt, habe ich mehr Respekt als vor einem Gläubigen, der ihnen nicht folgt. Das Problem der Werte im Zusammenhang mit Mental Health ist ein Problem, das noch gelöst werden muß. Es ist aber ein großer Unterschied zwischen den auf dem Gebiet der Mental Health Arbeitenden und jenen, die bloß an Werte appellieren. Der Mental-Health-Arbeiter soll vor allem dem nachzuspüren versuchen, was den Menschen davon *abhält*, nach diesen Werten zu leben. Ich glaube nicht, daß wir jemals wissenschaftlich begreifen werden, was das Streben nach Werten im tiefsten Grunde ist, aber ich glaube wohl, daß wir wissenschaftlich immer tiefer in das Problem eindringen werden, was den Menschen wertblind macht und was ihn davon abhält, sich zu Werten zu bekennen.

Aufgabe und Platz der Vereinigung

Meine Zeit ist vorbei. Es wären noch sehr viele ungelöste Probleme zu nennen, aber ich muß zum Schluß kommen. Bevor ich schließe, möchte ich aber noch einige Punkte klären. Sie haben gehört, daß meiner Ansicht nach sehr viele Unsicherheiten vorhanden sind. Sind diese Unsicherheiten nicht so groß, daß wir dann doch lieber den Kongreß und die Vereinigung auflösen, uns auf die gute alte Psychohygiene zurückziehen und die Mental Health fallen lassen sollten? Wenn Sie auf den Gedanken kämen, daß dies die Tendenz meiner Darstellung sei, dann würden Sie mich völlig mißverstehen. Die Unsicherheiten sind groß, aber sicher ist das eine, daß viel gelitten wird und schlimmer noch, daß sehr viel überflüssig gelitten wird. Leiden ist zwar ein unentbehrlicher Bestandteil jeder geistigen Entwicklung. Überflüssiges Leiden aber kann nur lähmen und verbittern. Nun ist es meine feste Überzeugung, daß das Leiden in der Welt, die großen Spannungen, die große Unruhe, die Selbstvernichtung des Menschen nicht primär im Wesen des Menschen gelegen sind, daß man das alles bekämpfen kann. Ich glaube tatsächlich, daß, wenn unsere so einfachen Mental-Health-Prinzipien weiterwirken, wir einen Beitrag zur Verhinderung von Kriegen liefern, auch dadurch daß wir nüchtern sind, daß wir uns durch keine verführerische Losung mitreißen lassen. Möchten wir doch nie vergessen: Es ist nicht sicher und es ist keine Notwendigkeit, daß ein neuer Krieg kommt, wir brauchen nicht SPENGLER und TOYNBEE glauben, daß die Totenglocke über unserer Kultur geläutet habe.

Unser Altpräsident LINE hat in Paris sehr klar gesagt: Mental Health ist ein Forum und Mental Health beginnt bei dem Mann auf der Straße, geht jeden an. Wir müssen ein Forum bilden von Menschen, die international denken gelernt haben, denken unter der Erhaltung ihrer Gebundenheit an das Land ihrer Herkunft. Ein Weltbürger ohne Land ist ein Entwurzelter. Der Executive Board, die jährlichen Versammlungen sind eine Schule für solche Weltbürgerschaft. Durch unsere Vereinigung habe ich viel verstehen gelernt, habe ich die Mißverständnisse und Nöte vieler Länder kennen gelernt und durchschaut. Um ein Beispiel zu nennen: Die USA sind im Augenblick vielleicht das am meisten mißverstandene Land der Welt und wohl in allen Lagern. Dazu haben sie wohl einmal selbst Anlaß gegeben. Was wir als die Essenz, als das Beste in anderen Ländern kennen gelernt haben, müssen wir wertschätzen und verkündigen. Wir können das verkündigen über alle Mitglieder unserer Gliedorganisationen, mehr als eine halbe Million Menschen. Wir bilden ein Netzwerk über einen großen Teil der Welt. Wir müssen Vertrauen und Wagemut haben, den Wagemut, alle Mißstände, die wir kennen, uns vor Augen zu stellen. Wir dürfen keinem Thema aus politischen Gründen oder Glaubensüberzeugungen ausweichen. Lösungen können wir nur selten geben, aber wir müssen lernen, zu sehen und zu verstehen. Themen, die die öffentliche Meinung beunruhigen: sexuelle Probleme, Geburtenbeschränkung, künstlicher Abortus, Homosexualität und die Gedanken und Meinungen darüber, große Probleme wie die der Rassendiskrimination — gerade diesen Themen dürfen wir nicht aus dem Wege gehen.

Wir können diese Probleme nicht alle lösen, aber wir müssen ihnen unsere Aufmerksamkeit widmen. Wenn wir die Verantwortlichkeit für diese Dinge abschieben, sind wir verloren. Wir müssen ein Forum bilden, wo man alles aussprechen, alles untersuchen kann, ohne zugleich als Mitglied einer verachteten Partei gebrandmarkt zu werden. Nur dann können wir eine Weltföderation sein, die die Verhütung des Krieges auf ihr Banner geschrieben hat. War es naiv, als wir das 1948 wollten? Keineswegs: Es ist unsere Aufgabe und unsere Pflicht. Sie werden sagen: Aber wir können doch nichts ausrichten, das haben Sie ja selbst gesagt. Ich antworte: Jeder Anfang ist so. Man vergönne mir noch einen medizinischen Vergleich: Mental Health befindet sich noch in einer vorwissenschaftlichen Epoche, wir sind mit der Heilkunde verglichen nicht weiter als Hippokrates, wir beginnen Störungen zu sehen und, teils durch ein bißchen empirische Kenntnis, teils durch Intuition geleitet, behandeln wir sie. Wie hätte sich die Heilkunde zu dem entwickelt, was sie jetzt ist, wenn der Doktor mit der Behandlung seiner Patienten so lange gewartet hätte, bis seine Wissenschaft weiter war — die Heilkunde wäre dann in 2000 Jahren nicht weiter gekommen. Die Heilkunde war gering, aber die Heilkunst war schon groß. Lassen Sie uns ans Werk gehen mit unseren schwachen Mitteln, geleitet von dem kraftvollen Wort in der Verfassung der UNESCO: „Since wars begin in the minds of men, it is in the minds of men that the defence of peace must be constructed."

Anthropologische Unsicherheit *

Bei der Vorbereitung dieses Vortrages ging ich von dem Gedanken aus, daß auf einem Symposion die Gelegenheit zu einer Diskussion gegeben sein würde. Dies gab mir, so dachte ich, das Recht, ab und zu etwas apodiktisch, ja sogar provozierend zu sein. Als sich nun herausstellte, daß eine Diskussion nicht möglich ist, daß es kein „Gespräch" geben würde, habe ich im letzten Augenblick versucht, meine Darlegungen dialektisch aufzubauen. Ich muß offen bekennen, daß es mir scheint, als distanziere sich Ihr Vorstand durch diese Art, ein Symposion zu organisieren, von der phänomenologischen Anthropologie — denn zu den beinahe sakralen Voraussetzungen

---

* Achtes Symposion der Gesellschaft für Kulturelle Zusammenarbeit, Den Haag, 5. Juni 1955.

der phänomenologischen Anthropologie gehören die „Begegnung" und das „Gespräch". Ist diese Distanzierung zufällig? Ich denke nicht.

In den Veröffentlichungen Ihrer Gesellschaft sind merkwürdige Verschiebungen in dem Gewicht zu finden, das den verschiedenen Forschungsrichtungen zugemessen wird. Wenn Sie z. B. Ihr Büchlein über Existentialismus nehmen, so werden Sie sehen, daß viele von den Gedanken, die uns damals stark beschäftigt haben, jetzt „außerhalb der Zirkulation" zu sein scheinen. Über „Existenz" und „Angst" hört man viel weniger, die menschlichen Beziehungen treten in den Vordergrund.

Heute haben wir den ausführlichen Darlegungen von Professor DUIJKER entnehmen können, daß das stärkste Interesse auf die soziale Psychologie gerichtet ist. Derartige Verschiebungen können uns bescheiden machen. Auch diejenigen, die anfänglich mit großer Sicherheit über die neue Anthropologie sprachen, fühlen sich jetzt weniger sicher, da sie einen Blick bekommen für die Unsicherheit, die auf dem Gebiete der Anthropologie herrscht, eine Unsicherheit, die sich bis auf die Richtigkeit der Grundlagen erstreckt. Als ich darüber nachdachte, welches Thema aus der Anthropologie ich hier behandeln soll, drängten sich mir unmittelbar die Worte „anthropologische Unsicherheit" auf.

Erlauben Sie mir, daß dieser Vortrag ein Zeugnis sei von Gedanken, die ungezwungen in mir aufkommen. Auf diese Weise — gleich einer psychotherapeutischen Behandlung — kann ich Ihnen am besten und am ehrlichsten vermitteln, wie ich über die verschiedenen Probleme denke.

Was bedeuteten die Worte „anthropologische Unsicherheit" für mich? Sie scheinen mir unmittelbar einen doppelten Sinn zu haben: die objektive, wissensmäßige Unsicherheit über die anthropologischen Grundlagen und die Unsicherheit als anthropologisches Merkmal. Ich fragte mich: Ist nicht gerade die Unsicherheit ein fundamentales menschliches Merkmal? Diese doppelte Bedeutung von „anthropologischer Unsicherheit" wird in dem ganzen Referat fühlbar bleiben.

Beim ersten Nachdenken über „anthropologische Unsicherheit" kommen mir eine Reihe von Zweifeln an der phänomenologischen Anthropologie, ja sogar gewisse Antipathien, deren ich mir bis dahin nicht oder nur kaum bewußt war. Ich dachte: Es ist nicht alles wahr, was wir über Anthropologie sagen, lesen oder schreiben, es scheint Wirklichkeit zu sein, aber es fehlt etwas, wodurch das Ganze unrichtig wird; mit anderen Worten: Echte Anthropologie ist das nicht! Aber zugleich empfand ich eine große Liebe zu aller Phänomenologie, auch zur phänomenologischen Anthropologie. Und ich überlegte weiter: Ohne Phänomenologie vermögen wir nichts; wir würden nicht über den Menschen, wie er wirklich ist, nachdenken können, ja wir würden überhaupt nicht wissen, worüber wir sprechen.

Was läßt mich an der phänomenologischen Anthropologie zweifeln? Ein Grund dafür ist, daß so vielerlei in der Phänomenologie ein wenig *zu* schön ist. Es ist aber noch etwas anderes, was mich zum Zweifeln bringt. Nicht zufällig kam mir eine Unterrichtsstunde im Gymnasium in den Sinn, die der Rektor VAN AALST in Vertretung für einen erkrankten Lehrer gegeben hatte. Diese Stunde machte uns allen einen tiefen, unvergeßlichen Eindruck. Es ging über die ἀατή, die menschliche Verblendung. Diese Verblendung ist das beherrschende Motiv der ersten sechs Bücher der Ilias. Hier machten wir Bekanntschaft mit einer Macht im Menschen, die ihn mehr bestimmt als all sein bewußtes Streben und die von größerer Bedeutung ist als das, was die Götter ihm antun.

Verblendung macht es uns unmöglich, dachte ich, zu einer sicheren Anthropologie zu kommen. Das Motiv der Verblendung sollten Sie in allem, was ich heute sage, mitklingen hören. Ich bin mir bewußt, daß vieles in diesem Vortrag bis zu einem gewissen Ausmaß nicht völlig richtig sein kann, weil wir durch Verblendung nicht klarer sehen. Wir können also feststellen, wenn wir über Anthropologie sprechen: Der Mensch ist ein Verblendeter. Dies enthält zugleich: Der Mensch ist ein Sehender, denn wenn er nicht sehend wäre, könnte er nicht verblendet sein. Eines der anthropologischen Essentialien ist: sehend stets verblendet sein. Als mir dies so deutlich wurde, hat mich der Gedanke eine Zeitlang geradezu beherrscht. In allem, was wir lesen, was wir hören, sah ich Verblendung die Welt beherrschen, sicher nicht weniger als in den Zeiten HOMERs. Dies scheint vielleicht übertrieben.

Erlauben Sie mir aber, Ihnen ein Beispiel zu geben, das mich besonders betroffen hat, auch wenn ich dabei die mir übertragene Aufgabe überschreite. Anläßlich der an sich schrecklichen Tatsache, daß in Indonesien Gefangene geschlagen wurden, stand ein Artikel in der Zeitung, daß man damit in Indonesien ins Mittelalter zurückgekehrt sei. Dieser Artikel war unterzeichnet von Menschen, die wir alle als vollkommen zuverlässig und höchst intelligent kennen. Es besteht kein Zweifel, daß sie für richtig hielten, was sie sagten. Sie hatten das innere Bedürfnis, ihre Meinung zu äußern. Trotzdem war ihre Anschuldigung unrichtig, wie sehr der Gang der Dinge auch zu beklagen war. Nach dem Gesetz betrachtet ging man in Indonesien nicht weiter zurück als zu den niederländischen Verhältnissen von 1924. Bis 1924 war es nämlich in Niederländisch-Indien vollkommen zulässig, die eingeborenen Gefangenen zu schlagen. Ein Arzt erzählte mir, daß in seinem Krankenhaus wiederholt Gefangene aufgenommen wurden, die ernste Verletzungen davongetragen hatten. Hier war also Verblendung in vollem Maße wirksam! War die Verblendung bei den Schreibern des Artikels unbewußt wirksam, so wurde sie doch auch noch künstlich unterhalten. Mein Gewährsmann erzählte mir, daß er anläßlich jenes Artikels einen Leserbrief eingesandt hat, in dem er auf diese Tatsache hinwies. Seine Veröffentlichung wurde von vielen Zeitungen abgelehnt. Dann hat er es aufgegeben.

Sie sehen hieraus nicht nur, wie die Verblendung unser Auge trübt, sondern auch, daß wir sie manchmal aus einer gewissen Trägheit oder aus Opportunismus sogar fördern. Denn fast niemand kann dem entgehen. Wir Menschen, die sich die Aufgabe gestellt haben, mit anderen zusammen zu arbeiten, sie zu belehren oder etwas für sie zu tun, werden jeden Augenblick, ohne es zu wissen, von Verblendung betroffen. Hierin steckt eine anthropologische Unsicherheit. Wieder vernehmen Sie das doppelte Motiv: Unsere Anthropologie ist unsicher — vielleicht ist diese Unsicherheit ein anthropologisches Kennzeichen.

Mit der Vorbereitung für diesen Beitrag beschäftigt, wartete ich auf weitere Einfälle. Zunächst fiel mir ein sehr naiver Ausspruch eines amerikanischen Kollegen ein: „The baby is OK". Weiterhin fiel mir ein Satz ein, den ich selbst einmal geschrieben habe: „Der Mensch nach FREUD ist ein unschuldiger Mensch, seine Sünden sind Kinderstubensünden", und danach erinnerte ich mich an einen anderen Satz, der mich schon monatelang beschäftigt hatte: „Wenn König Ödipus an einem Ödipuskomplex gelitten hätte, dann wäre sein Schicksal keine Tragödie, sondern eine Krankengeschichte."

Längeres Nachdenken über diese drei Sätze versetzt mich aufs neue mitten in die „anthropologische Unsicherheit" und wie Sie sehen werden, behält der Terminus dabei seinen doppelten Aspekt.

Wenn ich mich aber mit der Unsicherheit als anthropologischem Merkmal beschäftige, dann drängt sich mir der Gedanke auf, und nicht nur der Gedanke, auch das Erlebnis: Trotzdem besitzt der Mensch Sicherheit im Glauben. Der Glaube bestimmt die anthropologischen Sicherheiten. Hier geraten wir aber schon in Schwierigkeiten. Wenn auf diese Auseinandersetzung eine Diskussion folgen würde, dann würde sich hieran der Streit entzünden. Was der eine als Glaubenssicherheit ansieht, würde der andere als eine spezielle Form von Verblendung betrachten. Auch dieses Motiv soll während meines weiteren Vortrags vernehmbar bleiben.

Vor allen diesen Unsicherheiten steht jeder auf seinem eigenen Arbeitsfeld. Ich will Ihnen hier skizzieren — es zeigt sich bereits in meinen „Einfällen" — wie wir in der Psychiatrie täglich vor diesen Unsicherheiten stehen, und daß diese Unsicherheiten große, ja enorme Folgen haben, sobald wir die Theorie verlassen und praktisch arbeiten. Die anthropologische Unsicherheit geht uns alle an. Wir können sie nicht beiseite lassen, wir werden wählen müssen.

Hier komme ich zu einer Erscheinung, die zur Signatur unserer Zeit gehört. Wir können nicht mehr, was die Wissenschaftler am Ende des neunzehnten und auch noch am Anfang des zwanzigsten Jahrhunderts so gut konnten: uns spalten. Man konnte früher in wissenschaftlicher Hinsicht ein ehrlicher Positivist sein und gleichzeitig ein religiöser Mensch. Man konnte damals diese zwei Geisteshaltungen ungestört nebeneinander ertragen. Man kann dies auch heute noch versuchen, vor allem als Theoretiker, aber wer auch praktisch arbeitet, wird sehen, daß es nicht geht. Immer wieder wird man gezwungen, sich Rechenschaft zu geben. Wenn ich meinen Kollegen BETH heute morgen richtig verstanden habe, dann war dies der Kern seines Vortrages: „Wir wollen einerseits zur Weisheit kommen, die wir aber mit objektiven Methoden nicht völlig definieren können. Auf der anderen Seite tun wir es doch: mittels unserer Intuition oder unseres Glaubens — andere mögen vielleicht sagen durch Offenbarung. Wir wollen aber auf dem Wege der Wissenschaft, wenigstens durch Wissenschaft kontrolliert, mit ihr konfrontiert vorankommen. Auf eine andere Weise vermögen wir es nicht mehr, wir können uns nicht mehr spalten."

Mit der Tatsache, daß wir uns nicht mehr spalten können, wenigstens nicht mehr so stark wie früher, treffen wir wieder auf eines der erfreulichen Zeichen der zu Unrecht so sehr geschmähten Gegenwart. Unsere Zeit ist in ihren Tendenzen viel weniger gespalten als frühere Zeiten. Wir empfinden dabei aber auch alle Schwierigkeiten, wodurch es manchmal den Anschein hat, als seien wir nicht sehr weit gekommen.

Ich spreche hierüber so ausführlich, um zu zeigen, wie schwer es ist, die Diagnose unserer Zeit zu stellen. Ich komme hierauf zurück, wenn ich im letzten Teil dieses Vortrages zu einem Motiv gelange, das ich bisher noch nicht anklingen ließ: das Thema vom völlig vergessenen, unbekannten, „gewöhnlichen Menschen". In dem Vortrag des Kollegen BETH haben wir heute morgen die Frage hören können: „Wie lebt und webt der durchschnittliche Mensch?" Die Menschen, über die wir gewöhnlich sprechen, sind zwar nicht immer außerordentlich, aber die meisten sind doch auch nicht durchschnittlich. Der Durchschnittsmensch spricht nicht über „große Spannungen", über sein „im Nichts stehen", über die „Angst".

Wir kehren nun zurück zu meinen Einfällen „the baby ist OK" und „der Mensch bei FREUD ist ein unschuldiger Mensch". Beide hängen zusammen, sind Aspekte derselben Anthropologie. Es geht um die anthropologische Hypothese, daß der Mensch von Natur gut sei. Das Baby ist OK: Hat es auf seinem Weg, in der Beziehung zu den anderen, an erster Stelle zu seinen Eltern und seiner nächsten Umgebung, keine Schwierigkeiten, dann entwickelt es sich in optimaler Weise. Dies ist, wenn Sie so wollen, eine Rousseausche Anthropologie. Die Schuldgefühle des Menschen sind Folgen seines Infantilismus. Es ist die Angst vor dem Liebesverlust, aus der er sich nicht hat befreien können. Das meine ich, wenn ich sage „der Freudsche Mensch ist ein unschuldiger Mensch".

Auch bei MONTESSORI finden wir den Gedanken, daß das Kind von Natur gut sei. Demgegenüber steht eine ganz andere Anthropologie: daß der Mensch von Natur geneigt ist zu allem Bösen. Keiner, der Kinder zu erziehen, zu leiten oder psychiatrisch zu behandeln hat, wird an einer Entscheidung vorbeigehen können. Eine wissenschaftliche Kontrolle dieser Anthropologie ist also dringend notwendig. Sie ist noch nicht vorhanden, auch hier stehen wir wissenschaftlich vor einer anthropologischen Unsicherheit. Man muß sich entscheiden. Persönlich halte ich das Baby gewiß nicht für OK. Es trägt in der Tat alles in sich, was auf das Gegenteil hinzuweisen scheint. Besonders beim Kleinkind wird das deutlich: Es ist egoistisch, ungehobelt, rücksichtslos, grausam usw. Es ist ebenso unsinnig, einem Kind das übelzunehmen, wie jene Eigenschaften gänzlich zu leugnen. Wir benötigen manchmal ein ganzes Menschenleben, um das OK-Baby in uns zu überwinden, richtiger, um ihm zu entwachsen. Daß der Mensch von Natur aus nur schlecht sein soll, ist mir sehr unwahrscheinlich; das Gute, das in jedem Menschen zu finden ist, müßte dann auf anderem, metaphysischem Weg zu ihm gelangen. Das scheint mir unrichtig. Aber wer sagt mir, wieweit nicht Verblendung zu all diesen Überzeugungen Anlaß gibt?

Eine anthropologische Unsicherheit liegt auch den Erziehungssystemen zugrunde. Wächst das Kind am besten auf, wenn wir es ganz frei lassen? Es gibt deutliche Anzeichen dafür, daß dem nicht so ist. Wir messen hier oft mit zweierlei Maß. Es wird dem Lehrer enorm übel genommen, wenn er bei Dummheiten böse wird oder schilt, aber wir finden es großartig — vielleicht ein Rest unserer Infantilität — wenn bei einer großen Gesangspädagogin alle Schüler heulend aus dem Klassenzimmer kommen. Das hindert uns jedenfalls nicht daran, sie für eine große Lehrerin zu halten. In der Kunst sind wir im allgemeinen viel toleranter gegenüber Disziplin und harter Arbeit als in der Erziehung. Aus dieser Kontroverse einen Ausweg zu finden, gibt die Wissenschaft bis jetzt keine vollkommen sichere Anweisung. Neben den Ergebnissen der wissenschaftlichen Forschung brauchen wir Intuition.

Die Liste der anthropologischen Unsicherheiten, mit denen es der Arzt zu tun hat, ist hiermit noch nicht erschöpft. Eines der zentralsten Probleme ist noch nicht gelöst. Viele betrachten den Menschen als eine psychophysische Einheit, die rein biologisch zu verstehen sei. Seele und Körper durchdringen sich ganz und bilden eine Einheit. Seele und Leben seien in ihrem Wesen identisch. Viele halten dieses Problem für wissenschaftlich gelöst. Aber ist das so? Müssen wir nicht auch jetzt noch einem Dualismus huldigen? Ich selbst bin noch immer dazu geneigt. Ich möchte Ihnen nachdrücklich sagen: „Lassen Sie sich nichts weismachen; dies Problem ist noch nicht gelöst. Wir wissen nicht, welche Kräfte noch wirksam sind neben denen, die die psychophysische Einheit bestimmen." Ich habe mich oft gefragt: Besteht ein Recht, den Begriff „Geist" ganz aus der Psychologie herauszunehmen? Diese Probleme stehen sicher noch in vollem Maße zur Diskussion.

Ein sehr interessantes Beispiel einer derartigen Diskussion findet man in den *Oeuvres choisis* von PAWLOW, der ohne Zweifel einer der größten Physiologen der letzten fünfzig Jahre war. Er war am konsequentesten in dem Bestreben, das psychische Leben des Menschen aus physiologischen Gegebenheiten zu erklären. Ich gebe Ihnen einen Teil der Diskussion wieder, die am 19. September 1934 in einer Sitzung der Akademie der Wissenschaften in Moskau geführt wurde. Die Debatte ging über eine Schrift des großen englischen Physiologen Sherrington. Pawlow zitiert aus der Schrift, die den Titel trägt *„Le cerveau et son mécanisme"* folgenden Satz: „Si l'activité nerveuse a un rapport quelconque avec l'intelligence... etc." Wie ist es möglich, fragt sich Pawlow, daß ein vernünftiger Physiologe dies noch in Zweifel ziehen kann? Pawlow denkt zunächst, das kann nicht da stehen, er denkt, daß er falsch gelesen habe, aber nein, sagt er: „Ich habe die Schrift viermal gelesen; später dachte ich, es ist vielleicht schlecht übersetzt, aber nun bin ich doch so weit, daß ich darüber mit den Herren diskutieren möchte." Bevor die Debatte beginnt, zitiert Pawlow dann noch einen Satz von Sherrington. Dieser ist im Zusammenhang mit unseren anthropologischen Unsicherheiten außerordentlich wichtig: „Si l'homme se met á comprendre tous ces phénomènes en luimême et á se diriger avec une certaine économie (l'économie est une bonne chose, cela veut dire qu'on peut se conserver plus longtemps) — mais il ajoute — dieser Zwischensatz ist von Pawlow —: notre planète sera de nouveau libéré et laissera bientôt la place à une nouvelle ère de la domination animale." Sherringtons Meinung scheint demnach zu sein, daß der Mensch aufhört, Mensch zu sein, wenn wir ihn ganz mit willkürlich zu beeinflussenden physiologischen Prozessen identifizieren. Sherrington nimmt mit voller Überzeugung an, daß noch ein Prinzip wirksam sei, das anders als physiologisch zu denken ist. Pawlow ruft aus: „C'est un nonsens, une erreur de pensée. Je suis porté á supposer qu'il est malade et que bien qu'il n'ait encore que soixante-dix ans, ce sont là des signes évidents de sénilité, de vieillissement." Um deutlich zu machen, daß er nicht jeden Dualisten für senil hält, fügt er familiär hinzu: „Voyez ma femme, par exemple. C'est une dualiste achevée. Elle est religieuse, mais on ne constate chez elle aucune attitude dénaturée envers les objets." Dann kommt der Dualismus von Descartes zur Sprache. Pawlow erzählt die folgende Anekdote: „Quand j'en ai parlé à Richet, celui-ci, désirant mettre à ouvert la dignité de la pensée française me dit: il ne le pensait pas. Ce sont les curés qui l'obligeaient de parler et de penser ainsi. Mais lui, évidemment, il partageait notre point de vue." Eines der Akademiemitglieder bemerkte: „Il y a des indications suivant lesquelles Descartes aurait brûlé son dernier livre le plus remarquable et écrit par lui dans un esprit absolument matérialiste parce qu'il avait le présentiment que l'église mettrait la main sur lui. C'était le dernier bilan de sa philosophie." Pawlow antwortet: „ Je n'en sais rien. A l'époque en question évidemment on ne plaisantait pas. On pouvait le brûler, le liquider, la chose est possible." Der Akademiker Kupalov verteidigt dann Sherringtons Schrift. Er sagt ungefähr: Es ist klar, daß Sherrington ein Dualist ist, dadurch gibt er den Worten eine andere Bedeutung, „vous considérez l'intelligence comme vous la comprenez. Pour lui la chose diffère un peu. Et il prend en considération, si vous voulez, les impressions subjectives en tant que telles. Il est d'accord que la conduite soit régie par des lois." Die Sprecher folgern, daß Sherrington unter *„intelligence"* *„mind"* versteht, und eigentlich *„mind,* comme il le comprend, ce serait plutôt l'esprit que l'intelligence". Podkopajev bemerkt dazu: „C'est cette position du problème qui est justement du dualisme." Noch einmal setzt sich Kupalov für Sherrington ein, indem er sagt: „Il exprime la pensée suivante: si nous nous connaissons les uns les autres de façon à ce qu'il ne reste rien d'inconnu, si nous étions transparents les uns pour les autres, la vie serait absurde, stupide et impossible." Nach einigen weiteren Bemerkungen wird dann die Debatte durch PAWLOW geschlossen.

Ich habe diese Debatte hier wiedergegeben, weil sie so typisch ist. Dieselbe Debatte wird immer wieder geführt, wahrlich nicht nur in Rußland, sondern überall in der Welt und nicht allein jetzt: Die ältesten Denker haben damit gerungen. Wir stehen hier vor einem Problem, das sich vorläufig wissenschaftlich nicht lösen läßt, vor einer ausgesprochenen anthropologischen Unsicherheit.

Hiermit kommen wir zu der Bedeutung der subjektiven, intuitiven Erfahrung. Wenn wir dem subjektiven Erleben als solchem vollen Wert zubilligen, wobei die Grundlage für die Sicherheit durch das Evidenzerlebnis gegeben ist, entsteht sicher etwas, was den Namen „Wissenschaft" verdient. Heute morgen ist immer wieder über exakte und objektive Wissenschaft gesprochen worden. Ist es richtig, das Epitheton „exakt" nur der objektiven Wissenschaft zu verleihen? Meiner Meinung nach muß eine subjektive Wissenschaft auch nach Exaktheit streben und diese Exaktheit kann bei manchen Forschern erstaunlich weit gehen. Wir wünschen Kontrolle über beide Formen der Wissenschaft, aber diese Kontrollen sind von verschiedener Art. Wir brauchen beide Methoden, um tiefer in die Lehre vom Menschen eindringen zu können. Wir müssen, um es einmal so auszudrücken, *binokular* sehen lernen. Das gibt die Möglichkeit, daß das, was wir sehen, Perspektive bekommt. Das objektiv Gefundene rückt durch den intuitiven Blick auf das Ganze in einen richtigeren Zusammenhang. Die intuitive Betrachtung wird manchmal durch die objektiven Befunde korrigiert oder, was öfter vorkommt, gereinigt. Wir dürfen auch nicht vergessen, daß manches Resultat der objektiven Wissenschaft nur dadurch möglich wurde, daß ihm ein intuitives Erkennen von Zusammenhängen vorausging. Die großen Genies der Naturwissenschaft haben oft bekannt, daß sie unwiderstehlich auf eine Lösung zugetrieben wurden, deren Richtigkeit sie erst später objektiv feststellen konnten.

Wer sich ernsthaft mit Anthropologie befaßt, kann der Frage nicht gleichgültig gegenüberstehen, ob er die Existenz Gottes anerkennt oder nicht. Manche Forscher versuchen, diese Frage zu umgehen. Sie sagen: „Als wissenschaftlicher, phänomenologischer Anthropologe oder als Psychologe ist es mir gleichgültig, ob Gott existiert: Ich finde Gott im Erleben von vielen Menschen. Dieses ‚Bild' Gottes in dem Erleben von Menschen hat eine Wirkung. Insoweit ist Gott eine Realität." Wenn ich C. G. JUNG recht verstehe, dann ist dies sein Standpunkt. Doch ist dieser „Blanko-Standpunkt", so wissenschaftlich er auch aussehen mag, nicht ganz durchzuhalten. Ob wir glauben, das Erlebnis Gottes sei manchmal auf etwas anderes reduzierbar, manchmal nicht, hängt sehr stark von unserer eigenen Glaubensüberzeugung ab. Wir wollen nicht vergessen, daß sowohl die Bejahung der Existenz Gottes — ich vollziehe sie — als auch die Verneinung auf Glauben beruhen, denn weder der eine noch der andere Standpunkt ist wissenschaftlich zu beweisen. Wenn wir ehrlich sind, müssen wir zugeben, daß objektiv-wissenschaftlich beide „Hypothesen" ihr Recht haben. Die Anhänger jeder der beiden kontroversen Überzeugungen müssen die Ehrlichkeit haben einzugestehen, daß sie bei der Ordnung des Gegebenen zu einem nicht geringen Teil von ihrer Glaubensüberzeugung geleitet werden. Welchen Einfluß hat diese Kontroverse auf die Arbeit des Psychologen und besonders des Tiefenpsychologen? In der Tiefenpsychologie ist diese Form anthropologischer Unsicherheit am deutlichsten.

Allen Richtungen der Tiefenpsychologie gemeinsam ist die Meinung, daß wir das bewußte psychische Leben nicht ganz aus sich heraus erklären können, sondern daß das bewußte Erleben, Motivieren, Handeln usw. weitgehend von unbewußten Strebungen und Kollisionen von Strebungen bestimmt wird. Diese grundlegende tiefenpsychologische Einstellung wird jetzt ziemlich allgemein geteilt. Die Frage aber, welche Triebfedern es sind, die unbewußt im Menschen wirken, wird am wenigsten einstimmig beantwortet. Hier stoßen wir auf eine der wichtigsten anthropologischen Unsicherheiten. Man hat wohl gesagt, daß diese Unsicherheit keine Gefahr darstelle, wenn wir in einem konkreten Fall jemand analysieren. Das ist aber nicht richtig, denn von dieser anthropologischen Überzeugung hängt es ab, wann wir mit einer Analyse aufhören. Außerdem ist es doch wirklich nicht möglich, *alle* Menschen zu analysieren.

Es ist eine sichere Tatsache, daß es wissenschaftlich noch gar nicht feststeht, welche die primären Triebfedern der Menschen sind. Dies wird deutlich, wenn wir die Lehren einzelner großer Forscher vergleichen.

Die Triebgrundlage bei FREUD ist relativ schmal. Die Lebenstriebe oder „Ich"-Triebe werden von ihm getrennt: A) in die sexuellen Triebe (eros): 1. den ungehemmten sexuellen Trieb und 2. den gehemmten sublimierten Trieb; B) in den Trieb zur Selbstbehauptung. Den Lebenstrieben gegenüber stellt er den Todestrieb. Diesem Trieb fällt die Aufgabe zu, das organische Leben in den leblosen Zustand zurück zu versetzen.

Die Instinktlehre von v. MONAKOW weicht hiervon ab. Bei ihm finden wir keinen Todestrieb, wohl aber einen primären sozialen Instinkt, der die Beziehungen zu unseren Mitmenschen regelt, und einen kosmischen oder religiösen Instinkt, mit dem wir uns im Kosmos als Ganzem orientieren.

MACDOUGALL nennt nicht weniger als achtzehn Triebe, die meiner Meinung nach sicher nicht alle primär sind. Er gibt aber dem Drang nach Kreativität, den wir bei keinem der anderen finden, einen wichtigen Platz. Die Anerkennung dieses Dranges scheint mir von großer Bedeutung zu sein. Er ist vielleicht überhaupt die zentrale Eigenschaft des Menschen. Wir dürfen bei der Kreativität natürlich nicht nur an die Äußerungen von Kunst und Wissenschaft denken. Jeder Mensch ist auf seine Weise schöpferisch. Das drückt sich aus in der Einrichtung eines Zimmers, in der Art, wie jemand seinen Garten anlegt, seine Bücher ordnet, den Tisch deckt. Wenn diese Tendenz in ihrer Befriedigung beschränkt wird, leidet der Mensch größten Schaden.

In der *mental-health-Arbeit* ist die anthropologische Unsicherheit sehr groß. Bei der geistig-seelischen Gesundheitsführung von Einzelnen und ganzen Gruppen stößt man, wenn man nicht nur naiv empirisch arbeiten will, buchstäblich jeden Augenblick auf fast alle in der vorliegenden Erörterung angegebenen anthropologischen Unsicherheiten.

Einige von denen, die noch nicht zur Sprache kamen, will ich noch anführen. Erstens ist es von allergrößter Bedeutung zu wissen, ob und inwiefern der Mensch verändert werden kann. Obwohl hierüber noch gestritten wird, kann man voraussetzen, daß der in seiner Entwicklung gehemmte Mensch, wenn er noch Reifungskraft hat, sich unter bestimmten Umständen oder durch spezielle Hilfeleistung, u. a. Psychotherapie, verändern kann, und zwar in dem Sinn, daß er mehr er selbst wird und daß er eine gewisse Versteifung oder Verkrampfung verlieren kann. Auch eine geringe Veränderung kann dabei sowohl für sein persönliches Lebensglück als auch für das seiner nächsten Umgebung von größter Bedeutung sein. Sehr viele Menschen werden auch dadurch nicht zu dem, was sie sein könnten, daß sie nicht die Gelegenheit bekommen, ihre Gaben zu entwickeln. Ein Teil von diesen Vielen ist sich dessen vage bewußt, was dann zu einer sehr schädlichen Haltung von Groll und Ressentiment Anlaß geben kann. Wie dem auch sei, die Fähigkeit des Menschen, sich zu ändern, ist sicher groß genug, daß es sich lohnt, danach zu streben.

Auf die größten Schwierigkeiten stoßen wir, wenn wir geistig-seelische Gesundheit definieren wollen. Ich möchte diese Schwierigkeit jetzt nicht schildern, es würde uns zu weit führen. Wenn ich über diese Dinge nachdenke, dann stellt sich mir immer die Frage: Wieweit sind die großen, oft tragischen Spannungen im Menschen, seine Verzückungen, sein Leid und seine Verzweiflung als Äußerungen eines menschlichen Mangels, oder manchmal gerade als Zeichen seines Ranges aufzufassen, wieweit sind sie als leichte Formen von psychischen Krankheiten zu betrachten, die wir heilen müssen?

Die Auffassungen hierüber beginnen sich, wenn auch sehr langsam, zu verschieben. Der Weltkongreß für Mental Health in London 1948 war durch einen enormen Enthusiasmus gekennzeichnet. Man glaubte, daß man u. a. in der Psychoanalyse und in der Entwicklungspsychologie bereits über die erforderlichen Werkzeuge verfüge. Man erwartete nicht nur, daß mancher Kranke damit geheilt oder Krankheiten vorgebeugt werden könne, sondern auch, daß man das Gesundheitsniveau des Menschen erhöhen könne. Dabei wurden von den meisten die bestehenden Spannungen usw. als Äußerungen einer „Neurose" aufgefaßt, ein Wort, das der körperlichen Pathologie entlehnt ist. Dieser Gedanke findet seinen Ausdruck in den Worten, die viele für richtig halten: der heutige Mensch sei „neurotisch". Auf dem Weltkongreß in Toronto 1954 war der Ton viel kritischer. Die anthropologischen Unsicherheiten waren deutlicher spürbar. Ich selbst habe in meiner Präsidialansprache über „Gelöste und ungelöste Probleme in der Lehre der geistigen Gesundheit" dazu beigetragen.

Erlauben Sie mir, hier meine sehr persönliche Meinung auszusprechen. Viele von den menschlichen Konflikten haben nichts mit Krankheit zu tun, sondern sind Ausdruck eines Mangels oder Äußerungen eines manchmal hoffnungslosen Versuches, diesen Mangel zu überwinden. Ich habe es einmal so ausgedrückt: Es bedeutet eine Verletzung der menschlichen Würde, tragische Spannungen als Äußerungen von Krankheit zu betrachten. Hier komme ich zurück auf einen meiner Einfälle im Zusammenhang mit diesem Vortrag, den ich anfangs erwähnte: „Wenn König Ödipus an einem Ödipuskomplex gelitten hätte, dann wäre sein Schicksal keine Tragödie sondern eine Krankengeschichte." Wenn es richtig ist, daß es keine fließenden Übergänge gibt zwischen menschlichen Gemütsbewegungen und dem neurotischen Kranksein, dann können wir nicht so einfach annehmen, daß diese Spannungen bekämpft werden können, so wie wir eine Krankheit bekämpfen. Außerdem ist der Neurosekenner, der Psychiater, nicht eo ipso ein Menschenkenner. Das Trügerische ist, daß es die gleichen fundamentalen Konflikte sind, die der Mensch sowohl in der Gesundheit als auch in der Krankheit durchmacht (Liebeskonflikte, Machtkonflikte usw.). Diese Konflikte werden in der Krankheit aber auf einem niedrigeren Niveau der Integration durchlebt von Menschen, die auf die eine oder andere Weise in ihrer Entwicklung zurückgeblieben sind. Jeder tragische Konflikt hat gewissermaßen ein neurotisches Double. Es ist dasselbe Stück, nur daß es durch weniger gute Ersatzspieler dargestellt wird. Auf dieses Problem zielte ich in meiner Formulierung: „Wenn König Ödipus" usf.

Ein anthropologisches Problem erster Ordnung ist weiterhin das *Problem der Lebensepochen*, ihrer Aufeinanderfolge, ihrer Relationen und des Wechsels in der Auffassung dessen, was in den verschiedenen Lebensepochen „gesund" genannt wird. Ich beschränke mich hier auf das Alter. In der Geriatrie stoßen wir ohne Zweifel auf eine große anthropologische Unsicherheit. Ist der Mensch tatsächlich seiner tiefsten Bestimmung nach eingespannt zwischen den Polen Geburt und Tod? Liegt dies in seinem Bauplan beschlossen? Wirkt vom ersten Tag an, so wie es die Mythologien lehren und wie es auch der spätere FREUD lehrte, im Menschen ein Drang nach Selbstentfaltung und zugleich ein Drang nach Selbstzerstörung und Tod, durch den das Organische in das Anorganische zurückgeführt wird? Dann gehört das Sterben zu den primären Gegebenheiten des menschlichen Seins. Aber ist das so? METCHNIKOW nannte das Sterben einen *„Unfug";* wenn wir alle Krankheiten zu bekämpfen lernten, wenn wir die Arteriosklerose verhindern könnten, dann würde der Mensch fortleben können. Sterben sei eine Äußerung von Unvollkommenheit, die behoben werden könne. Wenn dies aber nicht so ist, wenn das Sterben ein immanentes Geschehen ist, dann wird unsere Hilfeleistung so beschaffen sein müssen, daß jeder — um mit RILKE zu sprechen — „seinen eigenen Tod stirbt". In diesem Sinne stehen, wie FREUD sagt, die Tendenzen zur Selbsterhaltung „im Dienste des Todestriebes".

Daß unsere anthropologische Unsicherheit bei genauerem Zusehen uns daran hindert, die psychosomatische Medizin auf die richtige Weise einzuschätzen, habe ich bereits angedeutet, als ich sagte, daß das Problem der Beziehung von Psyche und Geist nicht im geringsten gelöst sei und daß in der psychosomatischen Literatur der „Geist" vollkommen negiert werde. Kann man Psyche und Geist gleichsetzen? Oder hat ORTÉGA Y GASSET recht, wenn er schreibt, daß der Geist einen eigenen Platz hat und daß man mit Sicherheit von der Wirksamkeit des Geistes sprechen kann? Auch wenn man annimmt, daß eine der wichtigsten Bedingungen für die Manifestation des Geisteslebens das normale Funktionieren der neurophysiologischen Vorgänge sei, ist dies sicher noch kein Grund, den Geist als solchen zu verneinen. Ist es vielleicht möglich, daß in der Psychosomatik nicht allein die Psyche, sondern auch die Geisteshaltung Schwierigkeiten in der Seele und im Leben erzeugen kann? Manchmal sieht es so aus. Nur dann aber, wenn in unserer Konzeption vom Menschen, in unserer Anthropologie, der Geist einen Platz hat, werden wir nach den Zusammenhängen suchen, werden wir dem nachzugehen versuchen, um mit einem Dichter zu sprechen, wie „der Geist die Seele verstehen läßt". Auch hier wird deutlich, daß unsere anthropologische Unsicherheit weitgehende Folgen hat.

Sie werden aus allen meinen Worten gespürt haben: Wir wissen nicht, wie der Mensch ist. Der gewöhnliche Mensch ist fast in der ganzen anthropologischen Literatur vergessen worden. Können wir den gewöhnlichen Menschen verstehen mit Hilfe einer Anthropologie, die im wesentlichen auf unserer Kenntnis des ungewöhnlichen und des kranken Menschen aufgebaut ist?

Tatsächlich kennen wir den ungewöhnlichen Menschen besser als den gewöhnlichen. DOSTOJEWSKIJ hat zu dieser Kenntnis enorm viel beigetragen. Aber können wir dadurch, daß wir etwas an diesem Bild modifizieren, im fließenden Übergang das Bild des gewöhnlichen Menschen erhalten? Sehr vieles von dem, was wir da gelernt haben, geht nicht auf, wenn wir es mit dem gewöhnlichen Menschen konfrontieren, den man kennt, und es mit dem vergleichen, was man an sich selbst als „gewöhnlich" kennt. Vielleicht ist es so, daß in aller Psychotherapie, auch in unserer eigenen, ein Suchen enthalten ist nach dem gewöhnlichen Menschen und nach der Kraft, die von ihm ausgeht. Vielleicht befinde ich mich im Augenblick in einem Stadium, in dem ich dazu neige, die Vortrefflichkeit des gewöhnlichen Menschen zu übertreiben. Ich weiß, daß auch hier die Verblendung ihren Einfluß geltend machen kann. In der anthropologischen Literatur wird der gewöhnliche Mensch schlecht behandelt, er wird bezogen auf das farblose „man". Der gewöhnliche niederländische Mensch ist ziemlich leichtblütig — das klingt vielleicht paradox. Aber er denkt nun einmal nicht an die Atombombe oder an kommende Kriege. Er „ringt" nicht mit Problemen, das tun die meisten von uns übrigens auch nicht. Wir gebrauchen schrecklich übertriebene Termini, ich werde das heute wohl auch getan haben. Wir sagen — ich tat es auch: Wir ringen mit diesem oder jenem Problem. Man braucht nur einmal, sei es im Kino, sei es in der Realität, einen Ringkampf gesehen zu haben, um zu wissen, daß dieses Wort vollkommen fehl am Platz ist.

Der gewöhnliche Mensch denkt wenig an den Tod. Wenn wir mit dem Flugzeug reisen, schließen wir zwar eine Versicherung ab, aber wir denken mit einem scherzhaften Zynismus: Diesmal wird es schon nicht passieren. Wir haben oft über den anthropologischen Ort der Angst gesprochen, Sie haben dem sogar ein ganzes Symposion gewidmet, aber der gewöhnliche Mensch ist nicht so ängstlich. Es ist nicht richtig zu sagen, daß er bewußt oder unbewußt in Angst lebt. „Wir leben in Schuld", sagen wir, aber sofern wir gewöhnliche Menschen sind, trifft uns das nicht sehr tief. Wir schlafen deshalb keine Minute weniger. Aufschlußreich ist, was mir ein Geistlicher einmal sagte: Wenn jemand zu mir kommt und über sein Schuldig-Sein klagt, ist mein erster Gedanke: Sollte er krank sein? Wenn der gewöhnliche niederländische Mensch nicht an Krieg denkt, nicht an die Atomgefahr, nicht in Angst lebt, wenn er für krank gehalten wird, falls er sich schuldig fühlt, dann ist es wohl nicht allzu übertrieben, diesen Menschen „leichtblütig" zu nennen.

Der gewöhnliche Mensch liebt es nicht, tief nachzudenken, er findet das nicht wichtig. Der außergewöhnliche Mensch findet das eigentlich auch. Vergleich man die durchschnittlichen Gespräche von, sagen wir, Akademiemitgliedern bei einem Lunch, von gewöhnlichen Menschen und von einer Gruppe aus einer Schule für debile Kinder miteinander, dann ist der Unterschied nicht so enorm groß. Wir unterschätzen den debilen Menschen sehr. Ich habe den Vorzug, die psychiatrische Aufsicht in einer Schule für debile Kinder auszuüben. Jedesmal, wenn ich dorthin komme, bin ich wieder verblüfft, daß wir bei den Kindern das ganze menschliche Leben vorfinden: Hingabe, Treue und Güte, aber auch Rivalität, Eifersucht, Gemeinheiten, sexuelle Verwicklungen. Der gewöhnliche Mensch ist überall, auch in den Über- und in den Unterentwickelten. Dies führt mich zu einer letzten anthropologischen Unsicherheit: Wie verhält es sich im Menschen mit der Relation zwischen dem Gewöhnlichen und dem Ungewöhnlichen in ihm selbst? Der außergewöhnliche Mensch entsteht aus dem gewöhnlichen Menschen. Wenn er die Nabelschnur zum gewöhnlichen durchtrennt, dann ist er verloren.

Über Gründe der Gewißheit in der Psychiatrie*

Einleitung

Mir wurde die Aufgabe zuteil, über die Gründe der Gewißheit in der Psychiatrie zu sprechen. Ich folge dabei der von LANGENMEYER gegebenen Definition der Wissenschaft. Ich schließe mich auch seiner Auffassung an, daß es in der Wissenschaft nicht allein um Ehrfurcht vor der Wahrheit geht, sondern auch um den Drang nach Kenntniserweiterung. Für das rechte Verständnis meines Vortrages erscheint es notwendig, über diesen Drang zur Kenntniserweiterung etwas mehr zu sagen. Auf meinem Gebiet wird sich immer wieder die Frage erheben, ob die Gründe der Gewißheit ausschließlich Gründe sind, die durch die Wissenschaft selbst geliefert werden, immanent wissenschaftliche Kriterien, oder ob derartige Gründe — meistens handelt es sich um Gründe einer sicheren Vermutung von Gewißheit — einem als sicher angenommenen Etwas entspringen, das nicht der ausgeübten Wissenschaft selbst entspringt oder durch Wissenschaft an Sicherheit gewonnen hat. Wenn etwas für eine bestimmte Wissenschaft gilt, daß sie nicht ohne Vor-Urteil ist, dann gilt das für die Psychiatrie. Dies hat zur Folge, daß wir in der Psychiatrie stets zwei Gründe von Gewißheit untersuchen müssen: 1. die Entsprechung gegenüber immanent wissenschaftlichen Kriterien: Schlüssigkeit der Beweisführung, genügend Beweismaterial usw., 2. Gründe für die Gewißheit des oder der Vor-Urteile. In der Psychiatrie müssen wir sehr oft von einem wissenschaftlichen Urteil sagen: Es ist im immanent wissenschaftlichen Sinne richtig, aber es ist nur dann gesichert, wenn das ihm zugrunde liegende Vor-Urteil gesichert genannt werden darf. In der Psychiatrie und in der Psychologie sind die Gründe der Gewißheit — das sei hier ganz unmittelbar und mit Nachdruck gesagt — ungewöhnlich schwankend. Das hängt mit den zahllosen „anthropologischen Unsicherheiten" zusammen, vor die sich der denkende Mensch gestellt sieht. Ich gehe dabei soweit zu sagen, daß die anthropologische Unsicherheit ein menschlicher Grundzug ist.

Wissenschaft als Orientierungsversuch

An der Psychiatrie — ich lasse es offen, ob das ein Zeichen von Jugendlichkeit und damit von Unvollkommenheit der psychiatrischen Wissenschaft oder ein Merkmal aller Wissenschaften ist, die wenigstens zum Teil Geisteswissenschaften genannt werden können — an der Psychiatrie wird deutlich, daß Wissenschaft nicht primär als Wissenschaft entsteht. Es gibt keine Wissenschaft an sich, die unabhängig von allen anderen menschlichen Bemühungen und deren Produkten besteht. Der Ursprung der Wissenschaft — ich glaube aller Wissenschaften — liegt in der besonderen Art und Weise des Menschen, sich zu orientieren. Sich orientierend — grob gesagt in Zeit und Raum und im Hinblick auf sich selbst — sammelt der Mensch Kenntnisse, baut er Wissenschaft auf. Daß er das eben „Wissenschaft" nennt, wenn die geordneten Kenntnisse, die er besitzt, bestimmten Anforderungen genügen, das ändert an der Tatsache ihrer Herkunft nichts. Während ich dieses niederschreibe, zweifle ich, ob das auch ganz richtig ist. Wahrscheinlich wird doch aus der weiteren Darstellung

---

* Rede, gehalten am 9. Mai 1958 bei Gelegenheit des 150jährigen Bestehens der Königlichen Niederländischen Akademie der Wissenschaften.

hervorgehen, daß man durch Verleugnung ihrer Herkunft aus der praktischen Orientierung der Wissenschaft Abtrag tut, daß zwar die Wissenschaft dadurch, wie man so sagt, reiner wird aber zugleich der Grund der Gewißheit für ihre Anwendung auf das ganze menschliche Sein etwas schwächer. Diese Orientierung geschieht sicher nicht allein „denkend", so wie wir das jetzt bezeichnen würden. Sicher hat daran die ganze Intelligenz teil, die viel mehr umfaßt als das rein intellektuelle und logische Denken. Intelligenz ist eine Funktion, an der das ganze menschliche Leben teilhat. Dieses Denken steht dem Cartesianischen cogitare oder penser sehr nahe, von dem DESCARTES sagt: „Par le mot de penser j'entends tout ce qui se fait en nous de telle sorte que nous l'apeçevons immédiatement par nous-mêmes, c'est pourquoi non seulement entendre, vouloir, imaginer, mais aussi sentir, est la même chose ici que penser." Wenn wir Wissenschaft als einen sehr differenzierten, kontrollierten und systematisierten Orientierungsversuch betrachten, ist anzunehmen, daß der Grund ihrer Gewißheit mit der Richtigkeit der Orientierung zusammenhängt. Dann hat die Wissenschaft sich auch nicht allein vor dem intellektuellen Denken zu verantworten, sondern auch vor den anderen seelischen Vermögen (um dieses nicht ganz richtige Wort noch zu verwenden), die zur Orientierung beitragen. Der Drang nach Orientierung gilt als unableitbare psychische Tendenz. Ich würde keine Schwierigkeit darin sehen, ihn „Instinkt" zu nennen. Wenn wir nun gleich auf die Psychiatrie zu sprechen kommen, wird sich herausstellen, daß, sobald wir uns dabei auf „Einfühlung" als Ausgangspunkt einer wissenschaftlichen Feststellung berufen, alle diese sogenannten Seelenvermögen mit im Spiele sind.

Wissenschaft als Äußerung des Dranges zur Formgebung

Neben dem Drang zur Orientierung, diesem Drang nach Wahrheit und Wissen, ist nach meiner Meinung noch ein anderer Drang im Menschen zu erkennen. Eines der fundamentalsten Kennzeichen des Menschen ist sein Drang nach Kreativität. Diese äußert sich vor allem in einem Drang zur Formgebung. Die Struktur von etwas zu sehen, z. B. von dem, was sich in meinem Gesichtsfeld darbietet, ist schon der Beginn des Verstehens. Im Sehen von Struktur äußert sich der Drang zur Formgebung. Man kann natürlich sagen, daß die Form schon vorher vorhanden war. Das ist so. Aber es bedeutet doch nicht mehr als das, daß das Objektive den Menschen zur Formverleihung provoziert; das Objektive hat nicht an sich selbst die Form, es könnte auch anders strukturiert werden. In wie starkem Maß das der Fall ist, kann man an den sogenannten Vexierbildern sehen. Form wird *entdeckt*. Insofern Formgebung mit eine Grundlage jeder Wissenschaft ist, hat jedes wissenschaftliche Resultat eine ästhetische Wirkung. Die Qualität dieser Wirkung ist, wie ich glaube, ein Grund für Gewißheit. Ob wir es wahr haben wollen oder nicht, ob wir es angenehm finden oder nicht: Die Schönheit eines wissenschaftlichen Resultates oder eines Systems von Resultaten erhöht unser Gefühl der Gewißheit. Es ist natürlich kein Zufall, daß auch ein Wissenschaftler, der das, was ich hier schreibe, scharf ablehnen würde, seiner Wertschätzung einer wissenschaftlichen Publikation dadurch Ausdruck gibt, daß er sagt: Das ist eine schöne Arbeit, oder daß er die Lösung eines Problemes eine „elegante Lösung" nennt. Er wird die Klarheit loben, die Dunkelheit ablehnen. Damit fällt er „ästhetische" Urteile. Mancher Wissenschaftler wird erkennen müssen, daß ein wissenschaftliches System in dem Augenblick, in dem er

es zu verstehen beginnt, oder auch ein bescheidener eigener Fund in ihm ein un-
verkennbares Schönheitsgefühl und ein Entzücken erwecken. Es ist tatsächlich so: Ein
minimales Stückchen Welt, durch Wissenschaft transparent geworden, kann ein
Schönheitserlebnis entstehen lassen, das keineswegs hinter der Schönheit des großen Kunstwerkes zurückbleibt. Vielleicht steht dieses Erlebnis dem Schönheits-
erleben durch Musik am nächsten, doch mag diese Ansicht auf einer rein persönlichen
Einstellung beruhen. Der schöpferische, entdeckende Wissenschaftler steht dem schöpferischen Künstler viel näher, als man gemeinhin annimmt, so wie der echte Dozent
dem reproduzierenden Künstler näher steht, als allgemein angenommen wird. Die
Unterscheidung zwischen Pseudoschönheit einer Pseudowissenschaft — „wissen-
schaftlichem Kitsch" — und echter Schönheit von echter Wissenschaft ist manchmal
ebenso schwierig wie die Unterscheidung zwischen echter und Pseudokunst. Diesen
Unterschied unfehlbar zu spüren, verlangt auch für das Erkennen wissenschaftlicher
Schönheit — das Talent dazu vorausgesetzt — Geduld, Fleiß, Hingabe und Übung.
Wenn diese Vorbedingungen erfüllt sind, möchte ich die Behauptung wagen, daß
makellose Schönheit eine von den Gründen der Gewißheit in der Wissenschaft ist.
Aber da das Makellose zu allen Zeiten selten ist, möchte ich diese Behauptung doch
noch etwas mildern durch die Aussage: Unverkennbare Schönheit ist ein wichtiger
Hinweis für die Richtigkeit eines wissenschaftlichen Urteils oder eines Systems von
wissenschaftlichen Urteilen.

Heilkunde ist nicht nur angewandte Wissenschaft

Bevor ich zur Besprechung der Psychiatrie komme, möchte ich noch etwas über
Medizin im ganzen sagen. Im Hinblick auf das, was ich sagen will, bestehen noch
allerlei Mißverständnisse, zumindesten Meinungsverschiedenheiten. Manche sagen:
Die Medizin ist keine Wissenschaft sondern eine Kunst. Daher kommt es, daß man
dem Namen „Heilkunst" den Vorzug gibt. Diese Unterscheidung ist aber nichtig.
Die Heilkunst schwebt nicht in der Luft: Eine große Menge systematisierter und
kontrollierter Erkenntnisse, also Wissenschaft, liegt ihr zugrunde. Es steht fest, daß
man diese Erkenntnisse am Krankenbett nötig hat, um richtig behandeln, gegebenen-
falls auch heilen zu können. Doch wird in manchen medizinischen Fakultäten immer
noch ein Unterschied gemacht zwischen den Theoretikern — das sind die Vertreter der Grundfächer: Physiologie, Chemie, Physik, Anatomie, Pharmakologie, allgemeine Pathologie, pathologische Anatomie — und den Praktikern: den Vertretern der inneren Medizin, Chirurgie, Frauenheilkunde usw. Die Theoretiker, heißt
es, seien wissenschaftliche Arbeiter, die Praktiker und Kliniker im Grunde nicht. Der
Unterschied ist mir nie klar geworden. Ein Theoretiker, der in ganzen Serien von
Experimenten eine Theorie widerlegt, beweist oder abändert, ist ebensosehr ein
Praktiker wie der Kliniker. Der Kliniker der auf dem Boden einer Theorie ein Heilmittel bei einer Anzahl von Patienten anwendet und seine Wirkung studiert, am
liebsten mit statistischer Verarbeitung der Tatsachen, ist nicht nur Praktiker, sondern
ebensosehr Theoretiker. Dann wird wiederum vom Kliniker gesagt: Klinik ist keine
Wissenschaft an sich. Die Grundwissenschaften werden den Bedürfnissen am Krankenbett angepaßt. Das klingt wahr, ist es aber nicht. Der Kliniker vor seinem konkreten Kranken steht jedesmal vor einem neuen, noch niemals beobachteten Stu-
dienobekt. Wenn er zu einer Diagnose kommt, d. h. nicht zu einer bloßen Einord-

nung in eine Rubrik, sondern zu einer wirklichen Diagnose, dann ist das eine Theorie über den Krankheitszustand seines Patienten. Dann leistet er mehr, als nur vorhandene Kenntnisse anzuwenden; dann gelangt er zu einer schöpferischen Aktivität, dann sammelt er Bausteine für etwas Neues. Krankheitslehre ist nicht angewandte Wissenschaft vom Gesunden, sie ist tatsächlich eine Grundwissenschaft, reine Wissenschaft, wenn man will. Darum ist es sinnlos, dem Arzt das Epitheton „wissenschaftlich" vorzuenthalten, nur weil er Kliniker ist. In den letzten Jahren hat man das richtiger beurteilt, aber es ist doch noch gar nicht so lange her, daß dieser Meinung auch noch in einer Akademie wie der unsrigen gehuldigt wurde.

Gründe der Gewißheit in der Psychiatrie

Als 1907 der 1. internationale, dieser Wissenschaft gewidmete Kongreß in Amsterdam versammelt war, schien es, als ob die Psychiatrie unter den anderen medizinischen Wissenschaften ihren festen Platz gefunden hätte. Man wußte natürlich, daß diese Wissenschaft noch keineswegs vollständig war, aber man hatte das volle Vertrauen, daß man auf dem richtigen Wege war. In der zweiten Hälfte des vorigen Jahrhunderts waren die Stimmen derer verstummt, die — man nannte sie die Psychiker — der Ansicht waren, daß die Psychiatrie eine Wissenschaft vom seelischen Leben als solchem sei, von Störungen infolge psychischer Ursachen. Die Somatiker, die die ganze psychiatrische Problematik aus der Problematik der Störungen der Hirnfunktion ableiten wollten — eine Behauptung, die zum erstenmal von HIPPOKRATES formuliert wurde — hatten einen vollständigen Sieg errungen. Wenn unsere Kenntnis der Gehirnanatomie, der Physiologie und später der Biochemie und der Elektrophysiologie genügend entwickelt sei, würde die Psychiatrie kein Geheimnis mehr haben. Vor 50 Jahren waren die großen Krankheitsbilder abgegrenzt; man kannte bei einzelnen von ihnen das pathologisch-anatomische Substrat; es war eine Frage der Zeit, dieses Substrat auch bei anderen Krankheiten kennen zu lernen. Vor mehr als 50 Jahren — die Arbeiten aus FREUDs erster Periode, in denen er die Grundlagen fast des ganzen späteren Werkes schon gelegt hatte, waren damals erschienen — wußte man schon etwas über die Wirkungen, die unbewußte oder unbewußt gewordene Strebungen im bewußten Leben entfalten können. Manche Forscher standen diesen neuen Funden äußerst kritisch gegenüber, andere sahen ihre Bedeutung schon früh, aber dies veränderte nichts an der theoretischen Sicherheit. FREUD, der selbst als Neurologe und Biologe begonnen hatte, verleugnete ja keineswegs seine Herkunft. Es war seine Hoffnung, das Ganze der Psychiatrie auf einem biologischen Fundament aufzubauen, wie es sein Lehrer MEYNERT in erstaunlicher Weise versucht hatte. Jetzt ist von der damaligen ruhigen Selbstsicherheit in der Psychiatrie nurmehr wenig über geblieben. Niemand wird in Abrede stellen, daß die Beziehung zum neurophysiologischen Geschehen wichtig ist, aber es ist noch lange nicht jeder Forscher davon überzeugt, daß die Psychiatrie ausschließlich eine biologische Naturwissenschaft sei und daß das neuroanatomische Bezugssystem eine genügend tragfähige Basis darstelle, um die psychischen Erscheinungen, die normalen wie die krankhaften, adäquat und endgültig zu interpretieren.

Wurde also noch 1907 der Grund der Gewißheit in der Genauigkeit der objektiven Beobachtung von psychischen Tatsachen und in der Überzeugungskraft der Meinung gesehen, daß der Beweis für den Zusammenhang mit den gestörten neurophysiologischen Funktionen wirklich geliefert worden sei, so lassen es sich heutzutage die meisten weder mit der Überlegenheit dieses Bezugssystems noch mit der Sicherheit der entsprechenden Zusammenhänge genügen. Andere Bezugssysteme kamen auf. Der Mensch — das Menschen*bild* sagt man gegenwärtig — war in dieser biologischen Epoche verkannt. Man hält es für unmöglich, zu einer gesicherten Psychologie und Psychopathologie zu gelangen aus den Voraussetzungen eines reduzierten Menschenbildes heraus, aus dem das spezifisch Menschliche verschwunden war. Man spricht von einer Psychologie oder Psychopathologie *ohne Seele.*

Das wissenschaftliche Studium der Psychopathologie läßt viele tief unbefriedigt. Es ist schwer, diese Stimmung in Worte zu fassen. Man könnte es ungefähr so ausdrücken: Alles, was ich gelernt habe, was ich selbst denke und denkend anwende, ist im tiefsten Grunde nicht wahr. Nirgends in der Psychopathologie und Psychologie finde ich den Menschen, so wie er wirklich ist. Wir verfügen über eine große Anzahl von „Modellen" (wenn man will: Strukturverbände) — es besteht genügend Grund, dafür dankbar zu sein; es handelt sich um Modelle der verschiedensten Art und Herkunft: phänomenologische Struktureinheiten im Sinne von JASPERS und SPRANGER, biologisch-anatomische Korrelate, spezifische psychosomatische Zusammenhänge, das ganze System der psychischen Abwehrmethoden. Wir haben typologische Modelle, Konstitutionsmodelle von Schizoiden und Zykloiden, Introvertierten und Extravertierten. Wir haben das von JANET ersonnene Modell des unterschiedlichen psychischen Energieniveaus. Wir haben wunderbare Modelle von Entwicklungsstufen. Wir können die beobachteten psychischen Erscheinungen ordnen, indem wir sie an solchen Modellen prüfen. Wir sehen die psychische Wirklichkeit durch die Brille unseres strukturierenden Wissens oder vermeintlichen Wissens. Aber das beklemmende Gefühl bleibt, daß wir wahrscheinlich nicht sehen, worum es in Wirklichkeit geht, und daß wir die Spur auf dem Wege nach den Gewißheitsgründen in der verwirrenden Vielheit verschiedenartiger Tatsachen verlieren.

In dies alles kommt mehr Klarheit hinein, wenn wir uns bewußt werden, daß die Psychiatrie keine einheitliche Wissenschaft ist: sie ist weder ausschließlich Naturwissenschaft, noch ausschließlich Geisteswissenschaft. Man hat sich wohl auch einmal gefragt, ob es nicht besser sei, innerhalb der Psychiatrie selbst eine Unterscheidung zu machen zwischen einer geisteswissenschaftlichen und einer naturwissenschaftlichen Psychiatrie. Eine derartige Trennung, und wäre diese auch methodologisch zu verteidigen, würde aber für die Psychiatrie als Heilkunde verhängnisvoll sein und insofern auch für die Patienten. In meiner Antrittsrede 1937 habe ich über dieses Dilemma in der Psychiatrie ausführlich gesprochen. Wo ist der Platz für die geisteswissenschaftliche Methode in der Psychiatrie? Eine ausführliche philosophische Umschreibung des Begriffes Geisteswissenschaft will ich hier nicht geben. Ich will mich damit begnügen zu sagen, daß ich von Geisteswissenschaft spreche, wo der Mensch als Subjekt ein wesentlicher Faktor der erforschten Erscheinungen ist (WUNDT). Auch das sogenannte sinndeutende Verstehen rechne ich zu den Geisteswissenschaften. Nach DILTHEY ist es das Ziel der geisteswissenschaftlichen Psychologie, den Aufbau der menschlichen Persönlichkeit zu verstehen. Damit ist ein Verstehen gemeint, das nicht mit dem naturwissenschaftlichen Erklären verwechselt werden darf. Der Zugangsweg ist hier die phänomenologische Methode, die selbst wieder in verschiedene Methoden zerfällt, von denen jede einen anderen Grund ihrer Gewißheit hat. Die phänomonologische Methode von JASPERS beschäftigt sich mit der möglichst reinen

Beschreibung dessen, was das Ich des Untersuchten erlebt. Dazu führt die sogenannte Einfühlung und die Wiedergabe des Eingefühlten durch Introspektion. Manche ziehen in Zweifel, ob Einfühlung in das Seelenleben anderer überhaupt möglich sei. Diese Zweifler überlegen sich, ob wir es bei der Einfühlung nicht mit einer bloßen Projektion unserer eigenen Innerlichkeit zu tun haben. Die Phänomenologie von HUSSERL versucht durch das, was man Wesensschau genannt hat, durch ein Sichversenken in die Anschauung das „Wesen" des Angeschauten kennen zu lernen. Die Wesensschau soll eine eigene, wenn man will, intuitive Erkenntnisquelle sein. Der Grund ihrer Gewißheit soll in der Evidenz des Geschauten liegen und ebenso auch in der Beantwortung der Frage, ob diese Wesensschau wirklich eine Erkenntnisquelle ist. Wiederum eine andere Phänomenologie, meistens phänomenologische Anthropologie genannt, finden wir bei L. BINSWANGER. Er hielt die subjektive Deskription der Phänomene, wie wichtig sie auch für eine wirkliche Erkenntnis des inneren Erlebens ist, für ungenügend, um die seelischen Erscheinungen zu verstehen. Bevor ich das näher beschreibe, möchte ich die Aufmerksamkeit erst einmal auf die sogenannten verständlichen Zusammenhänge im psychischen Leben lenken. Dieser Ausdruck stammt von JASPERS. Ich teile den Standpunkt von JASPERS und L. BOUMAN, daß die Ordnung der psychischen Erscheinungen nach ihren verständlichen Zusammenhängen im Wesen etwas ganz anderes ist als die Ordnung nach naturwissenschaftlichkausalen Zusammenhängen. Von anderen wird das bestritten. Nach meiner Meinung ist dieser Streit noch lange nicht entschieden. Ich selber stehe auf dem Standpunkt, daß der Unterschied ein fundamentaler ist und auf total verschiedene Gründe wissenschaftlicher Gewißheit verweist. Die Erkenntis, das innerliche Erleben verständlicher Zusammenhänge bringt in die Welt der Phänomene, die wir doch immer wieder einigermaßen künstlich isolieren, das verbindende Band. In den verständlichen Zusammenhängen, die einmalig und mit dem Gefühl der Klarheit die Zusammenhänge des innerlichen Erlebens vor uns erscheinen lassen, lernen wir die innere Lebensgeschichte eines Menschen kennen. Das mit unsäglicher Geduld betriebene Nacherleben dieser innerlichen Zusammenhänge gerade auch da, wo wir solche zuvor nicht vermutet hatten, vertieft unsere Menschenkenntnis. Die verständlichen Zusammenhänge bilden einen wichtigen Teil der Psychoanalyse. In der Psychoanalyse verbirgt sich ein Großteil Phänomenologie im Sinn von JASPERS. BINSWANGER hat hierauf zum erstenmal hingewiesen. Die meisten Analytiker waren sich dessen nicht bewußt. Wenn BINSWANGER recht hat und die von der Analyse gegebene Sinndeutung eines Symbols oder ein bloßgelegter Zusammenhang — nehmen wir als Beispiel das unbewußte Schuldgefühl und die kriminelle Tat aus Strafbedürfnis — wenn solche Funde von phänomenologischer Art nicht solche einer objektiven Psychologie sind, dann sind auch die Gründe ihrer Gewißheit verschieden. Dieser Unterschied kann für die Beurteilung erhebliche Folgen haben. Ein kausaler Zusammenhang ist unausweichlich, ein verständlicher Zusammenhang beinhaltet nicht, daß das erlebende Subjekt gerade so und nicht anders reagieren mußte, z. B. mit einem Verbrechen aus Strafbedürfnis. BINSWANGER stellte nun nicht allein die Frage: „Was erlebt der Mensch"?, sondern: „Welcher Modus des Menschseins macht das Erlebnis möglich"? Auf diese Weise versuchte BINSWANGER die Erscheinungen nach der Weise des In-der-Welt-seins der untersuchten Person zu ordnen. Das alles führt zu dem, was man „anthropologische Psychiatrie" nennt. In unserem Land sind vor allem VAN DER HORST, JANSE DE JONGE und VAN DEN BERG Vertreter dieser Richtung.

Bestehen diese Methoden alle unabhängig voneinander — die naturwissenschaftliche, nach der eine psychopathologische Erscheinung und ihr objektives In-Erscheinung-treten nur als Signal einer Hirnfunktionsstörung gesehen wird, die man zu lokalisieren hat, die phänomenologische, nach der man die Erscheinung verständlich zu machen sucht durch verständliche Beziehungen zu anderen, evtl. unbewußten Erscheinungen oder die anthropologische Methode, die die Erscheinungen aus der Weise des In-der-Welt-seins eines Menschen interpretiert? Die reinen Methodologen sind meistens der Ansicht, daß die Ergebnisse der verschiedenen Methoden nicht miteinander in Zusammenhang zu bringen sind und ein unvergleichbares Material liefert. Vielleicht haben sie recht. Der Kliniker aber, der mit einem konkreten Menschen in seiner Not zu tun hat, ist methodisch zumeist eher unbekümmert. Er versucht, den Menschen, den er vor sich hat, zu verstehen (geisteswissenschaftlich) und ihn zu beeinflussen: geisteswissenschaftlich, psychotherapeutisch oder naturwissenschaftlich (pharmakologisch, physikalisch oder chirurgisch). Das Sonderbare ist, daß diese methodologische Unmöglichkeit manchmal hervorragend gute Resultate liefert, wobei wir uns freilich bewußt bleiben müssen, daß ein gutes therapeutisches Resultat noch kein Beweis für die Richtigkeit der für den Patienten aufgestellten Theorie, d. h. der Diagnose darstellt. Aber man kann wohl sagen, daß im therapeutischen Erfolg wenigstens ein *Hinweis* für die Richtigkeit der Diagnose liegt.

Der starke Aufschwung der Psychiatrie in den letzten Dezennien hängt mit der Tatsache zusammen, daß immer mehr Bezugssysteme die Grundlage für die Interpretation psychopathologischer Erscheinungen abgeben. Ich will hier eine Aufzählung der Bezugssysteme geben, die heutzutage in Gebrauch sind. Das Interessante daran ist, daß nur einzelne Systeme ganz neu sind und die meisten im Laufe der Geschichte der Psychiatrie immer wieder einmal für eine Zeit ans Tageslicht kommen und danach wieder verschwinden.

1. Physiologie, Anatomie, Biochemie, Elektrophysiologie.

2. Allgemeine objektive Psychopathologie, psychische Konstitutionslehre und Charakterkunde.

3. Triebkräfte, Tiefenpsychologie, libido-energetische Überlegungen.

4. Entwicklungsniveaus: Dissolution (JACKSON), Regression (FREUD), Enthemmung tieferer Automatismen (EY), Niveau der Gedankenentwicklung, Lebensphasen.

5. Tension psychologique nach JANET.

6. Das subjektive Erleben (Phänomenologie von JASPERS), verständliche Zusammenhänge, das Verhältnis zwischen „Ich" und „Selbst".

7. Sinnstruktur (anthropologische Psychiatrie).

8. Zwischenmenschliche Zusammenhänge.

9. Verbundenheit mit dem Kosmos und mit dem transzendenten, religiösen Prinzip. Verbundenheit mit Gott.

Die psychiatrische Diagnose ist immer relativ. Psychische Störungen werden einmal mit diesem, dann wieder mit einem anderen Bezugssystem in Verbindung gebracht. Der Terminus „kausal" verschwindet in der Psychiatrie beinahe ganz. Man stellt die bescheidenere Frage: Welche Bedingungen mußten erfüllt sein, damit sich der psychische Zustand, den ich bei diesem Menschen beobachte, entwickeln konnte? Diese Bedingungen können in all den genannten 9 Beziehungssystemen gesucht werden. Wir erklären jetzt psychopathologische Zustände mehr und mehr multikonditional. Die Vielheit der Bezugssysteme ist ein Beweis für den Aufschwung der Psychiatrie heutzutage. Sie bedeutet aber zugleich eine große Gefahr. Glückt es der wissenschaftlichen Psychiatrie *nicht*, diese Vielheit zu einer Einheit zu integrieren, so droht eine bisher unbekannte Zersplitterung unseres Faches, welche Zersplitterung, Stillstand und Rückschritt bedeuten wird zum großen Schaden für das Fach und mehr noch für die Patienten.

Wenn man genau zusieht, ist diese Schwierigkeit auch in anderen Zweigen der Medizin zu finden und auch in der Biologie. Die Gründe der Gewißheit sind nun sehr verschieden in den genannten Bezugssystemen:

ad 1) Die Gründe der Gewißheit im biologischen Bezugssystem sind tragkräftig, was das Bestehen einer Beziehung an sich betrifft. Niemand wird verkennen, daß die Beziehung zwischen Gehirnfunktion und psychischen Vorgängen eine sicher vorhandene ist. Große Unsicherheit entsteht jedoch, sobald wir uns nach der Art dieser Beziehung fragen. Im Hinblick auf diese Frage gibt es weder eine immanente wissenschaftliche Sicherheit noch eine Sicherheit auf dem Wege über das Vor-Urteil. Besteht das Vor-Urteil, daß Gehirnprozesse das psychische Leben verursachen, dann ist der Grund einer solchen Gewißheit äußerst schwach. Besteht das Vor-Urteil, daß Gehirnprozesse das Psychische *sind*, dann ist dieses Vor-Urteil annehmbar, wenigstens einigermaßen plausibel — wissenschaftlich sicher ist es aber nicht. Hier hängt viel von der Weltanschauung ab, die ihre eigenen Gründe der Gewißheit hat. Sagen wir: Bedingung für die psychischen Funktionen sind die biologischen Funktionen, dann stehen wir auf festerem Boden. Immanente wissenschaftliche Kriterien für die Beweisbarkeit einer ganzen Anzahl von Konditionierungen des Seelenlebens nach diesem System gibt es im Überfluß. An dieses Bezugssystem ist der ganze Kontakt der Psychiatrie mit der Medizin geknüpft. Wenn die Psychiatrie eine medizinische Wissenschaft sein und bleiben will, dann darf sie dieses Bezugssystem niemals fallen lassen, läßt es uns auch — wie ich oben schon sagte — in vieler Hinsicht unbefriedigt.

ad 2) Für die Gründe der Gewißheit, der Beurteilung und Interpretation im 2. Bezugssystem gilt dasselbe. Doch handelt es sich hier wieder um andere Gründe der Unsicherheit. Konstitutions- und Erblichkeitslehre sind nicht unabhängig voneinander zu denken, doch decken sie sich nicht ganz. Hier geht es vor allem um immanent wissenschaftliche Kriterien. Über die Erblichkeit von psychischen Eigenschaften wissen wir noch wenig. Eine große Frage ist es auch, wieweit die Konstitution für den Lebenslauf bestimmend ist. Manche halten die Konstitution für das allerwichtigste, andere glauben, daß der Verlauf der inneren Spannungen durch psychotraumatische Einwirkungen bestimmt wird, durch Störungen im Kräftespiel der psychischen Triebfedern (s. Punkt 3). Man nennt die Konstitution oft eine statische Gegebenheit, das Kräftespiel der Triebfedern eine dynamische. Der Streit zwischen der mehr dynamischen und der mehr statischen Auffassung ist noch keineswegs geschlichtet. Das ist von weitreichender Bedeutung. Wenn die Konstitution das wichtigste ist, ist von Psychotherapie viel weniger zu erwarten, als wenn die Psychodynamik überwiegt.

ad 3) Es mag seltsam klingen, aber über die treibenden Kräfte im menschlichen Leben ist viel weniger bekannt, als man denkt. Deshalb sind alle tiefenpsychologischen Interpretationen so besonders schwierig. Die Gründe der Gewißheit einer tiefenpsychologischen Interpretation sind sicher nicht nur immanent wissenschaftlich zu bestimmen. Hier kommt sehr viel auf die Richtigkeit des Vor-Urteiles an. Als sicher darf unterstellt werden, daß das bewußte Seelenleben durch unbewußte Strebungen beeinflußt werden kann. Damit hört aber schon die Sicherheit auf. Hier kommen nun alle anderen Gewißheitsgründe ins Spiel, die ich im Beginn dieser Darstellung erwähnte. Hier gilt, daß das wissenschaftliche Ergebnis sich nicht allein gegenüber wissenschaftlichen Kriterien zu verantworten hat, sondern auch gegenüber den Tatsachen, die aus allen anderen zur Orientierung beitragenden psychischen Funktionen stammen. Eine tiefenpsychologische Interpretation, die innerhalb des tiefenpsychologischen Systems unanfechtbar zu sein scheint, kann ich nicht annehmen, wenn sie im Widerspruch zu stehen scheint mit allem, was ich in meinem Orientierungsversuch im Hinblick auf den von mir untersuchten Menschen sonst erfahre. Es kann sein, daß ich sagen muß: Vielleicht ist die tiefenpsychologische Interpretation richtig; zugleich aber auch sagen muß: Dann hat eben die Tiefenpsychologie eine viel geringere Bedeutung für die Kenntnis gerade dieses Menschen, als ich ursprünglich annahm. Hier sehen wir also, daß es möglich ist, die Gegebenheiten, die durch eine totale Einfühlung erhalten wurden, prävalieren zu lassen über die Interpretationen aus der Anwendung eines wissenschaftlichen Denksystems. Auf diesem Gebiet kann man mit großer Vorsicht das Ästhetische zur Beurteilung der Gewißheit heranziehen oder auch zum Anlaß nehmen, eine Interpretation zu verwerfen. Das ist beispielsweise bei Interpretationen der Fall, die sich auf die Sexualität oder auf die Aggressivität stützen. Im Hinblick auf diese Triebmomente gibt es Hypothesen und Einsichten, die in der Tat schön sind, Visionen von den Urkräften, die in der menschlichen Existenz wirken, und andererseits Hypothesen und Einsichten, die den Eindruck von pornographischem Kitsch machen. Freilich kann man das ästhetische Kriterium nur dann mit einiger Sicherheit anwenden, wenn man sich auf diesen Gebieten einer verhältnismäßig freien Betrachtungsweise erfreut. Es gibt ja Menschen, auch wissenschaftlich gebildete Menschen, die bei der geringsten sexuellen Interpretation schon von Pornographie sprechen. Die libido-energetischen Überlegungen und Behauptungen haben für viele keine genügende Beweiskraft, weder immanent noch auf Grund des Vor-Urteiles.

ad 4) Hier gibt es immanent-wissenschaftlich eine Anzahl von Gewißheiten, aber noch sehr viel mehr ungelöste Probleme. Am wenigsten sicher sind die Beziehungen zwischen den verschiedenen bekannt gewordenen Entwicklungsreihen. So ist es möglich, daß die zuerst bekannt gewordene Entwicklungsreihe, nämlich die der Libido-Organisation für die wichtigste und alles beherrschende gehalten wird. Hier geht es einerseits um immanent wissenschaftliche Kriterien, aber auch um das Vor-Urteil über die Entwicklungs-*Möglichkeiten* des Menschen. Über Punkt 4) wäre noch viel zu sagen. Ich muß mich aber hier — und dasselbe gilt für alle anderen Punkte — aufs äußerste beschränken. Es geht mir ja nur darum, ein globales Bild von den Gründen der Gewißheit in der Psychiatrie zu entwerfen.

ad 5) Die In-Beziehung-Setzung psychischer Störungen mit einer vorausgesetzten psychischen Energie, die Interpretation krankhafter Erscheinungen als Äußerungen einer verminderten psychischen Energie, wodurch ein „abaissement du niveau mental" entsteht, hat für die Psychiatrie ohne Zweifel große Bedeutung. Über die Gewißheitsgründe dieser Interpretation läßt sich hauptsächlich folgendes sagen: Die immanent wissenschaftlichen Kriterien für die Richtigkeit sind hier im allgemeinen überzeugend. Daß Pharmaka, von denen man annehmen darf, daß sie die psychische Energie erhöhen, viele in dieser Weise zu interpretierende krankhafte Erscheinungen

4*

verschwinden lassen, spricht doch sehr stark für die Richtigkeit dieses Bezugssystems. Hier gibt es nur das Vor-Urteil, daß überhaupt eine *psychische* Energie besteht. Das ist nämlich viel weniger sicher. Denn was heißt „psychische Energie?" Gibt es *eine* Energie und wenn ja, verteilt sich diese gleichmäßig auf alle psychischen Systeme? Gibt es eine „neutrale" Energie oder ist die Energie an eine oder mehrere Triebfedern gekoppelt? Ist es überhaupt sinnvoll, von einer psychischen Energie zu sprechen? Ist die psychische Energie eine vitale, die ganz und gar in den Bereich naturwissenschaftlicher Überlegungen fällt? Wir stehen hier vor einer tiefgehenden Unsicherheit. Wieder ist es bemerkenswert, daß wir trotz all dieser Unsicherheiten mit dem Modell der „psychischen Energie" mit großer Sicherheit arbeiten können.

Daß die Bezugssysteme 2)—5) allesamt eine sehr starke Beziehung zum biologischen System aufweisen, ist klar, aber es ist noch keineswegs klar, ob sie in ihrer Gesamtheit im Bezugssystem 1) fundiert sind. Persönlich glaube ich das nicht. Eine Antwort auf diese Frage kann nicht gegeben werden, so lange wir nicht mehr über die Relationen des Psychischen zum Somatisch-Vitalen, über die Beziehungen zwischen dem psychisch Normalen und dem psychisch Kranken wissen. Darüber werde ich gleich noch etwas sagen.

ad 6) Hier sind wir nun ganz im Gebiet der Geisteswissenschaften. Der wichtigste Weg zur Erkenntnis der subjektiven psychischen Phänome ist die sog. Einfühlung. Die Gewißheitsgründe für die Einfühlung habe ich schon besprochen. Ich nannte dabei aber noch nicht das ungemein schwierige Kriterium von Echtheit und Unechtheit des Eingefühlten. Hier liegt der Grund der Gewißheit in dem Gefühl der Evidenz, das im Untersucher entsteht. Bei der Einschätzung von echt und unecht spielt das ästhetische Kriterium eine ganz besondere, aber schwer zu beschreibende Rolle. Es ist selbstverständlich, daß hier von Bedeutung ist, ob man dem psychischen Leben einen eigenen Platz anweist und es nicht als ein Epiphänomen des Körperlichen betrachtet.

ad 7) Man kann sicher daran festhalten, daß die subjektiven Phänomene nach JASPERS empirisch vorfindliche Größen sind. Bezieht man jedoch die subjektiven Phänomene auf die Strukturen des Menschseins, so verläßt man die Empirie. Die ontologischen Strukturen sind nicht im Erleben gegeben. Hier geht es um philosophische Modelle. Der Ursprung der Gewißheit liegt hier ganz auf geisteswissenschaftlichem Gebiet. Er hängt ganz von der Grundauffassung vom Menschen ab. Doch kann man bis zu einem gewissen Grad auch „neutral" mit diesen Modellen arbeiten. Auf Grund dieser philosophischen Modelle kann man auf indirektem Wege Ordnung innerhalb der psychischen Gegebenheiten erfahren und die Ordnung auf ihre Brauchbarkeit prüfen. Durch die Annahme ontologischer Strukturen kann man manchmal die Strukturen eines Weltentwurfes oder eines Daseinsentwurfes ans Licht bringen (Daseinsanalyse). Der Vergleich von Weltentwürfen in ihren Beziehungen zu bestimmten Krankheitsformen kann manchmal Kriterien für prognostische Vermutungen in bezug auf eine Krankheit liefern, die selbst ganz biologisch gedacht werden kann. So sehen wir, daß in einem ganzen Wirrwarr von verschiedenerlei Gewißheiten und Ungewißheiten feste Punkte zu entdecken sind, die trotz aller Unsicherheit doch den Weg zum Verständnis des Kranken weisen. Dafür sind gerade Kliniker dankbar, während für manche Theoretiker hier ein Stein des Anstoßes vorliegt. Sowohl in bezug auf 6) wie in bezug auf 7) kommt das „Ich" zur Sprache. Die Unsicherheit, die über das „Ich" und das „Selbst" — das Zentrum allen menschlichen Erlebens! — besteht, ist beträchtlich. Hier herrscht eine sehr große wissenschaftliche Unsicherheit, sowohl immanent-wissenschaftlich wie in bezug auf das Vor-Urteil.

ad 8) Dieses Bezugssystem ist das neueste in der Psychiatrie. Hier geht es darum, psychische Störungen nicht mit dem eigenen individuellen Sein in Beziehung zu bringen, sondern mit gestörten zwischenmenschlichen Beziehungen, zwischenmenschlichen Erlebnissen. Kurz gesagt: Manche nehmen an, daß bestimmte psychische Störungen nicht vorhanden wären, wenn die soziale Struktur der Gemeinschaft, in der sie auftreten, eine andere wäre. Diese Beziehung ist sicher nicht unfruchtbar. Doch ist auf diesem Gebiet, das vor allem den Bereich der sozialen Psychiatrie umfaßt, noch zu wenig festgestellt, um mehr darüber zu sagen. Das Vor-Urteil liegt hier in den soziologischen Prinzipien. Ist das soziale Kräftespiel die Resultante aller individuellen Kräfte in einer bestimmten sozialen Situation oder ist da ein Kräftespiel wirksam, das nicht die Resultante von individuellen Kräften ist? Aber woher stammt dann diese Kraft?

ad 9) Dieser Bezug scheint manchmal fruchtbar für das Verständnis psychischer Erscheinungen. Doch ist hier der Grund der Gewißheit ganz auf die Auffassung vom Menschen gegründet. Es ist bis zu einem gewissen Grade seltsam, daß dieses Bezugssystem nur sehr wenig angewendet wird. Aus der Natur der Sache ist es verständlich, daß ihm ein Nichtgläubiger überhaupt keinen Wert zumißt. Für den Gläubigen müßte dies das allerwichtigste Bezugssystem sein. Das zeigt sich aber keineswegs deutlich. Es hängt dies mit dem Wunsch vieler Gläubigen zusammen, Wissenschaft und Glauben scharf voneinander zu scheiden. Es gehört aber zur Signatur dieser Zeit, daß die meisten Menschen diese Spaltung nicht mehr vollziehen können, nachdem jetzt klar geworden ist, daß es keine vor-urteilsfreie Wissenschaft gibt. Das Bezugssystem, um das es hier geht, ist wissenschaftlich ebenso gut oder schlecht zu verwenden wie alle anderen.

Nachdem ich eine Übersicht über die verschiedenen Bezugssysteme gegeben habe, will ich noch einmal nachdrücklich sagen, daß sie hier nicht systematisch geordnet sind. Sie hängen teilweise miteinander zusammen. Ich will jetzt noch versuchen, klar zu machen, wie sie in einem konkreten Fall allesamt zu verwenden sind.

JACKSON, der große englische Neurologe am Ende des vorigen Jahrhunderts, hat Krankheitserscheinungen, z. B. ein Delir, als Äußerungen des normalen Seelenlebens unter abnormalen Bedingungen aufgefaßt, unter durch Krankheit geschaffenen Bedingungen, die eine bestimmte Funktion ausfallen lassen. Die Ausfallserscheinungen an sich sind nicht wahrzunehmen, wir schließen nur, daß etwas ausgefallen ist. Dies nennt er das „negative Symptom". Was wir beobachten, sind die „positiven Symptome". Die positiven Symptome imponieren uns zu Unrecht als direkte Äußerungen der Krankheit. Wenn man versucht, diese Symptome zu lokalisieren, das will sagen, mit gestörten neurologischen Funktionen in Beziehung zu bringen, gelangt man nicht zur Lokalisation der Krankheit, denn zu diesem Zwecke hätte man die negativen Symptome lokalisieren müssen. Man gewinnt den Eindruck, daß das negative Symptom mit dem biologischen Beziehungssystem zusammenhängt. Wenn man, wie ich das tue, die Jacksonsche Auffassungen für in der Hauptsache richtig hält — es ist seltsam, daß JACKSONs Lehre jahrzehntelang völlig vergessen war und erst in den letzten 15 Jahren wieder aufkommt — bedeutet es doch eine der größten Schwierigkeiten in der Psychiatrie, in richtiger Weise auf die negative Symptomatik zu schließen. Hier stoßen wir auf die Unzulänglichkeit der Psychologie. Für die Interpretation der positiven Symptome sind manchmal alle Bezugssysteme zusammen notwendig. Die „Modelle" des gesunden Lebens sind dann auf einmal unzureichend. Das ist eine Quelle der Unsicherheit, deren Umfang noch kaum zu schätzen ist.

Ein letzter Grund der Unsicherheit in der Psychiatrie ist die Unsicherheit der Beziehungen zwischen gesundem und krankem psychischem Leben. Gehen „krank" und „gesund" fließend ineinander über? Man nimmt das im allgemeinen an. Ich habe hierüber eine andere Meinung, die ich kurz formulieren will.

Nach meiner Meinung ist das Problem der sogenannten fließenden Übergänge zwischen psychisch gesund und krank eines von den zentralen Problemen, vor denen die Psychologie und die Psychopathologie derzeit stehen. Die Gründe der Gewißheit in der wissenschaftlichen Psychiatrie und die Versuche, die heutzutage gemacht werden, um das Niveau der geistigen Gesundheit zu erhöhen, hängen aufs engste mit der Art und Weise zusammen, wie man diesem Problem gegenübersteht. Die gängigste Lösung ist jetzt, daß die Übergänge zwischen gesund und krank fließend seien, daß es theoretisch-psychologisch und psychopathologisch keinen essentiellen Unterschied zwischen gesund und krank gebe. Dieselben psychischen Kräfte sollen bei Gesundheit und Krankheit wirksam sein. Im psychisch gestörten Leben würde man das menschliche Leben wie durch ein Vergrößerungsglas sehen.

Ich möchte die entgegengesetzte Ansicht verteidigen. Die folgende Arbeitshypothese erscheint mir fruchtbar: Es gibt keine fließenden Übergänge zwischen gesundem und krankem psychischem Leben. Gesundes und krankes Seelenleben müssen folgendermaßen auseinandergehalten werden: Phänomenologisch als qualitativ verschiedene Strukturen, objektiv-psychologisch und neurophysiologisch als verschiedene Integrationsniveaus (Integrationsniveaus gehen niemals fließend ineinander über). Auf verschiedenen Integrationsniveaus gelten verschiedene Regeln. Der Kenner der Psychopathologie ist nicht eo ipso ein Menschenkenner, der Psychologe nicht eo ipso ein Kenner des pathologischen Seelenlebens. Es ist verständlich, daß die Anhänger der Lehre von den fließenden Übergängen die psychischen Krankheitszustände vor allem durch die genaue Angabe der positiven krankhaften Erscheinungen beschreiben. Der Anhänger der Diskontinuität zwischen gesund und krank wird sich dagegen vor allem für das interessieren, was in der Krankheit fehlt.

Ich möchte ein Beispiel aus der Neurosenlehre bringen. Wenn hier kein wesentlicher Unterschied zwischen gesund und krank bestünde, wären die psychischen Störungen des gesunden Menschen: Spannungen durch Machtkonflikte, durch sexuelle Schwierigkeiten, durch sogenannte innerliche Freiheitskriege, durch mißglücktes Streben, Werte zu verwirklichen, durch religiöse Qualen, durch Hemmungen in der Fähigkeit, sich unbefangen zu geben, durch Störungen im zwischenmenschlichen Kontakt — wären alle diese Störungen des gesunden Menschen im Wesen nicht verschieden von den eigentlich psychopathologischen Störungen, wobei sich fast immer dieselben Konflikte abspielen. Dann würde man diese Störungen beim Gesunden als formes frustes von Krankheiten betrachten können. Dagegen spricht aber folgendes: Gegen die Aussage: „alle Menschen sind eigentlich neurotisch" kann man kurz und bündig eine andere Aussage ins Feld führen, basierend auf langer Erfahrung: „Wie ist doch die Zahl der Neurotiker im engeren Sinne klein, bezogen auf die Gesamtheit der Menschen!" Diese Tatsache spricht sehr stark gegen fließende Übergänge. Bei fließenden Übergängen müßte man erwarten, daß sehr viel mehr gesunde Menschen die Grenze überschreiten.

Ein anderes Argument gegen die fließenden Übergänge besteht darin, daß bei so vielen Kranken klar anzugeben ist — manchmal auf die Minute — wann die Krankheit oder die Besserung anfängt. Eine nicht zu vernachlässigende Verschiedenheit zwischen den psychischen Störungen des gesunden Menschen und den eigentlichen psychopathologischen Abweichungen liegt in der *Dauer*. Beim gesunden Menschen ereignen sich zahlreiche Störungen, die eine starke Ähnlichkeit mit Krankheitserscheinungen haben. Sie dauern aber manchmal nicht länger als den Bruchteil einer Sekunde. Das ist ein Hinweis auf die Richtigkeit der Hypothese, daß es in Krankheitszuständen nicht um die Krankheitserscheinungen oder Symptome selbst geht, sondern um den Faktor, der die Erscheinungen andauern läßt. Dies wiederum spricht sehr dafür, daß sich beide Störungsarten auf verschiedenen Integrationsniveaus abspielen.

Ein weiteres Argument ist, daß die Entwicklung des gesunden Menschen eine große Anzahl von Stadien durchläuft. Diese Stadien haben eine verschiedene Struktur. Es ist eine leicht zu konstatierende Tatsache, daß sich zwischen eine Strukturbildung und die folgende eine kurze oder längere Phase einschiebt, die man als kritische bezeichnen könnte. Eine Krise ist niemals fließend in ihren Übergängen. Es ist klar, daß Niveaus von Gesundheit vorhanden sind, die ihre eigenen inneren Gesetzmäßigkeiten haben. Der Einwurf kann gemacht werden, daß der normale Mensch und der Neurotiker so häufig im gleichen Konflikt zu stehen scheinen. Diesem Einwand halte ich ein Prinzip entgegen, das ich als das Prinzip der neurotischen „doublures" des menschlichen Leidens beschrieben habe. Ich erläutere das an der These: „Wenn König Ödipus an einem Ödipuskomplex gelitten hätte, wäre sein Lebensschicksal keine Tragödie, sondern eine Krankengeschichte geworden." Das damit Gemeinte wird deutlich geworden sein. Man findet alle tragischen Konflikte des Menschen in der Neurose wieder, aber das Drama des Neurotikers spielt sich auf einem tieferen Integrationsniveau unter minder begabten Spielern, auf einem tieferen niveau mentale nach Janet ab mit geringerer Fülle von Leben und Erleben.

Ich will nun diese ganze Darlegung mit einer Aufzählung der anthropologischen Ungewißheiten beschließen, denen sich der Psychiater in seiner Arbeit ausgesetzt sieht. Der Terminus „anthropologische Ungewißheit" hat eine doppelte Bedeutung. Einmal deutet er hin auf die objektive Unsicherheit über die eigentlichen Grundlagen des menschlichen Seins, über das, was den Menschen zum Menschen macht, und dann deutet diese Bezeichnung hin auf die fundamentale Unfähigkeit des Menschen, Gewißheit zu erlangen. Das macht ja alle Gründe für Gewißheit, die die Menschen zu besitzen meinen, so schwankend. Der Mensch ist ein sehender, aber zugleich auch wieder ein blinder. Eine andere anthropologische Ungewißheit, die vor allem in der Psychotherapie eine Rolle spielt, ist folgende: Ist der Mensch von Natur aus gut, ja oder nein? Wieder eine andere Ungewißheit: Besitzt der Mensch im Glauben Sicherheit, Gewißheit, ja oder nein? Auch in der Erziehung stehen wir vor großen anthropologischen Ungewißheiten: Wächst das Kind am besten auf, wenn wir es ganz frei lassen, es wenigstens nicht in seiner Entwicklung stören oder muß das Kind geführt, angeregt, ermutigt und getadelt, belohnt und bestraft werden? Ein weiteres anthropologisches Problem ist das psychosomatische. Viele sagen, daß dieses Problem endgültig gelöst sei: Seele und Körper würden einander völlig durchdringen. Sie sagen: Hier gibt es nichts mehr zu fragen. Ich bezweifle das sehr stark. Wir wissen nicht, welche Kräfte noch wirksam sind, abgesehen von denen, die die psychosomatische Einheit bestimmen. Ich habe mich selbst oft gefragt, ob man zu Recht den Begriff Geist ganz aus der Psychologie ausschaltet. Wie diskutabel dieses Problem ist, geht aus einer Diskussion hervor, in der PAWLOW im Jahre 1934 die Auffassungen von SHERRINGTON kritisch besprach. Dies ist eine Diskussion in allen Zeiten. Eine anthropologische Unsicherheit erster Ordnung ist, daß die Existenz Gottes wissenschaftlich weder bewiesen noch widerlegt ist. Die Gewißheitsgründe für viele wissenschaftliche Aussagen sind abhängig von der Antwort auf die Frage nach der Existenz Gottes. Die anthropologische Unsicherheit bezüglich der Frage: Welche Kräfte treiben den Menschen, habe ich schon erwähnt. Und schließlich bezeugt auch die von mir zuletzt genannte Unterscheidung zwischen gesund und krank eine große anthropologische Ungewißheit.

Ich bin am Ende meiner Darlegung über die Gründe der Gewißheit der von mir betriebenen Wissenschaft. Alles in allem habe ich mehr Gründe der Ungewißheit als Gründe der Gewißheit nennen können. Wenn ich mir dessen bewußt werde, ist das nicht weniger als schwindelerregend und ängstigend. Man mag sich fragen: Kann man denn trotz all dieser Ungewißheiten noch weitermachen? Hat Wissenschaft überhaupt noch Wert? Ich antworte darauf ohne das geringste Zaudern: Wir müssen unermüdlich und unverdrossen weitermachen. Und auf die Frage: Haben die Wissenschaften einen Wert? erwidere ich in voller Überzeugung: Wissenschaft hat einen unerhört hohen Wert, wenn man sie als das Resultat eines gigantischen Versuches des Menschen betrachtet, seinen Weg in der Welt der Erscheinungen zu finden, als einen großartigen, bewunderungswürdigen Orientierungsversuch. Alle Wissenschaftler sollen sich auch dauernd bewußt sein, daß ihnen überall da, wo Wissenschaft zweifelhaft erscheint, in ihrem Orientierungsstreben Wege gewiesen werden durch viele psychische Fähigkeiten, die nicht im engeren Sinn intellektuell sind. Kraft dieser Fähigkeiten ist es möglich, daß auf so vielen Gebieten doch noch soviel erreicht werden kann bei aller wissenschaftlichen Ungewißheit. Das macht den Wissenschaftler bescheiden und auch offen gegenüber jeder Gegebenheit, die vielleicht nicht in erster Linie wissenschaftlich zu verantworten ist. Aber er darf dieselbe Bescheidenheit auch von den anderen verlangen, die außerhalb der Wissenschaft stehen und mit Nachdruck Urteile aussprechen, die aus wissenschaftlichen Gründen auf das gewisseste widerlegt werden können.

Auf der Schwelle *

Der aus dem Amt scheidende Hochschullehrer befindet sich in einer besonderen Situation. Er steht auf der Schwelle der akademischen Gemeinschaft, innerhalb deren er das ihm anvertraute Gebiet der Wissenschaft gepflegt und gelehrt hat. Auf der anderen Seite der Schwelle eröffnet sich ihm eine neue Perspektive, neue Möglichkeiten, eine neue Freiheit. Es ist ein kritischer Moment — wie immer, wenn eine durch feste Formen bestimmte Lebensepoche in eine neue übergeht. Das Verlangen nach dem Neuen mag noch so groß sein — auf der Schwelle, beim Weggehen empfindet er, was er loslassen muß. Schwer wiegt es für ihn, daß er nun zum letztenmal die Gelegenheit hat, in einem Kolleg etwas von dem zum Ausdruck zu bringen, was er zu verstehen meint. Kolleghalten ist eine sich stets erneuernde Quelle der Inspiration. Er wird den regelmäßigen Kontakt mit seinem Mitarbeiterstab — vom Jüngsten

---

* Abschiedsvorlesung, gehalten in der Domkirche zu Utrecht am 30. Mai 1963.

bis zum Ältesten — sehr vermissen. Er muß die Klinik und alles, was diese für ihn bedeutet, abgeben. Aber es geht nicht allein um den Verlust von Studenten, von nächsten Mitarbeitern und Klinik. Er — darf ich nun übergehen zu dem vertraulicheren „ich" — ich verliere auch meinen allernächsten Kollegen: den Neurologen, mit dem ich jahrzehntelang die Klinik teilte. Ich verliere den Kontakt mit all den anderen Senatsmitgliedern, mit denen ich in Verbindung gekommen bin.

Man sagt, beim Eintritt in den Ruhestand legt der Hochschullehrer seine Aufgabe nieder. Das ist nur sehr zum Teil richtig. Ich selber fühle das nicht so. Was habe ich denn als meine Aufgabe erlebt? Seit mehr als einem halben Jahrhundert bin ich mir als meines eigensten Bestrebens bewußt: Das Verstehenwollen meiner selbst und der anderen, das Verstandene in Worte zu fassen und damit etwas, wie wenig auch immer, zu vollbringen. Als Quellen des Verstehens betrachtete ich damals schon die wachsende Selbsterkenntnis, die Psychologie, die Psychiatrie und die Äußerungen menschlichen Seins in der belletristischen Literatur.

Schon als ich mein Studium der Medizin begann, wurde es mir deutlich, daß für dieses menschliche Verstehen die Medizin und vor allem die Kenntnis der jeweils beeinträchtigten körperlichen Substrate des psychischen Lebens unentbehrlich sind. Sehr oft habe ich den Aphorismus von Grewel zitiert: „Nichts Menschliches sei dem Psychiater fremd, auch nicht die Medizin." Diese Aufgabe, den Menschen zu verstehen, werde ich weiterhin zu erfüllen versuchen. Durch das Wegfallen der akademischen Arbeit werden die Akzente anders gelagert sein. Auf der Schwelle läge es mir nahe, noch viel über die Vergangenheit und die Zukunft zu sagen. Ich muß eine Auswahl treffen. Es scheint mir am besten in die Situation zu passen, einen Rückblick über die Psychiatrie in der jüngsten Vergangenheit zu geben und etwas über die zu erwartende zukünftige Entwicklung zu sagen. Im letzten Teil dieses Kollegs werde ich dann über einzelne Probleme sprechen, die in den letzten Jahren im Vordergrund meines Denkens standen.

Die jüngste Vergangenheit

In meiner Rektoratsrede (1954) entwarf ich ein Bild von der wissenschaftlichen Psychiatrie, so wie sie sich damals meinen Augen darbot. Ich wies auf die Gefahr hin, in der sich die Psychiatrie befand. Die großen Strömungen flossen nicht mehr zusammen in einem Strombett. Die Lösung sah ich in einer vertieften Einsicht in die eigentlichste Aufgabe der Psychiatrie: die Klinik, die Untersuchung des konkreten Menschen mit allen Mitteln, über die wir, gerade Dank der neuen Strömungen, verfügen. Wie ist die Situation jetzt? Ist eine Veränderung eingetreten? Besteht die besagte Gefahr noch? Ich kann feststellen: Es ist ein Umschwung der Ansichten im Gang. Dies wurde 1957 deutlich auf dem Kongreß in Zürich, der ganz der Schizophrenie gewidmet war. Ich hörte dort wieder mit Achtung über Kraepelin sprechen, u. a. von dem Amerikaner Braceland. Auf einem von Hoff geleiteten Symposion bestand eine wesentliche Übereinstimmung im Denken u. a. zwischen Hoff, Conrad, Strömgren und mir. Auf einem Symposion über Epidemiologie in New York zogen nosologische und klassifikatorische Auseinandersetzungen einige Aufmerksamkeit auf sich; auf dem Weltkongreß in Montreal war es mir aufgetragen, über Beschreibung und Klassifikation zu sprechen. Es ist noch schwierig zu beurteilen, wieweit sich dieses Interesse durchsetzt. Es gibt für dies alles aber sicher mehr Interesse als etwa

10 Jahre zuvor. Sehr ermutigend sind die Verhandlungen eines Symposions in New York, das 1961 unter der Leitung von PAUL HOCH mit dem Thema: „The future of psychiatry" befaßt war. Bedeutende amerikanische Forscher waren daran beteiligt. Ich nenne APPEL, ZUBIN, RADO, GREENBLATT, KALLMAN, PASAMANICK. Viele Sprecher hielten einen engen Anschluß der Psychiatrie an das Ganze der Medizin für unbedingt notwendig. Die Bedeutung von Neurophysiologie, Genetik, Biochemie wurde hoch eingeschätzt. In Deutschland werden KRAEPELIN und das nosologische Prinzip durch einzelne Forscher wieder stark beachtet, auch durch frühere Gegner. CONRAD, JANZARIK u. a. wenden sich wieder der klinischen Psychiatrie zu. In Norwegen nenne ich LANGFELDT, in Schweden u. a. FREY. In Holland ist das Interesse für die nosologische Richtung noch gering, manchmal geradezu ablehnend. Manche wollen die Nosologie zur Not noch für organische Krankheiten gelten lassen, in weiterem Umfang aber nicht. — Eine Grenze zwischen organischer und nicht-organischer Psychiatrie scheint mir aber nicht zu ziehen zu sein. Einer meiner Mitarbeiter, Dr. FISCHER, hat ganz auf eigene Initiative hin das nosologische Prinzip methodologisch untersucht und in einer Dissertation fortentwickelt.

Von den anderen großen Strömungen nenne ich nunmehr die tiefenpsychologische, die *psychoanalytische*. Aus dem Buch von HOCH erhalte ich den Eindruck, daß die Psychoanalyse in Amerika schon über ihren Höhepunkt hinaus ist. Die Isolierung der orthodoxen Richtung wird dort mehr und mehr beklagt. Die Dauer der Ausbildung — 3 bis 5 Jahre — wird für zu lange gehalten. — Prinzipielle Änderungen innerhalb der Psychoanalyse haben sich seit 1954 nicht ereignet, aber das Interesse an Psychoanalyse ist in vielen Ländern noch sehr groß. — Der Enthusiasmus für die psychosomatische Medizin ist nach meinem Eindruck geringer als 1954 und vorher. Die Psychotherapie kann, soviel ich sehe, in der inzwischen vergangenen Zeitspanne nicht auf wesentliche neue Funde hinweisen. Wohl wird — zu Recht — ihr Ausbreitungsgebiet größer. Die Psychotherapie bei Psychosen ist offenbar immer noch von großer Bedeutung.

Die soziale Psychiatrie und *die Psychohygiene*. Diese Gebiete befinden sich noch in starker Entwicklung. Das Bedürfnis nach sozialer Psychiatrie und Psychohygiene ist deutlich. Holland wirkt hier kräftig mit. Die Holländische Gesellschaft für Psychohygiene unter Leitung von QUERIDO verrichtet eine Arbeit, die im Ausland sehr hoch geschätzt wird. — Für die Arbeit der R.K.-Vereinigung unter BARTELS habe ich große Bewunderung. Wie hoch derartige Aufgaben der Psychiatrie in den Vereinigten Staaten geschätzt werden, geht klar aus der Tatsache hervor, daß Präsident KENNEDY selbst die Initiative zu einer Modernisierung der „public health services" über das ganze Land hin ergriffen hat. Wenn wir, wie üblich, zur sozialen Psychiatrie auch die Pflege und die Fürsorge für die Geisteskranken rechnen, kann man sagen, daß auch in dieser Hinsicht in der ganzen Welt große Fortschritte erzielt worden sind. Dies trat überzeugend auf dem Mental Health-Kongreß in Paris zutage, wo viele Filme aus allen Teilen der Welt den Fortschritt in der Versorgung der Geisteskranken deutlich machten (1961). Dieser enorme Fortschritt ruft mir ein Wort meines Lehrers L. BOUMAN in Erinnerung. Er sagte in seiner Antrittsvorlesung 1907, daß das 19. Jahrhundert gerühmt werden würde im Hinblick auf die Pflege der Geisteskranken. Zugleich aber frage er sich, ob der Fortschritt der wissenschaftlichen Psychiatrie mit dem der Geisteskrankenpflege Schritt gehalten habe. Er bezweifelte das. Seltsamerweise kann ich jetzt nach 56 Jahren auf dieselbe Dis-

krepanz hinweisen. Das soll aber nicht dazu führen, daß die pflegerische und für-
sorgerische Arbeit für die Geistesgestörten nun nicht weiter vorangetrieben wird —
im Gegenteil, wir sind damit noch lange nicht am Ende. Wir dürfen nicht vergessen,
daß wir nur von dort Filme zu sehen bekommen, wo alles in Ordnung ist. Im gleichen Lande kann es in einer anderen psychiatrischen Einrichtung noch sehr schlecht
aussehen. In Holland steht das alles auf hohem Niveau. MATTHEW ROSS schrieb in
einem Bericht über seinen Besuch in Holland über das hohe Niveau der dortigen
Arbeitstherapie.

Über die phänomenologische Anthropologie läßt sich m. W. seit 1954 nicht viel
Neues sagen. Auf diesem Gebiet ist in Holland und in den deutschsprechenden Ländern wichtige Arbeit getan worden. Ohne Zweifel behauptet sich die phänomeno-
logisch-anthropologische Richtung. Durch das Aufkommen eines neuen methodischen
Denkens scheint sich indessen in unserem Land das Interesse etwas zu vermindern.

Das sind die Hauptströmungen, die ich 1954 erwähnte. Jetzt bitte ich um Aufmerksamkeit für das, was in der jüngsten Vergangenheit viel stärker in den Vordergrund trat als 1954. Die Genetik tritt im Gesamtbild der Psychiatrie wieder deutlicher
hervor. Es wird klar, daß die Erblichkeitslehre, die wir in unserem Fach fast ausschließlich genealogisch betrieben, durch die molekulare Genetik eine ganz neue Bedeutung erlangt, die vielversprechend ist. Deutlich ist auch, daß die Entwicklung der
Genetik im Zusammenhang mit der Biochemie erfolgen wird. Ich denke beispielsweise
an die neuen Erkenntnisse auf dem Gebiete des Mongoloismus. Ich denke an die Syndrome von KLINEFELTER und TURNER. Ich denke schließlich auch an die phenyl-
pyruvische Oligophrenie. KALLMAN beschließt seine Darstellung dieser Erkrankung
in „The future of psychiatry" etwa mit folgenden Worten: Die Zeit könne nicht vor-
ausgesagt werden, die nötig sei, um die Ergebnisse der mikrozellulären Untersu-
chungsmethode in die harte Währung unserer therapeutischen Ausrüstung umzusetzen.
Wenn das Interesse *und* das Geld für die Untersuchungsmethoden vorhanden sein
sollten, hält KALLMAN es nicht für unmöglich, daß unsere jüngeren Kollegen noch
zu ihren Lebzeiten die Dekodierung der genetischen Elemente in der Ätiologie von
bisher noch undurchsichtigen psychischen Störungen erleben werden.

Man hört nicht selten, daß die in den letzten 9 Jahren enorm aufgeblühte Pharmakopsychiatrie das Bild der Psychiatrie im ganzen verändert habe. Das ist leider
nicht richtig. Ich spreche manchmal von der grandeur und der misère der Pharmakopsychiatrie. Grandeur — weil keineswegs allein der Laie von der Pharmakopsychiatrie viel erwartet, grandeur — auch weil die pharmazeutische Industrie über
viel Geld verfügt. Manche Forscher und Organisatoren von Symposien oder Kongressen sind für die Hilfe von dieser Seite dankbar gewesen. In Paris sprachen wir
von l'aide spéciale! Misère — weil es je länger je mehr deutlich wird, daß wir pharmakopsychiatrisch noch lange nicht alles erreicht haben, misère vor allem aber, weil die
wissenschaftliche Psychiatrie noch nicht weit genug forgeschritten ist und war, um
mit den neuen Mitteln wirklich sachkundig umzugehen. Misère auch wegen des über-
mäßigen, oft geradezu kritiklosen Gebrauches dieser Mittel durch Ärzte und Laien.
Die Klinik ist vorläufig auf grobe Empirie angewiesen. — Die Pharmakopsychiatrie
stellt die Psychopathologie vor große und wichtige Aufgaben. Was wird durch das
Pharmakon verändert? Auf welchen Wegen beeinflußt es das desorganisierte
psychische Leben? Ist es die Grundstimmung, der endothyme Grund, ist es die
Distanz zu dem Erlebten, ist es eine Verbesserung der regulatorischen Funktionen,

handelt es sich um eine Veränderung im sensorischen input? (Ich denke dabei an
Nijdams „working paper" auf dem Schizophrenie-Symposion.) Welche körperlichen Substrate sind durch den pharmakopsychiatrischen Eingriff betroffen? Wie
können wir eine psychophysisch neutrale Psychologie aufbauen, als deren Variablen
wir die pharmakopsychiatrisch erzielten Veränderungen beschreiben können? Sofern
sich die Pharmakopsychiatrie zu einer besonderen Spezialität entwickelt, wird sie —
soll wirklich etwas praktisch Gutes erreicht werden — im engsten Kontakt mit der
Klinik arbeiten müssen. Der Pharmakopsychiater wird den Patienten von Tag zu
Tag beurteilen müssen. Er wird regelmäßig mit dem Biochemiker konferieren müssen und auch mit dem Psychologen. Dadurch wird die Pharmakopsychiatrie ebenso
wie die Genetik zur Verstärkung des klinisch-nosologischen Denkens beitragen.

Einige Veränderungen in der Psychiatrie vollziehen sich langsam. Wir sehen
wohl schon etwas auftauchen, aber es hat noch keinen Platz in dem Ganzen. Doch
scheint dadurch plötzlich das ganze Bild neu zu werden. So war es, als eine neue
Methodologie aufkam. Über Nacht war die Landschaft der Psychiatrie verändert.
Plötzlich gibt es überall Zentren, wo man mit großer Hartnäckigkeit nach meßbaren
Kriterien, Variablen, Modellvorstellungen sucht. Es handelt sich dabei um eine neue
Methodologie, eine andere als bisher in der Phänomenologie, der Tiefenpsychologie.
Sie wird auf die letzteren zwei Richtungen Anwendung finden. Wir sehen das in
Amerika, in London, in Amsterdam, in Utrecht (van Lennep, Linschoten). Ich
sehe das Aufkommen der neuen Methodologie bei einzelnen meiner eigenen Mit-
arbeiter. Innerhalb der neuen exakten Methode besteht aber ein ziemlich großer
Spielraum. Ich denke an Eysenck, einen von den Pionieren, ich denke an Grinker
und Mitarbeiter, die eine verfeinerte klinische Beschreibung von Depressionszustän-
den mit dem Suchen nach statistisch relevanten Kriterien verbinden. Ich denke an
Gottschalk und Mitarbeiter, die die Psycholinguistik dazu benützen, in registrierten
psychotherapeutischen Gesprächen die Frequenz eines bestimmten Wortgebrauches
zu untersuchen. Wir geraten ein wenig in Opposition: müssen wir Wörter zählen, um
etwas von der Psyche zu verstehen? Doch, bei näherer Betrachtung, sind wir bestürzt
darüber, wie auf diese Manier objektive Feststellungen getroffen werden, mit denen
man etwas anfangen kann. Ich denke an Bastiaans und Barendregt, die Besserungen durch psychoanalytische Behandlung objektiv meßbar machen wollen. Ich denke
an die Dissertation von Fischer, die auf dem neuen methodologischen Weg die
Grundlegung der Nosologie zu erreichen sucht. Ich denke vor allem an die Arbeit
von de Groot in Amsterdam. Sein Buch „Methodologie" liegt plötzlich wie ein Felsblock in der Landschaft. Wir können diesen Block nicht einfach wegschieben. Wir
können nicht sagen, daß wir ihn nicht sehen, dafür ist er zu groß. Wir können
schwächlich opponieren, daß die ganze Angelegenheit vielleicht doch etwas einseitig
ist, aber der Felsblock liegt da. — Es ist deutlich: die Landschaft der Psychiatrie
verändert sich, die phänomenologische Anthropologie scheint zu verblassen. Das
„Nichts" verliert seinen Schrecken. Binswangers „liebendes Miteinandersein" flaut
ab, die schimmernden Existentialien verlieren ihren Glanz. Wir dürfen das Menschenbild wieder reduzieren, aber mit Angst im Herzen sehen wir in der Morgendämme-
rung des Neuen wieder die „vorhandenen Dinge". Das ist gefährlich. Unsere Wissenschaft darf nicht *zu* asketisch, *zu* kühl werden. Der Forscher, der das klinischnosologische Denken als das wichtigste ansieht, kann nicht anders als sich freuen über
diese neue Methodologie. Diese hinwiederum kann sich nicht anders entwickeln als

im Zusammenhang mit der konkreten Untersuchung von Individuen. — Eine neue Beziehung zwischen dem Psychopathologen und dem Psychologen tut sich vor uns auf. Doch ist das alles nicht ganz neu. Auch in meiner Jugend stand das meßbare Kriterium in hohem Ansehen, vor allem in der Schule von HEYMANS und WIERSMA.

Noch auf einem anderen Gebiet haben sich in den letzten Jahren überraschende Entwicklungen ergeben: die Erforschung der neurophysiologischen Substrate in enger Zusammenarbeit mit Elektrophysiologie und Biochemie. — In unserem Lande sind PRICK und DROOGLEVER FORTUYN auf diesen Forschungsgebieten unermüdlich beschäftigt. — Auf einer Macy-Konferenz unter Leitung von MAGOUN (1959) entstand bei mir ein tiefgehender Eindruck von dem, was zu erwarten ist, wenn PAWLOWS Lehre in neuer Form sich kombiniert mit den zahllosen experimentellen Entdeckungen auf diesem Gebiet und mit den Ergebnissen der modernen Psychologie. — Diese Richtung verspricht sehr viel für die nosologische Psychiatrie, für die Ergründung der Wirkung der körperlichen Substrate des Seelenlebens. Die Forschungen von SELBACH und seinen Mitarbeitern über Neuroregulationen scheinen mir in dieser Beziehung von großer Wichtigkeit zu sein.

Über die Zukunft

Daß ich es überhaupt wage, etwas über die Zukunft zu sagen, leitet sich aus einem innerlichen Bedürfnis her. Der junge Mensch denkt nicht so viel über die Zukunft: er wird ja selbst sehen, was kommt. Der älter werdende — anders, als meistens gesagt wird — bekommt ein starkes Interesse für das Kommende, das er nicht mehr selbst sehen wird. — Ich glaube, daß sehr viel von dem, was von mir über die Zukunft gesagt werden soll, meine eigenen Wünsche sind. Das ist aber nicht schlimm. Vieles würde sich überhaupt nicht verändern, wenn es keine Menschen gäbe, die die Veränderung wünschten. Doch wird es auch viele Veränderungen geben, die ich vielleicht selbst nicht wünschen möchte, die aber die Mehrheit der Menschen will. Ich meine dies: Die wissenschaftliche Psychiatrie ist äußerst empfindlich für das Denken, das die Welt beherrscht. Ich glaube aber nicht, daß die Psychiatrie jemals vorangeht. Sie nimmt die Gedanken der Zeit in sich auf. Aus diesem Grunde wage ich voraus zu sagen, daß die soziale Psychiatrie und die biochemisch-naturwissenschaftliche Psychiatrie einer Zeit von unerhörter Blüte entgegengehen. Die Zeit geht in der Richtung einer immer größer werdenden Sozialisierung, sie züchtet ein Verantwortungsgefühl aller für alle über die ganze Welt hin. Das erfordert Bemühungen, verlangt Beeinflussung der zwischenmenschlichen Verhältnisse. Will die soziale Psychiatrie ihr eigentliches Ziel erreichen, dann wird sie immer wieder aufs neue vor Mechanisierung auf der Hut sein müssen. Sonst werden die „human relations", die sie verbessern will, degradiert und bagatellisiert zu manipulierbaren Mechanismen. Die soziale Psychiatrie ist zur Unfruchtbarkeit verurteilt, wenn sie keinen Kontakt mit der klinischen Psychiatrie aufrecht erhält. Ein großer Teil der Sozialpsychiatrie wird aus der Psychiatrie ausscheiden, wird keine Psychiatrie mehr sein, weil ein sehr großer Teil ihrer Aufgaben auf dem Gebiet des gestörten *Normalen*, nicht auf dem Gebiet der Krankheit zu liegen scheint. Dieser Teil wird durch Psychologen, Pädagogen, Soziologen, Kriminologen, Kulturphilosophen und geistliche Seelsorger übernommen werden können. In QUERIDOS Stufensystem haben alle diese Berufszweige schon einen wichtigen Platz. Der Psychiater wird oft als Berater gefragt, aber dann wird er ein wirklicher Psychiater sein müssen.

In der Mental-Health-Arbeit wird die Führung zum großen Teil dem Psychiater entgleiten. Die psychische Hygiene wird jedoch sein Arbeitsfeld bleiben. Es gibt Anzeichen dafür, daß die Psychohygiene wieder in nahe Berührung mit der klinisch-nosologischen Psychiatrie kommen wird. Vor meinen Augen steht die epidemiologische Arbeit, u. a. ins Werk gesetzt durch Männer wie ØDEGARD und auf Anregung der WHO durch TSUNG-YI LIN. Aus dessen vortrefflichem Bericht geht deutlich hervor, daß dergleichen „cross-cultural"-Forschung nosologische Kenntnisse und Kenntnisse der Genetik notwendig macht, um weiter zu kommen. Es wird aber zugleich deutlich, daß von dieser Forschung viele Anregungen für den Kliniker ausgehen können. Ein Beispiel: Was ist in der Schizophrenie (nosologisch umschrieben) überall in der Welt dasselbe, was ist variabel unter den äußerst verschiedenen klimatologischen, soziologischen und kulturellen Bedingungen?

Eine große Zukunft sage ich der biochemischen und neurophysiologischen Richtung zusammen mit der Genetik voraus. Das ist von der Struktur unserer Wissenschaft aus gesehen in hohem Maße erwünscht, aber diese wissenschaftliche Erwünschtheit ist noch nicht genug für die Blüte der genannten Richtungen. Ihre Blüte werden sie zum großen Teil dem Geist der Zeit zu verdanken haben, der noch viel mehr in die technische Richtung gehen wird als bisher. — Mögen wir für diese Koinzidenz dankbar sein! Denn: finanzielle Unterstützung bekommen wir am leichtesten für das, was in der Zeit liegt. — Das geht immer wieder aus den Berichten der Leiter der großen „Foundations" hervor.

Es wird nicht leicht sein, der biochemischen Richtung das volle Gewicht zu verleihen. Diese Richtung kann nicht allein in den Universitätskliniken gefördert werden. Zentrale Institute werden nötig sein, wo Biochemiker und Kliniker sich gemeinsam mit bestimmten, von der Klinik aufgezeigten Themen zu befassen haben. — Dergleichen Institute werden über eine kleine gut ausgerüstete klinische Abteilung verfügen müssen. In unserem Land ist BOOY ein glühender Verfechter dieser Arbeitsweise. Diese ganze Arbeitsrichtung wird viel zur klinischen Psychiatrie und vor allem zur Therapie beitragen. Wir dürfen nie vergessen, daß die wahrhaft spektakulären therapeutischen Neuerungen in den letzten Dezennien aus der Klinik stammen, in Zusammenarbeit mit der Biochemie und der Pharmakologie im weitesten Sinne. Deswegen erwarte ich in der Zukunft auch viel von der Pharmakopsychiatrie, wenn sie den Weg beschreitet, von dem ich oben sprach. Vielleicht kann man die Pharmakopsychiatrie dann einfach „Psychiatrie" nennen. Wie langsam das alles vor sich geht, wird deutlich, wenn man liest, daß WINKLER in seinem Abschiedkolleg 1925 dieselbe Voraussage ausgesprochen hat.

Die Genetik — ich sagte es schon — hat eine große Zukunft innerhalb der klinischen Arbeit. Der alte Terminus „degenerativ", von vielen gescheut, wird unter der neuen Bezeichnung „genetische Minusform" wieder Frucht tragen. Man wird wieder — auch im Psychischen — nach degenerativer Stigmatisation durch umschriebene Erscheinungen suchen. Wir werden dann mit vollem Recht über LOMBROSO wieder milder denken. Es wird sich herausstellen, daß er auch noch für unsere Zeit Interesse beanspruchen kann.

Die klinische Nosologie wird durch alle diese Veränderungen wieder den Mittelpunkt bilden, aber der Kliniker wird einen Stab von Mitarbeitern um sich haben müssen, einen viel größeren, als es bisher der Fall war. Es ist klar, daß es in der Psychiatrie in der Zukunft um eine viel größere und engere Zusammenarbeit geht.

Wie wird es sich in der Zukunft mit der Tiefenpsychologie und der Phänomenologie verhalten? Ganz in Kürze wage ich zu sagen: ich glaube mit APPEL, daß die Psychoanalyse bleiben, sich aber stark verändern wird. Die Analytiker werden aus ihrer Isolierung heraustreten müssen. Sie tun dies ja schon einigermaßen. Das Lehrgebäude von FREUD wird sich nicht im ganzen behaupten können. Die Basis, auf dem es ruht, ist zu schmal. Das wird am deutlichsten angesichts der von Analytikern gegebenen Interpretationen. Die Analytiker werden zur Einsicht gelangen, daß sie nicht die einzigen sind, die dynamisch denken. Auf allen Gebieten der Psychiatrie wird dynamisch gedacht, werden Kräfte und Gegenkräfte in Betracht gezogen. Die sich auf ihre Grenzen besinnende Psychoanalyse wird gewahr werden, daß ihre Methode nicht zum innersten Kern des psychischen Lebens hindurchdringt. Die besten Analytiker haben das immer schon gewußt, aber manchmal lassen einen die Analytiker an Bergbauingenieure denken, die glauben, daß ein von ihnen angelegter Schacht so tief ist, daß er den Mittelpunkt der Erde erreicht. — Diese Kritik vermindert nicht meine Dankbarkeit dafür, daß die psychoanalytischen Bergbausachverständigen soviele Schätze an den Tag gefördert haben. Die einzelnen analytischen Schulen dürfen meinetwegen verschiedener Meinung darüber sein, ob sie Gold, Kupfer oder nur Schmutz heraufgefördert haben! Die Psychoanalyse wird sehen lernen, daß ihre Theorien keine Tatsachen, sondern nur Denkmodelle sind. Allzu oft hat es noch den Anschein, als ob die Analytiker meinen, daß die berühmten Komplexe als solche vorhanden sind. Es wird eine ökumenisch-analytische Bewegung aufkommen müssen. Am liebsten würde ich es sehen, daß die orthodoxe Analyse in dieser Beziehung die Initiative ergreift. Die Schulen werden, nach Wahrheit suchend, ihre Ergebnisse miteinander besprechen müssen. Man wird denken: Ein derart paradiesischer Zustand, in dem die Erzväter der Psychoanalyse von allen nach ihrem wahren Wert eingeschätzt werden, wird nie kommen. Doch gerade das wird geschehen! Bei Einzelnen — ich rechne mich zu ihnen — wird dieser paradiesartige Zustand heute schon gefunden. — Aber es wird noch Jahre dauern, bis eine integrale Persönlichkeitslehre aufgebaut sein wird, in der die Beiträge der verschiedenen Schulen deutlich hervortreten.

Eine engere Zusammenarbeit wird sich zwischen Analytikern und Klinikern ergeben, und zwar auf dem Fuße der Gleichberechtigung; nicht in der Weise, daß der eine den anderen kurzweg für dumm und kurzsichtig hält.

Die Psychosomatik wird wichtig bleiben, aber nicht mehr so hoch im Kurse stehen wie früher. Dafür wird sich das Interesse für die sog. psychosomatischen Krankheiten auf alle Krankheiten ohne jede Ausnahme ausbreiten. Denn im Entstehungsprozeß der Krankheiten sind höchstwahrscheinlich immer psychogene Faktoren aufzuweisen. In dieser Beziehung bin ich mit meinem Denken immer sehr weit gegangen. Ich halte es nicht für unmöglich, daß psychische Faktoren in einem kritischen Augenblick auf die Entstehung der Malignität Einfluß haben können, vielleicht sogar entscheidenden Einfluß. Zu wenig Aufmerksamkeit widmet die psychosomatische Medizin der so wichtigen Tatsache, daß der psychische Zustand die Genesung von Krankheiten fördert oder vervollständigt.

Die Phänomenologie in ihren verschiedenen Formen wird sich sicher behaupten. Vielleicht wird sie eine Zeitlang ihre größte Bedeutung haben als Hilfe bei der Beschreibung von Krankheitszuständen: Hilfe zu feineren Unterscheidungen. Das ist von allergrößtem Gewicht. Die Phänomenologie wird aber auch in ihrer Eigenbedeutung immer Bestand haben, denn sie trägt zum Verständnis des Menschen als ganzem bei. Das kann keine andere Richtung in dem gleichen Maße. Ihre Methode wird nach meiner Überzeugung geisteswissenschaftlich und nicht naturwissenschaftlich sein. Ich glaube übrigens nicht daran, daß es verhängnisvoll sei, diese Methoden prinzipiell voneinander zu unterscheiden. Dieser Standpunkt hängt natürlich mit meinem dualistischen Denken zusammen. Ich sehe aber noch nirgends eine wissenschaftliche Notwendigkeit, diesen Standpunkt zu verlassen.

Durch all dieses wird ein neues Gleichgewicht in der Psychiatrie entstehen. Sie wird in Blüte bleiben und nicht mehr in Gefahr sein. Wie lange aber wird dieses neue Gleichgewicht existent bleiben? Über dieses Problem habe ich viel nachgedacht. Das Gleichgewicht wird kommen, aber es wird nicht bleiben. Was CHRISTIAN HUYGENS über den Weg des Lichtes sagte, will ich mit einer kleinen Variation wiederholen: *Der Weg der Psychiatrie ist eine Aufeinanderfolge von gestörten Gleichgewichten.* Das ist in der Geschichte der Psychiatrie deutlich zu beweisen. Das Gleichgewicht geht verloren, wenn eine Richtung in ihrem schöpferischen Fortschritt zeitweise zu versanden scheint oder wenn sie andererseits so in den Vordergrund tritt, daß die anderen Richtungen nicht zu ihrem Rechte kommen. Wir werden jetzt ein neues Gleichgewicht bekommen. Die Blüte der Psychiatrie wird jahrzehntelang dauern, viel wird erreicht werden. Aber — es wird eine Zeit kommen, in der die Psychiatrie, vor allem gestützt durch Biochemie und Neurophysiologie, in zu starke Mechanisierung gerät. Dann wird, erst zögernd, später durchgreifender nach dem Menschen als einem psychisch lebenden Wesen gefragt werden. Vielleicht entsteht dann ein neues Gleichgewicht. Dann — und jetzt verliere ich mich ganz in Phantasien — wenn nach Jahrhunderten die Welt zur Wohlfahrt für alle gelangt ist, daß niemand mehr hungert, niemand mehr ökonomische Sorgen kennt — was dann? Dann wird — und jetzt erinnere ich an FREDERIK VAN EEDEN und an TEILHARD DE CHARDIN, die etwa ein gleiches Zukunftsbild entwarfen — die Menschheit rückwärts gehen durch Langeweile oder auf irgendeine andere Weise entarten. Wird dann noch Psychiatrie notwendig sein? Ich denke wohl: Die jüngeren Menschen werden rebellisch werden, nach einer geistigen Lebensbasis suchen. Das sind dann die besten; man wird sie für geistesgestört erklären, und der Psychiater wird ihr Verteidiger sein. — Die degenerativen Krankheiten von früher gibt es noch. Epidemien werden auch dann noch plötzlich auftreten mit ihrem Gefolge von psychischen Störungen. Der Psychiater-Geriater wird alle Hände voll zu tun haben. Das Leben dauert länger, die Alterskrankheiten gibt es auch weiterhin.

Das Gleichgewicht kann aber auch noch von einer anderen Seite her gestört werden. Ich halte es keineswegs für ausgeschlossen, daß einmal die Parapsychologie oder Paraphysik eine große Bedeutung erlangen wird. Dann werden viele Auffassungen revidiert werden müssen und vielleicht ganz neue Therapien entwickelt werden.

Spezielle Gegenstände

Ich habe mich bemüht, die großen Linien sichtbar zu machen, die ich im Zukunftsbild der Psychiatrie erblicke. Im letzten Teil dieses Kollegs will ich etwas über spezielle Probleme sagen, die nach meiner festen Überzeugung in der Zukunft die größte Aufmerksamkeit verdienen. Es geht um die Bewußtmachung der Grenzen der Psychiatrie *und* der Psychologie. Damit hängt die Frage nach dem Wesen des Menschen eng zusammen, die Bedeutung des Todes für das individuelle Leben, die Probleme des Übergangs zwischen gesund und krank, die Frage nach der Bedeutung des Schöpferischen in der Entwicklung des Menschen und zum Schluß — man erschrecke nicht — die großen Fragen von gut und böse.

Das Problem der Grenzen der Psychiatrie und Psychologie. Dies ist eine Frage, die mich schon seit Jahren beschäftigt, eine Frage, die sowohl für den Psychiater wie auch für seine Patienten von der größten Bedeutung ist. Das Ansichtigwerden dieser Grenzen hat meine psychiatrische Arbeit und meinen psychiatrischen Unterricht stark beeinflußt. Ich habe aber nahezu nichts darüber geschrieben. Zum erstenmal habe ich darüber geschrieben in meinem Essay über FREDERIK VAN EEDENs Roman „Von den kühlen Seen des Todes". Ich schrieb in diesem Essay: Die Hauptfigur in diesem Roman ist so lebendig dargestellt, daß wir ebenso wie in der Realität merken, daß ihr Wesentlichstes immer wieder unseren psychiatrischen Begriffsbestimmungen entgleitet. Entgleitet das Wesentlichste auch unserer psychologischen Annäherung? Auch das ist ein faszinierendes Problem. Es besteht aller Grund anzunehmen, daß dies ebenso für die Psychologie gilt.

Den stärksten Impuls zum Nachdenken über diese Grenzen gab mir vor mehr als 20 Jahren eine Passage in DOSTOJEWSKIS Roman „Der Idiot". Etwa gegen Ende des Buches gibt Jewgeni Pawlowitsch, ein Mann, von dem DOSTOJEWSKI sagt, daß er bekannt war wegen seiner vortrefflichen Intelligenz und seines psychologischen Menschenverständnisses, eine Erklärung, was Myschkin eigentlich für ein Mensch sei. Er gibt diese Erklärung in einem Gespräch mit dem Prinzen selbst, kurz nach der großen Szene zwischen Nastassja Filippowna, Aglaia und Myschkin. Einen Teil dieser Passage will ich hier zitieren: „Logisch und klar und, wir wiederholen es, mit einer außergewöhnlichen psychologischen Einsicht enthüllt er vor dem Prinzen das Gesamtbild aller Beziehungen, die in der Vergangenheit zwischen dem Prinzen und Nastassja bestanden hatten. Jewgeni Pawlowitsch hatte immer die Gabe des Wortes besessen, aber diesesmal übertraf er sich selbst. Sie haben vom allerersten Augenblick an mit einer Lüge begonnen ... und was mit einer Lüge beginnt, das muß auch mit einer Lüge endigen." Er erwähnt dann die Unerfahrenheit des Prinzen, seine außergewöhnliche Herzenseinfalt, sein mangelndes Gefühl für Maß, den gewaltigen Umfang seiner rein cerebralen Überzeugungen, die er selbst für echte, spontane, natürliche Überzeugungen hielt. — Pawlowitsch sagt: „Wenn Sie wollen, kann ich Ihr ganzes Wesen für Sie analysieren. Ich kann Sie Ihr Spiegelbild sehen lassen, so genau weiß ich, worum es jedesmal ging." Er spricht über Myschkins Heimweh nach der Schweiz, über seine schädliche Lektüre, er erwähnt den Zustand seines Nervensystems, die Epilepsie, das Tauwetter in Petersburg, seine Strapazierung durch die vielen Eindrücke in der ihm fremden Stadt. „Ja, ja", bestätigte der Prinz, mit dem Kopf nickend und etwas errötend, „jawohl, so war es auch beinahe genau so und wissen Sie auch, daß ich beinahe die ganze voraufgehende Nacht im Zug nicht geschlafen habe"? Pawlowitsch fährt fort: „Die Frage ist, ob hinter Ihren Gefühlen Wahrheit und Echtheit steckt, ob das Gefühl natürlich und spontan entstand oder ob es sich nur um eine Art cerebraler Begeisterung von ihnen gehandelt hat?" Der Prinz murmelte: „Ja, sehr gut, es ist sehr gut möglich, daß Sie Recht haben." — Als ich das alles las, dachte ich: Es ist alles wahr, was Pawlowitsch sagt, aber es ist in einer beinahe ärgerniserregenden Weise *nicht* richtig. Das Eigentlichste, das, worum es geht, ist in dieser Erklärung *nicht* gegeben. Das Essentielle geht verloren. Zugleich dachte

ich: Wir Psychiater verhalten uns oft genau so wie Pawlowitsch, wenn wir unsere
Patienten mit dem identifizieren, was wir wissenschaftlich von ihnen wissen. Auch
wir gehen an dem Essentiellen vorbei. Das hat mir zur bleibenden Warnung gedient.
Immer wieder aufs neue vor dem Vorhandensein dieser Grenzen zu warnen, scheint
mir von großer Wichtigkeit zu sein, nicht allein für die Psychiater, sondern für alle
diejenigen, die „psychiatrisierend" oder „psychologisierend" mit Menschen zu tun
haben. Werden wir denn niemals erfahren, was hinter der Grenze liegt? Darüber be-
lehrt uns der Künstler, der in Gebiete vorstößt, die jenseits der Grenzen der uns
gegenwärtig bekannten Psychologie und der kodifizierten Menschenkenntnis liegen.
Schriftsteller und Dichter machen in ihren Schöpfungen etwas vom Unsagbaren
spürbar. Jede wirkliche Schöpfung ist nicht aus psychologischer Kenntnis entstanden,
aber sie bereichert diese. Ich habe bei diesen Studien noch etwas anderes gelernt. In
der durch den Schriftsteller geschaffenen Persönlichkeit bleibt immer etwas übrig, das
für verschiedene Interpretationen zugänglich ist, die alle der geschaffenen Wirklichkeit näher kommen, sie aber nie erreichen. Das gilt genau so für den lebendigen Menschen, der selbst eine Schöpfung ist. Nur ein Roboter ist ganz zu erklären. Indem
ein großer Schriftsteller die Grenzen des nicht Kodifizierten durchbricht, ist sein
Fund keineswegs selten zugleich ein Anschlag auf die bestehende gesellschaftliche
Ordnung, aber es muß das nicht immer so sein.

Daß das Thema: was ist die *Bedeutung von Sterben und Tod* im individuellen
Leben des Menschen? Aufmerksamkeit erwecken wird, scheint mir nahezu sicher zu
sein. Aber ich will darauf jetzt nicht näher eingehen. Ich will dieses Thema nur genannt haben. Ein anderes Problem, das mir von großem Gewicht zu sein scheint,
ist das der Übergänge zwischen gesund und krank. In meinem Denken gibt es hier
keine Kontinuität. Im Augenblick stehe ich mit dieser Ansicht fast ganz allein. —
Wenn ich recht haben sollte, würde das uns zwingen, viel von dem zu revidieren,
was wir zu wissen meinten. Besteht insofern Diskontinuität, daß der kranke Mensch
auf einem anderen Integrationsniveau lebt als der Gesunde, so gehorcht jener Zustand
anderen Gesetzen als denen, die für den gesunden Menschen gelten. Dann können wir
das Kranke nicht aus dem Gesunden erklären, ebensowenig wie wir unser Wissen
vom Kranken auf das Gesunde anwenden können. Am klarsten wurde mir das bei
folgendem Gedanken: „Wenn König Ödipus an einem Ödipuskomplex gelitten hätte,
dann wären seine Schicksale keine Tragödie, sondern eine Krankengeschichte." Diesen Gedanken habe ich anderwärts ausgeführt, und zwar in einem Artikel über die
neurotischen Doublüren des menschlichen Leidens. Ich erwähne das hier nur aus dem
Grunde, daß diese Einsicht mich in meiner psychiatrischen Arbeit sehr vorsichtig gemacht hat.

Etwas ausführlicher will ich jetzt noch über ein anderes Thema sprechen. Schon
lange denke ich, daß das Formproblem in der Psychiatrie von großer Bedeutung ist
und immer noch größere Bedeutung erlangen wird. — Sehr eng damit verwandt ist
das *Problem der psychischen Kreativität*. Formgebung — welche auch immer — ist
bestimmt durch eine formgebende Kraft, eben die kreative, schöpferische Kraft. Diese
Einsicht vertiefte sich in mir durch das Studium einer Romanfigur als Schöpfung. —
Ist es ein zu phantastischer Gedanke, daß so, wie der Schriftsteller einen Menschen
kreiert, dem lebenden Menschen selbst etwas innewohnt, was *ihn* kreiert zu dem, was
er ist, während seiner ganzen Entwicklungszeit von der Geburt an bis zum Tode
und jeden Tag vom Aufwachen an bis zum vollwachen Bewußtsein? Unsere Mor-

phologie ist kreativ bestimmt, warum dann nicht unser psychisches So-Sein in seiner individuellen Unvertauschbarkeit? Wir nahmen immer eine Entwicklung an, die verschiedene Stadien durchläuft: diskontinuierliche Stadien, denn für jede Entwicklung ist ein Aufgeben und ein Neubilden von Strukturen notwendig. Ich sprach von Integrationsniveaus und mit SHERRINGTON von integrativer Aktivität. All das wird aber viel deutlicher, wenn wir die Entwicklung als einen kreativen Prozeß ansehen, der von der Integration Gebrauch macht. Aus dem bloßen Durchgang durch Integrationsniveaus wird es nicht begreiflich, daß unser endgültiges So-Sein einzigartig ist, einen eigenen Stempel trägt. So wird auch der Begriff der „produktiven Desintegration" klarer. Durch den kreativen Prozeß bekommt alles in uns seinen eigenen Platz, der gleiche Inhalt erhält durch die Form bei jedem Menschen einen anderen Akzent. So wird auch beim lebenden Menschen der Inhalt zum Formproblem. Ist Geisteskrankheit dann nicht zumindesten *auch* eine Störung der individuellen Kreativität? Zu HENRI EYS Dictum „Die Psychopathologie ist die Pathologie der Freiheit" müßte dann hinzugefügt werden: „auch die der Kreativität". Bei der näheren Ausarbeitung dieser Gedanken wird die Arbeit von HUGENHOLTZ und von VAN LENNEP von Wichtigkeit sein.

In der letzten Zeit kreisten meine Gedanken in der praktischen Arbeit immer mehr um die Probleme, die mit den *Begriffen „gut" und „böse"* zusammenhängen. Ich stieß auf diese Problematik vor allem durch den Versuch, Grausamkeit und Sadismus phänomenologisch und wenn möglich auch psychogenetisch zu differenzieren. Phänomenologisch besteht eine klar erlebbare Verschiedenheit. Die Psychogenese beider Phänomene ist dunkel. Noch schwieriger wird es, wenn Sadismus und Grausamkeit zusammengehen. — Man kann ohne Zwang im Sadismus einen defizienten Modus der Liebe sehen, in der Grausamkeit nicht. Das gleiche Problem hat sich mir ergeben, als ich das Buch von MULISCH über den Eichmann-Prozeß las, ein Buch, das ich zu den wesentlichsten Erscheinungen der niederländischen Literatur rechne. Man kann sagen: Ein sadistischer Mensch ist noch nicht ein „schlechter" Mensch, ein ausgesprochen grausamer Mensch ist „schlecht". Je länger, je mehr wird es mir klar, daß die Psychiatrie *und* die Psychologie Rechenschaft zu geben haben über das „Gute" und „Schlechte" im Menschen. Ich habe den Versuch gemacht, darüber in unserer wissenschaftlichen Fachliteratur, u. a. in der psychoanalytischen, etwas zu finden. Dabei stieß ich auf die merkwürdige Tatsache, daß beinahe jeder Autor diesem Problem aus dem Wege geht. Früher schrieb ich einmal: „Der Mensch ist nach FREUD ein unschuldiger Mensch." Man sagt wohl, daß die Psychoanalyse für den Menschen eine ernsthafte narzißtische Kränkung bedeutet. Das Gegenteil ist wahr. Niemand hat dem Narzißmus so geschmeichelt wie FREUD. „Schuld" ist bei ihm immer Schuld von anderen, meistenteils die der Mutter, aber auch die des Vaters und manchmal die von Bruder und Schwester.

Phänomenologisch gibt es darüber fast nichts. BINSWANGER hat in seinem ausführlichen Werk über die Grundformen des menschlichen Seins nur kurz darüber geschrieben. Nach seiner Meinung steht das psychologische Urteil immer „jenseits der Gegensätze von schuldig-unschuldig, von Gut und Böse". Er sagt dann etwa: Gut und schlecht gehören zueinander wie Licht und Schatten. Die „Seinserkenntnis" soll sich jeden Urteils über die menschliche Natur als eine im Grund „gute" oder im Grund „schlechte" enthalten. Sie soll den Gegensatz von gut und böse nicht als einen absoluten, sondern als einen relativen erkennen. — BINSWANGER ruft DOSTOJEWSKI,

Schiller und Goethe als Zeugen an. Dostojewski und Schiller lassen uns hineinsehen in die tiefsten Abgründe des Bösen, in die Abgründe des „Gemeinen und Traurigwahren" (Schiller) [1], des „niedrig Schrecklichsten" (Goethe) [2], aber sie lassen uns
auch die Untrennbarkeit des Schlechten vom geistig Guten, vom Heiligen im Menschen erblicken. All das Schlechte soll aus dem Bestreben der Seele entstehen, die
Kränkung des Heiligen, des tiefsten, innersten Wesens der Persönlichkeit, zu rächen
oder seine Rechte — und sei es auf unsinnige und perverse Weise — durchzusetzen.
Was ich darüber bei Jung finde, kommt eigentlich auf dasselbe hinaus: Das Böse ist
das potentielle Gute. Ein hervorragender Analytiker wie Heinz Hartmann bringt
mich in diesen Fragen nicht weiter, auch nicht Caruso. Auch nicht Teilhard de
Chardin. — Als ich einen bekannten Philosophen danach fragte, sagte er, mit der
Hand abwinkend: „Ich bin kein Moralist." Müssen wir uns denn davor so fürchten?
Nach meinem Eindruck bleiben alle, die ich darüber zu Rate zog, im Theoretischen
stecken: damit ist das Böse als solches nicht wegdisputiert. Die große psychologische
Frage bleibt: Wie äußert sich das Böse im psychischen Leben, wie wirkt es, woraus
zieht es seine Energie? Welche Unterscheidungen sind hier notwendig? Wie wirkt
diese Seite unseres Seins auf alle anderen Funktionen ein? Worin bestehen die Vermummungen des Bösen? Die psychologische Empirie lehrt uns manchmal, daß eine
böse Tat eine Etappe auf dem Weg nach dem Guten sein kann. Ich glaube, das auch
selbst gesehen zu haben. Ich habe mehrmals gesagt: Das Dankgebet für die Sünde
besteht nicht zu Unrecht. In einigen Fällen wage ich selbst von der „Unschuld" der
Sünde zu sprechen. Allzu oft ist aber die böse Tat nur eine Etappe auf dem Weg nach
dem ganz Schlechten. Das haben wir viel zu oft gesehen, um es einfach zu leugnen.
Formulieren wir es notfalls etwas anders, aber seien wir ehrlich: Das Böse *gibt* es.
Manchmal ist eine Persönlichkeit durch das Böse geradezu gekennzeichnet. Wir würden lügen, wenn wir es nicht zugeben, das Schlechte in uns selbst und bei anderen zu
kennen. Es gibt Menschen, die ich mit meinem ganzen Herzen und meinem ganzen
Verstande schlecht nenne. Unter Dostojewskis Figuren denke ich an Stawrogin. —
Sind wir uns so sicher, daß wir ihn als „pervertierten Heiligen" besser charakterisieren denn als einen „schlechten Menschen"? Ist der Heidelberger Katechismus
mit seinem „Der Mensch ist geneigt zu allem Bösen" nicht viel realistischer? — Aber
ich würde doch gerne hinzufügen: „und geneigt zu allem Guten". Von Herzen hoffe
ich, daß wir an diesem Problem nicht weiterhin vorbeigehen, sondern es in recht vielseitiger Weise studieren werden. Unsere Erkenntnis wird dadurch in hohem Maße
bereichert werden. Die Freie Universität hat eine Chance vorübergehen lassen: Abraham Kuyper erteilte dem ersten Hochschullehrer der Psychiatrie mehr oder minder
den Auftrag zu erforschen, wie der Teufel auf die menschliche Seele einwirkt. Wir
würden das heute anders ausdrücken, aber das Problem bleibt das gleiche.

Eine tiefere Erkenntnis des Guten und Bösen wird, dies ist meine Voraussage,
das Gesicht der Psychotherapie verändern, vielleicht auch das der forensischen Psychiatrie. Natürlich sehe ich auch die Gefahren einer neuen Psychologie des Bösen. Sie
könnte zu einem unerträglichen Pharisäismus führen, wenn wir nicht zu gleicher Zeit
das Böse in uns selbst erkennen.

---

[1] In „Die Braut von Messina". Zit. nach L. Binswanger: Grundformen und Erkenntnis
menschlichen Daseins, S. 579.

[2] Goethe über Schiller im Epilog zur Glocke. Zit. nach L. Binswanger: Grundformen, S. 579.

Schluß

Am Ende dieses Kollegs sage ich es nochmals: Wir kennen den Menschen nicht. Müssen wir uns darüber beklagen? Ob es im wissenschaftlichen Sinne jemals möglich sein wird, den Menschen zu kennen, ist eine offene Frage. Ob es erwünscht wäre, den Menschen wissenschaftlich zu erkennen, bezweifle ich stark. In dem Augenblick, wo dies geschähe, würde sich der Mensch in einen Roboter verwandeln. Für die Menschheit würde das noch schrecklichere Folgen haben können als die Befreiung der Kernenergie. Apokalyptische Visionen steigen vor uns auf.

Wir kennen den Menschen nicht. Wahrscheinlich werden wir ihn niemals kennen. Das darf uns aber nicht defaitistisch machen. Denn wir wissen zugleich auch, daß zuweilen ein menschliches Einanderverstehen möglich ist, das zu den höchsten Wohltaten des Lebens gehört.

Die neurotischen „Doublures“ des menschlichen Leidens

(Meditation über das Thema „Wenn König Oedipus an einem Oedipuskomplex gelitten hätte, dann wäre sein Schicksal keine Tragödie, sondern eine Krankengeschichte“)

Lieber Eugène Minkowski,

erlauben Sie mir, daß ich mit einem Brief zu Ihrer Festschrift beitrage. Ich weiß keine bessere Form. Die Art und Weise, in der Sie Psychiatrie lehren, ist sehr persönlich; das zeigt sich in allen Ihren Schriften, mehr noch vielleicht in ihren Vorlesungen und am allermeisten in Gesprächen mit Ihnen über die Psychiatrie, die uns beiden so lieb ist. Ihre Arbeitsweise ist stets gekennzeichnet durch eine Vertrautheit im Umgang mit dem psychischen Leben, durch eine liebevolle Annäherung, die — obwohl wir gegenwärtig so gern von „liebender Kommunikation“ sprechen — doch sehr selten ist. Diese Vertrautheit ist fast immer verbunden mit Achtung vor dem psychischen Leben: dem normalen und dem pathologischen. Die zarte Behutsamkeit im Umgang mit dem Leben, dessen Wesen Sie kennen lernen wollen, bewirkt, daß Sie völlig der „rage de vouloir conclure“ entgehen und daß es Ihnen genügt — und wieviel bedeutet dies — sich dem Leben zu nähern, so wie es ist. Dadurch hat Ihre Arbeitsweise etwas von Meditation, ein gefährliches Wort im Zusammenhang mit Wissenschaft. Nicht jeder weiß, daß eine Meditation oder eine Träumerei manchmal mehr verborgene Realität enthält, tiefster Objektivität näher kommt, als manche streng objektive wissenschaftliche Untersuchung. Die Quasi-Realisten mögen dies Träumen und seine Ergebnisse verschwommen nennen, aber dann erkennen sie nicht die Luzidität in Ihren Arbeiten, die scharfe Klarheit, die Eröffnung eines neuen Horizontes, die dem objektiven Wissen über die Psyche, wie es die Realisten gefunden haben, eine weitere Dimension hinzufügt. Ich weiß Sie nicht besser zu ehren, lieber Minkowski, als dadurch, daß ich Ihnen in aller Bescheidenheit eine eigene Meditation vorlege. Eine Meditation, deren Wert ich selbst noch nicht völlig übersehe und die ich deshalb gerne durch Ihr Urteil geprüft haben möchte. Weil es sich um Gedanken handelt, die ich noch nicht ganz zu Ende gedacht habe, scheint es mir am besten, Ihnen meine Überlegungen in Briefform vorzulegen und nicht in der gewichtigen Form einer Abhandlung.

Vor einiger Zeit kam mir plötzlich folgender Gedanke: „Wenn König Oedipus an einem Oedipus-Komplex gelitten hätte, dann wäre sein Schicksal keine Tragödie, sondern eine Krankengeschichte." Ich war von dem Gedanken sehr überrascht. Ich hatte das Gefühl, daß ich in diesem Satz die Ergebnisse von langdauernden und vielfältigen Überlegungen zusammengefaßt hatte. Schon lange hatte ich mich mit dem Unterschied zwischen „gesundem" und „krankem" psychischem Leben beschäftigt. Ich habe den Eindruck, daß bedeutende Vertreter unseres Faches diesen Unterschied immer weniger sehen und es auch nicht wichtig finden, danach zu suchen. Die Phänomenologen — von ihrem Standpunkt aus — kümmern sich wenig um die Frage „pathologisch oder nicht pathologisch". Sie interessieren sich entweder ausschließlich dafür, wie oder was ein Mensch subjektiv erlebt (JASPERS), oder, wenn sie phänomenologische Anthropologen sind, fragen sie nach der Art und Weise des Seins, die dieses Erleben möglich macht (L. BINSWANGER u. a.). Die überraschenden Ideen der Tiefenpsychologie geben allen Anlaß, den Unterschied zwischen gesund und krank nicht als wesentlich zu betrachten. Ich übertreibe nicht, wenn ich sage, daß die meisten von uns den Übergang zwischen gesund und krank als fließend ansehen. Ich habe dies eine Zeitlang auch getan, aber ich zweifle immer mehr daran. Unser Begriff von psychischer Gesundheit geht verloren oder richtiger: Wir haben kein klares Bild davon, was psychische Gesundheit eigentlich ist. Wir wissen viel mehr vom kranken Seelenleben. Allerdings bezweifle ich auch, ob das richtig ist: Denn wenn wir nicht wissen, was das gesunde seelische Leben ist, entgehen uns bei der Beurteilung des Kranken vielleicht die wesentlichsten Perspektiven. Sollte man daher nicht besser sagen, daß wir den Erkenntniswert des kranken Seelenlebens überschätzen? Etwas von dieser Überschätzung fühle ich in dem so oft gehörten Ausspruch: „Im Kranken enthüllt sich das Tiefste des Menschen. Durch die Krankheit bekommen wir wie durch ein Vergrößerungsglas die tiefsten spezifisch menschlichen Regungen zu sehen." Ich glaube das nicht. In der Krankheit sehen wir das kranke Leben, nicht mehr und nicht weniger. Das tiefste menschliche Leben kenne ich aus den sublimen Gefühlen und Verhaltensweisen von gesunden, mitunter ganz gewöhnlichen Menschen. Das tiefste Menschliche sehen und erleben wir in den Äußerungen von Künstlern: im lyrischen Gedicht, im Epos, im Roman, in der Tragödie, in der Musik und in der bildenden Kunst. Nein, so liebevoll ich mich in dieser Hoffnung dem seelischen Leben der Kranken auch genähert haben mag, niemals hat es mir jenes besondere Gefühl von dem Sublimen und Tiefen gegeben, das das gesunde Leben und die Kunst uns geben können. Wenn dies richtig ist, dann müssen wir auch die Bescheidenheit haben zu erkennen, daß der Psychiater nicht eo ipso ein Menschenkenner ist.

Wir fragen uns nicht genug, was die wesentlichen Merkmale der Gesundheit sind. Dadurch sehen wir nicht deutlich, was dem Kranken fehlt, und wir interessieren uns nicht genügend für das, was JACKSON das negative Symptom genannt hat. Von diesem Vorwurf kann ich die französische Psychiatrie ausschließen, in der früher durch RIBOT, dann durch HENRI EY und seine Schüler und später durch JEAN DELAY u. a. in seinem schönen Artikel über RIBOT der Lehre von JACKSON große Bedeutung zugemessen wird. Durch das Übersehen des negativen Symptoms in den Krankheiten, die ich im engeren Sinne Neurosen nennen will, wurde es möglich, dem Wort Neurose eine derartige Ausbreitung zu geben, daß fast jeder menschliche Konflikt von vielen Psychiatern neurotisch genannt werden kann. Dies finde ich eine höchst bedenkliche Erscheinung. Das psychische Leben des gesunden Menschen kann sehr gestört sein, ohne daß von Krankheit zu sprechen ist. Der Mensch kennt wahrhaft unerträgliche Spannungen, hohe geistige Verzückungen, mystisch-ekstatische Erlebnisse, aber auch tiefe Niedergeschlagenheit, Schuld und Reue, Mangel an erfahrener Liebe, gekränktes Ehrgefühl, tief verborgenes Leiden über den Verlust von geliebten Menschen. Da ist die nicht nachlassende Qual: der Kampf mit seinem Zerbrochen-Sein, seiner Angst, seinem Stolz, es ist der Kampf mit dem immer wieder gefährlichen Leben und der Unberechenbarkeit des menschlichen Schicksals. Hüten wir uns davor, dies alles Krankheit zu nennen. Das wäre eine Verletzung der menschlichen Würde.

Dies alles ist zusammengefaßt in dem Satz: „Wenn König Oedipus an einem Oedipus-Komplex gelitten hätte, dann wäre sein Schicksal keine Tragödie, sondern eine Krankengeschichte." Wenn man das tiefer durchdenkt, dann erheben sich da natürlich allerlei Fragen. Litt er denn nicht an einem Oedipuskomplex? Das scheint doch sehr nahe zu liegen. Hat FREUD nicht gesagt, daß der tiefe Eindruck, den die Tragödie hinterläßt, gerade darauf beruht, daß unser aller Oedipuskomplex angerührt wird? Das klingt beinahe überzeugend, aber es bleiben Zweifel. Wäre das Leiden des Oedipus ein Oedipuskomplex im neurotischen Sinn, hätten wir in seinen Erlebnissen die Auswirkungen einer Neurose zu sehen, dann wäre Oedipus sicher in hohem Maße mitleiderregend, aber nicht jene große tragische Figur, die er ist. Das Tragische ergreift uns durch das tief Menschliche — das ist etwas anderes als das neurotische Leben. Aber die Oedipus-Tragödie, so wie sie SOPHOKLES uns darstellt, umfaßt viel mehr.

Zunächst einmal vergessen wir immer wieder, was ich die andere Seite des Komplexes zu nennen pflege: das ambivalente Verhalten der Eltern gegenüber ihren Kindern. Es waren doch die Eltern, die dem kleinen Kind den Tod bringen ließen. Es ist die Tragik von Jokaste: Wir müssen sie dann aber für mindestens ebenso neurotisch halten wie Oedipus, denn warum sollten wir bei ihr nicht ein unbewußtes, beängstigendes Verlangen annehmen, ihren Sohn sinnlich lieben zu müssen? Aber auch damit ist die Tragödie nicht erschöpft. Erschütternd ist, sicher in gleichem Maße wie das Schicksal der Personen, das Problem von Schuld und Vergeltung. Schuld, ohne davon zu wissen, also schuldlose Schuld? Oder müssen wir annehmen, daß Oedipus und Jokaste, „dort, wo die Seele keine Faxen macht" — um mit THOMAS MANN zu sprechen — recht gut wußten, was sie taten? Das glauben Sie doch auch nicht. Es ist auch das Drama von der Unwandelbarkeit des Willens der Götter und vom Entsetzen vor dem Gedanken, in welche gewaltigen, beinahe monströsen Verwikkelungen der Mensch geraten kann. Ist es tatsächlich neurotisch, in jener bestimmten Kultur, in der das Drama sich abspielt, die offene Blutschande schrecklich zu finden, ist es nicht auch als normal anzusehen, daß der Tod dann als das Schrecklichste in der Welt betrachtet werden muß, wenn ein Sohn seinen Vater unwissend tötet? Nein, keine der Hauptpersonen ist neurotisch, Oedipus nicht (ich komme darauf gleich zurück), Jokaste nicht — wie unneurotisch ist ihre Bemerkung zu Oedipus, daß jeder Mann doch wohl einmal geträumt hat, daß er bei seiner Mutter liege, daß dies so schlimm nicht sei, wenn er nur nicht viel daran denke — und Kreon nicht, es sei denn, er leide an einer Adlerschen Machtneurose durch frustrierten Ehrgeiz.

Und doch könnten Sie sagen: Dennoch sind die Übereinstimmungen zwischen den Erlebnissen des Oedipus und den Verwicklungen des Oedipuskomplexes unverkennbar. Dies gibt auch mir — der den Oedipuskomplex als sicher bestehend anerkennt — jedesmal den Gedanken ein, es könne alles, was ich oben gesagt habe, nicht richtig sein. Aber ich stelle dem mit Nachdruck gegenüber: Die Ähnlichkeit verwischt den Unterschied nicht. Zuerst den „klinischen Unterschied": Von einem Kranken, der ernstlich durch einen Oedipuskomplex gequält wird, wäre es höchst merkwürdig zu hören, daß er über 18 Jahre ein guter König gewesen ist und in einer glücklichen Ehe gelebt hat.

Das Verhältnis zwischen den Ehegatten macht nach 18 Jahren noch immer einen sehr guten Eindruck. Es ist ein Anflug von Mütterlichkeit in Jokaste, das ist unverkennbar, aber das ist doch wahrlich nicht neurotisch zu nennen. Ganz unneurotisch ist die Haltung von Oedipus im Beginn der Tragödie. Vor allem den energischen Wunsch, die Wahrheit herauszufinden, habe ich noch niemals bei einer Behandlung beobachtet; sicher nicht in diesem Ausmaß. Und doch könnten Sie wiederholen: Es bestehen Ähnlichkeiten, die nicht zu übersehen sind. Es ist sogar noch mehr. Wir alle haben als Kind etwas durchgemacht, was auch meiner Meinung nach eine oedipale Phase genannt werden kann. Ich gebe zu bedenken, ob der Name „oedipale Phase" von FREUD glücklich gewählt wurde; wir wissen, daß er selbst geschwankt und sich gefragt hat, ob nicht die Bezeichnung „Hamlet-Komplex" den Vorzug verdiene. Ich meine dies bestimmt: Hamlet macht einen viel neurotischeren Eindruck als Oedipus. Doch läßt sich auch dagegen einiges anführen. Aber die kindliche Phase wird kaum zu einem Oedipus*komplex* in der Neurose; eine Neurose ist ja auch bei FREUD ein Krankheitszustand. Sie könnten auch noch auf die Phobie oder Angst hinweisen, die Oedipus von seinen Pflegeeltern fortgehen läßt. Ich bekenne, daß ich dafür keine gute Erklärung finde. Ich könnte natürlich sagen: Das hat SOPHOKLES für die Handlung seines Dramas nötig, aber ganz befriedigend finde ich das eigentlich auch nicht. Wie dem auch sei, ich sehe keinen Grund, meine Ansicht, daß Oedipus nicht an einem Oedipuskomplex leidet, fallen zu lassen *und* ich halte zugleich an der Ähnlichkeit mit den oedipalen Verwicklungen fest. Es hat lange gedauert, bis mir dieser unklare Punkt klarer wurde. Es brachte mich auf das, was ich die neurotischen „Doublures" des menschlichen Leidens genannt habe.

Alles, was ich hierüber sage, gilt für sehr viele Neurosen. Es besteht eine unverkennbare Ähnlichkeit zwischen dem menschlichen Konflikt, der Tragödie des menschlichen Daseins und dem, was sich in Neurosen abspielt, und es besteht ein unverkennbarer Unterschied. Um dies näher zu illustrieren, will ich eine kurze Krankengeschichte wiedergeben.

Eine 38jährige Patientin klagt seit Jahren über heftige Anfälle von Leibschmerzen. Zwischen diesen Anfällen war sie niemals ganz frei von unangenehmen Sensationen im Leib. In ihrer Jugend hatte sie eine Peritonitis durchgemacht. Sie wurde wegen der Schmerzen wiederholt operiert: Es ist jedesmal etwas gefunden worden (Verwachsungen), aber die Anfälle kamen mit derselben Heftigkeit wieder. Mehr und mehr waren der Hausarzt und die Spezialisten davon überzeugt, daß die Frau an schwerer Hysterie leide. Psychogene Faktoren lagen zum Greifen nahe. Die Mutter war gestorben, als die Patientin etwa 20 Jahre alt war. Sie hat damals ihre eigene Arbeit unverzüglich aufgegeben und den Platz ihrer Mutter eingenommen. Es glückte ihr, den Vater, der ein gebrochener Mann war, wieder aufzurichten. Sie versorgte den Haushalt und übernahm alle die repräsentativen Aufgaben, die ihre Mutter stets vortrefflich erfüllt hatte (der Vater war ein großer Geschäftsmann), in ausgezeichneter Weise. Jahrelang ging das gut. Große innere Schwierigkeiten entstanden, als ein jüngerer Freund ihres Vaters sie heiraten wollte. Sie hat lange geschwankt, was sie tun sollte. Der Vater war sehr gegen die Ehe, er verlor — wie er sagte — aufs Neue seine Frau. Die Schmerzanfälle hatten damals schon begonnen. Schließlich stimmte sie der Heirat zu. Als es so weit war, erklärte sich auch der Vater einverstanden. Doch konnte sie ihn nicht ganz aufgeben. Sie verteilte ihre Aufmerksamkeit zwischen Ehemann und Vater. Der Mann ertrug dies in taktvoller Weise, doch war es deutlich, daß es ihm schwer fiel. Der Mann war stets voller Sorge um sie, er wollte im Hinblick auf die Schmerzen seiner Frau auch keine Schwangerschaft riskieren. Der Hausarzt und ein hinzugezogener Internist zweifelten nicht an der Diagnose Hysterie. Sie sprachen sich daher gegen eine Operation aus. Merkwürdigerweise riet der Internist sehr davon ab, einen Psychiater um Rat zu fragen. „Von einem Psychiater ist nichts zu erwarten, von ihm würde sie obendrein nicht mehr loskommen." Ich erwähne das, denn es ist wichtig zu wissen, daß diese Ablehnung und Abwehr der Psychiatrie noch immer vorkommt. Glücklicherweise betrachten die meisten Sachverständigen dies jezt als einen Anachronismus. Wie dem auch sei, der Chirurg, der wie jeder gute Chirurg den psychischen Zustand seiner Patientin sehr genau berücksichtigte, zögerte. Er fand, daß die Patientin keinen hysterischen Eindruck machte. Er hielt aber die anamnestischen Tatsachen für so wichtig, daß er auf Grund dieses Eindruckes eine Hysterie nicht auszuschließen wagte. Fortschrittlicher als der Internist legte er die Entscheidung in die Hände des Psychiaters. Der Psychiater konnte in einer Reihe von intensiven Gesprächen keine psychopathologischen Erscheinungen finden. Er sah eine Patientin, die in vollkommen klarer und sachlicher Weise ihren Zustand schilderte. Er bemerkte darin keinen Anflug von Unechtheit. Die Patientin machte einen reifen, erwachsenen Eindruck trotz ihres sehr jugendlichen Äußeren. In allem zeigte sich, daß ihr Wirklichkeitssinn gut entwickelt war. Trotz der Schmerzanfälle lebte sie ein aktives Leben. Sehr wesentlich war, daß sie ein Mindestmaß an schmerzstillenden Mitteln gebrauchte. Ihre Kontakte mit ihren Mitmenschen waren vollkommen befriedigend. Das Verhältnis zu ihrem Vater machte im ganzen nicht den Eindruck einer krankhaften Abhängigkeit. Es war deutlich, daß sie von ihrem Mann alles erhielt: psychisch und sexuell-erotisch. Ihre einzige Klage war, daß er zu vorsichtig mit ihr umging. Sie verstand, warum sie psychiatrisch untersucht wurde. Sie wollte den Gedanken, daß die Schmerzen einen seelischen Ursprung haben könnten, nicht ganz verwerfen, aber sie hielt es für äußerst unwahrscheinlich. Der Psychiater gab den Rat, eine Operation vorzunehmen. Dies geschah. Der Chirurg fand Abweichungen, Verwachsungen, die die Schmerzanfälle erklärbar machten. Der Verlauf nach der Operation war völlig normal. Die Patientin teilte mit, sich nach keiner der früheren Operationen so gut gefühlt zu haben wie nach dieser. Auch wenn es zur Zeit — nach einigen Monaten — noch etwas zu kurz ist, um mit Sicherheit zu sagen, daß die Diagnose richtig war, beschreibe ich diese Patientin, und zwar aus folgendem Grund:

Sollten die Schmerzen wiederkommen, dann müßte der Psychiater die Patientin noch einmal sehen. Höchstwahrscheinlich würde er zu demselben Schluß kommen und dann entweder zu einer neuen Operation raten oder der Patientin raten, mit diesen Schmerzen durch ihr Leben zu gehen. Hier werden wir mit einer Erscheinung bekannt, die nach meiner Meinung von großer Bedeutung ist. Bei dieser Patientin ergaben sich Lebensverwicklungen in vollwertiger menschlicher Art. Betrachtet man die Verwicklungen mit klaren Augen, so ist darin nichts Krankhaftes zu finden. Es ist normal, daß dieses Mädchen den Platz der Mutter einnahm. Es ist normal, daß dadurch das Verhältnis zu ihrem Vater ein besonderes wurde. Es ist normal, daß die junge Frau in Konflikt geriet, als sie um die Ehe gebeten wurde, daß sie — dann verheiratet — ihren Vater nicht ganz aufgab, sondern so gut wie möglich ihre Aufmerksamkeit zwischen ihrem Mann und ihrem Vater teilte. Es würde ein grober Fehler sein, dies alles für sich allein als krankhafte Gebundenheit, als unverarbeitete oedipale Fixation zu betrachten. Das merkwürdige aber ist, daß das gleiche Verhaltensschema auch bei krankhaften Zuständen vorkommt. Dann scheint oberflächlich alles gleich zu sein, aber das Wertvolle fehlt. Im neurotischen Sein finden wir eine Kopie des vollmenschlichen Leidens, aber in der Kopie fehlt etwas. Oder, um ein anderes Bild zu gebrauchen: Das Stück wird nicht durch einen vollwertigen Schauspieler gespielt, sondern durch ein minder begabtes Double. Es ist eine der Aufgaben der Psychiatrie, diese Unterschiede, die wir bisher nur sehr unvollkommen angeben können, zu beschreiben und sehr genau herauszuarbeiten. Ich bin geneigt zu glauben, daß dies von weitgehender Bedeutung für die Entwicklung der Psychiatrie sein könnte.

Ich hoffe, daß hiermit deutlich geworden ist, was ich mit den neurotischen Doublures meine. Ich hätte darüber noch viel mehr sagen wollen, aber mein Brief würde zu lang werden. Ich will Sie nur noch auf ein verwandtes Problem hinweisen. Es handelt sich um Erscheinungen, die wir eigentlich nur bei Kranken finden, die aber bisweilen auch im Rahmen der Gesundheit vorkommen. Ein sehr typisches Beispiel hierfür wird in dem höchst bemerkenswerten Buch von HIRSCH LOEB GORDON „The Maggid of Caro" (New York 1949) erzählt. Hierin beschreibt GORDON das Leben des großen Rabbiners JOZEF CARO (1488—1575), eines Mannes mit sehr großen Gaben, eines großen Gelehrten, eines menschlichen, ausgewogenen Mannes. Von CARO gibt es ein geheimes Tagebuch, aus dem hervorgeht, daß er von seiner Jugend an überzeugt war, daß der Maggid [„a familiar spirit who acts as constant monitor and guide for a *zaddik* (pious man)"] durch seinen eigenen Mund zu ihm sprach. Er schildert eine Erscheinung, die nicht ganz als Halluzination zu betrachten ist, einer solchen aber doch sehr stark gleicht. GORDON erörtert ausführlich, wie das aufgefaßt werden muß. Eine große Anzahl von Psychiatern gibt Kommentare. Es werden Versuche gemacht, CARO psychiatrisch zu diagnostizieren; u. a. wird an Schizophrenie, an Paraphrenie, an Hysterie gedacht, doch der Autor hält es — wenn ich ihn recht verstehe — für unwahrscheinlich, daß von Krankheit gesprochen werden muß, sondern meint, daß ein derartiges Halluzinieren in bestimmten Kulturen — vor allem in bestimmten religiösen Kulturen — bei Gesunden vorkommen kann.

Ist das alles so wichtig? Zu welchen Schlüssen führen diese Überlegungen? Also auch Sie entgehen nicht der „rage de vouloir conclure", könnten Sie kopfschüttelnd sagen. Tatsächlich, ich entgehe ihr nicht und ich frage mich: Was bedeutet dies alles? Ich bin überzeugt, daß es für die Psychiatrie von größter Wichtigkeit sein könnte, wenn wir hier schärfer trennen, wenn wir den Unterschied zwischen dem Gesunden und dem Kranken besser fassen würden. Der vollwertige Konflikt und das Leiden daran hat nichts mit Krankheit zu tun und geht auch nicht in sie über. Das Kranke verbirgt sich in der Form des Erlebens und in der Unfähigkeit, einen Konflikt vollwertig durchzuarbeiten. Das ist das negative Symptom von JACKSON. Es spielt also in der Neurose die Psychogenie eine sehr geringe Rolle und die wichtigste Entstehungsbedingung ist die Insuffizienz, die höchstwahrscheinlich biologischer Natur ist. Damit komme ich ganz zu der Folgerung von HENRI EY: „Je répudie toute psychogénese, toute causalité psychique des troubles mentaux" und „J'estime que la psychogénèse définit le plan d'activité normale".

Es sind nach meiner Meinung noch viel mehr Konsequenzen mit diesen Gedanken verbunden, u. a. für das Problem der geistigen Gesundheit. Denn wenn meine Überlegungen richtig sind, dann kann man den leidenden normalen Menschen nicht dadurch auf ein besseres Gesundheitsniveau bringen, daß man ihn wie einen Neurotiker behandelt.

Lieber Minkowski, entschuldigen Sie die Länge dieses Briefes, entschuldigen Sie auch, wenn ich nicht immer ganz klar war, aber glauben Sie mir, daß es unter den Psychiatern nur wenige gibt, an deren Urteil über Gedankengänge wie diese mir mehr gelegen wäre, als an dem Ihren.

II. Beiträge zur klinischen Forschung

Über die Klinik und Psychopathologie der Zwangserscheinungen

Einleitung

Auf dem Internationalen Kongreß für Psychiatrie 1950 in Paris wurde das Thema „Wahn" auf die Tagesordnung gesetzt. Ich hatte den Auftrag, über die Bedeutung der Phänomenologie für die Klinik der Wahnkrankheiten zu berichten. Bei der Ausarbeitung dieses Berichtes fielen mir zahlreiche Parallelen in der Problematik auf, die sich zwischen den Erscheinungen des Wahnes und denen des Zwanges auftun. Dies veranlaßte mich, dem Vorstand der Niederländischen Vereinigung für Psychiatrie und Neurologie vorzuschlagen, auf der Dezember-Versammlung von 1950 die Zwangserscheinungen behandeln zu lassen. Ich erhielt den Auftrag, über die Klinik der Zwangserscheinungen und über deren Psychopathologie zu sprechen. Das Gebiet der Psychopathologie erschien derartig umfangreich, daß Prof. PRICK gebeten wurde, einen Teil davon zu übernehmen. Die Behandlung der psychoanalytischen Auffassungen wurde Dr. VAN DER WAALS anvertraut. Die Bedeutung und die Resultate der neurochirurgischen Therapie wurden von Dr. HOELEN besprochen.

Es ist von großer Wichtigkeit, sich von Zeit zu Zeit über den Stand eines psychopathologischen Problemes Rechenschaft zu geben, auch wenn dazu kein unmittelbarer Anlaß durch wesentliche neue Funde gegeben ist, die eine Revision der Probleme von sich aus nach sich ziehen würden. Das Problem der Zwangserscheinungen hat aber in der wissenschaftlichen klinischen Psychiatrie in den letzten Dezennien bei weitem nicht den Platz eingenommen, den es in früheren Zeiten beanspruchte, als reihenweise Publikationen über dieses Problem erschienen.

In der letzten Zeit ist das Problem der Zwangserscheinungen am intensivsten von Psychoanalytikern bearbeitet worden. Nun ist es von Bedeutung, in einem neuen Ansatz zu untersuchen, ob das Problem der Zwangserscheinungen in der Tat ein ausschließlich psychoanalytisches ist. Und es ist von Bedeutung zu prüfen, wie weit sich im Fortgang der Zeit die Problematik im Geiste des klinischen Untersuchers unmerklich verschoben hat. Wer auf psychiatrischem Gebiete tätig ist, kann sich manchmal plötzlich bewußt werden, daß er in seiner klinischen Arbeit, in der Beurteilung und Differenzierung klinischer Zustandsbilder, in den Methoden der Diagnostik, in seinen psychotherapeutischen Überlegungen ein ganzes Stück von der wissenschaftlichen Position abgewichen ist, von der er Jahre zuvor ausgegangen war. Es kann sein, daß er bestimmte diagnostische Kriterien beiseite gelegt und durch andere ersetzt hat, deren er sich noch nicht ganz bewußt geworden ist. Und wenn er sich dessen bewußt wird, kann es sein, daß er sich selbst eingestehen muß, daß sein Wissen um das betreffende Problem im Laufe der Jahre kläglich verflacht ist, daß er eigentlich sehr viel von dem, was er wissen könnte, einfach vergessen hat; aber es kann auch sein, daß er bemerkt, allmählich eigene Wege beschritten zu haben, Wege, von denen er sich Rechenschaft geben sollte, um ihren Wert besser beurteilen und diese Auffassungen auch anderen Fachgenossen unterbreiten zu können. Weiterhin ist es von Belang, ein derartiges Problem aufs neue in den Mittelpunkt des Interesses zu stellen, um zu sehen, wieweit sich die Veränderungen, die sich allgemein in der Psychiatrie vollziehen, vor allem durch neue theoretisch-psychopathologische Einsichten, in der Entwicklung dieser bestimmten Problematik widerspiegeln. Ist dieses Problem auch hinlänglich in den allgemeinen Fortschritt einbezogen worden? Besteht eine befriedigende Synthese der verschiedenen Betrachtungsformen? Oder entwickeln sich die Methoden und die verschiedenen Wissensformen im Hinblick auf das Problem unabhängig voneinander? Bei einer derartigen Betrachtung kann man auch von *einem* bestimmten Gesichtspunkt ausgehen und sich etwa fragen, ob in der Erkenntnis der untersuchten Erscheinung ein ausreichendes Gleichgewicht besteht zwischen den Gegebenheiten einer mehr dynamischen und denen einer mehr statischen Betrachtungsweise.

Eine erneute Untersuchung der mit den Zwangserscheinungen zusammenhängenden Fragen wäre so schon aus rein theoretischen Gründen gut zu motivieren. Es besteht dafür aber außerdem eine gewisse praktische Dringlichkeit. Krankheiten, die überwiegend durch Zwangserscheinungen gekennzeichnet sind, werden heutzutage ziemlich allgemein durch Leukotomie in verschiedenen Formen behandelt[1]. Die Frage erhebt sich: Gibt es klinische Anhaltspunkte dafür, welche Krankheitsformen für diese Behandlungsart am meisten in Frage kommen?

Ich habe nicht die Absicht, über die ganze Literatur der Zwangserscheinungen eine Übersicht zu geben. Aus der Literatur habe ich eine Auswahl getroffen. Bei dieser Auswahl ließ ich mich durch meine eigene frühere Literaturkenntnis leiten, dann durch die behandelten Themen und durch die Namen der Autoren. Diese Auswahl ist also subjektiv. Ferner habe ich etwa 60 Krankengeschichten von Patienten durchgearbeitet, deren Krankheitsbild von Zwangserscheinungen beherrscht war.

Bei der Behandlung der von mir studierten Literatur werde ich folgenden Weg einschlagen: ich will versuchen, ein Bild von der Entwicklung der Problematik zu geben. Dabei wird es deutlich werden, wie unendlich langsam sich ein derartiges Problem entfaltet. Bei der Besprechung der Literatur und bei der Überprüfung an Hand meiner eigenen Erfahrungen werde ich vor allem folgenden Punkten Aufmerksamkeit schenken:

1. den definitorischen Problemen;

2. den Erklärungsversuchen: Denkstörung, affektive Störung, rein formale Störung, Untersuchung des Menschseins im Ganzen;

3. dem Problem des subjektiven Zwanges, der Beziehung zu zwangsartigen Erscheinungen bei organisch Gestörten;

4. Zwang und Wahn;

5. Zwang und Charakter;

6. dem klinischen Vorkommen. Gibt es Zwangskrankheiten im engeren Sinn? Zwang als neurotische Erscheinung. Zwang und manisch-depressive Psychose, Zwang und Schizophrenie;

7. Zwang als ubiquitäre Erscheinung;

---

[1] Die Leukotomie ist überhaupt und besonders als Behandlungsform von Zwangskrankheiten fast überall verlassen worden (die Übers.).

8. dem eigentlichen klinischen Problem: nicht der Frequenz, nicht der Frage, wo überhaupt Zwang vorkommt, nicht den Zwangserscheinungen im Rahmen von gut umschriebenen Krankheitsbildern, sondern der Frage nach Art und Mannigfaltigkeit der großen Zwangssyndrome, die uns die Klinik kennen lehrt.

1. Die definitorischen Probleme

Die wissenschaftliche Untersuchung der Zwangserscheinungen beginnt mit der Suche nach einer richtigen Definition. Von KRAFFT-EBING (*1*) hat 1867 zum erstenmal von Zwangsvorstellungen gesprochen. Er meinte damit den sog. „objektiven Zwang", den z. B. eine depressive Stimmung auf den Inhalt des Denkens ausübt. Auf diese Weise kann man sehr viele psychopathologische Erscheinungen Zwangserscheinungen nennen; ja, man kann, wenn man mit EY (*2*) die Psychiatrie als die Pathologie der Freiheit umschreibt, eigentlich alle psychiatrischen Erscheinungen mehr oder minder als objektiven Zwang betrachten, wenn sich nämlich das Individuum wirklich nicht gegen die Krankheitserscheinungen zur Wehr setzen kann. Schon ein Jahr später, 1868, gebraucht GRIESINGER (*3*) den Terminus „Zwangsvorstellung" in ganz anderer Weise. Für ihn war das Wesentliche das subjektive Erleben des Patienten, der sich zu bestimmten Vorstellungen gezwungen fühlt. Dadurch wurde der Begriff des Zwanges stark eingeschränkt. Ganz in die Richtung der Griesingerschen Formulierung geht die Definition von WESTPHAL (*4*) 1877. Diese Definition lautet: „Unter Zwangsgedanken verstehe ich solche, welche bei übrigens intakter Intelligenz und ohne durch einen Gefühls- oder affektiven Zustand bedingt zu sein, gegen und wider den Willen des betreffenden Menschen in den Vordergrund des Bewußtseins treten, sich nicht verscheuchen lassen, den normalen Ablauf der Vorstellungen hindern und durchkreuzen, welche der Befallene stets als abnorm, ihm fremdartig anerkennt und denen er mit seinem gesunden Bewußtsein gegenüber steht." Große Verwirrung entstand dadurch, daß sich ein Teil der Forscher der Definition von KRAFFT-EBING anschloß, ein anderer Teil der von WESTPHAL, während KRAFFT-EBING vorgab, sich WESTPHAL anzuschließen, doch dies in Wirklichkeit gar nicht tat (K. SCHNEIDER, STÖCKER). KRAFFT-EBING und seine Nachfolger rechneten zu den Zwangserscheinungen außer den eigentlichen Zwangsvorstellungen, die den Ausgangspunkt bildeten: die Phobien, die Impulse, die zwangshafte Angst, sog. Zwangsempfindungen und Zwangshalluzinationen. Der Begriff des Zwanges dehnte sich so immer mehr aus. Schließlich wurden auch die Tics und die sexuellen Perversionen dazu gerechnet. JANET (*5*) beschrieb äußerst heterogene Erscheinungen als „obsession". Auch die Dipsomanie wurde hier einbezogen.

1906 versuchte BUMKE (*6*) aufs neue, Ordnung zu schaffen, indem er WESTPHALs Definition in veränderter Form in den Vordergrund stellte. Diese neue Definition lautete: „Zwangsvorstellungen sind Vorstellungen, die, ohne daß ihre durchschnittliche oder durch die Stimmung des Kranken verstärkte Gefühlsbetonung das erklärt, unter dem subjektiven Gefühl des Zwangs in das Bewußtsein treten, sich durch Willensanstrengungen nicht verscheuchen lassen und deshalb den Ablauf der Vorstellungen hindern und durchkreuzen, obwohl sie vom Kranken selbst stets als ohne Grund dominierend und meist auch als inhaltlich falsch und als krankhaft entstanden erkannt werden." Der Unterschied der Definition von WESTPHAL und der von BUMKE besteht darin, daß in der letzteren das subjektive Gefühl des Zwanges stärker betont wird. Affektveränderungen können nach dieser Formulierung wohl vorkommen, aber der Affektzustand kann die Zwangserscheinungen nicht erklären.

In beiden Definitionen wird ausschließlich von Zwangsgedanken und von Zwangsvorstellungen gesprochen. WESTPHAL rechnet die Phobie nicht zu den Zwangserscheinungen. Die Anhänger von WESTPHAL betrachten es als eine Folge der Unklarheit der Beschreibung von KRAFFT-EBING, wenn die Phobien zu den Zwangserscheinungen gerechnet werden.

BUMKE räumt den Phobien wohl einen Platz ein, aber nur denjenigen, die als sekundäre Folgen von Zwangsvorstellungen aufgefaßt werden können. Die Bezeichnungen Zwangsempfindung, Zwangsaffekt, Zwangshalluzination lehnt er ab, da Empfindungen, Affekte und Halluzinationen niemals mit dem Gefühl der Freiheit aufzutreten pflegen, also auch nicht mit dem Gefühl des subjektiven Zwanges, das Freiheit voraussetzt. Viel später hat JASPERS (7) auf diesen Punkt hingewiesen. BUMKE spricht von Zwangshandlungen, wenn diese Handlungen auf Grund einer Zwangsvorstellung entstehen.

Es geht also um folgende Gesichtspunkte: a) keine affektive Grundlage; b) der subjektive Charakter des Zwanges; c) die erhaltene Kritik.

Die französische Psychiatrie hat von Anfang die Phobien zu den Zwangserscheinungen gerechnet. Das kommt sehr deutlich in der französischen Definition heraus, die ich nach RÉGIS (8) zitiere. Sie lautet: „L'obsession est un syndrome morbide caractérisé par l'apparition involontaire et anxieuse dans la conscience de sentiments ou de pensées parasites qui tendent à s'imposer au moi, évoluent à côté de lui, malgré ses efforts pour les repousser et créent ainsi une variété de dissociation psychique dont le dernier terme est le dédoublement conscient de la personnalité. L'obsession étant, comme l'avait vu dès l'abord Morel et comme nous le pensons, un état pathologique foncièrement émotif, on peut lui reconnaître deux types ou formes, suivant que l'anxiété qui en fait la base se manifeste plus spécialement par une crainte ou par une idée. Le premier type est *l'obsession phobique* ou *phobie*, le second *l'obsession ou obsession proprement dite.*"

In der französischen Definition wird also der Zwang als ein „état pathologique foncièrement émotif" betrachtet.

Bevor ich alle diese Definitionen näher bespreche, will ich noch einige andere wiedergeben. Eine Begriffsbestimmung, die vor allem in unserem Land viel gebraucht wird, stammt von JASPERS. „Das Erlebnis eines psychischen Zwanges ist eine letzte Tatsache. Normalerweise schon kann ich mich getrieben, gezwungen, beherrscht fühlen, nicht bloß durch äußere Mächte und andere Menschen, sondern von meinem eigenen Seelenleben. Dies merkwürdige, daß ich auf diese Weise mir selbst gegenüber stehe, einer Triebregung folgen will und doch gegen sie kämpfe, daß ich selbst will und gleichzeitig nicht will, müssen wir als das uns bekannte Normale uns vergegenwärtigen, um die besonderen Phänomene zu verstehen, die wir als Zwangsvorstellungen, Zwangsantriebe usw. in der Psychopathologie beschreiben." JASPERS sagt weiterhin: „Normalerweise lebt das Ich ungezwungen in den Wahrnehmungen, die es gerade macht, in der Angst, die es fühlt, in der Erinnerung oder Träumereien, denen es nachgeht, sei es, daß es sich ihnen ohne Wahl triebhaft hingibt, sei es, daß es willkürlich sich erwählt, worauf seine Aufmerksamkeit gerichtet sein soll, was es zum Gegenstand seiner Affekte machen will. Wenn nun das Ich in dieser Wahl nicht mehr Herr ist, wenn es keinen Einfluß darauf hat, welchen Gegenstand es sich zum jeweiligen Bewußtseinsinhalt machen will, wenn vielmehr der Bewußtseinsinhalt auch gegen diesen Willen der augenblickliche Inhalt bleibt, so stellt sich das Ich diesem Inhalt, den es nicht verdrängen kann, aber verdrängen möchte, kämpfend gegenüber, und dieser Inhalt erhält den Charakter des psychischen Zwanges. Dies ist kein Zwang, wie etwa in dem Fall, daß ein plötzlich von außen eintretendes Ereignis unsere Aufmerksamkeit auf sich zieht, sondern ein Zwang von innen. Der Mensch hat statt des normalen Lenkbewußtseins [KURT SCHNEIDER (9)] gegenüber der Folge der Inhalte, denen er sich zuwendet, vielmehr das Zwangsbewußtsein, sein Bewußtsein ihnen nicht entziehen zu können." Und weiter: „Nur auf der Stufe willkürlich geleiteten Seelenlebens (ist) psychischer Zwang möglich. Nur sofern seelische Vorgänge ein Aktivitätserlebnis enthalten, können sie Zwangsvorgänge werden. Wo eine willkürliche Leistung, wo ein Wählen nicht stattfindet ... gibt es daher keinen psychischen Zwang ... Da alle psychischen Vorgänge, sofern die Aufmerksamkeit vom Willen abhängig ist, mit dem Charakter des Zwanges auftreten können, hat man, wenn man diesen Charakter hervorheben wollte, fast allen gelegentlich den Vorsatz der Silbe Zwangs — gegeben. Wenn z. B. das Ich trotz seines Willens nicht imstande ist, seine Aufmerksamkeit von einer Halluzination, einer Empfindung, einer Angstvorstellung abzuwenden, hat man also von Zwangshalluzinationen, Zwangsangst geredet. Die Grenze des möglichen Zwangs ist dort, wo die Grenze meines Willens ist. Eine Wahrnehmung kann den Charakter des Zwangs nur so lange haben, als ich meine Sinnesorgane nicht abwenden oder dem Reiz gegenüber verschließen kann. Der bisher besprochene Zwang bezieht sich nur auf die Form des Auftretens seelischer Inhalte. Die Inhalte als solche können sinnvoll und der Persönlichkeit gemäß sein, z. B. die Angst vor einer Geburt erlebt eine Frau mit ihrer ganzen Persönlichkeit, nicht nur dem momentanen Ich als ihre Angst, die berechtigt ist; sie erlebt sie aber mit dem Charakter des Zwanges, da sie sich vergeblich bemüht, auf andere Gedanken zu kommen. Diese Frau kann aber auch einsehen, daß ihre Angst unberechtigt ist, sie identifiziert sich nicht mit der Angst, sie hält sie im Gegenteil für grundlos, für töricht, es ist nicht ihre Angst. Hier ist die Angstvorstellung zugleich zwangsmäßig und inhaltlich dem Ich, wenn auch möglich, doch eigentlich fremd. In wieder anderen Fällen kann der Inhalt einer Vorstellung absolut widersinnig sein; dann tritt dies Merkmal der Fremdheit drastisch hervor ... Diese Tatsache, daß Angstvorstellungen, Impulse usw. erlebt werden können, an die das Individuum immer denken muß, während es von der Grundlosigkeit der Angst, der Sinnlosigkeit des Impulses, der Unmöglichkeit des Gedankens völlig überzeugt ist, bezeichnet man im engeren und eigentlichen Sinne mit den Worten Zwangsvorstellungen, Zwangsimpulse usw. In einem engeren Sinne nennen wir also Zwangsvorgänge solche Vorgänge, gegen deren Dasein der Erlebende sich erstens wehrt und deren Inhalt ihm zweitens grundlos, sinnlos, unverständlich oder relativ unverständlich ist." Soweit JASPERS.

Schließlich erwähne ich noch eine Begriffsbestimmung von CARP (10) in seiner Monographie über Zwangsneurosen, die er von JELGERSMA übernimmt. Nach ihm bestehen folgende Kennzeichen der Zwangsidee: „Die Zwangsidee gibt sich zu erkennen als eine der Persönlichkeit eigene Idee; sie ist nicht verdrängbar oder wenigstens nur zeitweise aktiv zu verdrängen, sie erzeugt ein Gefühl von Spannung und Unlust, Gefühle, die verschwinden, wenn die Person sich nicht gegen die Zwangsidee zur Wehr zu setzen versucht; zugleich mit dem subjektiven Gefühl von Zwang steht die Persönlichkeit mit guter Kritik ihren eigenen Zwangsideen gegenüber. Es sei denn, daß stark emotional gefärbte Zustände herrschen, welche diese kritische Funktion zeitweise beeinflussen können."

Warum zitiere ich hier alle diese Definitionen? Sie machen in erster Linie deutlich, wie schwierig es ist, das Objekt, von dem wir sprechen, exakt zu bestimmen. Dann aber bemerken wir, daß unser Wissen durch eine neue Definition weiterkommt. Es ist ganz sicher nicht so, daß der Fortschritt in unserem Wissen in einer aufeinanderfolgenden Reihe neuer Begriffsbestimmungen zum Ausdruck kommt. Fragen wir uns nun, ob wir zwischen diesen Definitionen eine Wahl treffen müssen, dann sage ich: Wir müssen sicher keine Wahl treffen. Im Gegenteil, der Wahrheit kommen wir dadurch am nächsten, daß wir alle Definitionen noch einmal auf uns wirken lassen. Ich habe mich gefragt: Auf welcher Definition beruht mein eigenes klinisches Wissen von diesem Gebiet, auf Grund welcher Definition mache ich meine Diagnose? Ich muß bekennen: auf Grund keiner von allen. Man wird jetzt fragen: Auf Grund welcher Definition dann sonst? Hierauf antworte ich: Wir stellen keine Diagnosen auf Grund von Definitionen, doch tragen für uns die Definitionen zur diagnostischen Aufklärung bei; dabei mache ich aus allen Definitionen von dem Gebrauch, was mir gerade passend erscheint. Am Ende dieses Kapitels will ich über diese Art des Vorgehens Rechenschaft ablegen. Betrachten wir noch einmal die wiedergegebenen Definitionen.

Die Definition von WESTPHAL war ein Fortschritt gegenüber der Vagheit derer von KRAFFT-EBING, aber ihr Nachteil ist, daß nach WESTPHAL ein himmelweiter Unterschied zwischen objektivem Zwang und subjektivem Zwang besteht, ebenso ein himmelweiter Unterschied zwischen Zwang und Wahn. Wir werden später sehen, daß das nicht richtig ist. Wenn in der französischen Umschreibung der Affekt große Bedeutung erlangt, so scheint es bald, als ob WESTPHAL und BUMKE im Unrecht waren, wenn sie den Affekt nicht mit in die Definition aufnahmen. Es ist ein Gewinn, wenn die Beziehung zur Affektivität festgelegt wird. Es liegt darin aber auch zugleich ein Verlust. Wenn ich meine eigenen Erfahrungen so unbefangen wie möglich prüfe, so erhalte ich den Eindruck, daß gerade WESTPHAL, der das Formale am meisten in den Vordergrund stellt, recht hat. Vielmehr als die französische und eigentlich alle späteren Definitionen läßt seine Definition vermuten, daß den Zwangserscheinungen eine primäre Störung zugrunde liegt, die einer tieferen Schicht zugehört als jener, in der sich das psychische Leben in Denken und Fühlen differenzieren läßt.

Es läßt sich ja nicht mehr leugnen, daß die Phobien etwas mit Zwangserscheinungen zu tun haben und daß es bestimmt auch Zwangshalluzinationen gibt, aber es läßt sich ebensowenig leugnen, daß die Psychoanalyse Unterschiede zwischen den Phobien und den Zwangserscheinungen im engeren Sinn aufzeigen konnte.

Daß allzu scharfe Definitionen ein Hindernis für eine richtige Begriffsbestimmung sein können, sehen wir sehr deutlich an den Definitionen von „Zwang" und „Drang". Ich selbst habe auf Grund dieser Unterscheidungen gedacht und auch gelehrt, daß Zwang und Drang etwas total Verschiedenes seien; ich habe sogar gemeint, daß es eine Dummheit sei, diesen himmelweiten Unterschied nicht zu sehen. Jetzt aber denke ich: Ist dieser Unterschied wirklich so groß? Ist nicht der Drang eine Vorbedingung für manche Arten von Zwang? Wie nahe Drang und Zwang beieinander liegen, wird klar, wenn wir die Beziehungen der Zwangserscheinungen zu den organisch-neurologischen Störungen betrachten.

Die Einführung der Phänomenologie von Jaspers bringt uns nicht viel weiter. In Jaspers' Definition von den Zwangserscheinungen — man könnte beinahe noch besser von einer Inventarisierung sprechen — verspürt man ein echtes Ringen mit dem Problem. Es ist deutlich, daß er — zu recht — vermeiden will, die Zwangsvorstellung als ein abstraktes „Ding" zu umschreiben. Die dauernde Beziehung zum Ich, zum Gesamt der Persönlichkeit wird aufgewiesen, aber nicht streng durchgeführt, sonst hätte er nicht einem „Inhalt" den Charakter des psychischen Zwanges zuschreiben können. Bei Jaspers ist es manchmal die Aufmerksamkeit, die sozusagen unter Zwang steht, dann wieder das Geschehen, auf das sich die Aufmerksamkeit richtet. Über die Zwangsaufmerksamkeit hören wir dann nichts mehr, während nach meiner Überzeugung die Passage über die zwangsmäßige Aufmerksamkeit wohl die wichtigste in der ganzen Definition ist. In den Umschreibungen von Jaspers verspüre ich ferner einen prinzipiellen Widerspruch. Er sagt: „Das Erlebnis eines psychischen Zwanges ist eine letzte Tatsache." Wäre das wahr, dann wäre alles Weitere, was Jaspers darüber sagt, kaum mehr von Belang; und doch *ist* es von Belang, weil er mit diesen weiteren Bestimmungen zu erhellen, fühlbar zu machen sucht, was Zwang eigentlich ist. Wenn Jaspers meint, das Erlebnis des Zwanges sei eine letzte Tatsache, so meint er, glaube ich, dasselbe, was ich mit den Worten zum Ausdruck brachte: Wir machen die Diagnose nicht auf Grund einer Definition. Wir erkennen augenscheinlich bei einer Anzahl von Patienten die nicht näher zu beschreibende Erscheinung und auf Grund dieser Erkenntnis machen wir unsere Diagnose. Die Begriffsbestimmung von Jaspers bedeutet nach unserer Ansicht insofern einen Fortschritt, als sie uns hilft, die Zwangserscheinungen von ihrer negativen Seite her zu begreifen. So beschreibt er, was der Patient, der unter Zwangserscheinungen leidet, vermissen läßt: das ungezwungene Sichbewegen usw., das Fehlen des „Lenkbewußtseins".

Zum Schluß verweise ich nochmals auf einen Punkt aus der Definition von Jelgersma-Carp: daß die „Zwangsidee", wie absurd sie immer sein möge, als eine der Persönlichkeit eigene Idee zu erkennen sei. Auf diese Erscheinung hat Wernicke erstmals hingewiesen. Nach meiner Erfahrung können fast alle Kriterien, an denen wir Zwangserscheinungen erkennen wollen, fehlen oder kaum ausgesprochen sein — dieses letztere Kennzeichen ist immer zu finden.

2. Erklärungsversuche

Vorangestellt sei, daß die von der Psychoanalyse gemachten Erklärungsversuche weitaus die fruchtbarsten gewesen sind. Ich füge hinzu, daß dies nicht allein für den Inhalt gilt, sondern ebensosehr für die Erklärung der Dynamismen. Van der Waals hat die Aufgabe, darüber zu sprechen. Es wird sich aber herausstellen, daß gerade unter den nichtanalytischen Erklärungsversuchen einzelne sind, die von großer Bedeutung für die klinische Beurteilung der Krankheiten mit Zwangserscheinungen sind.

Folgen wir der historischen Entwicklung dieser Versuche, zu einem näheren Verständnis zu gelangen, dann sehen wir, daß man sich auf demselben Wege bewegte wie beim Studium des Wahnes. Zuerst wurden die Zwangserscheinungen als primäre Denkstörungen interpretiert. Dabei wurde vor allem an die Schwäche des Assoziierens gedacht. Diese Schwäche würde auf Degeneration beruhen. Die Zwangserscheinungen gehören zu den „psychischen Stigmata" der Degeneration [CRAMER *(11)*]. Diese Assoziationsschwäche könne durch Erschöpfung entstehen. CRAMER weist darauf hin, daß eine große Anzahl von Zwangsvorstellungen nicht „mit irgendeinem Affekt in Zusammenhang zu bringen (sind)". Wir haben von der Tiefenpsychologie gelernt, daß man das kaum mit Sicherheit sagen kann, und doch halte ich es auf Grund meiner eigenen Erfahrungen nicht für unmöglich, daß die *eigentliche* Störung nicht in Affektdynamismen zu finden ist. Natürlich wurden auch durch WESTPHAL, BUMKE u. a. Affektstörungen bei den Zwangskranken beobachtet, doch wurden diese Affektstörungen als sekundär betrachtet. In einer späteren Periode wurde die Affektstörung aber für das Primäre gehalten. Dies geschah, als vor allem unter französischem Einfluß die Relation zwischen der manisch-depressiven Psychose und den Zwangserscheinungen in den Blick trat. Von STÖCKER *(12)* wurde der Gedanke geäußert, daß dem Zwangsdenken ein Widerstreit zwischen depressiven und manischen Faktoren zugrunde liegen könnte. „Nicht nur der Boden, auf dem die Zwangsvorstellungen entstehen, ist ein Mischzustand, sondern im Vorgang selbst mischen sich ideenflüchtige und hemmende Elemente, Zwangsvorstellungen entstehen aus einem Widerstreit manischer und depressiver Gefühle." Diese Auffassung wurde später durch K. SCHNEIDER als eine gekünstelte abgelehnt. Daß vor allem Angst eine der Hauptwurzeln von Zwangsneurosen sei, wurde vor allem von ASCHAFFENBURG *(13)* behauptet. K. SCHNEIDER zieht aus diesem Meinungsstreit den nach meiner Auffassung richtigen Schluß, „daß es eben Zwangsvorstellungen mit *und* solche ohne affektive Genese gibt, d. h., daß keine der beiden Theorien auf *jede* Art Zwangsvorstellung paßt". Auf Grund meiner eigenen Erfahrungen schließe ich mich der Ansicht von K. SCHNEIDER an, daß Zwangsvorstellungen ohne Gefühlston sehr selten sind, aber daß sie immerhin vorkommen. Die Einsicht in die Genese der Zwangsvorstellungen vertieft sich, wenn FRIEDMANN *(14, 15)* eine Theorie entwickelt, die viel umfassender ist als alle früheren. Der wertvollste Teil dieser Theorie scheint mir zu sein, daß FRIEDMANN *unabgeschlossene Vorstellungen* für den Ursprung der Zwangsvorstellungen hält. Es besteht da eine „Abschlußunfähigkeit". Hier drängt sich ein Gedanke auf, der bis heute Geltung behalten hat. Mit Hilfe dieses Gedankens ist die Beziehung zu den *organischen* Zwangserscheinungen besser zu sehen und auch zu verstehen, worin die Rolle von JANETs „abaissement du niveau mental" besteht. Hier wird auf eine Störung hingewiesen, die tatsächlich *unter* der Affektivität und dem Denken liegt, wenn eine solche räumliche Parallele gestattet ist. Doch gibt sich FRIEDMANN mit dieser Erklärung nicht zufrieden. Er fragt, warum diese Abschlußunfähigkeit nicht immer zur Bildung von Zwangsideen führt. Dies geschieht nämlich nur unter besonderen Umständen: a) Die peinliche Wirkung der Abschlußunfähigkeit kann soweit gehen, daß Erwartungsangst entsteht; b) infolge der ängstlichen oder skrupulös-pedantischen Wesensart des Patienten muß eine abnorme Denkhemmung entstehen; dadurch wird die Abschlußunfähigkeit noch größer und damit auch das zwangshafte Zweifeln; c) die ganze Denkbewegung kann primär gestört sein. Es ist ganz klar, daß damit das Problem noch nicht gelöst ist; doch wird hier zum erstenmal die Wesensart des Patienten aufs Tapet gebracht und das Phänomen des Zwanges als Äußerung ihrer gesamten Dynamismen interpretiert. Darauf komme ich zurück im Kapitel „Charakter und Zwang". Diese allgemeinen Vorgänge werden vor allem auch von JANET beschrieben. Ich glaube JANETs Auffassungen als bekannt voraussetzen zu dürfen. Hier weise ich nur darauf hin, daß es JANET gewesen

6*

ist, der immer sehr stark betont hat, daß im Abschließen aller Handlungen, auch des Denkens, eine Aktivität liegt, die verloren geht, wenn das geistige Niveau durch eine Verminderung der seelischen Spannkraft sinkt. Bei den Zwangserscheinungen spielt dies eine Rolle neben der Verminderung der „fonction du réel". Bei JANET ist also die Psychasthenie die Ursache der Zwangserscheinungen.

Schließlich erwähne ich noch einen Artikel von VAN VALKENBURG (*16*). Auch er legt großen Wert auf die Tatsache, daß ein Gedanke, der später zum Zwangsgedanken wird, nicht zu Ende gedacht werden kann. Das den Ausgangspunkt bildende Erleben setzt sich aus zwei, in verschiedener Hinsicht ungleichartigen Einheiten zusammen. Es wird nicht zu Ende gedacht und „en masse" verdrängt. Das glückt nicht, JANETS „abaissement du niveau mental" und die damit zusammenhängende Herabsetzung der „fonction du réel" tragen zur Entstehung der Zwangserscheinungen bei.

Prüfe ich diese Theorie am heutigen Stand meiner Erfahrung, dann muß ich sagen, daß in der Tat ein Teil der Zwangserscheinungen auf psychasthenischem Boden entsteht, doch sicher nicht alle. Ich komme darauf zurück bei der Besprechung der Klinik der Zwangserscheinungen. Doch ist schon jetzt deutlich, daß wir nicht nach *einer* Ursache der Zwangserscheinungen suchen dürfen, sondern nach einer ganzen Reihe von Vorbedingungen, die Zwangserscheinungen möglich machen. Aber es ist auch bis heute noch nicht geglückt, eine voll befriedigende Erklärung zu geben. Unter den Vorbedingungen befinden sich auch rein biologisch-organische. Diese sind nach meiner Ansicht noch nicht ausreichend untersucht, und das, was über sie bekannt geworden ist, ist noch nicht genügend durchgedrungen.

In späteren Jahren hat man versucht, zu einer phänomenologisch vertieften Einsicht in das Wesen der Zwangserscheinungen zu gelangen. Die besten Untersuchungen auf diesem Gebiet stammen ungefähr gleichzeitig von E. STRAUS (*17*) und von v. GEBSATTEL (*18*). Hier wird nicht das Phänomen des Zwanges in abstracto untersucht, sondern der Frage nachgegangen, wie der Zwangskranke in der Welt steht. Es ist mir nicht möglich, diese schönen Arbeiten in extenso wiederzugeben. Ich werde allein das behandeln, was ich später für die Entwicklung meiner eigenen Anschauungen über Zwang und Wahn und für meine klinischen Unterscheidungen für notwendig erachte.

E. STRAUS schreibt: „Der Mensch, nur der Mensch hat zwei fundamental verschiedene Formen der Kommunikation mit seiner Welt: die des Denkens, Beobachtens, Wissens und die der sinnlichen Erregung, des Begehrens oder Verabscheuens." Er schreibt dann weiter: „Abscheu haben wir als Wertende vor dem Verwerflichen, Ekel als Lebende vor dem Verwesenden, Schauer als Sterbliche vor dem Übermächtigen, Grauen als Seiende vor dem Nichts." Es wird deutlich, daß wir es hier mit einem ganz anderen Klima zu tun haben als mit dem, innerhalb dessen sich die Gedankengänge von WESTPHAL u. a. vollziehen. Ohne Zweifel werden hier mit großem Nachdruck innere Zusammenhänge aufgewiesen. Aber: können wir nicht auch Abscheu empfinden auf rein sinnlichem Gebiet? Ich gehe hier nicht weiter darauf ein. Ich warne nur davor, sich die Gedankengänge von STRAUS allzu leicht zu eigen zu machen, soviel Überzeugendes sie auch haben mögen. Der Zwangskranke soll eingeschlossen sein in eine Welt des Vergehenden, des Exkrementalen, aber doch auch wiederum nicht ganz und gar. Das Vergehen selbst ist ja auch mitten im Leben und unabtrennbar mit dem Leben verbunden. Wo Leben ist, ist auch Vergehen. „Für den Zwangskranken ist die ganze Welt erfüllt vom Verwesenden." Zwangserscheinungen werden nicht als eine gestörte Funktion erlebt — es ist vielmehr so, daß der Zwangskranke auf Grund einer derartigen Funktionsstörung in einer Welt lebt, die eine ganz bestimmte Struktur hat. Das Gegenstück zum Zwang ist nach E. STRAUS nicht das, was SCHNEIDER und JASPERS die „Lenkfähigkeit" nennen, sondern die „Gelassenheit". Wenn diese fehlt, beginnt der Zwang. „Wir leben in der Vorläufigkeit und wissen — mit mehr oder weniger Deutlichkeit — daß wir im Vorläufigen leben, wir machen bei allen Ansprüchen an Gründlichkeit doch einmal Schluß mit unseren Erwägungen, wir kommen zu einem Abschluß, indem wir es mit dem Getanenen genug sein lassen; wir lassen bei jedem Handeln auch Gesichertes hinter uns, indem wir dem Zukünftigen vertrauen, indem wir uns auf uns selbst, die Dinge und die Anderen verlassen." Wir können in dieser Gelassenheit leben, indem wir uns sympathetisch mit der Welt verbunden wissen und uns dadurch getragen wissen und fühlen. Der Zwangskranke kann das nicht. Insofern steht die Welt gegen ihn. Aus dieser Struktur sind in der Tat viele Merkmale des Zwangskranken in seiner Welt zu verstehen. STRAUS spricht über die Abwehr des Verwesenden, über die Veränderungen in der Zeit, über die Gebundenheit an eine bestimmte Ordnung der Dinge, über den Geiz. All dem liegt eine Störung des Werdens zugrunde. Ich bin mir bewußt, daß ich damit den Gedankengang von STRAUS in starker Simplifizierung wiedergebe. In seinem Aufsatz finden sich viele schöne, wertvolle Beobachtungen, die den Gehalt seiner Darstellung ausmachen. Frage ich mich aber ganz nüchtern: Bringt mich diese Darstellung einem Verständnis der Zwangserscheinungen näher? Dann antworte ich: Es gibt in der Tat nach meiner Erfahrung Kranke, die ich nach der Lektüre von STRAUS besser verstehe; es gibt aber auch viele Kranke, deren Störung wahrscheinlich ganz anders strukturiert ist. Am wichtigsten ist, daß STRAUS zum erstenmal die Welt des Zwangskranken zum Problem macht.

Daß E. STRAUS aber nur einem Teil der Zwangskranken gerecht wird, ist deutlich, wenn wir den Aufsatz von v. GEBSATTEL studieren. Auch er legt Nachdruck auf die besondere Weise des In-der-Welt-seins. Dabei sehen wir, daß uralte Erlebnisformen durchbrechen. Der Zwangskranke lebt in einer Welt, in der feindliche Mächte wirksam sind. Die Persönlichkeit verliert ihre normgemäße Gestalt. Da gibt es Drohung und Abstoßung. Das Verhältnis zur Zeit ist verändert, es geht immer Zeit verloren. Der Kranke lebt in einer Welt von Fäkalien und Schmutz, von Gift, in einer Welt des Häßlichen und Unkeuschen, des Unreinen, des Blasphemischen, des Leichenhaften. Dies alles weist auf Mächte hin, die die Gestalt der Persönlichkeit antasten. Eine Werdenshemmung wird auch von v. GEBSATTEL an der Wurzel der Zwangserscheinungen vermutet.

E. STRAUS und v. GEBSATTEL ergänzen einander ausgezeichnet. Ihre Verwandtschaft ist sehr groß. Für beide gilt, daß ihre Anschauungen für bestimmte schwere Formen der Zwangskrankheit schlüssig sind.

3. Das Problem des subjektiven Zwanges

Zwangsartige Erscheinungen bei organischen Störungen

Im Obenstehenden habe ich wiederholt über die Erscheinung des subjektiven Zwanges als eines der wichtigsten Kriterien für Zwangserscheinungen überhaupt gesprochen. Bei meinen eigenen Untersuchungen habe ich den Eindruck bekommen, daß wir mit dem Terminus „subjektiver Zwang" den Psychismus, um den es hier geht, nicht gut wiedergeben. Man begegnet in der Tat manchmal dem subjektiven Zwang bei Zwangskranken, sehr oft aber auch nicht. Zwar äußern sich Kranke so, daß sie wahrhaft gezwungen seien, bestimmte Dinge zu denken, aber warum soll man das subjektiven Zwang nennen? Dann müßte man ja auch im Beginn von Wahnkrankheiten von subjektivem Zwang sprechen. Von subjektivem Zwang zu sprechen, hat nur dann Sinn, wenn tatsächlich die Kritik erhalten ist — ein Kriterium, das man denn auch vielfach angegeben findet. Bei allen schwereren Formen, die ich beobachtet habe, ist die Kritik aber verschwunden und es ist somit von subjektivem Zwang im engeren Sinne keine Rede. Doch bleibt auch dann noch irgend etwas von einem Zwangselement erhalten. In der Tat sagt der Patient oft: „Ich muß denken." ASCHAFFENBURG hat als erster auf das vielfache Fehlen von Kritik hingewiesen. Soweit die Auffassungen von STRAUS und von v. GEBSATTEL richtig sind, ist dabei von subjektivem Zwang keine Rede. Wenn der Patient wirklich in einer anderen Welt lebt, sind sowohl Kritik als Zwang im Sinne von subjektivem Zwang verschwunden. Ich frage mich, ob nicht die Absurdität von vielen Zwangsgedanken, die bei sonst ganz ungestörten Patienten vorzukommen scheinen, ob nicht diese Absurdität in erster Linie *bei uns* als Untersuchern den Eindruck erwecken muß, als würde sie in Form des subjektiven Zwanges erlebt und als würden wir Untersucher durch diese Vermutung dazu veranlaßt, unsere Fragen auf eine ganz bestimmte Weise zu stellen. Auch hier komme ich wiederum zu dem Schluß, daß etwas, was wir „das Gefühl des subjektiven Zwanges" nennen, wohl bei Zwangskranken vorkommt, aber daß diese Erscheinung auch sehr wohl fehlen kann. Das Gefühl des subjektiven Zwanges kommt vielleicht am meisten bei Zwangs*handlungen* vor. Es scheint mir der Mühe wert zu sein, diese Frage noch einmal neu, und zwar ganz unbefangen zu untersuchen.

Über die Beziehung des Zwanges zu organischen Störungen sind viele Publikationen erschienen. Ich erwähne hier die Arbeiten von GOLDSTEIN (*19*), STEINER (*20*), BÜRGER-PRINZ (*21*), GUTTMANN (*22*), KEHRER (*23*). Die meisten der dort niedergelegten Gedanken sind schon in dem Aufsatz von GOLDSTEIN zu finden.

GOLDSTEIN beginnt seinen Aufsatz mit einer Beobachtung, die er von JACKSON übernimmt: „Das Studium der verschiedenartigsten organischen Erkrankungen des Nervensystems hat meine Überzeugung immer mehr bestärkt, daß die meisten positiven Symptome organischer Erkrankungen — vielleicht sogar alle — nicht eigentlich Erzeugung der Krankheit selbst sind, sondern daß es sich um auch normalerweise vorhandene Erscheinungen handelt, die nur infolge der Krankheit abnorm stark hervortreten." Ist das auch bei psychischen Störungen der Fall, auch bei Zwangserscheinungen? Bei neurologischen Störungen kommt manchmal die ursprüngliche Tendenz des Organismus zur Beharrung in einem einmal gegebenen Zustand, zur Perseveration oder Iteration, zum Ausdruck. Nun kommen auch die Zwangskranken von einer einmal begonnenen Handlung nicht los, sie müssen einen einmal gedachten Gedanken immer wieder denken. Dabei machen sie denselben, einigermaßen starren Eindruck wie organisch Gestörte. Ebenso wie diese empfinden sie eine Unterbrechung von außen als Störung. Diese Erscheinungen sind freilich bei organisch Kranken stärker ausgesprochen. Ein anderer Unterschied ist, daß sich bei organisch Kranken das Beharrungsmoment auf alle Handlungen erstreckt, bei psychisch Kranken aber nur auf *ganz bestimmte* Handlungen. Woher das kommt, hat die Psychoanalyse teilweise erklären können, ohne allerdings das Wesen des Zwangsprozesses zu erfassen. Dieses Wesen ist beim psychischen Zwang das gleiche wie beim neurolo-

gischen. Ist es doch wahrscheinlich, daß auch der psychische Zwang ein Primitiv-
geschehen im Sinne der Entfesselung ist. Das Beharren bei etwas, die Wiederholung
liegt tief in uns. Wir sehen das bei Kindern, aber auch bei Erwachsenen „mehr oder
weniger immer, wenn wir nicht wesentlich sachlich, sondern mehr triebhaft eingestellt sind". Jeder kennt das Ausführen von gleichförmigen Gewohnheitsbewegun-
gen bei Müdigkeit oder bei Verlegenheit. In allen diesen Situationen erlebt der
Mensch, daß da etwas unabhängig von seinem Willen geschieht. Wenn die Kraft
zur Erfüllung höherer und höchster Aufgaben nicht ausreicht, kommen diese primitiven Tendenzen zum Vorschein. (Den gleichen Gedanken finden wir schon bei JANET.)
Der organisch Kranke erlebt den Zwang als etwas vollkommen Fremdes, das mit
seinem Wesen nichts zu tun hat, der Zwangskranke zeigt, soweit das bekannt ist,
eine viel stärkere Reaktion.

STEINER spricht von der Monotonie der organischen Zwangserscheinungen, von
den Störungen des Ingangkommens der Affekte, von der Störung in ihrem Ablauf
und ihrer Abbremsung, in ihrer Einordnung in die Totalität des psychischen Zustandes. Bei den Organikern würde sich daraus ein „Fremdkörpergefühl" ergeben. Bei
den Neurotikern sei aber dieses Fremdkörpergefühl viel stärker. Sowohl bei den
Organikern wie bei den Neurotikern gibt es einen Widerstreit zwischen dem „Will-
kürapparat" und der Automatisierungstendenz. STEINER beendet seine Betrachtung
mit folgenden Worten: „... die eigentliche krankhafte Störung des Zwangsneuroti-
kers ist nicht die Denkautomatisation, der wir alle gelegentlich einmal unterworfen
sind, sondern die *pathologische Einstellung* des Willkürapparates gegen die Denkautomatisation."

BÜRGER-PRINZ sucht den Ursprung der Zwangserscheinungen in einer „leibnahen
Schicht". In dieser Schicht entstehen die Antriebe und Strebungen der Persönlichkeit,
noch bevor sie einen Inhalt bekommen haben. Je automatischer eine Erscheinung
ist, desto eher kann sie als Zwang auftreten. Der grundlegende Gedanke von BÜRGER-
PRINZ besteht darin, daß der Ursprung der Zwangserscheinungen in einer organis-
mischen Veränderung liegt, die erst sekundär mit psychologischem Inhalt gefüllt
wird. Sehr viel weiter ist man nicht gekommen.

GUTTMANN ist der Ansicht, daß sich aus der Analyse von Bewegungsstörungen
Material für eine neurologische Theorie des Zwanges gewinnen läßt.

Zum Schluß verweise ich auf einen Aufsatz von KEHRER über hyperkinetische
(choreiforme) Zwangszustände. KEHRER untersuchte 4 Patienten, bei denen eine Kombination von choreiformen, ticartigen Hyperkinesen mit echten Zwangsvorstellungen
zur Beobachtung kam. Er prüfte sorgfältig die Frage, welche Beziehungen hier bestehen können. Eine Chorea könnte eine bestehende Skrupulosität vergrößern. Die
cerebrale Veränderung, die die choreiformen Störungen erzeugt, könnte zugleich eine
Art krampfartiges Denken entstehen lassen. Die Hyperkinese könnte der Ausdruck
einer besonderen Reaktionsweise der Persönlichkeit auf innere Zwangserlebnisse sein.
Der Zwang könnte aus der Hyperkinese entstehen auf analoge Weise wie gewisse
Wahnvorstellungen bei der Chorea Huntington (eine Beziehung, die freilich nicht
ganz klar ist, R.), nämlich durch somatische, sexuelle Prozesse. Die Hyperkinese
müßte dann als larvierte Masturbation aufgefaßt werden. Es ist schwierig, die
verschiedenen organischen Betrachtungsweisen zusammenzufassen. Ich glaube, daß es
am wichtigsten ist, sich klar zu machen, daß hier eine Möglichkeit für die Theorie des
Zwanges liegt, wenn wir uns definitorisch nicht zu sehr auf *eine* Richtung festlegen.

4. Zwang und Wahn

Die Frage, ob eine Beziehung zwischen Zwang und Wahn besteht und wenn ja, was für eine Beziehung, hat schon manchen Forscher fasziniert. Zuerst hat sich die praktisch-klinische Frage erhoben: Kann Zwang in Wahn übergehen? Einzelne Forscher haben diese Frage in positivem Sinn beantwortet. JANET (5), MÜLLER-SUUR (25), L. BINSWANGER (26) haben entsprechende Beispiele publiziert, die überzeugend sind. Diesen Beispielen gegenüber steht die Tatsache, daß es sich dabei im Rahmen dessen, was alles über Zwang geschrieben worden ist, nur um ganz vereinzelte Veröffentlichungen handelt. In meiner eigenen Erfahrung kenne ich keinen Patienten, bei dem sich der Übergang von Zwang zu Wahn auf deutliche Weise vollzogen hat; doch entstanden in einigen Fällen Zweifel bei mir, ob ein Erscheinungsbild, das ich bei den Betreffenden stets unter dem Begriff des Zwanges aufgefaßt hatte, nicht viel besser Wahn genannt werden sollte. Das ist nämlich etwas anderes als der erwähnte Übergang. Man kann wohl von der Theorie ausgehen, daß sich im Wahn — ich denke jetzt vor allem an den Wahninhalt — eine Projektion vollzieht und daß das beim Zwang in ähnlicher Weise der Fall ist. Dies muß man allerdings so verstehen, daß die Projektion beim Wahn bis zum Verschwinden aller Beziehungen zum erlebenden Ich geht, während beim Zwang zwar auch Ichfremdheit entsteht, aber unter Beibehaltung des Erlebens, daß es das Ich ist, in dem alle Inhalte fundiert sind, so fremd sie auch erscheinen mögen. Wenn man sich diese grundsätzliche Ähnlichkeit von Wahn und Zwang klarmacht, läßt sich nicht recht verstehen, warum Zwang nicht immer als ein Vorstadium von Wahn auftritt. BUMKE soll einmal gesagt haben: „Eine Zwangsvorstellung ist Wahn in statu nascendi." Die Erfahrung lehrt aber, daß das nicht der Fall ist. Das bedeutet meiner Ansicht nach, daß Vorgänge, wie Verdrängung und Projektion, nicht die fundierenden sind [2].

Es muß eben noch etwas anderes hinzukommen. Eine neuere Äußerung stammt von CARP (27) in seiner *Medizinischen Psychologie und Psychopathologie*: „Die subjektive Sicherheit des Wahnes ist wohl der besonderen Bedeutung zu verdanken, die sein Inhalt für die Persönlichkeit hat, und der Notwendigkeit, sich an diese Sicherheit festzuklammern. Ebendieselbe Notwendigkeit, aber auf dem Boden eines veränderten Bewußtseinszustandes, gibt Anstoß für die Entstehung von Zwangsideen, Ideen, die trotz augenscheinlicher subjektiver Verneinung ihres wirklichen Wertes dem Ich den Zwang auferlegen, sich bestimmten Handlungen und Beurteilungen zu unterwerfen. Wenn man nun aber die Frage stellt, in welcher Hinsicht die Struktur des veränderten Bewußtseins als Grundlage für die Entstehung von Wahn- und Zwangsideen voneinander abweicht, tastet man großenteils im Dunklen. Wahn- und Zwangsideen sind beide überwertige Ideen, sofern sie für das Ich eine überwertige, d. h. besondere und individuelle Bedeutung besitzen. Daß ein verändertes Bewußtsein einmal zu einer Zwangsidee, dann aber wieder zu einer Wahnidee Anlaß gibt, beruht auf Verschiedenheiten der Persönlichkeitsstruktur."

Der Vergleich zwischen Zwang und Wahn bringt viel Interessantes. Ich will die folgenden Punkte besprechen:

a) die Themen von Wahn und Zwang;

---

[2] Vielleicht wäre es besser zu sagen: Nicht fundierend für beides, Wahn *und* Zwang, sein können.

b) den Einfluß der Aktivitätsverminderung auf die Entstehung von Zwang und Wahn;

c) das Problem der primären Zwangserlebnisse und zwangsartigen Erscheinungen im Vergleich mit dem primären Wahn und den wahnartigen Erscheinungen;

d) die Welt von Zwang und Wahn.

Zu a) Man kann wohl sagen, daß die Wahnthematik im allgemeinen umfangreicher und großartiger ist als die Zwangsthematik. Ey (28) hat mit Recht darauf hingewiesen, daß sich in der Wahnthematik alle großen menschlichen Lebensereignisse widerspiegeln. In den Zwangsthemen kommen nur die negativen Seiten des menschlichen Lebens zum Vorschein. Man kennt ja die Zwangsgedanken, daß alles schmutzig ist, alles gefährlich, drohend. Dieselben Gedanken können allerdings auch Wahninhalte sein. Man kann sich aber auch glücklich und geliebt wähnen, sich groß wähnen, man kann wähnen, Gott zu sein. Dafür gibt es beim Zwang keine Äquivalente. Ich kann die Bedeutung dieser Tatsache noch nicht ganz übersehen. Wahrscheinlich beruht das auf dem Zusammenhang zwischen destruktiven Tendenzen im Menschen und Zwangserscheinungen.

Zu b) Es ist deutlich, daß eine Verminderung der psychischen Aktivität sowohl zum Wahn wie auch zum Zwang Anlaß geben kann. Aber ebenso steht es fest, daß sowohl Wahn wie Zwang auch auf hohem Aktniveau vorkommen können. Der klinische Eindruck ist, daß die Prognose von Krankheiten mit Wahn und Zwang auf der Grundlage eines erniedrigten Aktniveaus eine bessere ist als die von Krankheiten auf hohem Aktniveau.

Zu c) Es gibt Zwangserscheinungen, deren psychogenetische Entstehungsweise man untersuchen kann. Man findet dann evidente verständliche Beziehungen. Die Psychoanalyse hat dieses Verstehen immer wieder möglich gemacht. Manchmal kann man auch die Beziehung zwischen einer bestimmten Persönlichkeitsstruktur und Zwangserscheinungen (s. folgendes Kapitel) mit praktischer Sicherheit feststellen. Solche Zwangserscheinungen sollte man dann, parallel zu den wahnartigen Erscheinungen, zwangsartige nennen. Otto Kant (29) hat darauf hingewiesen. Diese Zwangsphänomene spielen sich in der charakterologischen und verstehbaren Schicht der Persönlichkeit ab. Es gibt aber auch Zwangserscheinungen, die ich in Parallele zu den primären Wahnideen stellen würde. Hier ist es nicht möglich, zu einem endgültigen psychogenetischen Verstehen zu kommen. Hier ist, wie ich es unter d) beschreiben werde, die Welt stark verändert. Kant sagt in seinem Aufsatz „Zwei Grundarten der Zwangserscheinungen" über diese Zwangsphänomene: „Es handelt sich hier nicht um eine verständliche Konfliktsituation, sondern um eine Störung in den Lebensinstinkten, die sich in den tieferen Schichten der Persönlichkeit abspielt, eine Störung, die durch die Zwangserscheinungen auf rationale Weise aufgehoben werden soll. Diese Form von Zwangserscheinungen wird häufig bei endogenen Depressionen gefunden." Hier weicht meine Meinung von der von Kant ab. Bei endogenen Depressionen finden wir in der Tat neben zahlreichen wahnartigen Erscheinungen manchmal auch — wir sprechen darüber im klinischen Teil — Zwangssyndrome. Doch läßt sich hier immer ein deutlicher objektivierender Akt annehmen. Wollen wir diese Phänomene als eine Grundform auffassen, dann müßte neben den zwei Gruppen von Kant noch eine dritte Gruppe angenommen werden, die am meisten dem gleicht, was man früher und wohl auch heute noch als primäre Wahnideen bezeichnete. Diese Zwangserscheinungen können plötzlich auf ganz unerwartete Weise hervortreten, ohne daß deutliche psychogenetische Zusammenhänge nachgewiesen werden können. Es besteht da auch keine Abschwächung der psychischen Aktivität, sie stehen in keiner Beziehung zu anderen psychasthenischen Erscheinungen. Diese Zwangserscheinungen haben ebenso wie die primären Wahnerscheinungen eine schlechte Prognose.

d) In meinem Wahnreferat habe ich darauf hingewiesen, daß das Wichtigste am Wahn nicht das Wähnen selbst ist, sondern die Art und Weise, wie der Wähnende in der Welt steht. Dasselbe gilt für den Zwang. Die zwangsartigen Erscheinungen spielen sich in der uns allen gemeinsamen Welt ab, die echten primären Zwangserscheinungen in einer in hohem Maße veränderten Welt. In diesem Zusammenhang ist es interessant zu erfahren, worin die Übereinstimmungen und die Verschiedenheiten zwischen den Welten der Zwangskranken und der Wahnkranken bestehen. JASPERS faßt in seiner Psychopathologie die Angaben, die v. GEBSATTEL über diese Frage gemacht hat, wie folgt zusammen: Beide, Wahnkranke wie Zwangskranke, leben in einer Welt, die ihrer „Harmlosigkeit" beraubt ist; in beiden Welten werden überall Bedeutungen in Ereignissen gesehen, welche diese Bedeutung nicht haben. Beide Welten lehren uns, wie sehr wir einer Welt bedürfen, die sich nicht um uns kümmert, in der wir aber doch zu Hause sind. „Der Zwangskranke aber weiß um das Unsinnige der ihm auffallenden Bedeutungen. Dem Paranoiker ist die Bedeutsamkeit der Erscheinungen eins mit ihrer Realität. Dem Anankasten schimmert die ursprüngliche Wirklichkeit mit ihrem Charakter der Unschuld und Harmlosigkeit, wenn auch unerreichbar, durch den Hexensabbat der magischen Bedeutungen durch." Dem steht freilich gegenüber, daß auch der Wahnkranke in seiner Wahnwelt noch ein Stück Vertrauen in die Natürlichkeit besitzt, einen Rest von Unbeirrbarkeit und Unangefochtenheit, zu der es in der gehetzten Ruhelosigkeit des Anankasten kein Analogon gibt. Man meint wohl manchmal, daß das Wähnen eine Erlösung aus der vorausgehenden Spannung sei. Beim Zwang soll das nicht so sein. Diese Frage mit Sicherheit zu entscheiden, würde eine klinische Untersuchung der Zustände von Patienten nötig machen, *bevor* die ersten prägnanten Zwangserscheinungen auftreten. Nur bei RÉGIS habe ich die Bemerkung gefunden, daß auch hier eine Parallele zwischen Zwang und Wahn bestünde. Er beschreibt: „C'est le passage de l'état affectif diffus à l'état intellectualisé, c'est-à-dire concentré et incarné dans une idé fixe, travail analogue à celui du délire des persécutions, où la suspicion, d'abord vague, s'attache à un homme et ne le lâche plus." Ich selbst erinnere mich allerdings nicht, daß ich diese Erscheinung je beobachtet habe. Wenn JASPERS und v. GEBSATTEL recht haben, daß zwar der Wahn, nicht aber der Zwang als Erlösung aus einer unerträglichen diffusen Spannung auftritt, ist es verständlich, daß die von RÉGIS beschriebene Erscheinung faktisch nicht existiert; seine Beobachtung bleibt dann unerklärlich.

Daß der Wahn selbst eine Abwehr in sich schließt oder eine Kompensation bedeutet, macht wahrscheinlich die Tatsache erklärlich, daß (einige Ausnahmen zugegeben) gegen den Wahninhalt keine Abwehrmaßnahmen angewendet werden, während gerade die echten primären Zwangserscheinungen zu äußerst komplizierten Abwehrphänomenen Anlaß geben, die ihrerseits das Bild in stärkerem Maße beherrschen als der Zwang selbst.

Am Schluß dieses Teiles wiederhole ich, was ich am Anfang sagte: daß es manchmal nicht leicht ist auszumachen, ob wir es mit einem Zwang oder mit einem Wahn zu tun haben. So kann z. B. ein Patient mit einer malignen Zwangskrankheit den

Gedanken haben, daß jede Berührung mit fast jedem Gegenstand ihn beschmutze. Er ist nicht davon abzubringen. Er hat gegen diesen Gedanken keine Kritik (mehr). Monatelang habe ich eine derartige Erscheinung *nicht* Wahn genannt. Warum? Wahrscheinlich weil das Abwehrzeremoniell ganz dem bei der sog. Zwangsneurose gleicht.

Durch alle diese Parallelen dürfen wir uns freilich nicht dazu verleiten lassen, Wahn und Zwang in naher gegenseitiger Verwandtschaft zu sehen. Ich werde im Kapitel über die Klinik auseinandersetzen, daß Zwang innerhalb des Rahmens von fast allen klinischen Krankheitsformen beobachtet wird; die Häufigkeit des Vorkommens von Wahn ist dagegen erheblich geringer. Die Krankheiten, bei denen Wahn und Zwang dicht nebeneinander stehen, sind relativ selten. Eine neue klinische Untersuchung über Zwang und Wahn wird diese Behauptung vermutlich bestätigen.

5. Zwang und Charakter

Im gleichen Maße, in dem mehr und mehr die Einsicht aufkam, daß psychopathologische Erscheinungen nie als isolierte Abstraktionen, sondern nur aus dem Ganzen der psychischen Vorgänge zu verstehen sind, in demselben Maße ist das Problem von Zwang und Charakter in den Vordergrund getreten. Ebenso wie man versucht hat, das Wähnen aus bestimmten Charakter- und Temperamentseigenschaften zu verstehen — man denke an KRETSCHMERs (30) sensitiven Beziehungswahn und an das Schema von OTTO KANT —, hat man auch danach getrachtet, einen derartigen Zusammenhang für das Phänomen des Zwanges festzustellen. Für den Zwang hat man das sogar schon erheblich früher getan. Am bekanntesten wurde der durch SOUKANOW (31) beschriebene „caractère scrupuleux inquiet“ und der zwangsneutorische Charakter von FREUD. Diese beiden Charakterformen darf ich als bekannt voraussetzen. Der „caractère scrupuleux inquiet“ wird bei Kranken mit Zwangserscheinungen sehr häufig beobachtet, kommt aber auch vor, ohne daß sich eine Zwangskrankheit im eigentlichen Sinn entwickelt. Auch der zwangsneurotische Charakter von FREUD kommt bei Patienten mit Zwangserscheinungen ohne Zweifel häufig vor, bei einer nach grober Schätzung ziemlich großen Anzahl kommt er aber nicht vor. Die beiden Charakterformen haben gemeinsam, daß bei ihnen Zwang irgendwie keimhaft gegeben ist. Unruhe und Skrupulosität stehen in Beziehung zum Zwang, übermäßige Genauigkeit, Sparsamkeit, Skrupulosität des zwangsneurotischen Charakters ebenfalls. Darf man im Zwang eine quantitative Vergrößerung der Symptome dieses Charakters sehen? Ziehe ich meine eigene Erfahrung zu Rate, so stoße ich wieder auf eine merkwürdige Parallele mit dem Wahnproblem. Ebenso wie es Wahn gibt, der sich fließend aus dem noch nicht krankhaften Mißtrauen zu entwickeln scheint, so habe ich Zwangsphänomene sich entwickeln sehen aus den genannten Charakterformen. Es gibt aber auch Wahnformen, die sich nicht regelrecht aus Mißtrauen entwickeln (vgl. die Betrachtungen von DU BOEUFF (32) über krankhafte Eifersucht und Eifersuchtswahn). Dasselbe gilt nach meiner Ansicht für manche Zwangserscheinungen. Man könnte wohl von pathologischer Skrupulosität *und* von Skrupulosität als Zwangserscheinung sprechen. Der Charakter kann das Auftreten von Zwängen befördern, ohne daß im Charakter selbst der Zwang als solcher gegeben ist. Das ist der Fall, wenn KRETSCHMERs sensitiver Charakter offensichtlich den Boden für das Entstehen von Zwangserscheinungen abgibt. Hier geht es wahrschein-

lich um zwei Komponenten: um die chronische Konfliktsituation, die durch diesen
Charakter erzeugt wird, und um den asthenischen Pol. Die Zwangserscheinungen
hängen nämlich bei diesem Charakter beinahe immer mit einem „abaissement du
niveau mental" zusammen. Sie werden auf einem erniedrigten Aktniveau erlebt.
Kurzum, es ist der psychasthenische Zug im Sinne von JANET, der hier dominiert.
Zum Schluß möchte ich hier eine Lanze für den sog. degenerativen Charakter als
Grundlage von Zwangserscheinungen brechen, und zwar anschließend an die ältesten Bemerkungen über Zwangserscheinungen in der französischen Literatur, u. a.
bei MOREL (zit. nach RÉGIS). Das alte Krankheitsbild des „dégénéré supérieur"
ist ohne jeden Zweifel ganz besonders vage. Doch hat es noch lange nicht alle Bedeutung verloren. Der Terminus verweist auf bestimmte pathologische Gegebenheiten
und ist weder durch das Wort „Psychopathie" noch durch irgendwelche anderen
heutzutage gebräuchlichen klinischen Begriffe zu ersetzen. Die psychische „tare"
wird in modernen psychiatrischen Werken nicht mehr beschrieben. *Solange wir keine
bessere, prägnantere Bezeichnung haben, tun wir gut daran, an dem alten Terminus
festzuhalten.* Dieser degenerative Charakter mit seinen Disharmonien, seinen abnormen Verhaltensweisen, mit seiner Musterkarte von allen möglichen pathologischen
Zügen — pathologische Einfälle, Mißtrauen, Verstimmungen, zyklothyme Erscheinungen, Sonderlingshaftigkeit, Impulse, Obsessionen, Zweifelsucht, kriminelle
Züge, Perversitäten — dieser Charakter ist vor allem dadurch bemerkenswert, daß
alle diese Erscheinungen nicht als geschlossene Syndrome eine Zeitlang anwesend
sind, sondern daß sie kommen und gehen, ohne daß man mit Sicherheit sagen kann,
wodurch. Diese „dégénérés supérieurs" leiden sehr oft auch an Zwangserscheinungen.
Ohne Zweifel kann sich auf diesem Boden eine echte Zwangskrankheit entwickeln,
aber viel öfter kommen Zwangserscheinungen in solchem Zusammenhang sporadisch
vor, verschwinden wieder, während andere psychopathologische Erscheinungen in den
Vordergrund treten. Wahrscheinlich ist man hier berechtigt, in den Zwangserscheinungen ein psychisches Analogon zu den zahllosen degenerativen Stigmata zu sehen,
die die somatische Pathologie kennt. Daß gleichnamige Erblichkeit beim Zwang eine
große Rolle spielt, spricht weder für noch gegen diese Annahme. Ich habe eine Familie gekannt, bei der Zwangserscheinungen von passagerer Art neben anderen degenerativen Merkmalen in drei Generationen vorkamen.

6. Das klinische Vorkommen

*Gibt es Zwangskrankheiten im engeren Sinn? Zwang als neurotische Erscheinung;
Zwang bei manisch-depressiver Psychose, Zwang und Schizophrenie*

Bevor ich die Frage: gibt es Zwangskrankheiten im engeren Sinne? beantworte,
muß ich beschreiben, was ich unter Zwangskrankheiten im engeren Sinne verstehe.
Wir haben, glaube ich, nur dann das Recht, von Zwangskrankheiten im engeren
Sinn zu sprechen, wenn ein ausgesprochenes psychopathologisches Zustandsbild durch
Zwangserscheinungen beherrscht und gekennzeichnet wird, wobei die Zwangserscheinungen als direkte Auswirkung des ätiologischen Faktors betrachtet werden können.
Wenn wir den Begriff so streng fassen, gibt es überhaupt keine Zwangskrankheit im
engeren Sinn; denn es gibt ebensowenig primäre Zwangserscheinungen wie eigentlichen primären Wahn — allein zum Zweck der leichteren klinischen Verständigung
möchte ich am Begriff der „primären Wahnidee" noch festhalten, wie ich das auch

im Vorhergehenden getan habe. Zwangserscheinungen sind ihrem Wesen nach immer sekundäre Erscheinungen. Wenn man freilich die Paranoia als Wahnkrankheit im engeren Sinn betrachtet, kann man mit vollem Recht auf dieselbe Weise eine Zwangskrankheit im engeren Sinne annehmen. Das ist dann eine Zwangskrankheit mit chronisch-progressivem Verlauf, von maligner Art, da praktisch immer unheilbar. Wir werden die Differentialdiagnose dieser Krankheit in einem späteren Kapitel besprechen. Ob diese Krankheit die gleiche ist, die HEILBRONNER im Auge hatte — ein Krankheitsbild, das er dann später (1912) wieder zurückgenommen hat — wage ich nicht zu sagen, ich halte es für wahrscheinlich. Müssen wir danach die Zwangsneurose als Zwangskrankheit im engeren Sinn bezeichnen? Hier liegen noch sehr viele ungelöste Probleme. In anderen Arbeiten habe ich auf das ungemein seltene Vorkommen reiner Neurosen hingewiesen. Gehe ich nach meiner eigenen Erfahrung, dann würde ich an dem Bestehen einer echten Zwangs*neurose* festhalten, aber ich halte eine solche Neurose für *ungewöhnlich* selten. Was wir im klinischen Sprachgebrauch Zwangsneurose nennen, ist meistens gar keine Neurose, sondern eine maligne chronische progressive Zwangskrankheit, wie ich sie oben erwähnte. Es ist interessant, daß sich Stimmen dafür erheben, die chronisch progressive Zwangskrankheit als eine Äußerungsform der Schizophrenie zu betrachten — ebenso wie viele Kliniker die Paranoia in der Schizophrenie aufgehen lassen (ich rechne mich nicht zu ihnen). Es gibt in der Tat Erblichkeitsbeobachtungen, die jeder Kliniker gut kennt, welche in diese Richtung weisen; doch sind das sicher nicht mehr als bloße Hinweise. Die Anzahl der Fälle mit progressiver Zwangskrankheit, bei denen in der Familie keine Schizophrenie vorkommt, ist größer als die Zahl der Fälle, bei der dies der Fall ist.

Die Beziehungen von Zwangserscheinungen zur manisch-depressiven Psychose und zur Schizophrenie sind schon lange bekannt. Darüber gibt es wichtige Veröffentlichungen, vor allem auch holländische: von HEILBRONNER (*33, 34*), DE RUITER (*35*), BECK (*36*), CARP und vielen anderen. Die Beziehung zur manisch-depressiven Psychose ist nach meiner Erfahrung umfangreicher und deutlicher ausgeprägt als die zur Schizophrenie. Vielleicht wäre es vorsichtiger, nicht von einer Beziehung zu sprechen, sondern einfach festzustellen, daß durch Zwangserscheinungen beherrschte Krankheitszustände häufiger bei manisch-depressiver Psychose als bei Schizophrenie vorkommen. Wir müssen hier zweierlei bedenken: 1. daß nicht alle episodisch-phasisch verlaufenden Erkrankungen zur manisch-depressiven Psychose gehören und 2. daß nach meiner Meinung Zwangserscheinungen bei der Kerngruppe der Schizophrenie nicht häufig vorkommen, viel häufiger innerhalb von Syndromen, bei denen die Diagnose Schizophrenie nicht mit voller Sicherheit feststeht. Für einen der interessantesten Beiträge zum Thema Zwang und Schizophrenie halte ich den Aufsatz von STENGEL (*37*): „Die zwangsneurotische Persönlichkeit im schizophrenen Prozeß." STENGEL stellt die Frage, ob es Unterschiede im Krankheitsbild und im Verlauf von schizophrenen Psychosen mit und ohne Zwangsvorstellungen gibt, und er fragt weiterhin, in welcher Phase der psychotischen Entwicklung Zwangserscheinungen auftreten und was aus den Zwangserscheinungen im psychotischen Prozesse wird. Der psychotische Schub kann zu einem Durchbruch von früher auf zwangsneurotische Weise unterdrückten Triebregungen führen. Jeder Triebdurchbruch hätte eine phobische Vorgeschichte. Bei den drei Patienten, die er beschreibt, verschwanden die Zwangssymptome während des psychotischen Schubes, um nach Ablauf des Schubes zurückzukehren. Weiterhin verweist STENGEL auf den relativ benignen Verlauf von schizophrenen Psychosen bei zwangsneurotischen Persönlichkeiten. Er führt das in gewissem Umfang auf die Wirksamkeit der ursprünglichen Persönlichkeitsstrukturen zurück, die imstande seien, den psychotischen Verfall zu verhindern oder mindestens zu bremsen. Es schiene mir sehr der Mühe wert zu sein, die von STENGEL erwähnten Erscheinungen genauer zu untersuchen.

Die Frage, ob die Zwangserscheinungen ihrem Wesen nach zur Schizophrenie gehören, hat JAHRREISS (*38*) behandelt. Er kommt, nach meiner Meinung zurecht, zu dem Schluß: „Wesentlich zum schizophrenen Zustandsbild gehören Zwangserscheinungen jedenfalls nicht."

7. Zwang als ubiquitäre Erscheinung

In diesem Zusammenhange würde ich gerne wiederholen, was ich in meinem Referat über die Bedeutung der Phänomenologie für die Klinik der Wahnkranken geschrieben habe: „Schließlich besteht in der Klinik noch ein Problem, dem die Kliniker keine genügende Aufmerksamkeit geschenkt haben, das ist das Problem derjenigen Krankheiten, die Zwangserscheinungen ausbilden. Wenn ich es recht sehe, dann ist hier eine Problematik vorhanden, die nahezu parallel zu der der wahnbildenden Krankheiten verläuft. Auch hier kennen wir chronisch verlaufende Psychosen mit Zwangserscheinungen, die langsam progressiv sind, niemals spontan ausheilen und die betreffenden Patienten vollkommen vereinsamen lassen; eine Krankheitsform, die tatsächlich und im Ernst nicht minder verhängnisvoll ist als die Schizophrenie. Ich bin schon seit Jahren gewöhnt, hier von malignen Zwangsneurosen zu sprechen. Es gibt aber auch zwangbildende psychotische Phasen, die als Untergruppe der manisch-depressiven Psychosen auftreten, es gibt „echte" Zwangsneurosen, bei denen die Psychogenie zu überwiegen scheint, und es gibt „zwangsneurotische Reaktionen" bei Personen, die dazu von der Anlage her disponiert sind, es gibt Schizophrenien, die als Zwangsneurose anfangen, und organische Krankheiten, bei denen Zwangserscheinungen vorkommen." Es ist in der Tat so: Bei sehr vielen psychischen Krankheiten kommen Zwangserscheinungen vor. Heute würde ich das, was ich damals schrieb, noch erweitern. Zwangsphänomene kommen auch nicht selten im Gebiet der Normalität vor. Der normale Mensch aber erlebt derartige Erscheinungen und geht darüber zur Tagesordnung hinweg. Zwangserscheinungen gibt es als rein neurotische Reaktionen, sie kommen im Gebiet der manisch-depressiven Psychose und in dem der Schizophrenie vor sowie in nicht ganz klar rubrizierbaren chronisch progressiven Psychosen. Sie kommen vor bei organischen Nervenleiden, bei hormonalen Störungen. Sie kommen ferner vor bei Pubertätskrisen und im Rahmen klimakterischer Krisen. Aus diesem allgemeinen Vorkommen, das der Zwang mit dem Wahn gemeinsam hat, würde ich für beide Phänomene denselben Schluß ziehen: Zwang gehört zu den allgemeinen Reaktionsmöglichkeiten des menschlichen Seelenlebens. Sind diese Zwangserscheinungen aber dann immer auch in derselben Weise aufzufassen, wo sie auch vorkommen? Sind sie untereinander identisch? Vor der Beantwortung dieser Frage weise ich zuerst auf das hin, was ich im Kapitel über die definitorischen Probleme gesagt habe: Phänomenologisch gibt es da Verschiedenheiten. Diese Verschiedenheiten beruhen aber, ebenso wie beim ubiquitären Wahn, nicht auf den Zwangserscheinungen selbst, sondern auf dem Boden, dem sie entwachsen. Ich bin davon überzeugt, daß man zwischen Zwängen bei all diesen verschiedenen Krankheiten auf die

Dauer noch Unterschiede aufweisen wird und zum Teil auch schon aufgewiesen hat und daß die feinere Phänomenologie des Zwanges, die Phänomenologie der Welt der Zwangskranken und der Abwehrformen uns bei der Diagnose derjenigen Krankheiten helfen wird, bei denen diese Zwänge vorkommen. Auch in diesem Zusammenhang könnte man sagen: Der Zwang ist nicht das Wichtigste des „gezwungenen" In-der-Welt-seins, das Wichtigste und das Entscheidende für Diagnostik und Prognostik ist vielmehr die Art und Weise des In-der-Welt-seins.

8. Das eigentliche klinische Problem

Die Frage nach Art, Verschiedenheit und diagnostischen Kriterien der großen Zwangssyndrome, die uns die Klinik kennen lehrt

Wir kommen jetzt zu dem im engsten Sinne klinischen Problem. Es ist klar, daß keine ernsthaften Schwierigkeiten bestehen, wenn der Zwang innerhalb gut differenzierbarer Krankheitsformen vorkommt: manisch-depressive Psychose, Schizophrenie usw. Das Kernproblem ist jetzt: Unterscheidungen zu treffen innerhalb der verschiedenen, wiederum klinisch zu beobachtenden Krankheitsbilder, deren vornehmliche Kennzeichen, deren dominierende Symptomatologie Zwangserscheinungen sind. Es geht nun einmal nicht an, alle diese Krankheitsformen mit dem Stempel Zwangsneurose, mehr oder minder maligne Zwangsneurose zu versehen. Das Studium der Patienten mit Zwangserscheinungen, die in den letzten Jahren in unserer Klinik behandelt wurden, veranlaßt mich zur Annahme von mindestens 4 Gruppen von Krankheiten, bei denen der Zwang eine erhebliche Rolle spielt. Unter den von mir untersuchten Patienten kann man unterscheiden solche mit:
  a) Psychasthenie;
  b) einfacher Zwangsneurose;
  c) maligne Zwangskrankheit;
  d) Zwangserscheinungen bei „dégénérés supérieurs".
Wiederholt und auch wiederum bei der Ausarbeitung dieses Referates habe ich mich gefragt, ob es tatsächlich Sinn hat, diese klinischen Bilder so scharf zu trennen. Kennt doch jeder Kliniker Patienten, bei denen sich diese Unterscheidungen nicht durchführen lassen. Beschäftigen wir uns hier nicht mit dem durch die anglo-amerikanische Psychiatrie so häufig getadelten Versuch, in der Psychiatrie durch bloße Deskription weiterzukommen? Dieser Meinung möchte ich auf das bestimmteste widersprechen. Ich hoffe nämlich von Herzen, daß das hier vorgeschlagene Einteilungsschema an sich Überzeugungskraft haben möge, und ich halte eine derartige klinische Einteilung für sehr wichtig, da sie uns für die Prognostik und die einzuschlagende Therapie deutliche Fingerzeige gibt.

Ich will dieses Referat mit der Beschreibung der Kriterien beendigen, auf Grund deren wir die genannten vier Diagnosen stellen.

a) Psychasthenie

Es ist immer dann berechtigt, diesen diagnostischen Terminus bei einer Erkrankung mit Zwangserscheinungen zu benützen:
1. Wenn sich im Zustandsbild eine Reihe anderer psychasthenischer Symptome findet. (Wenn nicht zumindesten ein „abaissement du niveau mental" aufzuzeigen ist,

wenn im ganzen keine Symptome wie Derealisation, Depersonalisation, Zweifelsucht beobachtet werden, sprechen wir nicht von Psychasthenie.)

2. Wenn man wenig Abwehrzeremoniell findet. Es ist mir nämlich aufgefallen, daß psychasthenische Zwangserscheinungen nicht oder kaum abgewehrt werden. Das ist eigentlich ganz gut zu verstehen. Eine derartige Abwehr würde ja nicht zu der geringen Aktivität des wahrhaft psychasthenischen Menschen passen. Wahrscheinlich ist das subjektive Leiden der Psychastheniker auch weniger groß als das von Zwangskranken, wie sie unter b) und c) beschrieben werden.

3. Man findet bei diesen Menschen eher eine weiche als eine harte Persönlichkeit. Ich weiß, daß damit nur eine sehr vage und subjektive Umschreibung gegeben ist. Nichtsdestoweniger weiß jeder, was damit gemeint ist. Man kann nämlich mit Recht gewisse Zwangserscheinungen nach ihrer Härte oder Weichheit beurteilen, wie man auch andere psychische Erscheinungen nach ihrer Konsistenz beurteilen kann. Zweifellos kann man von einem „steinharten“ Wahn oder Zwang sprechen.

4. Bei der so festgestellten Psychasthenie finden wir viel häufiger als bei den Gruppen b) und c) eine Beziehung zu dem „caractère scrupuleux inquiet“; häufig finden wir auch den sensitiven Charakter nach KRETSCHMER. Oft sind auch analerotisch-sadistische Charakterzüge zu finden, doch dominieren solche Züge, jedenfalls nach meiner Erfahrung, bei der Psychasthenie nicht.

5. Die geistige Beweglichkeit, bei Patienten mit Zwangserscheinungen immer eingeschränkt, ist bei der Psychasthenie noch am wenigsten gestört. Lange Zeit habe ich angenommen, daß die geistige Beweglichkeit bei Zwangskranken groß sei. Später hat sich ergeben, daß dies ein trügerischer Schein war; ein Schein infolge einer gewissen Schlagfertigkeit, die manchen Zwangskranken auf Grund eines ganz leichten manischen Einschlages eigen ist (vgl. die Auffassungen von STÖCKER), und auch infolge einer Art von Beweglichkeit, wie sie sehr vielen „dégénérés supérieurs“ eigen ist. Bei längerem Kontakt mit diesen Kranken stellte sich dann heraus, daß die eigentliche geistige Beweglichkeit bei diesen Patienten eben doch gestört ist.

6. Psychasthenische Persönlichkeiten wirken im allgemeinen wärmer als solche mit einem ausgesprochen zwangsneurotischen Charakter.

7. Man kann wohl sagen, daß *im allgemeinen* die Extraversion bei Psychasthenikern häufiger vorkommt als bei der malignen Zwangsneurose, wahrscheinlich auch häufiger als bei der einfachen Zwangsneurose.

8. Bei Psychasthenikern ergibt die Anamnese, daß die Zwangserscheinungen nicht unwesentlichen Schwankungen unterworfen sind.

9. Ein besonders wichtiger Unterschied zwischen der Psychasthenie und der malignen Zwangsneurose besteht darin, daß der Psychastheniker in einer Welt lebt, die völlig oder fast ganz der des normalen Menschen gleicht.

b) Zwangsneurose

1. Eine echte Zwangsneurose findet man nur selten, das will sagen: eine Zwangsneurose, die den Kriterien entspricht, die für eine Neurose im engeren Sinn gelten: gestörte Triebentwicklung, die sich in einer Fixation an die analerotische, sadistische Phase äußert, Störungen der Ich-Entwicklung. Deutliche Anzeichen dafür, daß die Zwangserscheinungen als Ausdruck verdrängter Triebregungen in verhüllter oder symbolischer Form oder auch als Abwehrerscheinungen zu betrachten sind. Bei diesen Kranken ist ja die Abwehr erheblich größer als bei den Psychasthenikern. Die er-

wähnten psychasthenischen Züge können ganz fehlen. Die Persönlichkeit ist von här-
terer Konsistenz. Der Charakter ist überwiegend analerotisch-sadistisch geformt. Die
geistige Beweglichkeit ist stärker eingeschränkt. Doch leben diese im engeren Sinn
neurotischen Patienten in der Hauptsache in der gleichen Welt wie der normale
Mensch. Ein grundlegendes Anderssein kommt zwar vor, doch in geringerem Maße
als bei den Gruppen (b, 2) und (c). Wenn dabei die psychasthenischen Faktoren dominieren, haben wir die seltene, heilbare Form der Zwangsneurose vor uns. Daß es
diese echte Zwangsneurose gibt, können wir aus der Klinik der Kinderpsychiatrie
lernen. Dort sehen wir manchmal kurzdauernde, neurotisch gebaute Zwangssyndrome. Ob man diese Syndrome als Zwangsneurose oder als zwangsneurotische Reaktion zu betrachten hat, ist nicht immer sicher. Die echte Zwangsneurose ist manchmal
kaum zu unterscheiden von der erheblich häufigeren:

2. Zwangsneurose, die gar keine eigentliche Neurose ist, sondern eine Form
von Psychopathie, wobei die Zwangserscheinungen in der oben beschriebenen Weise
auftreten, jedoch die hauptsächlichen Entstehungsbedingungen nicht in psychogenen
Faktoren, sondern in einer nicht psychogenen Entwicklungsstörung gelegen sind.
Weiterhin finden wir bei dieser psychopathischen Form eine Reihe von Charakter-
und Temperamentstörungen: Gehemmtheit, Verstimmungszustände, die nicht aus
den den Zwang konstituierenden Erscheinungen zu verstehen sind. — Wir werden später sehen, daß die Differentialdiagnose zwischen dieser psychopathischen
Zwangsneurose und der malignen Zwangskrankheit überhaupt nicht oder nur schwer
zu machen ist.

1. Bei den hier gemeinten Patienten sind wenige oder gar keine psychasthenischen
Züge vorhanden.

2. Das Abwehrzeremoniell ist stark entwickelt, geht schon einigermaßen in die
Richtung des Bizarren.

3. Die Persönlichkeit ist fast niemals eine weiche, fast immer neigt der Charakter
zum Narzißtischen.

4. In dieser Gruppe kommt weder der sensitive Charakter noch der „caractère
scrupuleux inquiet" vor; dominierend ist der „zwangsneurotische Charakter" nach
Freud.

5. Die geistige Beweglichkeit ist stark vermindert, obwohl es anders scheinen
mag (s. o.).

6. Warme Persönlichkeiten habe ich in dieser Gruppe noch nie angetroffen.

7. Die Introversion herrscht vor.

8. Die Zustandsschwankungen sind erheblich seltener als bei der Psychasthenie,
kommen aber wohl vor. Gewisse Schwankungen lassen sich ja bei allen Patienten
mit Zwangskrankheiten feststellen. Überblicken wir das ganze Leben, so finden
wir fast immer Verschlimmerungen des Krankheitsbildes in der Pubertät und im
Klimakterium, danach nehmen die Erscheinungen meistens ab. Ich komme darauf
noch zurück bei Besprechung der Gruppe c).

9. Das Leben in einer eigenen Welt ist hier schon sehr deutlich.

c) Die maligne Zwangskrankheit

Es ist sehr schwierig auszumachen, ob diese klinische Form im Wesen mit der
Gruppe (b, 2) identisch ist oder ob der Unterschied allenfalls als ein quantitativer
aufgefaßt werden muß. Es besteht hier die gleiche Art von Problematik wie in der

Klinik der Wahnkrankheiten. Die sog. milden Formen der Paranoia könnten mit der Gruppe (b, 2) verglichen werden, die maligne Zwangskrankheit mit der eigentlichen Paranoia. Das Problem der Beziehung der eigentlichen Paranoia zu den milden paranoiden Zustandsbildern einerseits und zur Schizophrenie andererseits geht in der Tat parallel mit dem Problem der malignen Zwangsneurose. Sehr schwierig, wenn nicht unmöglich ist es, schon im Beginn der Erkrankung festzustellen, mit welcher Krankheit man es zu tun hat, mit der Gruppe (b, 2) oder mit (c). Ein pathognomonisches Kennzeichen gibt es da nicht. Alle Erscheinungen können auch bei (b, 2) vorkommen. Doch existieren typische Akzentsetzungen, die die Diagnose maligne Zwangskrankheit schon früh wahrscheinlich machen. Ein sehr wichtiges Merkmal ist es, *wenn der Zwang eigentlich kein Zwang, sondern ein Wahn ist* (s. o.). Doch tritt danach manchmal bei demselben Kranken ein echter Zwang im Sinne von WESTPHAL in Erscheinung.

Prüfen wir jetzt, was von den oben genannten 9 Punkten für die maligne Zwangskrankheit charakteristisch ist, dann finden wir das folgende:

1. Psychasthenische Erscheinungen kommen kaum vor.

2. Das Abwehrzeremoniell nimmt excessive Formen an, ist manchmal derartig barock, daß schon deswegen an eine Schizophrenie gedacht werden muß.

3. Die Persönlichkeit ist oft „hart" von Konsistenz, unzugänglich.

4. Der Charakter ist schwer zu umschreiben, die Kranken sind äußerst egozentrisch, oft narzistisch, praktisch immer analerotisch-sadistisch.

5. Im ganzen Bild herrscht eine große Starrheit; von geistiger Beweglichkeit kann nicht gesprochen werden. Während die Patienten mit schweren Formen der psychopathischen Zwangsneurose (b, 2) oft noch ein lebendiges geistiges Leben haben, aktiv sein können — obzwar nicht in der Außenwelt — ist hier bei der malignen Zwangskrankheit von Aktivität keine Rede mehr. Der Patient ist sicher nicht aktiver als mancher Katatone.

6. Der Gefühlskontakt ist oft äußerst gering, freilich kann sich ein ziemlicher umfangreicher Scheinkontakt entwickeln; von Wärme ist keine Rede.

7. Die Introversion ist bedeutend stärker als die Extraversion.

8. Verlaufsschwankungen findet man gar nicht oder kaum.

9. Die größten Verschiedenheiten bestehen bei der malignen Zwangskrankheit im Gebiet der phänomenologisch-anthropologischen Struktur. Die Welt des Zwanges, wie sie durch v. GEBSATTEL und STRAUS beschrieben wurde, ist hier total vorherrschend. Wenn immer, was die Inhalte betrifft, das Entwerden, der Verderb, das Exkrementale, das Schmutzige eine alles beherrschende Rolle spielen, dann ist das stets ein Hinweis auf die maligne Form. Diese Welt ist stärker mit Angst beladen als die Welt der anderen Zwangskranken. Ich bin der Überzeugung, daß allein bei der malignen Form von einer prinzipiell anderen Welt gesprochen werden kann. Darin besteht eine Parallele zur Schizophrenie. Da aber bei der malignen Zwangskrankheit die gemeinschaftliche Welt nicht so völlig verloren geht wie bei der Schizophrenie, sondern stets noch auf die eine oder andere Weise anwesend ist, ist das subjektive Leiden dieser Kranken vielleicht noch peinigender als bei den Schizophrenen.

d) Zwangserscheinungen bei „dégénérés supérieurs"

Diese Gruppe erwähne ich am Schluß. Ich habe oben schon auseinandergesetzt, warum ich Wert darauf lege, die Diagnose in manchen Fällen zu stellen. Auch hier sei noch einmal gesagt: Diese Diagnose ist nur dann berechtigt, wenn nach langen Überlegungen keine prägnantere Diagnose zu stellen ist. Was die Zwangserscheinungen betrifft, so ist das wichtigste Kennzeichen dieser Patienten deren große Beweglichkeit. Sie kommen und gehen, ohne daß man deutlich spürt, was eigentlich verändert ist. Zwangsideen tauchen manchmal mit, dann auch wieder ohne das Gefühl des subjektiven Zwanges auf. Eine Grenze zum pathologischen Einfall, der so typisch für die Dégénérés ist, läßt sich kaum ziehen. Die Inhalte sind überwiegend von aggressiver Art, werden von perversen, manchmal sogar sehr stark perversen Phantasien geliefert, ohne daß sich damit das Erleben von Verderbnis, Ansteckung usw. verbindet. Seltsame blasphemische Gedanken können den Kranken eine zeitlang quälen. Manchmal gibt es auch kurzdauernde Zwangsrituale. Psychasthenische Erscheinungen kommen bei diesen Dégénérés in reichem Maße vor. Eine Kombination mit Tics ist häufig.

Meine Aufgabe ist es nicht, über die Behandlung der Zwangszustände zu sprechen. Ich will hier nur bemerken, daß die beschriebenen vier Gruppen deutlich verschiedene Behandlungsindikationen nach sich ziehen. Bei der Psychasthenie kann man viel mit Roborantien, Strychninkuren, Ruhekuren erreichen. Wenn die Psychasthenie ein Äquivalent einer depressiven Phase der manisch-depressiven Psychose ist, muß die Behandlung natürlich auf die Grundkrankheit gerichtet werden. Einer Psychotherapie bedarf es meistens nur im Sinne eines verstehenden Gespräches, evtl. auch mit psychagogischer oder persuasiver Ausrichtung. Die echte Zwangsneurose und die zwangsneurotischen Reaktionen liegen im Bereich der Psychoanalyse. Für Gruppe (b, 2) besteht die Behandlung allein in möglichst vollständiger Aufklärung, evtl. unterstützt durch Arbeitstherapie. Die Tiefenpsychologie erzielt hier keinen Erfolg. Ganz vereinzelt sah ich Besserung durch eine individualpsychologische Behandlung. Die maligne Zwangskrankheit gehört zu den Anwendungsgebieten der Lobotomie.

Ich bin mir sehr klar darüber, daß diese klinische Einteilung wahrscheinlich keine definitive sein wird. In typischen Fällen sind die Unterschiede deutlich. Wenn aber irgendwo Übergänge gefunden werden, so hier bei den Zwangskrankheiten.

Ich mußte sehr viele Fragen unbeantwortet lassen. Ganz bestimmt nicht, weil diese Fragen an sich unbeantwortbar sind, sondern weil die für die Beantwortung nötige Forschungsarbeit noch nicht geleistet wurde. Es möge deutlich geworden sein, daß die klinische Untersuchung von psychopathologischen Erscheinungen noch keineswegs festgefahren ist, sondern daß es dafür noch klar definierbare Aufgaben gibt.

Literatur

1. KRAFFT-EBING, VON: Beiträge zur Erkennung krankhafter Gemütszustände. Erlangen 1867.
2. EY, H.: Études psychiatriques. Paris: Desclée de Brouwer 1948.
3. GRIESINGER: Über einen wenig bekannten psychopathischen Zustand. Archiv für Psychiatrie I.
4. WESTPHAL, C.: Über Zwangsvorstellungen. Berl. klin. Wschr. 1877, 1868.
5. JANET, P.: Les obsessions et la psychasthenie. 2me Édition. Paris: Alcan 1908.
6. BUMKE, O.: Was sind Zwangsvorgänge? Halle 1906.
7. JASPERS, K.: Allgemeine Psychopathologie. Berlin-Göttingen-Heidelberg: Springer 1948.
8. RÉGIS, E.: Précis de psychiatrie. 6me Édition. Paris: Doin 1923.

9. SCHNEIDER, K.: Die Lehre vom Zwangsdenken in den letzten zwölf Jahren. Z. ges. Neurol. Psychiatr. Referate und Ergebnsise 16 (1918).
10. CARP, E. A. D. E.: Over dwangneurosen. Leiden: Van Doesburg 1929.
11. CRAMER: Die Nervosität. Jena 1906.
12. STÖCKER: Über Genese und klinische Stellung der Zwangsvorstellungen. Z. ges. Neurol. Psych. 23 (1914).
13. ASCHAFFENBURG: Die Bedeutung der Angst für das Zustandekommen des Zwangsdenkens. Neur. Zbl. 29 (1914).
14. FRIEDMANN: Über die Abgrenzung und die Grundlagen der Zwangsvorstellungen. Mschr. Psych. 21 (1907).
15. — Zur Auffassung und zur Kenntnis der Zwangsideen und der isolierten überwertigen Ideen. Z. ges. Neurol. Psychiat. 21 (1914).
16. VALKENBURG, C. T., VAN: Over het verschijnsel van subjectieven dwang. Psych. Neurol. Bladen (1916).
17. STRAUS, E.: Ein Beitrag zur Pathologie der Zwangserscheinungen. Mschr. Psychiat. 98 (1938).
18. GEBSATTEL, VON: Die Welt des Zwangskranken. Mschr. Psychiat. 98 (1938).
19. GOLDSTEIN, K.: Über die gleichartige funktionelle Bedingtheit der Symptome bei organischen und psychischen Krankheiten; im besonderen über den funktionellen Mechanismus der Zwangsvorgänge. Mschr. Psychiat. 57 (1924).
20. STEINER, G.: Von Zwangserscheinungen bei organischen Nervenkrankheiten. Z. ges Psychiat. Neurol. 128 (1930).
21. BÜRGER-PRINZ, H.: Kasuistischer Beitrag zum Zwangsproblem. Nervenarzt 3 (1930).
22. GUTTMANN, E.: Über Zwangserlebnisse bei organischen Erkrankungen. Arch. Psychiat. 98 (1932).
23. KEHRER, F.: Über hyperkinetische (choreiforme) seelische Zwangszustände. Ref. Zbl. ges. Psychiat. Neurol. 87 (1938).
24. JANET, P.: De l'angoisse à l'extase. Paris: Alcan 1926.
25. MÜLLER-SUUR, H.: Über Beziehungen und Unterschiede zwischen Zwang und Wahn. Z. ges. Neurol. Psychiat. 177 (1944).
26. BINSWANGER, L.: Der Fall Ellen West. Schweiz. Arch. Psychiat. Neurol. 53 (1944).
27. CARP, E. A. D. E.: Medische psychologie en pathopsychologie. Amsterdam: Scheltema & Holkema 1947.
28. EY, H.: Cours à St. Anne. Inédit. 1946.
29. KANT, O.: Die zwei Grundarten der Zwangserscheinungen. Z. ges. Psychiat. Neurol. 150 (1934).
30. KRETSCHMER, E.: Der sensitive Beziehungswahn. Berlin: Springer 1918.
31. SOUKANOW: Les représentations obsédantes hallucinatoires et les hallucinatoires obsédantes. Revue de Med. 1906.
32. DU BOEUFF, C. W.: Over jaloerscheidswaan. Zuften: Ruys 1938.
33. HEILBRONNER: Über progressive Zwangsvorstellungspsychosen. Mschr. Psychiat. Neurol. 5 (1899).
34. — Zwangsvorstellung und Psychose. Z. ges. Psychiat. Neurol. 9 (1912).
35. RUITER, A., DE: De verhouding der verschijnselen van psychasthenie tot de manisch-depressieve psychose en de schizophrenie. Utrecht 1925.
36. BECK, D. J.: Zwang und Depression. Mschr. Psychiat. Neurol. 48 (1920).
37. STENGEL, E.: Über die Bedeutung der prämorbiden Persönlichkeit für Verlauf und Gestaltung der Psychose. Die zwangsneurotische Persönlichkeit im schizophrenen Prozeß. Arch. Psychiat. 106 (1938).
38. JAHRREISS, W.: Über einen Fall von chronischer, systematisierender Zwangserkrankung. Arch. Psychiat. 5 (1926).

Exogene psychische Störungen und Pseudo-Psychogenie

Die Psyche ist das feinste Reagens
auf körperliche Störungen.

Psychische Störungen weit über das Gebiet der Psychosen hinaus können auf exogenem Wege verursacht werden. Auf dem großen, noch immer nicht ausreichend untersuchten Gebiet zwischen Psychose und Normalität zeigt sich, viel mehr als man denkt, ein exogener Faktor als wichtigste Ursache — besser gesagt „Entstehungsbedingung" — von psychischen Schwierigkeiten und von körperlichen Störungen, die für psychogen gehalten werden. Die Absicht dieser Studie ist es, jenen Störungen besondere Aufmerksamkeit zu schenken. Zu oft geschieht es, daß irgendeine interne Anomalie erst durch den Psychiater aufgedeckt wird. Diabetes steht dabei an erster Stelle, doch dann folgen schon bald verschiedene Formen von hormonaler Insuffizienz, von Herz- und Gefäßkrankheiten, Nachwirkungen von Infektionskrankheiten (Hepatitis, Nierenleiden, Anaemia perniciosa). Aber auch neurologische Leiden im engeren Sinn können sich erst oder erst deutlich durch psychische Störungen offenbaren. Hierbei geht es an erster Stelle um die Arteriosclerosis cerebri, aber auch um sehr langsam fortschreitende Hirntumoren und last not least um die multiple Sklerose. Es ist unmöglich, in diesem Rahmen aus allen diesen Gruppen Beispiele zu geben. Ich will mich hier auf die Beschreibung von einigen Patienten beschränken.

Ein siebenundvierzigjähriger Mann, der früher nie krank gewesen sein soll und bei dem von Erblichkeit wenig oder gar nichts zu finden war, sicher keine Hinweise auf manisch-depressive Psychose, befand sich am Ende seiner Gefangenschaft in Indonesien in einem derartig schlechten Zustand, daß man ihn schon in die „Totenbaracke" gebracht hatte; er war bekannt als der magerste Mann im Lager. Bei seiner Rückkehr in die Niederlande stellte sich heraus, daß er an Tuberkulose litt. Nach einer Kur für diese Krankheit ist er depressiv geworden, wobei Apathie, Mangel an Selbstvertrauen und schlechter Schlaf im Vordergrunde standen. Der Appetit blieb gut. Nach einer Schlafkur war sein Zustand erheblich gebessert, jedoch fühlte er sich noch nicht „richtig gut". Nachdem er für kurze Zeit wieder gearbeitet hatte, bekam er Rückenbeschwerden. Es zeigte sich, daß er an einer Spondylitis tuberculosa litt, weshalb er drei Jahre zu Hause liegen mußte. Er fühlte sich dann psychisch ausgezeichnet. Nach seiner Genesung begann er, besonders hart zu arbeiten, um die verlorenen Jahre nachzuholen. Danach hatte er drei weitere Perioden von Depression, in denen er zweimal in eine Nervenheilanstalt aufgenommen, nach kurzen Schlafkuren zwar gebessert wurde, aber nicht genas. Bei der Aufnahme in unserer Klinik klagte er über starke und anhaltende Müdigkeit, über Mangel an Konzentrationsvermögen und zu geringes Selbstvertrauen; er schlief schlecht, aber der Appetit war sehr gut. Seine Potenz war äußerst gering. Der Patient fühlte sich niedergeschlagen, „down", aber auch gehetzt und oft gespannt. Die Defäkation war regelmäßig.

Trotz der Tatsache, daß vieles in der Anamnese auf endogen-depressive Perioden hinwies, hatten meine Mitarbeiter und ich unabhängig voneinander den Eindruck, daß es sich hier nicht um eine endogene Entstehungsweise handelte. Die Depression schien verständlich verbunden mit der Insuffizienz, mit dem nicht Weiterkommen, das Verlorene nicht nachholen können. Die Insuffizienz, der Mangel an Spannkraft schien uns der zentrale Faktor. Diese Insuffizienz hatten wir des öfteren gesehen bei großer Ermüdung, bei Erschöpfung von Menschen, die in Konzentrationslagern gewesen waren. Wir gaben dem Patienten, der so offensichtlich übermüdet war, dessen Spannkraft so deutlich abgenommen hatte, während vier Wochen und danach noch viele Stunden täglich vollkommene Bettruhe, die Ruhezeiten nur sehr allmählich herabsetzend. Medikamentös gaben wir ihm polyglanduläre Hormonpräparate zusammen mit kombinierten Vitaminen. Das Resultat war nach einigen Monaten auffallend gut: Die Depression und das Gefühl der Spannung verschwanden; der Patient konnte sich wieder gut konzentrieren. Von Müdigkeit oder zu schneller Ermüdbarkeit war keine Rede mehr. Er sah um Jahre jünger aus, als bei der Aufnahme. Er hat allmählich seine volle Arbeit wieder aufgenommen und ist nun seit mindestens einem Jahr vollkommen gesund, gesünder als er sich vor oder nach einer früheren Behandlung gefühlt hat.

Natürlich bleiben hier eine Anzahl von Fragen unbeantwortet. Dieser Mann war während und nach seiner Tuberkulose reichlich mit Ruhe und Roborantien behandelt worden; er fühlte sich dann besser. Sobald er aber etwas höhere Ansprüche an sich stellte, ging es ihm wieder schlechter. Er hatte sich einmal nach einer Somnifenkur erholt, aber nicht vollständig. Daß sich jemand durch eine Somnifenkur bessert bei einer Krankheit, die nicht auf einer endogenen Depression beruht, ist zum mindesten ungewöhnlich. Ich halte es für am meisten wahrscheinlich, daß die Ruhe während der Kur ihm gut getan hat. Ich würde die Genesung vor allem den Hormonpräparaten und den Vitaminen zuschreiben sowie den psychotherapeutischen Gesprächen, die nie sehr tief gingen, aber die vor allem darauf abzielten, ihm sein Selbstvertrauen zurückzugeben, und die ihm auch halfen, die Bettruhe zu ertragen, die für viele derart lästig ist, daß von eigentlicher Ruhe kaum die Rede sein kann.

Ein etwa fünfzigjähriger Mann, verheiratet, mit zwei Kindern, Leiter eines Betriebes, den er meiner Meinung nach zurecht „nervenzerrüttend" findet, wurde uns überwiesen mit einem Brief, in dem u. a. stand: „Herr X. zeigt in den letzten Jahren ein neurasthenisch-depressives Bild. Er hat viele Schwierigkeiten in seinem Betrieb gehabt und ist ihnen kaum mehr gewachsen. Ab und an Suicidneigung. Solange er von zu Hause fort ist, geht es ziemlich gut, aber wenn er Arbeit sieht, geht es immer wieder schlecht. Im Krankenhaus bekam er Largactil. Die Familie ist auch nervös . . ."

Bei der Aufnahme in der Klinik klagte der Patient über große Ermüdbarkeit; er war immer müde, hatte kein Selbstvertrauen, er sagte, er sähe keinen Ausweg mehr, war lustlos, hatte keinen Überblick mehr, das Gedächtnis war reduziert, er war schläfrig, hatte Paraesthesien an Armen und Beinen und schwitzte stark, die Potenz war vermindert. Manchmal hatte er ein taubes Gefühl an der Außenseite der Hände und Kopfschmerzen, vor allem im Hinterkopf. Seit einigen Jahren war er schwerhörig und litt unter Ohrensausen und Schwindelgefühl. Einmal war er bei einem Schwindelanfall einige Minuten ohne Bewußtsein gewesen.

Der Patient machte einen apathischen, lustlosen Eindruck, er saß still da. Er selbst und seine Familie klagten darüber, daß sich sein Tempo verändert habe, alles gehe viel langsamer. Er bot eine Andeutung von Bradyphrenie. Er zeigte auch eine leichte Form von Paranoid: Er dachte manchmal, daß die Menschen über ihn redeten. Gedächtnis und Merkfähigkeit waren nicht ganz in Ordnung, er konnte sich nicht mehr als 5 Ziffern einprägen. Kleine Rechenaufgaben gingen aber immer gut und schnell. Die Stimmung war etwas schwermütig, mutlos, reizbar, die Psychomotorik schwerfällig, sonst wohl adaequat. Das ganze Bild hatte einen gewissen Einschlag von einem hyperaesthetisch-emotionellen Syndrom. Somatisch wurde bei sorgfältiger Untersuchung nur eine Pulsfrequenz von 50 und ein Blutdruck von 110/80 mm gefunden.

Wir standen hier in vollem Ausmaß vor dem Problem der Relativität der Diagnose. Es war eine Krise des Lebensalters, das Bild war aufzufassen als Climacterium virile. Das Zustandsbild als Ganzes erinnerte uns vor allem an eine körperliche Störung. Die Beschwerden waren 1948 nach einer Magenresektion entstanden. Es ist bekannt, daß nach Magenresektionen merkwürdige Insuffizienz-Zustände entstehen können, die sich vor allem psychisch äußern. Nach Beratung mit dem Neurologen und den Internisten wurden Leberinjektionen gegeben; diese taten dem Patienten gut, aber er behielt seine Beschwerden. Nach einer Lumbalpunktion reagierte er merkwürdig, klagte über Anfälle von Atemnot, wenn er flach liegen mußte. Dies ging vorbei, wenn er in einer bestimmten Stellung lag. Er war ängstlich. Das ganze machte nun einen hysteriformen Eindruck. In Verbindung mit den cervicalen Kopfschmerzen wurden Röntgenaufnahmen von der Halswirbelsäule gemacht, wobei eine erhebliche Verdrängung der Trachea durch eine *Struma* entdeckt wurde! Die Diagnose einer nicht-toxischen Tauch-Struma wurde gestellt.

Auf näheres Befragen gab der Patient an, daß er verschiedene Beschwerden gehabt habe, wie Beklemmung in der Brust, als ob da etwas säße, Beschwerden beim Atemholen usw., die er uns nie spontan genannt hatte. Warum? Weil er es verschiedenen Ärzten so oft gesagt hätte, die aber keine Notiz davon nahmen oder es als „Nerven" deuteten, so daß er nun nicht mehr darüber sprach.

Nach der Operation (Prof. NUBOER) war der Patient tatsächlich ein anderer Mensch. Er fühlte sich frisch, hatte seine alte Spannkraft und die Freude an seiner Arbeit wiederbekommen.

Ungefähr ein halbes Jahr ist alles gut gegangen. Jetzt hat er wieder leichte psychische und körperliche Beschwerden, deren Ursache nicht ganz klar ist. Aber was es auch sein mag, was ich an diesem Patienten demonstrieren wollte, ist deutlich genug: Bei einem Patienten, dessen Leiden anfangs ganz psychogen anmutet, stellt sich bei der *psychischen* Untersuchung eine nicht psychogene, körperliche Störung heraus. Aus *psychiatrischen* Gründen mußte an eine körperliche Ursache gedacht werden. Die Art der Erkrankung wurde dann mehr oder weniger zufällig entdeckt und die Therapie erwies sich als zweckmäßig.

Sehr schwierig ist es, den wirklichen Befund zu entdecken, wenn über den Patienten bekannt ist, daß er sich in einem psychischen Konflikt befindet, der von ihm auch zugegeben wird. Ich erwähne zuerst einige Patienten, bei denen die Psychogenie sozusagen zum Greifen nahe lag.

Ein Mann wurde von einem Facharzt zum Psychiater überwiesen. Wir wußten, daß er große Schwierigkeiten in seiner Ehe hatte. Verständlicherweise wurde der Zustand gespannter Unrast — „Nervosität", wie er es selbst nannte — damit in Verbindung gebracht. Es war aber nicht so. Der Mann hatte außerordentlich schwer gearbeitet, eine Lungenentzündung durchgemacht und ziemlich viele Opiate eingenommen. Nachdem die Temperatur zurückgegangen war, entstand dieses Zustandsbild. Der Mann widersprach ganz ruhig: Natürlich habe er ein schwieriges Leben, aber das gehe schon seit Jahren so, in gewisser Weise gehe es sogar jetzt etwas besser. Das, was er jetzt empfand, hatte mit den Schwierigkeiten in seiner Ehe nichts zu tun, natürlich war er durch seine Ehe „nervös" geworden, aber das war etwas anderes, als es jetzt war.

Wenn ein vernünftiger Patient so etwas sagt, dann tut man gut daran, es zu glauben. Wir haben angenommen, daß wir es mit einem hyperaesthetisch-emotionellen Syndrom nach einer Infektionskrankheit zu tun hatten, bei einem Mann, der zuvor schon todmüde war und der vermutlich nach einer sehr großzügigen Dosierung von Opiaten Entziehungserscheinungen hatte. Den ganzen Konflikt haben wir also liegen lassen und haben nicht weiter darüber gesprochen, weil ihn dies nur noch mehr ermüdete. Wir haben ihm eine kräftige roborierende Therapie gegeben und völlige Bettruhe verordnet. Nach einigen Wochen war der Patient ein anderer Mensch; er genas vollkommen. Die Eheschwierigkeiten blieben die gleichen.

Ich erinnere mich an ein unverheiratetes, wenig anziehendes Mädchen, das als Aschenputtel tagelang bis tief in die Nacht an dem Brautkleid von einer ihrer Schwestern gearbeitet hatte. Plötzlich entwickelte sich bei ihr eine Parese der rechten Hand, wodurch sie die Arbeit nicht fortsetzen konnte. In ihrem Benehmen waren sicher einige hysteriforme Züge zu erkennen. Bei der neurologischen Untersuchung durch einen Nervenarzt wurden keine organischen Abweichungen gefunden. Das Mädchen wurde in unserer Klinik aufgenommen und anfangs wurde die Diagnose Hysterie gestellt. Nach einigen Wochen bekam sie eine kleine Veränderung der Sprache, die bei einem unserer Ärzte plötzlich den Gedanken aufkommen ließ: Dieses Mädchen leidet nicht an Hysterie, sondern an multipler Sklerose. Er bestand darauf, obwohl auch die Sprachstörung mehr oder minder psychogen beeinflußbar war. Immer wieder ließ er die Reflexe untersuchen. Bald war der Reflex von BABINSKI festzustellen, um dann wieder zu verschwinden und schließlich zu bleiben. Wir waren nicht wenig stolz, daß es nicht nötig war, erst auf Grund eines pathologischen Reflexes unsere Ansicht über die Patientin zu ändern, etwas, was leider zu oft vorkommt, wie HENRI EY betont hat. Der weitere Verlauf bewies die Richtigkeit der zweiten Diagnose.

Welche Fehler waren hier gemacht worden? Erstens hatten alle Untersucher sich viel zu sehr von der psychotraumatischen Situation imponieren lassen. Sie waren sich auch nicht genügend klar darüber, daß es noch vollkommen normal war, wenn das Mädchen auf seine Schwester eifersüchtig wurde und wenn es ihm schwerfiel, so hart zu arbeiten für das Fest einer anderen — aber so stark war der Neid nicht einmal gewesen. Auch hatte man nicht genügend bedacht, daß *normales* Leid keineswegs eine Ursache für eine psychische Erkrankung zu sein braucht, ja, daß es das meistens nicht ist. Wenn es so zu sein scheint, dann enthält das Leid selbst häufig eine psychopathologische Nuance. Weiterhin konnte eine genauere psychiatrische Untersuchung deutlich machen, daß die Patientin zwar einige hysterische Züge hatte, aber im wesentlichen nicht hysterisch war. Letzteres kann ich nicht genügend unterstreichen. Man darf die Diagnose Hysterie nur aus positiven Gründen stellen. Schließlich hätte die Sprachstörung früher erkannt werden müssen. Sie war von manchem wohl bemerkt, aber im Zusammenhang mit dem Ganzen auch für hysterisch gehalten worden.

Ich bespreche diese Patientin hier, obwohl sie eigentlich nicht unter die Rubrik exogene *psychische* Störungen fällt, weil hier ein treffendes Beispiel von Verkennung des wirklichen Zustandes vorliegt, und zwar dadurch, daß die Psychogenie so deutlich schien.

Ich erinnere hier schließlich an den unter dem Titel „neurotische Doublures des menschlichen Leidens" geschilderten Fall einer pseudohysterischen, an intestinalen Verwachsungen leidenden Frau. Wenn ich diese Beschreibung wieder lese, taucht die Frage in mir auf: Scheint dies alles nicht sehr naiv zu sein? Hat die Patientin nicht alles viel zu schön dargeboten? Müssen wir ihr blindlings glauben? Wieviel hunderte von Menschen haben nicht den Zusammenhang zwischen psychischer Situation und körperlichen Beschwerden mit größtem Nachdruck geleugnet, während sich später sehr deutlich zeigte, daß sie entweder sich selbst oder den Arzt betrogen hatten. Ich antworte hierauf:

1. natürlich dürfen wir niemandem *blind* glauben, aber *sehend* dürfen wir glauben;

2. geschieht es nicht gerade, weil wir sachkundig sind, daß wir manchmal mit Nachdruck zu sagen wagen: „diesem Mann oder dieser Frau glaube ich", und manchmal in etwas schwächerer Form: „ich gebe ihm oder ihr die Chance, daß es stimmt, bis ich vom Gegenteil überzeugt bin";

3. wir müssen bedenken, daß wir stets *mehr* Schaden anrichten, wenn wir einem Patienten, der die Wahrheit spricht, *nicht* glauben, als wenn wir ihm eine Zeitlang zu Unrecht vertrauen;

4. vielleicht gehört es tatsächlich zu der höheren psychiatrischen Sachkenntnis, daß man sich nicht fürchtet „hereinzufallen".

Ich habe Ihnen eine Reihe von Patienten geschildert, denen gemeinsam ist, daß ein exogener Faktor die wichtigste Entstehungsbedingung für ihre Krankheit war. Ich wies darauf hin, daß bei allen anfangs eine falsche Diagnose gestellt worden war. Natürlich kommt die Frage auf: Können wir dem vorbeugen? Die Chance einer richtigen Diagnose ist beträchtlich größer, wenn wir auch außerhalb des Gebietes der Psychosen an die Möglichkeit der Exogenie denken. Weiter ist es von großer Bedeutung, daß wir lernen — wie schwerwiegend auch die psychotraumatische Situation zu sein scheint —, hierdurch nicht dem „Kurzschluß" zu verfallen: Also ist der Zustand psychogen entstanden. Ferner müssen wir bedenken, daß eine psychiatrische Diagnose niemals negativ gestellt werden darf; es wird keine organische Abweichung gefunden, also muß der Zustand wohl von psychiatrischer Art, meistens hysterisch sein. Die Diagnose in der Psychiatrie muß immer positiv aufgebaut werden. Auch haben wir es immer stark ins Gewicht fallen lassen, wenn ein Patient, dessen Mitteilungen wir meinten glauben zu können, ruhig betonte, daß er seine Beschwerden nicht für psychogen halte. Hierbei kommt alles auf die psychologische Vorstellung an, die wir uns von dem Patienten gebildet haben. Schließlich fragen wir uns: Gibt es bestimmte psychiatrische Syndrome, die in sich selbst die Vermutung einer Exogenie entstehen lassen? Diese Vermutung wird, wie ich schon sagte, um so leichter entstehen, wenn wir immer wieder bedenken, daß die Exogenie sich nicht auf Psychosen beschränkt. Wir konnten dies schon wissen, denn der leichteste exogene Reaktionstyp, BON-HOEFFERS hyperaesthetisch-emotionelles Syndrom, kommt sicher nicht nur während oder nach Psychosen vor. Bei einigen der beschriebenen Patienten bestand dieses Syndrom. Sein Vorhandensein muß immer ein Anlaß dafür sein, nach einem exogenen Faktor zu suchen.

Wenn die nicht-psychotischen Patienten mit exogener Konditionierung immer dieses Syndrom zeigten, wäre die Schwierigkeit nicht so groß. Es gibt aber auch depressiv-apathische Syndrome, die ebenfalls den Gedanken an Exogenie erwecken können. Diese Depressivität ist schwer zu beschreiben. Sie ist lange nicht so umfassend, wie die der endogenen Melancholie; sie wird in der Vitalität erlebt. Diese Depressivität hat zwei Wurzeln: eine in dem Gefühl der Insuffizienz und eine in dem als ethische Niederlage und als narzistische Kränkung empfundenen Nicht-mehrarbeiten-können, wie man es gewohnt war. Dabei kommt eine eigenartige Apathie vor, ebenso wie einige andere Erscheinungen, die auch bei encephalopathischen Syndromen gefunden werden: eine Veränderung im Tempo des psychischen Lebens, ein „Ruhiger-werden" und ein Mangel an Initiative. Diese Patienten haben außerdem eine Selbstunsicherheit, die sehr typisch ist und ungewöhnlich für ihre Persönlichkeit in gesunden Zeiten. Asthenische Züge sind hierbei wohl auch zu finden, aber man kann das Bild nicht kurzweg als einen asthenischen Zustand bezeichnen. Sehr wichtig ist das bei allen diesen Patienten vorkommende Gefühl der außerordentlichen Müdigkeit; diese ist den Patienten oft anzusehen, manchmal aber auch nicht. Schließlich ist es von sehr großer Bedeutung, daß der Krankheitszustand des Patienten von ihm selbst und von seiner Familie gegenüber seiner sonstigen Lebensweise als fremd empfunden wird.

Die Behandlung richtet sich vornehmlich auf das Grundleiden, aber eine Therapie, die für alle diese Patienten äußerst notwendig ist, ist *Ruhe*. Die extreme Müdigkeit verlangt gründliche Ruhe, Bettruhe. Bettruhe ist eine Behandlungsmethode, die (vielleicht nicht nur in der Psychiatrie) sehr aus der Mode gekommen ist. Es wird auch hier wohl um Gleichgewichte gehen. Früher hat man vielleicht zuviel Bettruhe verordnet, heute verordnet man meiner festen Überzeugung nach zu wenig. Es wäre sicher der Mühe wert, der Bedeutung der Bettruhe in der Psychiatrie eine eigene Studie zu widmen.

Ferienreisen als auslösender Faktor für den Ausbruch psychischer Störungen

Unter den Bedingungen, die das Ausbrechen von ernsten Psychosen ermöglichen, fand ich in den letzten Jahren Ferien, die auf Reisen zugebracht wurden. Als mir diese Tatsache bei einigen ernstlich gestörten Patienten aufgefallen war, öffnete sich mir der Blick für leichtere, sonst kaum wahrnehmbare psychische Störungen, die mit dem Reisen zusammenhängen, für innerliche Schwierigkeiten, die zu den psychischen Störungen der gesunden Menschen gerechnet werden müssen und die nicht in das Gebiet der Pathologie gehören. Sehe ich es richtig, daß in der Art und Weise, wie man die Ferien verbringt, eine Gefahr für die geistige Gesundheit der Bevölkerung verborgen sein kann, dann sind es nicht in erster Linie die Spezialisten, die diese Gefahren kennen und womöglich bekämpfen müssen, sondern vor allem die Hausärzte, die Allgemeinpraktiker.

Die beobachteten Psychosen stellen keinen einheitlichen Typus dar. Es handelt sich um Degenerationspsychosen, atypische manisch-depressive und paranoide Psychosen, die an Schizophrenie denken lassen. Einmal sahen wir ein „oneiroides" Syndrom, einen von MAYER-GROSS beschriebenen Zustand, der vor allem durch das Traumartige gekennzeichnet ist. Natürlich muß man sich fragen, ob diese Psychosen nicht auch ohne die Reisen hätten ausbrechen können. Früher hätte man das sicher angenommen. Aber man sollte auch überlegen, ob die Reise selbst nicht die erste Äußerung der Krankheit darstellt. Auf Grund des multikonditionalen Denkens, das in der Psychiatrie ebenso wie in der gesamten Medizin an Boden gewinnt, scheint es sehr naheliegend anzunehmen, daß die Psychose ohne die Reise nicht zum Ausbruch gekommen wäre.

Ursprünglich habe ich angenommen, daß die überstandene Erschöpfung der wesentliche Faktor sei. Ebenso wie sehr viele andere Urlauber gingen meine Patienten oft erheblich übermüdet auf die Reise. In kurzer Zeit machten sie dann per Auto oder Autobus eine Fahrt bis weit nach Italien hinein, in wenigen Wochen hin und zurück. Die meisten Menschen fühlten sich schon am Anfang der Reise nicht gut. Sie hatten ein Defizit an Schlaf, Verdauungsstörungen, Obstipation, Diarrhoe. Es wurde auch mitunter zu viel getrunken. War die Ferienzeit kurz, dann hatten sie kaum Gelegenheit, sich zu erholen, ehe die ermüdende Rückreise begann.

Diese Übermüdung ist sicher von Bedeutung. Trotzdem konnte sie mich als einzige Erklärung nicht befriedigen. Die Patienten schienen nicht nur übermüdet zu sein, sie hatten auch Spannungen durchgemacht, die nicht allein mit Ermüdung erklärt werden konnten. Dies führte mich zu der Frage, ob in der Psychologie der Reise selbst Möglichkeiten verborgen sein könnten, die Konflikt-fördernd wirken bei dafür prädisponierten Menschen oder vielleicht sogar bei jedermann.

Bevor ich zu der Beschreibung der psychischen Störungen übergehe, möchte ich über die Psychologie des Reisens einiges sagen. In der psychiatrischen Literatur habe ich darüber nur äußerst wenig finden können. Die Übersicht, die ich hier gebe, stützt sich auf Studien von FARBER und GINSBERG, auf Veröffentlichungen von FREUD und auf eigene Überlegungen.

Als erstes stellt sich die Frage: Warum reisen so viele Menschen in ihren Ferien? Ich denke dabei nicht an Geschäftsreisen, Studienreisen, Vortragsreisen usw., obgleich hierüber wohl auch mancherlei zu sagen wäre. Im letzten Jahrzehnt hat das Reisen in sehr starkem Maße zugenommen. Es wird — wenn auch das Reisen für beinahe jeden möglich geworden ist — noch immer verhältnismäßig zu viel Geld dafür ausgegeben. Es werden Reisegesellschaften gegründet, es bilden sich immer neue Autobus-Unternehmen. Man kann sagen, daß für diesen Zweck eine ganze Industrie entstanden ist. Geht es dabei um die Befriedigung eines primären Bedürfnisses, eines Dranges zum Kennenlernen, eines Fernwehs, um den Ruf der Fremde, um einen fundamentalen, explosiven Antrieb? Ganz auszuschließen ist dies nicht. MAC DOUGALL rechnet zu den Instinkten einen angeborenen Trieb, „fremde Situationen und Dinge zu untersuchen und stets neue Plätze aufsuchen zu wollen" (Triebkraft der Neugier). Man kann diesen Trieb oder diese Neigung ohne Zweifel oft bei Kindern wahrnehmen. Das Reisen, um das es uns geht, ist jedoch so deutlich eine Zeiterscheinung, daß es nicht wahrscheinlich ist, daß in den eben erwähnten Motiven die wesentlich treibende Kraft zu suchen sei.

Eine viel belangreichere Triebfeder scheint mir (und ich finde dies bei den genannten Autoren wieder) in der Befriedigung zu liegen, die das Reisen dem Eigenwert-Gefühl gibt. Reisen ist wichtig für das soziale Prestige, der Status wird erhöht. Daß dies eine Triebfeder ist, wird mir wohl jeder zugeben. Für viele bedeutet es eine größere Genugtuung, ganz nonchalant sagen zu können: „Übermorgen bin ich in Helsinki", als dann in Helsinki zu *sein*. Man höre einmal auf die Konversation von vielen Menschen: Oft geht es dabei mehr um einen Wetteifer im Hersagen von Ortsnamen als um einen echten Austausch von wirklichen Erfahrungen. Nur wenige haben die innere Ehrlichkeit von DOSTOJEWSKIJS Myschkin, der nach seinen Eindrücken von einer Reise nach der Schweiz befragt, träumerisch und verzückt sagt: „Dort habe ich ein Eselchen gesehen, das mich tief berührt hat." Myschkin hat recht, von dieser Art *sind* unsere besten Reiseeindrücke, die auf immer in uns bleiben und die wir niemals vergessen.

Die folgenden Motive gelten vor allem dann, wenn die Reise ohne Begleitung gemacht wird.

Die Reise soll eine Problemlösung bringen. Dieses Motiv wird jedoch selten bewußt erlebt; es ist eine vage Vorwegnahme des Möglichen. Eine Schwierigkeit soll gelöst, ein Sehnen erfüllt werden. FARBER spricht von dem *magischen Helfer.* Oft geht es bei einsamen Mädchen und bei schüchternen jungen Männern um die Erfüllung eines erotischen Verlangens. Aber nicht allein die Erotik ist wichtig, auch das Unerwartete, das sich ereignen kann: ein entscheidendes Erlebnis. Manchmal ist es die Antizipation einer ungekannten künstlerischen Leistung, oftmals das Finden von „Irgendetwas" — man weiß nicht, was dies „Irgendetwas" ist. Einige fühlen bei der Heimkehr eine tiefe Enttäuschung, daß ihr Verlangen nicht gestillt wurde, andere merken das nicht einmal. Manchen geht es um die noch wenig untersuchte, so wichtige Erscheinung: das endlich „offen" Sein-wollen.

Unzufriedenheit mit dem eigenen Land. Mit dem vorigen Motiv kann eine Unzufriedenheit mit dem eigenen Lande zusammenhängen, es braucht dies aber nicht der Fall zu sein. Es gibt Menschen, die in ihrem eigenen Lande nur das Negative sehen können. Sie erwarten, im fremden Land das Positive zu finden. Sie denken dabei meistens an Freiheit, ungebundenen Umgang, Anerkennung der eigenen Person. Hier spielt auch das Romantische eine Rolle: „Dort wo du nicht bist, dort ist das Glück" (zit. nach einem Lied von FRANZ SCHUBERT).

Die Anonymität, das Incognito. Es besteht ein deutlicher Unterschied zwischen den Menschen, die ihre Identität in ihrem sozialen Beruf erleben und denen, die das nicht tun. Auch Menschen, die nach Anonymität verlangen, können sich plötzlich in der überfüllten Straße einer Weltstadt völlig verloren fühlen, als ein Unbekannter unter Millionen Menschen. Der Wunsch nach Anonymität kann viele Wurzeln haben, u. a. die recht vulgäre: „Niemand kennt mich, ich kann tun, was ich will", aber auch das tiefe Verlangen, in der Anonymität sich selbst zu finden. Interessant ist, daß verschlossene Menschen bei einer Begegnung auf der Reise, z. B. im Zug, dazu kommen, ihre intimsten Gefühle zu offenbaren und auszusprechen. Einige spielen mit ihrem Incognito ein eitles Spiel und können, wenn sie ihre soziale Stellung wichtig nehmen, dann doch nicht widerstehen, sie zu offenbaren. Hinter dem Befreienden der Namenlosigkeit äußert sich etwas von dem sozialen Druck, dem fast jeder unterliegt, wenn er es auch nicht merkt.

Reisen und die Phantasie von erotisch-sexueller Freiheit. Früher wurde, mehr als heutzutage, von sehr vielen Menschen bei Reisen — vor allem von Männern — an Erotik gedacht. Auch bei dem solidesten Manne wird, wenn er allein oder mit einem Freund nach Paris fährt, an die Suche nach einem erotischen Abenteuer gedacht — besonders aber von etwas älteren Damen. Diese älteren Damen der früheren Generation verhielten sich merkwürdig tolerant — von Syphilis wußten sie meist nichts — gegenüber den wirklichen oder angenommenen Escapaden der männlichen Jugend oder der Herren gesetzteren Alters. Oder verstanden sie, daß es oft wirklich nicht um mehr ging als darum, im Moulin rouge ein Täßchen Kaffee zu trinken und ein wenig an der Sünde zu schnuppern, und insinuierten sie, weise und gebildet, wie sie waren, solche Abenteuer nur, um bei den Herren das männliche Selbstgefühl zu ver-

stärken? Ich weiß es nicht. Denn oft ging es eben doch erheblich weiter als ein Täßchen Kaffee. Sicher ist, daß unlängst ein hochgestellter Holländer, der mit einem jüngeren Mitarbeiter ins Ausland reisen mußte, mir in vollem Ernst auseinandersetzte,
er mache seinem Reisegefährten gegenüber eine komische Figur, wenn er nicht bereit
sei, abends mit „zu Frauen" zu gehen. Wie dies auch immer sein mag, die Möglichkeit
einer freien Erotik wird bei vielen Reisen vorausgesetzt. Daß dies die Ursache von
starken ängstlichen Verstimmungen sein kann, werden wir nachher sehen.

Bei der Möglichkeit, erotische Kontakte herzustellen, wirkt aber noch etwas ganz
anderes mit. Auf Reisen hat eine Begegnung von Anfang an keine Zukunft durch
die Begrenztheit der Zeit. Gleich danach geht man fort und die Partner sehen sich
nie wieder. Schiffsreisen haben in dieser Hinsicht eine besondere Bedeutug. Man befindet sich buchstäblich und psychologisch zwischen zwei Welten (FARBER), in einem
traumartigen Niemandsland, in dem Dinge möglich sind, die im gewöhnlichen Leben,
in der gewöhnlichen Welt viel schwerer zu verwirklichen wären. Dazu kommt noch,
daß sich viele auf Reisen in einem anderen Bewußtseinszustand befinden, um einige
Nuancen verschieden von dem normalen. Manche Menschen fühlen während einer
Flugreise eine leichte Depersonalisation oder Derealisation, wenn sie für kurze Zeit
irgendwo landen und etwas herumschauen.

Auf Reisen schwächt sich der Griff des Über-Ich ab. Besonders FREUD hat darauf
hingewiesen, daß auf Reisen das Über-Ich weniger wirksam ist. Psychoanalytiker
sprechen von einer Distanzierung von der Neurose. Ich glaube, daß diese Beobachtung richtig ist. Hiermit hängt wahrscheinlich die Angst unseres Patienten D zusammen, die ich gleich beschreiben werde, und das merkwürdige „Losgelöstsein" der
Patientin C.

*Das Entweichen vor dem schuldbeladenen Verlangen nach einem verbotenen
Liebesobjekt.* Man hat beobachtet (besonders Analytiker taten es), daß neurotische
junge Männer zur Abwehr von einer inzesthaften Gebundenheit an Mutter oder
Schwester, den Mädchen und Frauen aus ihrer vertrauten eigenen Umgebung entlau-
fen. Die Frauen in einem fremden, fernen Land wirken auf sie weniger stark als die
Imagines von Mutter oder Schwester. Der Weg zum erotischen Kontakt wird frei.
Diese Erscheinung wird am deutlichsten, wenn es sich dabei um Frauen einer anderen
Rasse und anderen Hautfarbe handelt.

Die Flucht in die Reise. FREUD hat besonderes Gewicht gelegt auf das Reisen als
Flucht, eine Flucht vor einem dreifachen Leiden: Das Körperliche, jederzeit vom
Untergang bedroht, bedrückt auf Reisen nicht so schwer; Flucht vor der Außenwelt, die uns jederzeit mit etwas Unerwartetem anfallen kann; Flucht vor unseren
Beziehungen zu anderen, die uns belasten. Dies klingt sehr pessimistisch. Jedoch
glaube ich, daß einiges hiervon bei vielen Menschen zu finden ist, und merkwürdig
genug: Dieselben Ängste bewirken, daß manche *nicht* reisen. Von der Ferienreise wird
die Besserung von leichten körperlichen Störungen erwartet, aber manche Menschen
treten die kleinste Reise nicht an aus Furcht, daß sie krank werden könnten. Der
Druck der Umwelt lastet schwerer auf den meisten von uns, als wir wissen. Einige
sind sich dessen wohl bewußt. Diejenigen, die es nicht wissen, können es manchmal
am Ende ihrer Ferien beobachten. Viele haben mir erzählt, daß sie dann fast stets
unruhig träumen von Schwierigkeiten in ihrer Arbeit, von wichtigen Dingen, die sie
zu tun vergaßen usw. Auch der Druck von Beziehungen, z. B. den Beziehungen zu
unserer eigenen Arbeit, zu Chefs oder zu Mitarbeitern, und seien sie noch so gut,

wird fühlbar. Um wievieles mehr, wenn die Beziehungen schlecht sind, wenn die Konkurrenz zu groß ist, wenn Angriffe auf die Integrität der Person erfolgen, oder wenn jemand anderes den Platz erstrebt, den man selbst einnimmt. Der Druck kann dann so groß sein, daß das Verlangen entsteht, „heraus" zu sein, aber ebenso kann es geschehen, daß gerade auf der Reise die Ängste größer werden. „Was kann nicht alles geschehen, wenn ich fort bin?" Manchmal wird die Reise dann nicht gemacht.

In diesem Zusammenhang möchte ich noch auf die merkwürdige Empfindsamkeit mancher Menschen während ihrer Ferien hinweisen: auf eine eigenartige Furcht vor der Post, es könnte ein unangenehmer Brief aus der Arbeitssphäre kommen. Ein Bericht, der auf einen gewöhnlichen Werktag kaum Einfluß haben würde, kann einen Ferientag für Stunden verderben.

Der Wunsch, den sozialen und kulturellen Banden zu entfliehen, wird am deutlichsten in der Art und Weise des Reisens. Es gibt Menschen des mittleren Lebensalters oder ältere, die sich auf Reisen kaum besser kleiden als ein Landstreicher, die sich nicht rasieren (so wie viele Engländer am Sonntagmorgen), die, obwohl sie an ein Schlafzimmer „mit allem Komfort" gewöhnt sind, mit großer Begeisterung in einem Schlafsack unter freiem Himmel ihr Nachtlager finden und zufrieden sind mit einem Essen, das sie zu Hause mißmutig ablehnen würden. Die einfachsten, sonst stets beachteten hygienischen Maßnahmen werden hohnlachend beiseite geschoben. Dieser Wunsch, das alltägliche Dasein zu durchbrechen, liegt tief im Menschen.

Das Allein-Reisen. Allein reisen ist für viele eine große Last. Immer wieder wird vergessen, daß allein reisen äußerst ermüdend sein kann. Die Gedanken gehen einem durch. Es gibt kein entspannendes Geplauder „über nichts" mit dem anderen. Das Bedürfnis danach kann man beobachten an einem längeren Gespräch mit dem Portier, dem Schaffner. Das Allein-Essen ist ein Punkt für sich. Für manche ist es eine Qual. Menschen allein an einem Tisch im Speisesaal eines Hotels — meist mit einem Buch — bieten fast immer einen betrüblichen Anblick. Nur wenige von ihnen bestellen für sich allein ein ausgedehntes Menü, selbst wenn sie es gern getan hätten; es bereitet ihnen ein geheimes Schuldgefühl, mehr zu essen, als für die gewöhnliche Ernährung notwendig ist. So etwas tut ein Mensch nicht alleine. Essen ist eine kommunikative Handlung, ein Ausdruck der Freude des Zusammenseins. Jemand sagte einmal, wenn er für sich allein ein ausgedehntes Diner kommen ließe, so komme ihm das ein wenig wie Masturbieren vor.

Mit dieser naturgemäß sehr kurzen und unvollständigen Übersicht wollte ich deutlich machen, welche Möglichkeiten zu inneren Spannungen oder zu deren Verstärkung im Reisen enthalten sein können *neben* den Möglichkeiten zur inneren Befriedigung und zur Bereicherung des Lebens. Da es in dieser Studie in erster Linie um Störungen geht, habe ich die Aufmerksamkeit vor allem auf die Spannungen gelenkt. Für diejenigen, die das Reisen als eine der größten Freuden empfinden, die das Leben bieten kann, werden viele der geschilderten Belastungen unbegreiflich klingen. Und dennoch, auch diejenigen, die glücklich von einer Reise heimkommen, kennen eine gewisse innere Niedergeschlagenheit, heimwehartige Gefühle und Unbehagen, aber sie vergessen derartiges einfach. Jemand, der ein Reisetagebuch geschrieben hatte, erzählte mir, daß er beim Wiederlesen bestürzt feststellte, darin Berichte über Zeiten der Niedergeschlagenheit zu finden, bei einer im ganzen geglückten Reise. Sie waren total aus seiner Erinnerung verschwunden.

Nun möchte ich zunächst über zwei Patienten berichten, bei denen eine *Psychose* beobachtet wurde.

Patientin A ist eine stark arbeitende, unverheiratete, junge Frau, etwa dreißig Jahre alt. Sie stammt aus einer Familie, in der atypische manisch-depressive Psychosen vorkommen. Bevor sie in die Ferien ging, war sie in hohem Maße übermüdet durch übermäßig starke Arbeit und durch Umbauten in ihrem Haus, wodurch es dort nie ruhig war. Sie sehnte sich nach Ferien. Es wurde ihr eine Reise nach Italien angeboten. Hätte man ihr die Wahl gelassen, dann wäre sie nicht so weit fortgefahren. Wenn aber jeder darüber jubelt, daß man eine so herrliche Reise machen kann und wie beneidenswert das ist — wenn dann auch noch mehr oder weniger bewußt die Erwartungen und Wünsche, die ich oben behandelt habe, mitzusprechen beginnen — dann ist es sehr schwer, auf die innere Stimme zu hören, die eigentlich von dieser Reise abrät, dann fährt man eben.

Nach einer langen, äußerst ermüdenden Autofahrt mit Bekannten erreichte sie ihr Reiseziel. Sie wurde in einem Künstlermilieu untergebracht und wohnte in einem abseits gelegenen Bungalow, in dem eine glühende Hitze herrschte. Die Anpassung an das äußerst lebhafte Milieu, in das sie eigentlich nicht paßte, das sie aber doch anzog, glückte nicht. Das machte sie dauernd ein wenig mißmutig. Alles war ihr im Grunde zu viel. Sie mußte so viele Eindrücke verarbeiten, die neu für sie waren. Todmüde in körperlicher und seelischer Hinsicht kam sie nach Hause zurück, wieder nach einer langen und erschöpfenden Autofahrt. Sie schlief schlecht, wurde unruhig, ängstlich und „merkwürdig". Nach einigen Tagen war die Psychose manifest. Wir stellten die Diagnose: „Degenerationspsychose". Nach einigen Monaten war sie völlig wiederhergestellt.

Unter den Voraussetzungen, die diese Psychose möglich machten, ist die erbliche Anlage sicher sehr wesentlich. Die große körperliche und seelische Übermüdung, aber auch die starken inneren Spannungen gaben jedoch so unmittelbar den Ausschlag, daß man sicher nicht zu weit geht, wenn man die Art und Weise, wie die Ferien verbracht wurden, als Bedingung für den Ausbruch der Psychose betrachtet.

Patientin B ist eine etwa dreißigjährige, unverheiratete junge Fau. In ihrer Familie kamen endogene Psychosen vor. Sie durchlief die Mittelschule mit ausgezeichneten Resultaten; sie erhielt zahlreiche Diplome. Sie musizierte viel und war ein eifriges Mitglied verschiedener Vereine. Sie hatte in den letzten Jahren für einen Aufstiegskursus stark gearbeitet. Es war für diese sehr ehrgeizige Frau eine große Enttäuschung, daß sie am Ende des Kurses nicht als Beste abschnitt. Sie nahm sich das selbst übel. Das machte sie launenhaft und darüber war sie verstimmt. Sie bekam die Gelegenheit, mit einer Freundin eine Ferienreise von sechzehn Tagen zu machen nach einem Ort im Süden von Italien. Die Reise ermüdete sie derartig, daß sie von all dem Neuen, das sie sah, fast nichts aufnehmen konnte. Sie mußte zugeben, daß sie von der Ferienreise, von der sie sich so viel versprochen hatte, nichts gehabt hatte. Als sie zurückkam, war sie noch viel müder und erschöpfter als vor ihrer Abreise.

Zufällig änderte sich ihre Tätigkeit in der Weise, daß sie mehr Verantwortung erhielt. Ganz gegen ihre Gewohnheit machte sie nun Fehler bei der Arbeit, war abwesend und fühlte sich dumm im Kopf. Nach einigen Monaten mußte sie „überarbeitet" die Arbeit einstellen. Einige Tage später brach eine Psychose aus, weswegen sie bei uns aufgenommen wurde. Die Diagnose „oneiroides Zustandsbild" wurde gestellt, und zwar im Rahmen einer Degenerationspsychose. Auch diese Patientin genas unter der üblichen Behandlung nach einigen Monaten.

Hier gilt dieselbe Überlegung wie bei der Patientin A. Wenn sie an Stelle der viel zu anstrengenden Reise wirklich ruhige Ferien gehabt hätte, dann hätte sie höchstwahrscheinlich ihre Arbeit in gewohnter Weise wieder aufnehmen können und die Psychose wäre jetzt nicht zum Ausbruch gekommen. Außer der erblichen Anlage war es bei ihr sicher die Übermüdung, aber auch die Niedergeschlagenheit, daß die Reise ihr nicht das gegeben hatte, was sie erwartet hatte, und schließlich eine große Unzufriedenheit mit sich selbst.

Eine Patientin C von 22 Jahren wurde wegen depressiver Erscheinungen in unserer Klinik aufgenommen. Über die Erblichkeit ist nichts bekannt. Mehrere Möglichkeiten der Diagnose lagen nahe, später meinten wir, eine Schizophrenie ausschließen zu können. Hier geht es mir um die folgenden Ereignisse:

Etwas über ein Jahr vor der Aufnahme verliebte sich die Patientin in einen zwanzig Jahre älteren Mann, den sie in Paris kennen gelernt hatte. Eine Korrespondenz folgte, die etwa ein Jahr dauerte. Danach brach der Mann die Beziehung ab. Die Patientin fühlte sich sehr unglücklich. Zur Zerstreuung wurde ihr eine Reise mit ihrer Schwester an die Riviera angeboten. Sie lebte dort erotisch hemmungslos, ganz im Gegensatz zu ihrer sonst sehr zurückgezogenen Lebensweise. In den zwei Wochen ihrer Ferien hatte sie mit drei verschiedenen Männern sexuellen Kontakt. Nach ihrer Rückkehr hatte sie Mühe mit ihrem Studium, sie fühlte sich träge und müde. Sie blieb zwar sexuell angeregt, lebte aber wieder zurückgezogen. Allmählich entwickelte sich das Zustandsbild, das die klinische Aufnahme notwendig machte.

Für uns ist ihr Benehmen an der Riviera das Wichtigste. Hat sie gerade während dieser Ferien einen hypomanischen Zustand durchgemacht? Wenn dies der Fall gewesen wäre, dann wäre es merkwürdig, daß er gerade ebenso lang gedauert hat wie ihre Reise. Ich fragte mich aber, ob die Freiheit der Reise, die Distanz von der Neurose, der verminderte Griff des Über-Ich nicht wirksam gewesen sind. Früher würde man gesagt haben: „Dieses Mädchen hat sich aus ‚dépit‘ so benommen“. Das erklärt aber sicher längst nicht alles. Später hat sie uns anvertraut, daß die sexuellen Beziehungen auf der Reise ihr im ganzen nicht die Befriedigung gegeben haben, die sie gesucht hat. Deshalb ist sie nach ihrer Heimkehr mit mehr Eifer an ihre Studien gegangen.

Patient D ist ein junger Mann von etwa 20 Jahren, etwas infantil und schüchtern. Im Anschluß an ein bestandenes Examen sollte er mit seinen Eltern eine Reise an das Mittelländische Meer machen. Der junge Mann hatte keine Lust dazu. Er bat flehentlich, ruhig zu Hause bleiben zu dürfen. Seine Eltern wollten ihm aber gern etwas von der Welt zeigen, entgegen seiner Neigung, sich zurückzuziehen und allein in seinem Zimmer zu sitzen. Schließlich reiste er mit. Die Reise wurde ein völliger Mißerfolg. Es entwickelte sich bei ihm eine leichte paranoide Psychose. In diesem Zustand kam er in meine Sprechstunde. Ich konnte mit gutem Kontakt mit ihm sprechen.

Es stellte sich heraus, daß der junge Mann schon vor seiner Reise durch zahllose erotische Phantasien gequält war. Dies wurde noch verstärkt, als ein Mann versucht hatte, sich ihm homosexuell zu nähern. Man kann sagen, daß für diesen jungen Mann die ganze Welt mit Sexualität beladen war; überall fürchtete er Gefahr. Er hatte gehört, daß es im Ausland schwierig sei, den Unterschied zwischen

Prostituierten und anständigen Frauen zu bemerken. Dies versetzte ihn in Angst; überall witterte er Verführung. Ein Strandbad hatte ihn in hohem Maße gereizt. Er geriet in eine unerträgliche Spannung. Plötzlich merkte er, daß alle Menschen ihn beobachteten. Er sagte zu seinen Eltern: „Ihr habt mich mitgenommen, um mich auf die Probe zu stellen; ich soll nicht ausgleiten; ich weiß sehr wohl, wo das gewisse Stadtviertel ist, aber *ich* gehe nicht dorthin." Unter den Pensionsgästen vermutete er Prostituierte, die es auf ihn abgesehen hätten. Auf der Straße fand er die roten Autos gefährlich, weißen Autos wollte er folgen, „denn die wissen den guten Weg". Der Vater erzählte — und der Patient bestätigte es —, daß er auf der Rückreise ruhiger wurde, je mehr man sich den Niederlanden näherte.

Ich stellte die Diagnose eines beginnenden Desintegrationszustandes bei verzögerter Pubertät. Die Vermutung einer beginnenden Schizophrenie habe ich fallen gelassen, da alle Erscheinungen bei dem jungen Mann einfühlbar waren, der affektive Rapport ausgezeichnet war und alle primären Symptome fehlten. Nach einigen Gesprächen kam der junge Mann völlig zur Ruhe und konnte seine Arbeit wieder aufnehmen.

Es ist deutlich, daß der ganze Zustand viel übersichtlicher und verständlicher wurde durch das, was ich über die Psychologie des Reisens gesagt habe. Es wäre sicher besser gewesen, wenn dieser Patient die Ferienreise nicht gemacht hätte, sondern wenn seine Eltern sachkundige Hilfe gesucht hätten, als er so auffällig die Einsamkeit aufsuchte. Allerdings ist es sehr begreiflich, daß man nicht so bald darauf kam.

Patient E, ein dreißigjähriger, verheirateter Mann (ohne deutliche erbliche Belastung), ist während einer sechstägigen Ferienreise mit einer Anzahl von Freunden nach einigen deutschen Städten psychotisch geworden; er wurde ängstlich, leicht verwirrt und bekam Verfolgungs- und Vergiftungsideen. Es war seine erste Auslandsreise. Er war durch einen Freundesklub erst ganz zuletzt aufgefordert worden, weil jemand anderes ausfiel. Er folgerte daraus, daß es den anderen nicht so sehr auf seine Gesellschaft ankam, als auf seinen finanziellen Beitrag. Er fand seine Mitreisenden ein wenig rauh. Er selbst und die meisten anderen waren Minenarbeiter.

Der Patient selbst war von einer gewissen Differenziertheit. Er war auf sexuelle Zügellosigkeit gefaßt. Merkwürdig aber war, daß der Patient sich nicht nur vor heterosexueller Verführung fürchtete, er hatte auch dauernd den Gedanken, daß Homosexuelle in seiner Gesellschaft seien. Er trank in diesen Tagen viel mehr, als er gewöhnt war. Einige Jahre früher war er nach einer erheblichen Trinkerei eine kurze Zeit verwirrt gewesen. In einem Nachtlokal in Deutschland hatte er plötzlich die Vorstellung, daß eine Frau ihn auffordere, mit ihr zu gehen. Er sträubte sich dagegen und einer seiner Reisegenossen folgte ihr. Eines Morgens meinte er, daß zwei Männer sich mir erotischer Absicht absonderten. Danach glaubte er, daß er vergiftet werden sollte, weil er zu viel wisse. Kurz nach seiner Heimkehr wurde er bei uns aufgenommen. Nach und nach verschwand der Wahn. Der Patient genas vollkommen.

Das Zustandsbild war nicht ganz deutlich. Die wesentlichen Faktoren waren wohl ein Kampf zwischen verbotenen Bestrebungen und den vorweggenommenen Möglichkeiten der Befriedigung von verdrängten Wünschen, verbunden mit übermäßigem Genuß von Alkohol. Dazu kam, daß der Patient sich im Ausland beunruhigt fühlte. Er sagte: „Ich war in der Fremde, dort war ich nicht so sicher."

Patient F ist ein achtjähriger Junge aus einer schwer belasteten Familie, in der Epilepsie, Alkoholismus und Schwachsinn vorkamen. Dieser Junge war vor den großen Ferien noch lebhafter als sonst. Nach einer sehr anstrengenden eintägigen Schulreise wurde er mit leicht manischen und psychopathischen Zügen auffällig. Dieser Zustand dauerte einige Monate. Es ging außer um die gestörte Anlage doch auch um die Überbelastung, die eine derartige Schulreise für ein Kind bedeuten kann.

Ich sprach von einigen Patienten, bei denen wir annehmen können, daß eine wesentliche Bedingung für das Manifestwerden von psychischen Störungen in einer gerade durchgemachten Ferienreise zu sehen war. Es blieben manche Fragen unbeantwortet. Es scheint mir auch wichtig, auf die Reisen selbst und die damit verbundenen Verwicklungen die Aufmerksamkeit zu lenken. Vielleicht sind diese deutlichen Psychosen — schließlich ist es nur ein kleiner Anteil — nicht das Wesentliche. Wahrscheinlich sind die sehr häufig vorkommenden leichten Störungen der sicherste Hinweis darauf, daß Ferienreisen oft viel belastender sind als man denkt. Ferien werden längst nicht immer auf die beste Weise verbracht.

Über das Reisen in Gesellschaft will ich noch etwas sagen. Viele Teilnehmer kehren unbefriedigt zurück, einige finden den gewünschten Lebenspartner. Für Verheiratete können diese Reisen sehr befriedigend sein, doch oft sind sie auch Enttäuschungen. Entweder hat der Mann zu viel Interesse für die wohl in jeder Gesellschaft vorkommende „fatale Frau“, und sei es auch eine fatale Frau von noch so bescheidenem Format, oder die Ehefrau ist von dem charmanten und flotten Reiseleiter zu sehr eingenommen. Das kann die ganze Reise verderben.

Ich könnte noch auf die Ferienreisen von Ehepaaren hinweisen, die einen einsamen Freund mitnehmen, was dann ernstliche Eheschwierigkeiten zur Folge hat. Eine tragikomische Note hatte die Reise eines Ehepaares, das vor der Scheidung stand. Zum Abschied wollten sie noch einmal zusammen eine Reise machen. Diese gefiel ihnen so gut, daß der Mann seiner Freundin abschrieb.

Das Thema ist unerschöpflich; ich könnte hinweisen auf die Sucht nach Ortswechsel mit dem eigenen Auto — eine Gewohnheit, an der Ärzte besonders leiden. Sie bringen es nicht fertig, ein paar Tage ruhig an einem Platze zu bleiben. Todmüde kommen sie aus ihren Ferien zurück. Durch die „Arbeitstherapie“ ihres täglichen Lebens sind sie glücklicherweise meist in kurzer Zeit wiederhergestellt.

Eine Gruppe von Menschen will ich hier noch erwähnen, für die die modernen Reisegewohnheiten eine schwere Belastung bedeuten: die Busfahrer, bei denen wir das deutliche Bild der „surmenage“ feststellen konnten. Sie waren emotional hyperästhetisch, schliefen schlecht, litten an Kopfschmerzen. Nach einer kurzen Zeit der Ruhe genasen sie vollständig. Man stelle diese Diagnose aber nicht zu schnell und untersuche die Patienten mit großer Sorgfalt, da sich hinter diesem anscheinend so ungefährlichen Zustandsbild oft eine andere Krankheit verbirgt: Wir fanden, daß ein Patient an — dementia paralytica litt!

Natürlich ist es ein großer Fortschritt, daß der Vorzug des Reisens — trotz aller Tatsachen, die ich hier angeführt habe, bleibe ich dabei, im Reisen einen Vorzug zu sehen — beinahe für jeden erreichbar geworden ist. Ich denke nicht leichtfertig darüber. Wer selbst diesen Vorzug in hohem Maße genießen konnte, müßte sich verächtlich finden, wenn er ihn anderen mißgönnte. Jede soziale Verbesserung kann aber auch unerwünschte Folgen haben. Das berechtigt uns noch nicht zu versuchen, die Verbesserung ungeschehen zu machen, sondern es legt uns die Pflicht auf, einige Anleitungen zu ihrer Nutzung zu geben. Wir können dies u. a. dadurch tun, daß wir unsere eigenen Reisegewohnheiten verbessern. Es zeigt sich hier bereits eine leichte

Wandlung. Die ruhige Reise außerhalb der Saison nach einem nicht so fernen Ort — Rhein und Mosel werden wieder modern — gibt große Befriedigung. Dasselbe wird in England beobachtet. Auch die kleine Reise verleiht wieder Prestige und Ansehen. Vielleicht geht diese Entwicklung weiter. Meiner Ansicht nach ist es vor allem die Aufgabe der Haus- und Betriebsärzte, Aufklärung zu geben über die Gefahren von unzweckmäßig verbrachten Ferien. Vielleicht können sie dieser Studie einige Hinweise entnehmen.

Über die Abneigung gegen die eigene Nase

Überlegungen über den Menschen und seinen Leib und über die Grenzen der plastischen und kosmetischen Chirurgie

Die chirurgische Technik von heute ist so weit fortgeschritten, daß es möglich ist, die menschlichen Formen willkürlich zu verändern — natürlich innerhalb gewisser Grenzen. Damit entsteht für den verantwortungsbewußten Arzt die Frage, wann er hiervon Gebrauch machen soll. Wird er, wenn er darum gebeten wird, eine derartige Bitte seines Patienten, die manchmal sehr dringend ausgesprochen wird, erfüllen?

Dies stellt ihn ohne Zweifel vor ein sehr schwieriges Problem. Er kann es nicht einfach dadurch lösen, daß er sagt: nicht operieren, wenn es nur darum geht, etwas zu verschönern, das an sich unversehrt ist, und operieren, wenn es um die Wiederherstellung eines Körperteils geht, der durch Krankheit oder Unfall lädiert wurde oder der in einer für das Auge abstoßenden Weise verheilt ist. Der plastische Chirurg könnte sagen: meine Aufgabe ist die Wiederherstellung oder Verbesserung von dem, was auf häßliche Weise verheilt ist, die Verschönerung obliegt dem kosmetischen Chirurgen.

So einfach ist das aber nicht, denn diese Trennung ist nicht scharf durchzuführen, sicher nicht auf die Dauer. Ich bin davon überzeugt, daß schon jetzt der plastische Chirurg vor die Frage der kosmetischen Operation gestellt ist und daß er das volle Recht hat sie auszuführen, wenn er sie als gewissenhafter Arzt mit der Indikation vereinen kann. Ich weiß nicht, ob es schon deutliche Kriterien gibt, nach denen sich der Chirurg richten kann. Diese Kriterien würden rein chirurgisch sein können, auch rein ästhetisch, psychologisch oder medizinisch-ethisch. Ich persönlich stehe auf dem Standpunkt, daß jede plastisch-kosmetische Operation vorgenommen werden darf, die den Ausdruck des Körpers oder eines Teils davon in seinem Wesen nicht verändert oder nur in einer Weise verändert, daß das eigentliche Wesen des Menschen nach der Operation besser zum Ausdruck kommt als vorher. Man soll so weit wie irgend möglich auf das entelechial Gemeinte Rücksicht nehmen. Wenn die Veränderung zu dem intuitiv-künstlerisch erschauten Bauplan paßt — wobei natürlich das Alter berücksichtigt werden muß — ist die Operation nicht nur erlaubt, sondern sie kann einen ansehnlichen Beitrag leisten zur glücklichen Lebensentfaltung des Patienten.

Um dies in psychologisch und ethisch verantwortungsvoller Weise verwirklichen zu können, muß der Arzt wissen, was der Körper oder die Körperteile oder Organsysteme für den Menschen bedeuten. Hierbei geht es nicht allein um den ästhetisch-expressiven Wert, der bedeutungsvoll ist für den Menschen in Gemeinschaft mit anderen — einen Wert, der in hohem Maße die Stellung des Menschen in der Gemeinschaft bestimmt —, sondern auch darum, was ein bestimmtes Organ für den individuellen Menschen bedeutet. Vor allem muß der Arzt von dieser Bedeutung durchdrungen sein. Ich habe leider beobachtet, daß viele Ärzte, die in anderer Hinsicht äußerst tüchtig waren, jene Bedeutung eines Körperteiles für das seelische Leben des Menschen vollständig vernachlässigten.

Die Schuld liegt nicht allein bei den Ärzten. Im Unterricht der Medizin klafft hier eine große Lücke. Ich kann mich nicht erinnern, in den Vorlesungen je etwas darüber gehört zu haben, und ich fürchte, hier hat sich nicht viel geändert. Meiner Meinung nach gehört dieses Problem in die medizinische Anthropologie und in die medizinische Psychologie. Daraus und aus der weiteren Tatsache, daß der Psychiater so oft Wunden behandeln muß, die der Arzt verursacht hat, nehme ich mir das Recht, über dieses Thema eine Studie zu schreiben.

Der Arzt braucht am Krankenbett ein Wissen von diesen Dingen, das er nicht nur intellektuell besitzen, sondern das sein ganzes Wesen durchdringen muß, so daß er sich „von selbst" in der rechten Weise benimmt und die rechten Worte findet. Schon bei der Untersuchung hat er zu erkennen, was es heißt: seinen Leib zu entblößen, und erst recht, wenn dieser Leib krank ist. Möchten wir verstehen, daß die erotische Scham hierbei längst nicht immer die größte Bedeutung hat. Es geht um die Scham überhaupt, etwas von dem allerintimsten Leben preiszugeben; das Leiden unter der Abnahme der Körperkräfte, das Altern, das Welken, kleine oder große Verunstaltungen, unter denen man sein Leben lang gelitten hat, ohne mit irgendjemandem darüber zu sprechen. Wir müssen erkennen lernen, was es heißt, nackt zu sein. Wir können uns, ohne ein Wort zu sprechen, so verhalten, daß diese „bedingunslose Unterwerfung" so wenig Leid wie möglich erzeugt. Wenn wir bedenken, wieviel wir alle ohne Ausnahme in dieser Hinsicht sündigen, z. B. dadurch, daß wir jemanden „liegen lassen", um mit einem anderen Anwesenden ein paar belanglose, völlig unnötige Worte zu wechseln, dann muß uns ein Gefühl der Scham befallen. Wer wissen will, was wir Ärzte unseren Patienten antun, der lese die vortreffliche Schilderung, die Rilke in seinem Buche *Die Aufzeichnungen des Malte Laurids Brigge* von dem gibt, was einem Mann in einer Poliklinik widerfährt. Hier ist nichts übertrieben.

Aber mindestens ebenso schwerwiegend wie unser Betragen sind die Worte, die wir sprechen oder nicht sprechen. Wenn der Arzt nicht zeigt, daß er versteht, was eine Mamma-Amputation für eine Frau bedeutet, oder wenn er gar, um sie zu trösten, sagt, daß „das in ihrem Alter doch nicht wichtig ist" oder bei der Entfernung des Uterus und der Adnexe sagt, wenn die Patientin sich dem Klimakterium nähert oder es schon überschritten hat, daß sie diese Organe doch nicht mehr nötig habe, dann sagt er Dinge, die tief verletzen und das Verhältnis zum Arzt ein für allemal verderben. Auch von Augenärzten habe ich beschämende Dinge gehört. Das Auge ist eines der am stärksten psychisch belasteten Organe. Wer eine Augenoperation ausführt, ohne ihr eine ausführliche erklärende Besprechung vorangehen zu lassen, begeht einen Kunstfehler. Es scheint mir nicht unwahrscheinlich, daß manche psychische Störung nach Augenoperationen hätte vermieden werden können, wenn der Augenarzt sich bewußt gewesen wäre, was er tat.

Ganz vernachlässigt wird die Bedeutung des Zahnsystems. Was es bedeutet, wenn „der Mund leergeräumt" wird, scheinen nur wenige Zahnärzte zu wissen. Eine Ausnahme macht die Kastration des Mannes. Die meisten Ärzte scheinen davon überzeugt zu sein, was dieser Eingriff für einen Mann bedeutet.

Ein Organ, dessen psychischer Wert sehr wenig bekannt ist, ist die Nase. Über sie werde ich ausführlich sprechen.

Hausarzt, Internist und Psychiater, nein, alle Ärzte brauchen die Kenntnis des Menschen und seines Leibes auch für das richtige Verständnis der psychophysischen Zusammenhänge. Es wird immer deutlicher, daß die Funktionen von bestimmten Organen und Organsystemen mit ganz bestimmten inneren Zuständen und Bestrebungen zusammenhängen, daß Herz und Gefäßsystem auf irgendeine Weise an das Gefühlsleben, das Gemüt gekoppelt sind; daß die Verdauungsorgane zu tun haben mit Konkurrenz, Ressentiment und Groll, ist sehr wahrscheinlich; daß die Atmungsorgane mit dem Streit zwischen Eros und geistigen Ambitionen zu tun haben, ist anzunehmen.

FERENCZI hat einmal geschrieben, daß es für viele Menschen eine außerordentlich schwierige Aufgabe sei zu lernen, ihr Gesicht zu ertragen. Ich möchte hinzufügen: Wenn ein Mensch jemals seinem Schicksal etwas anrechnen muß, dann ist es das Fatum seiner Gestalt und seines Gesichtes. Ich erinnere mich, wie jemand mit Wehmut sagte: Wenn ich einige Zentimeter größer gewesen wäre, dann wäre mein ganzer Lebenslauf anders gewesen. Lange Menschen leiden sehr oft unter ihrer Länge. Wieviele junge Mädchen haben nicht unter einer zu starken oder zu geringen Entwicklung ihrer Mammae gelitten? Wieviele Frauen leiden nicht unter einer zu starken Behaarung der Beine? Der Weg zur tieferen und milderen Beurteilung des eigenen Selbst sowie die Erkenntnis der eigenen Grenzen in ergebenem Humor hat nicht selten über das Sichabfinden mit der eigenen Gestalt und dem eigenen Gesicht geführt. Merkwürdig ist, daß niemand das eigene Gesicht, die eigene Gestalt, den Gang, die eigene Stimme kennt. Wenn er sich auf dem Tonband hört oder sich im Film sieht, erkennt er sich kaum wieder. Der Spiegel gibt durch die völlig erstarrte Mimik beim Sichbetrachten nie das richtige Bild des Gesichtes. In dieser Studie will ich beschreiben, wie ein Mensch unter der eigenen Nase leiden kann.

„Wer seine Nase schändet, schändet sein Antlitz" [1]. In diesem Sprichwort kommt sehr deutlich zum Ausdruck, was die Nase im Gesicht bedeutet: den zentralen Punkt, der nicht verändert werden kann, ohne daß sich das ganze Antlitz verändert. Es ist die Nase, die den Ausdruck *en face*, aber in noch stärkerem Maße das Profil bestimmt, und es ist nicht ganz unrichtig, wenn angenommen wird, besonders in populären charakterologischen Schriften, daß aus der Form der Nase viel über den Charakter abgeleitet werden kann.

„Wer seine Nase schändet, schändet sein Antlitz." Wer die Nase verändert, verändert nicht allein das objektive Gefüge von Linien und Flächen, sondern vor allem den Ausdruck des Gesichtes. Wenn wir annehmen, daß sich tatsächlich in der Form des Gesichtes das Wesen des Menschen ausdrückt, ist es klar, daß durch eine Veränderung der Form der Nase ein Mißverhältnis entsteht zwischen dem ursprünglichen Ausdruck und dem, was nunmehr ausgedrückt wird. Es entsteht also in gewissem Sinne eine Fälschung, eine Unwahrhaftigkeit, deren Folgen für den Menschen, der so verändert ist, schwierig vorauszusagen sind, von denen man aber an-

---

[1] Diese und andere Redensarten wurden aus dem Niederländischen so wörtlich wie möglich übersetzt. Wenn auch im Deutschen in dieser Form nicht gebräuchlich, erinnern sie doch an ähnliche deutsche Redensarten und sind auf jeden Fall aus sich selbst heraus verständlich (die Übers.).

nehmen darf, daß sie sicher irgendwie zu fühlen sein werden. Von allen plastisch-kosmetischen Operationen, die ich kenne, gilt dies in stärkstem Maße für die Nase, wenn die Operation den Zweck hat, eine verletzte Nase zu heilen und ihre ursprüngliche Form soweit wie möglich wiederherzustellen. Hieraus folgt weiter, daß gegen eine kosmetische Operation der unverletzten Nase sehr ernste Bedenken anzumelden sind.

Die Nase gehört zu den psychisch äußerst schwer beladenen Organen. Die Sprache lehrt uns das. Die große Bedeutung der Nase lernen wir aus zahllosen geflügelten Worten in unserer Sprache kennen, die ich dem Buche von DE WITTE (2) entnahm, ebenso auch aus vielen anderen Sprachen. Das auffallendste ist, daß die Nase in sehr verschiedene Sphären des Lebens weist. Zunächst scheint das Grob-Komische, Spaßhafte und Drollige zu überwiegen. Wer das noch nicht weiß, braucht nur die Auslagen eines Geschäftes für Scherzartikel zu betrachten, wo die groteskesten Nasen ausgestellt sind. Man frage sich, woran manche von diesen lang ausgezogenen Nasen erinnern. Die Älteren unter uns kennen vielleicht noch die für ein paar Pfennige erhältlichen Bilder, auf denen zahllose Nasenformen abgebildet waren mit passenden Unterschriften wie: „ein guter Erker ziert dies Haus" oder „oh was für ein Knubbel". [Siehe auch VAN HEURCK und BOEKENOOGEN (1).] Früher wurde auf vielen Hochzeiten „ein Nasenlied" gesungen, bei dem alle Gäste eine Nase aufsetzten.

Die Nase und der Spott waren immer eng benachbart. In der Karikatur spielt die Nase eine außerordentlich große Rolle. Wenn ein Mensch — meist ein sehr junger — sich maskieren, wenn er mit Sicherheit einen komischen Effekt erzielen will, dann verändert er seine Nase. Nichts erregt besser ein unstillbares, ungezwungenes Gelächter als eine lange, mißgestaltete Nase. Es gibt fast keinen Clown, der seine Nase nicht verändert. Wichtig ist, daß eigentlich nur der Mann sich auf diese Weise zurechtmacht, daß vor allem beim Mann die Nase eine derartig große Bedeutung hat. Wir kennen die Wirkung der lächerlichen Nase von CYRANO: „Un nez!... Ah messeigneurs, quel nez que ce nez là on ne peut pas passer un pareil nasigère (Nasenträger) sans s'écrier: oh non, vraiment, il exagère, et puis on sourit, on dit: il va l'enlever, mais monsieur de Bergerac ne l'enlève jamais."

Hier kommt das Groteske der häßlichen Nase klar zum Ausdruck, aber hier verlassen wir die Sphäre des Komischen und bemerken, daß die Nase den Affekten Ausdruck gibt: „Die Nase heben" bedeutet stolz sein, sich zur Geltung bringen, ebenso wie „mit der Nase in der Luft herumlaufen", „die Nase hochziehen" vor Verachtung. Der Ausdruck „meine Nase ist gesenkt" bedeutet: Ich bin ängstlich, traurig; das Senken der Nase ist ein Zeichen von Demut. Auch die Wut, der Zorn drücken sich in der Nase aus: Bei den Griechen erhitzt der Zorn die Galle, bei den Juden die Nase. Kurz von Nase sein bedeutet: schnell zornig werden, lang von Nase: nicht schnell zornig, geduldig. Das Verbum „die Nase haben" bedeutet zornig sein. Auch der Zorn Gottes wird von der Nase geäußert: „Durch das Blasen Deiner Nase taten sich die Wasser empor, und die Fluten standen in Haufen; die Tiefe wallte voneinander mitten im Meer" (2. Mose 15, 8).

In der Sphäre des Alltagslebens bewegen wir uns, wenn wir Ausdrücke hören wie: eine Wachsnase, tun, als ob die Nase blutet, keinen Nasenstüber wert, jemanden bei der Nase fassen, nicht weiter sehen, als die Nase lang ist, jemandem einen Ring durch die Nase ziehen, jemandem etwas unter die Nase reiben, das geht an deiner Nase vorbei, auf die Nase sehen, eine Klemme auf die Nase setzen, eine lange Nase haben (bedeutet: beschämt sein), meine Nase ist kein Garderobenhaken (gegen unbescheidene Fragesteller), seine Nase kräuselt sich (etwas wirkt auf die Eitelkeit), an der Nase vorbeireden, ein Naseweis sein, mit der Nase in die Butter fallen, seine Nase irgendwo hineinstecken, man würde seine Nase im Stich lassen (träumen), jemandem eine Nase drehen. Es gibt fast keine Schule, in der nicht einer der Lehrer „die Nase" genannt wird.

Bezeichnend ist die folgende englische Geschichte: Zum Tode Verurteilte werden begnadigt, wenn eine Frau den Verurteilten zum Mann nehmen will. Einmal wollte ein Mann lieber hängen, als die Frau nehmen, die sich angeboten hatte; sie hatte eine Stülpnase.

In aggressiven Ausrufen wird mit Nasenkombinationen gescholten: Stinknase, Rotznase usw., aber es wird auch gelobt: eine feine Nase für etwas haben, das Näschen vom Lachs haben. Zu den merkwürdigsten Gebräuchen der Erwachsenen gegenüber dem kleinen Kind gehört: „Ich nehme Dir die Nase ab."

Ein neues Gebiet betreten wir dort, wo der Mensch Formen der Umwelt nach der Nase benannt hat. Für Insel und Nase scheinen manche Sprachen den gleichen Ausdruck zu haben, auch für Kap und Nase. (In diesem Zusammenhang ist der Ausdruck eines Buben ganz hübsch, der die Nase „Kap Rotztopf" nannte.) Der Wipfel der Bäume wird in manchen Sprachen Nase genannt. In einigen Teilen unseres Landes nennt man das Gebiet außerhalb der Deiche die „nes".

Die Nase bringt uns auch unmißverständlich und manchmal recht drastisch auf das Gebiet der Sexualität. Ob es richtig ist oder nicht, lasse ich offen, aber die alten Physiognomiker nahmen an, daß Art und Kraft des sexuellen Lebens an der Nase sichtbar seien. Man hat eine Zeitlang angenommen, daß die Nase Schwellkörperchen besitzt, die anschwellen, wenn der Mensch sexuell erregt ist; man spricht von vikariierender Menstruation beim Nasenbluten der Frau. Bei manchen Völkern ist der Nasenkuß üblich. Ich habe nicht finden können, daß es Sprachen gibt, in denen Nase und Phallus mit demselben Wort bezeichnet werden; aber — merkwürdig genug — DE WITTE berichtet, daß es eine Sprache gibt, in der die Nase und das weibliche Genitale mit demselben Wort bezeichnet werden. Unsere eigene Umgangssprache weist aber mit übergroßer Deutlichkeit auf die Relation Nase — Phallus hin: „Die Nase langziehen" oder das Versehen: „Meine juckende Jucknase juckt, juckt Dich Deine juckende Jucknase ebenso wie meine juckende Jucknase juckt?" (viermal zu wiederholen) und der drastische Ausdruck von Schuljungen, die ihren Penis ihre „neukneus" nennen. Auf die dem Phallus ähnlichen Papiernasen wies ich schon beiläufig hin.

Die Nase versetzt uns in völlig diametrale Gebiete. Auch das Edelste und Feinste wird mit der Nase in Zusammenhang gebracht. Bei den Römern wird das Wort *nares* verwendet für feinen Geschmack, feines Urteil. Auch in anderen Sprachen wird eine große und feine Intelligenz mit der Nase in Verbindung gebracht.

Seelenadel wird durch eine schön geformte Nase ausgedrückt. Die Seele gelangt durch die Nase nach innen: „Und Gott der Herr machte den Menschen aus einem Erdenkloß und er blies ihm ein den lebendigen Odem in seine Nase. Und also ward der Mensch eine lebendige Seele" (1. Mose 2, 7). Und: „Von allem, was den Odem der Lebensgeister in seinen Nasenhöhlen hat, ist alles gestorben, was auf dem Trockenen war."

Das Leben, die höchste geistige Existenz, das Pneuma, ist an die Nase als Atmungsorgan gebunden. Atemübungen versetzen den Menschen in höchste Seelenzustände, in tiefste Versenkung. Die primitiven Völker verschließen die Nase eines Sterbenden, um die Seele am Entweichen zu hindern.

Bei dem meisten, was ich berichtet habe, ging es um die Nasenform, zuletzt um das Atemholen. Ganz andere Gebiete betreten wir, wenn wir an die Nase als Geruchsorgan denken.

Die Nase ist mit der Welt der Gerüche verbunden. Wir beachten zu wenig, was der Geruch im Leben des Menschen bedeutet. Wir erklären, wir seien keine Geruchstiere, weil wir nicht mit der Nase auf große Entfernung eine Gefahr erkennen. Liegt es daran, daß die Welt der Gerüche eine vernachlässigte Welt ist? Sehr zu unrecht vernachlässigt, denn die Welt der Gerüche wirkt zu allen Zeiten auf uns ein, sie begleitet uns das ganze Leben unter den allerverschiedensten Umständen. Wer kennt nicht die Gefühlsweite des Blumenduftes, von Rosen, von Jasmin, von Flieder und Holunder? Ein Hauch von diesen Gerüchen kann eine Kette von zärtlichen Stimmungen in uns anregen. Man denke auch an den Duft in einem Raum, in dem ein Toter aufgebahrt ist und in dem weiße Lilien stehen. Man denke an den Geruch von Häusern; wie sollte nicht ein Kind die verschiedenen Gerüche der Häuser seiner Jugend kennen! Oder man denke an den Geruch von Städten: an den Malzgeruch von München, den Geruch der Pariser boulevards, den Gewürzgeruch der kleinen Gassen von Amsterdam. Man denke an den aufregenden Geruch von einem Zirkus, aber auch an den Geruch von Menschenmassen, feuchten Kleidern, rauchigen Zimmern. Man denke an den vitalen Geruch des Meeres, an den salzigen Duft des Tangs, an den Teer von Tonnen und Netzen, den Duft von geräuchertem Fisch. Man denke an den Duft der feuchten Erde im Frühling, von feuchtem Holz, an den Geruch von Tannenbäumen, aber auch an eine Unzahl von negativ beladenen, ekelerregenden Gerüchen. Erinnern Sie sich an die Geruchsveränderung in den Bahnhofshallen in der Besatzungszeit und wie es dort nach der Befreiung wieder normal roch? Wahrlich, die Gebundenheit an alle diese Gerüche ist nicht das Vorrecht des empfindsamen Einzelnen, sondern aller Menschen.

Man denke an die ambivalenten Gerüche von Mist und von faulen Blättern, an den penetranten von kleinen Raubtieren, Gerüche, die tief verborgene psychische Sphären berühren; man denke an den Duft von Speisen. Welche Wirkung können solche Speisedüfte haben! Man denke auch an die Gerüche von Menschen, die abstoßenden und die anziehenden. Die Welt des Gestankes kann tief traurig machen, aber sie ist auch immer wieder Anlaß von zahllosen Witzen.

Daß der Geruch in der Erotik eine Rolle spielt, ist offensichtlich. Man denke an die Duft-Palette, die gute Parfümerien anbieten, zur Variation oder zum Ersatz von Eigengeruch. Ein Physiologe sagte einst: „Es werden mehr Ehen durch die Nase geschlossen, als man denkt"; man kann hinzufügen: aber es werden auch erotische Verbindungen durch die Nase aufgelöst. Wir kennen etwas, das wir als Geruchsperversität bezeichnen könnten: Schiller wurde bei der Arbeit angeregt durch den Duft von faulen Äpfeln. Wir wissen von Menschen, die durch den Geruch von Urin sexuell erregt werden.

Auch hier steht man betroffen vor dem sehr großen Abstand der Gebiete, die durch den Geruch angeregt werden: auch hier neben den grob sinnlichen Gerüchen andere, die uns mit dem Höchsten in Berührung bringen; ich denke an den feinen, geistigen Duft eines Morgens in den Bergen. Und kann man den Weihrauch fortdenken aus der mystischen Atmosphäre einer Kathedrale[2]?

Zu allen diesen Überlegungen veranlaßt mich ein Patient, von dem ich nun sprechen möchte.

A., ein Mann von 23 Jahren, wurde uns überwiesen, weil seine Klagen und sein Verhalten zu der Befürchtung Anlaß gegeben hatten, daß sich bei ihm eine Schizophrenie entwickelte. Im Mittelpunkt stand die Klage, daß seine Nase viel zu groß sei, daß er deshalb stets im Kontakt mit anderen Menschen gehemmt sei, auch daß über seine Nase immer wieder Bemerkungen gemacht würden. Wenn er geschwommen sei und seine Haare glatt an seinem Gesicht lägen, sei das Häßliche seiner Nase besonders sichtbar. Die Nase hindere ihn an allem. Wenn er z. B. bei einer Diskussion meine, sein Gesprächspartner könne eine Bemerkung über seine Nase machen, würde er gleichsam gelähmt und könnte nichts mehr sagen. Schließlich wurde er von seiner Nase völlig beherrscht. Dies dauerte nun schon jahrelang. Es hatte in der Pubertät begonnen, als er dreizehn oder vierzehn Jahre alt war. Schon lange hatte er den Wunsch, seine Nase operativ verändern zu lassen, aber ihm fehlte das Geld dazu. Als er jetzt die Gelegenheit hatte, Geld zu sparen, stand für ihn fest: Meine Nase muß operiert werden! Alles wurde davon abhängig gemacht. Er war jahrelang im Ausland gewesen; nach den Niederlanden heimgekehrt, wollte er seine Eltern nicht wiedersehen, bevor nicht seine Nase operiert war. Seine Nase war auch der Grund dafür, daß er seinen Aufenthalt im Ausland absichtlich verlängert hatte, so sehr fürchtete er das Wiedersehen mit seinen alten Bekannten. Er erreichte diesen Aufschub auf eine Weise, die auf eine ernste Geistesstörung hinwies. Er meinte — nicht ganz zu Unrecht — daß er, wenn er luetisch infiziert wäre, noch etwa ein halbes Jahr warten müsse, bevor er nach Hause zurückkehren könnte. Er hat diesen Plan tatsächlich verwirklicht. Merkwürdig war andererseits, daß er glaubte, er könne sich nicht syphilitisch infizieren, denn es war mehrmals passiert, daß Frauen, die seine Kameraden angesteckt hatten, es bei ihm nicht getan hatten. Jetzt meinte er, daß er durch wiederholten Geschlechtsverkehr seinen Penis empfindlicher machen könne. „Ich trank etwas, ging zu vier Frauen, bei der letzten Frau war mein Penis rot und rauh, „empfänglich also". Es dauerte nicht lange und er bemerkte eine Stelle an seinem Penis, die als Lues diagnostiziert wurde. Auf die Frage, ob er keine Angst vor der Syphilis habe, sagte er: „Überhaupt nicht, ich kenne die Konsequenzen, ich habe einen gesunden Körper, wenn der Syphilis bekommt, dann wird er damit fertig". „Aber", sagte er, „es mag wohl blöd sein, wenn ich später in Kontakt mit einer Frau komme, ist das ein Vorfall, den man nicht verschweigen darf", und viel später sagte er einmal: „Das ist aber eine gruselige Probe gewesen." Nach einem halben Jahr mußte er dann in die Niederlande zurückkehren. Bei seinen Vorgesetzten entstand, wie ich schon sagte, die Besorgnis einer Schizophrenie. Dies brachte ihn in unsere Klinik. Als die Eltern erfuhren, wo er war, besuchten sie ihren Sohn. Er wollte

---

[2] Der Psychologe J. LINSCHOTEN wies mich neulich auf die Existenz eines Gemäldes von Hieronymus Bosch hin (in einer privaten Sammlung in Gent), auf dem eine männliche Figur mit einem sehr deutlichen Penis als Nase dargestellt ist. Außerdem wies er mich auf die von J. BLOCK gezogene Parallele zwischen dem Niesen und dem männlichen Geschlechtsakt hin (s. *Das Sexualleben unserer Zeit*, Berlin 1919, 10. Aufl. S. 47). Interessant ist in diesem Zusammenhang auch das Kapitel über „naro-genital relationship" in B. TAYLOR, *„The physiological basis of medical practice"*, London 1950, 5. Aufl. S. 884.

nicht sagen, weshalb er aufgenommen worden war. Er erzählte, daß er wegen Schmerzen in der Nase operiert werden müsse, weil er „mit den Nerven herunter" war. Als er seine Mutter wiedersah, weinte er. In zahlreichen Gesprächen stellte sich heraus, daß der Patient eine schwierige Jugend gehabt hatte. Er wurde durch Masturbation gequält, die er — auch jetzt noch — aufs stärkste verurteilt. Tief gelitten hat er unter einem sexuellen Kontakt, zu dem ihn seine Schwester, die einige Jahre älter ist als er, verlockt hatte. Die Diskrepanz der feineren psychischen Erotik mit der grobsinnlichen Sexualität — für viele Knaben in der Pubertät eine große Schwierigkeit — bedeutete für ihn eine unsägliche Qual.

Er hatte eine große seelische Liebe zu einem Mädchen gefaßt, das seine Liebe erwiderte. Als er einmal mit einem anderen Mädchen ausgegangen war, das ihn ausschließlich sexuell anzog, hat er ihr, der eigentlich Geliebten, dies gebeichtet. Sie verzieh ihm, indem sie sagte, Männer seien nun einmal so. Er reagierte darauf dadurch, daß er sie schwer beleidigte und ihr vorwarf, daß sie selbst mit einem Jungen sexuellen Verkehr gehabt habe. Er wußte, daß hiervon nicht die Rede sein konnte. Da ließ sie ihn stehen. Kurz vor seiner Abreise ins Ausland haben sie sich aber noch einmal gesehen. In den Tropen hat er ein halbes Jahr gegen den Drang, zu einer Frau zu gehen, gekämpft. Als er hörte, daß sein früheres Mädchen geheiratet hatte, weil sie mußte, bekam er einen heftigen Wutanfall, wollte eine „Jungfrau" ermorden, betrank sich und ging ins Bordell. Seitdem trägt er einen Totenkopfring, in dem der Hochzeitstag des Mädchen eingraviert ist.

Stark geistige Strebungen sind immer in ihm wirksam gewesen. Er war anfangs römisch-katholisch, später verließ er diese Religion. Er blieb ein Sucher. Durch einen Freund wurde er zur Theosophie gebracht. Er ist empfänglich für okkulte Erscheinungen, durch seine Gedanken würden manchmal Ereignisse hervorgerufen. Durch langes Fasten brachte er sich in Ausnahmezustände, in denen er akustisch und visuell halluzinierte und heautoskopische Erscheinungen hatte.

In der Klinik machte er besonders am Anfang einen außerordentlich gespannten Eindruck. Das Affektleben modulierte sich kaum im Gespräch. Mit einem hochmütigen zynischen Ausdruck in Wort und Blick wies er jede Annäherung von sich. Er ist schwierig und herrisch, neigt zu ernsten Aggressionen, die nicht bei Drohungen stehenbleiben; er hat Selbstmordneigungen, die einmal beinahe verwirklicht wurden. Sein intellektuelles Leben ist rege. Er bedauert, daß er nicht studieren konnte, er hätte Ingenieur werden wollen. In allen Gesprächen kommt er auf das Leiden unter seiner Nase zurück. Objektiv ist die Nase wenig bemerkenswert, vielleicht etwas zu groß, aber Form und Proportion sind ästhetisch vollkommen befriedigend; die Augen stehen etwas dicht beieinander und das Gesicht ist meistens starr. Diese Starre beherrscht tatsächlich den Gesichtsausdruck im ganzen. Wenn er aber — am Anfang nur ein einziges Mal — lächelt, ist das Gesicht ohne Zweifel anziehend. Der Patient haßt alle Frauen; alle Frauen seien schlecht; er haßt auch beinahe alle Autoritäten. Für unglückliche Menschen zeigt er eine merkwürdig warme Zuneigung, Hilfsbereitschaft und Fürsorge. Er bekommt einen Wutanfall, weil jemand im Krankensaal ein idiotisches Kind neckt. Er ist sehr an seine Mutter fixiert. Die Rolle des Vaters ist nicht klar. Als zu Haus große Schwierigkeiten entstehen, weil sein Vater seiner Mutter untreu gewesen ist, erzählt ihm sein Vater, seine Mutter habe dasselbe getan. Er will das nicht glauben, denn: eine Frau ist entweder ganz gut oder ganz schlecht, und seine Mutter ist gut.

Der behandelnde Arzt hat in einer Reihe von außerordentlich schwierigen Gesprächen immer mehr Kontakt mit ihm bekommen. Jetzt kann von einer positiven Übertragung gesprochen werden; der Patient fragt um Rat über seine Familie usw., immer wieder aber bricht seine Negativität durch. Bemerkenswert ist, daß er nicht daran denkt, die Behandlung abzubrechen. Unlängst hat er gesagt, daß er manchmal für einige Augenblicke „frei von seiner Nase" und dann ein „ganz gewöhnlicher Mensch" sei. Der Patient hat einen Briefwechsel mit einem Mädchen, das er von früher kennt, begonnen. Hierin zeigt sich der Wunsch, mit einem Mädchen auf normale Weise in Berührung zu kommen. Er verneint aber, irgendwelche erotischen Gefühle für sie zu haben.

Es ist schwer, bei diesem Patienten eine Diagnose zu stellen. Anfangs haben auch wir an Schizophrenie gedacht. Wir haben diesen Gedanken aber bald wieder fallen gelassen, besonders als der Affekt lebhafter zu werden begann und uns aus der Vorgeschichte mehr bekannt wurde. Natürlich kann man den Schwierigkeiten ausweichen, indem man von einer schizoiden Psychopathie spricht. Besser ist es aber, man versucht das Zustandsbild möglichst gut zu verstehen. Dann wird ein ernstlich gestörter neurotischer Entwicklungsgang deutlich. Die Nasen-Obsession begann in der Zeit, in der sich der Patient seiner grob-sexuellen Gefühle tief schämte. Auch jetzt steht das sexuelle Problem für ihn noch im Mittelpunkt, auch wenn er immer über seine Nase spricht. Wenn wir uns nun an alles erinnern, was oben über die Nase im allgemeinen gesagt wurde, tauchen Erklärungsmöglichkeiten auf. Wenn wir annehmen, daß die Nase für diesen Mann unbewußt eine phallische Bedeutung hat, wird klar: Die Nase verrät seine Sexualität. Sein sexuelles Leben ist für jeden sichtbar und wird verspottet. Werden darauf Anspielungen gemacht, dann ist er wie gelähmt. In diesem Zusammenhang gerät der Wunsch, an der Nase operiert zu werden, obgleich an ihr objektiv nichts bemerkt werden kann, in ein anderes Licht. Weitere Erklärungen tun sich auf: Eine Operation am Phallus ruft den Kastrationsgedanken wach. Könnte es sein, daß der Patient kastriert werden möchte? Vielleicht steckt darin auch der unbewußte Wunsch: in der Sexualität verändert werden wollen, aber dann doch durch so etwas wie Kastration. Der Patient ist ein Mann, dessen Sexualität mit Schuldgefühlen beladen ist; könnte es nicht sein, daß sein Schuldgefühl von ihm als Strafe die Kastration verlangt, ein psychologischer Zusammenhang, der oft festgestellt worden ist? Wenn dies so ist, wird der Wunsch, sich syphilitisch zu infizieren, begreiflicher; auch hierin können wir eine Neigung zur Kastration sehen, in jedem Fall zu einer Selbstverstümmelung am Penis. Der Wunsch, länger im Ausland zu leben, wäre dann eher der äußerliche Anlaß als die eigentliche Bedingung für das Entstehen dieses eigenartigen, befremdenden Wunsches. Hiermit kommen wir ohne Zweifel weiter. Solange aber dieser Zusammenhang vom Patienten selbst nicht als absolut richtig erkannt wird, möchten wir ihn nicht als feststehend betrachten. Daß ich ihn für äußerst wahrscheinlich halte, möchte ich hier aber nachdrücklich betonen. Für die Annahme einer solchen Relation zwischen Nase und Sexualität sprechen klinische Erfahrungen an anderen Patienten, die über die Nase klagten. Ich erinnere mich an einen alten Mann mit einer leichten Demenz, der darüber klagte, daß seine Nase nach unten hänge und daß jeder darüber spotte. Bei der Untersuchung erzählte der Patient, daß er in letzter Zeit impotent geworden sei. Auf mein Befragen gab er zu, daß dies ihn tief beschäme. Meine Frage, ob er diese Beschämung durch die Beschwerden über seine Nase ausdrücke, wurde unmittelbar bestätigt, der Zusammenhang wurde ihm plötzlich deutlich. Die Beschwerden waren nach diesem Gespräch verschwunden. Einen Hinweis für die Relation Phallus — Nase fand ich auch bei einem Kranken mit Dementia paralytica, der eine Erscheinung zeigte, die man Nasen-Koro[3] nennen könnte. Er hielt andauernd seine Nase fest, weil er eine unsagbare Angst hatte, daß seine Nase „nach innen gezogen werden würde". LEVINE weist darauf hin, daß er bei Studenten, die skeptisch sind gegenüber dem Kastrationskomplex, diese Skepsis beseitigt, wenn er ihnen Patienten demonstriert, die anfangs fürchten, daß ihnen eine Verletzung an der Nase zugefügt würde, und bald darauf eine solche am Penis befürchten. Nimmt man alles hinzu, was ich oben an Hand von Sprichwörtern gezeigt habe, die die Nase als symbolischen Phallus erkennen lassen, dann ist damit wohl ein genügend strenger Indizienbeweis geliefert.

Eine andere Frage ist, ob wir damit nun wirklich die psychischen Schwierigkeiten ergründet und den Patienten verstanden haben. Ich möchte dem Leser nachdrücklich bewußt machen, daß wir hiermit nicht fertig sind und daß wir vermutlich noch mit allerlei anderen Schwierigkeiten rechnen müssen. Der Phallus wird durch ein sichtbares Organ symbolisiert. Kann sich hierin nicht auch eine Neigung zum Exhibitionismus ausdrücken, die zugleich abgewehrt wird? Kann eine eventuelle Neigung zur Exhibition mitbestimmend sein für die Tatsache, daß die Sexualität gerade mit dem sichtbarsten Organ verbunden wird? Weiter: ist die mutwillige syphilitische Ansteckung damit schon verstanden?

Hier taucht eine Reihe von Möglichkeiten vor uns auf. Wir denken an die Möglichkeit des Willens zum Leiden, nicht nur an den Wunsch, Schuldgefühle zu befriedigen. Dieser Wunsch hat sicher einen masochistischen Einschlag. Es kann mit dem tragischen Spiel von Leben und Tod zu tun haben, einer Art psychischem Seiltanz, dessen tiefster Ursprung noch nicht feststeht. Es kann darin eine Tat der Hybris verborgen sein, ein geheimes Denken: Ich werde doch nicht angesteckt, etwas, worauf der Patient selbst anspielt, als er sagt, er sei immun; die maßlose Überschätzung seines Körpers, der sicher genesen werde, spricht dafür. Wir denken dabei an die nicht ganz durchsichtige Neigung mancher Menschen, nackt am offenen Fenster in einer Winternacht zu stehen in der Erwartung, krank zu werden mit dem Hintergedanken, daß dies doch nicht geschehen wird (es geschieht meistens auch nicht). Ich denke an andere Selbstverstümmelungen, an das Abhacken eines Fingers der Hand; an einen Patienten, der seine Hand an einen Baum nagelte, als pars pro toto einer Selbstkreuzigung. Diese Selbstverstümmelungen stehen fast alle im Zusammenhang mit der Kastration, aber wer sagt uns, daß die Autokastration nicht für Selbstverstümmelung überhaupt stellvertretend ist, für die Schändung des Lebenden? Dann würde sich die Bedeutung dieser Zusammenhänge völlig verändern. Wir denken auch an die kaum ergründbaren psychischen Regungen, die THOMAS MANN im *Dr. Faustus* beschreibt, in jenem Roman, in dem er die Bedeutung der Infektion und der Dementia paralytica für die geistige Entwicklung des Künstlers andeutet (es ist klar, daß er dabei an NIETZSCHE denkt) und uns nahelegt, daß diese Selbstinfektion mit dem Pakt mit dem Teufel verglichen werden muß, wie ihn Faust abschließt. Ganz deutlich wird dies alles nicht, aber THOMAS MANN berührt hier doch sehr tief verborgene psychische Realitäten von ganz anderem geistigen Charakter als dem des Kastrationskomplexes.

---

[3] Koro ist der Name einer Erkrankung in Indonesien. Der Betroffene hat eine panische Angst, daß sich sein Penis in seinen Unterleib zurückziehen könnte.

Wirken bei unserem Patienten solche Kräfte mit? Wir wissen es nicht, aber es ist gut, sie alle im Auge zu haben. Ich frage mich auch, ob das Leiden an der Nase nicht mit dem tiefen Zwiespalt zusammenhängt, der in den Sphären besteht, die durch die Nase vertreten werden. Die Nase ist gekoppelt an das Höchste und das Niedrigste. In meiner Einführung hoffe ich dies überzeugend deutlich gemacht zu haben. Dieser kraftvoll lebende Patient wird gequält von den heftigsten grob-sinnlichen Impulsen und von dem Wunsch nach hochgeistiger Klarheit. Macht dieser Gegensatz nicht deutlich, warum für ihn gerade die Nase eine so außerordentliche Bedeutung bekommen hat?

Es ist klar, daß bei diesem Manne die Therapie eine psychotherapeutische Behandlung sein muß, daß von einer Operation nichts zu erwarten ist. Im Gegenteil, eine Operation würde ihn von dem eigentlichen Lebensproblem ablenken, um das es geht. Eine Erfahrung mit einem anderen Patienten, der bitter unter seiner Nase litt, hat mir dies wieder eindringlich bestätigt. Dieser junge Mann, der Pusteln zwischen den Nasenflügeln und den Wangen hatte, besaß eine tiefe Aversion gegen den Anblick seiner Nase. Er mußte dabei stets an Maden in den Leichen von toten Deutschen denken, die bei einem Bombardement umgekommen waren. Anfänglich wurde das Depressive in dem jungen Mann von seinem Arzt sehr ernst bewertet. Schockbehandlung und Arbeitstherapie ergaben keine Besserung. Schließlich ließ er sich von einem plastischen Chirurgen behandeln, der Hauttransplantationen vornahm. Die Beschwerden blieben vollkommen dieselben, er war nach wie vor obsediert von seiner Nase, die er für ekelerregend hielt. Auch für diesen Patienten schien mir eine psychotherapeutische Behandlung indiziert.

Ich weise darauf hin, daß die Diagnose bei allen Patienten mit Abneigung gegen die eigene Nase schwierig war. Es scheint mir bedeutungsvoll, daß alle Männer waren. Wenn auch andere Untersucher dieselbe Erfahrung gemacht haben, würde sich die Wahrscheinlichkeit einer Relation zum Phallischen erhöhen. Bei einem meiner Patienten habe ich sehr gezweifelt, ob nicht doch eine Schizophrenie vorlag. Diese ist aber, soviel ich weiß, nie manifest geworden. Je mehr ich diese Patienten kennen gelernt habe, desto überzeugter wurde ich davon, daß die Erscheinungen auf tief wurzelnde Konflikte hinweisen, die einerseits mit dem Kastrationskomplex zusammenhängen, andererseits mit gewissen geistigen Strebungen, die zwar kaum beschreibbar, aber dennoch sehr real sind.

Literatur

1. HEURCK, u. G. J. BOEKENOOGEN, VAN: Histoire de l'imagerie populaire flamande et de ses rapports avec les imageries étrangères. Bruxelles 1910.
2. WITTE, J. J., DE: De betekeniswereld van het lichaam. Nijmegen 1948.

III. Beiträge zur Psychologie und Psychopathologie

Die psychischen Störungen des gesunden Menschen

Der Kranke überschätzt beinahe immer die Gesundheit. Diese Tatsache hat mich bei fast allen Behandlungen von psychisch kranken Menschen beeindruckt. Manchmal klagen sie über Erscheinungen, die der Gesunde, wenn er sein Augenmerk darauf richtet, in der gleichen Weise bei sich selbst wahrnehmen kann. In der Tat: Wenn wir das gesunde Leben überblicken — werden wir da nicht bei genauerem Zusehen einer ganzen Anzahl von Störungen gewahr? Vollkommen intaktes Funktionieren mag vielleicht die Eigenschaft einer Maschine sein, die Eigenschaft des lebendig funktionierenden psychophysischen Organismus ist das nicht. Der Kranke erwartet von der Gesundheit alles: freie Verfügung über sein Verstandesvermögen, ungetrübte Erfahrung der Wirklichkeit, ein harmonisches Gefühlsleben, innerliches Wohlbehagen, reibungslosen Kontakt mit den Mitmenschen, die Möglichkeiten zu Genuß und Liebe, körperlich und geistig.

Dies alles umfaßt ja die Definition, die von der psychischen Gesundheit gegeben wird, und sicher bestimmen diese Erwartungen das Bild, an dem wir die psychischen Abweichungen prüfen. Mag es immerhin wahr sein, daß uns eine solche Norm vorschwebt, so müssen wir dabei doch zugeben, daß es sich dabei um eine Idealnorm handelt, der nicht ein einziger gesunder Mensch faktisch entspricht. Die meisten gesunden Menschen wissen das ganz genau, aber entweder bemerken sie ihre eigenen Abweichungen nicht oder sie bemerken diese zwar, beachten sie aber nicht weiter und gehen zur Tagesordnung über. Aber es ist nun einmal eine Tatsache, daß innerhalb des Rahmens der psychischen Gesundheit Abweichungen vorkommen, bei denen weder der gesunde Mensch noch der kritische Psychiater Krankheit annehmen würde, während es doch andererseits unrichtig wäre, hier nicht von Störungen zu sprechen.

Haben wir einmal unser Augenmerk auf diese Abweichungen gerichtet, dann erheben sich sehr schwierige Probleme, u. a. die Frage, wann wir von einer psychischen Störung des gesunden Menschen sprechen sollen, wann von einem Krankheitszustand. Man kann sich diesem Problem einfach entziehen, indem man sagt: Die Grenzen des Gesunden und Kranken gehen fließend ineinander über. Dazu möchte ich 1. bemerken, daß uns eine solche Redeweise nicht von der Pflicht enthebt, in einem konkreten Falle die Differentialdiagnose zu stellen, 2. daß es ganz und gar nicht so sicher ist, daß Krankheit und Gesundheit fließend ineinander übergehen, 3. daß die Unterscheidung von krank und gesund manchmal dermaßen weitreichende Folgen hat, daß unser Urteil darüber, z. B. in der forensischen Psychiatrie, ein Urteil ist, das die allerhöchsten Anforderungen an unser Verantwortungsgefühl stellt. Doch wird diesem Problemkreis sehr wenig Aufmerksamkeit geschenkt, demzufolge denn auch unsere Kenntnis dieses Grenzgebietes noch äußerst dürftig ist. Darum habe ich die damit zusammenhängenden Probleme zum Gegenstand dieser Studie gemacht.

Es geht mir darum, die große Wichtigkeit der Kenntnis psychischer Störungen bei gesunden Menschen sichtbar zu machen, und zwar nicht allein in rein klinischer Hinsicht, sondern nicht minder in der Absicht, den Leser mit Problemen der theoretischen Psychiatrie, die sich bei dieser Gelegenheit auftun, in Berührung zu bringen, und schließlich auch in der Absicht, den Leser mit den sich daraus ergebenden praktischen Schlußfolgerungen bekannt zu machen.

Wenn wir bei einer Erstuntersuchung den status praesens eines psychisch gestörten Menschen feststellen, so richtet sich auch der modernste Psychiater dabei nach einem ziemlich einfachen Schema, das er dann, wenn er fachkundig ist, natürlich immer auf allerlei Gebieten erweitern kann. Er achtet auf die Orientierung in Zeit und Raum und im Hinblick auf die eigene Persönlichkeit. Er achtet auf den Bewußtseinszustand. Er bildet sich ein Urteil über die Wahrnehmungstätigkeit, fragt sich, ob Illusionen oder Halluzinationen bestehen. Er untersucht das Gedächtnis und die Merkfähigkeit, das Denken und die höheren intellektuellen Funktionen. Er untersucht die Affektivität, die Stimmung und beurteilt diese auf ihre Beweglichkeit, Ansprechbarkeit, Adäquatheit und Einfühlbarkeit. Er versucht, etwas zu erfahren über das Handeln und Wollen, achtet auf Zwangshandlungen, Gehemmtsein oder Ungehemmtheit, auf Stereotypien, Bizarrerien usw. Schließlich untersucht er die Strebungen und Triebe: die Macht- und Besitzstrebungen, die erotischen und sexuellen, die Konkurrenz- und aggressiven Strebungen, die Grade des Egoismus. Er gibt sich davon Rechenschaft, in welchem Stadium der Entwicklung sich die in Frage stehende Person befindet. Weiterhin macht sich der Untersucher ein Bild davon, wie der Untersuchte in den verschiedenen Lebensgebieten eingestellt und ausgerichtet ist, wieweit er der Wirklichkeiten des Lebens Herr ist und sich ihnen anpaßt: der Wirklichkeit des anderen Geschlechtes, der Arbeit, der Gemeinschaft, des religiösen Lebens. Und endlich beurteilt er den Grad der Harmonisierung der wirksamen Kräfte: das Integrationsvermögen, die persönliche Spannkraft, das Steuerungsvermögen.

Wenn wir den sog. normalen Menschen nach diesem Schema beurteilen, können wir eine erhebliche Anzahl von Abweichungen beobachten. Die Orientierung und das Bewußtsein können merkwürdige Störungen zeigen. Wer kennt nicht das Gefühl von leichter Desorientierung, wenn er eben mit seinen Gedanken abwesend war: „Wo bin ich denn nun wieder?" Wenn wir uns von dem Tag, dem Monat, ja sogar von dem Jahr, in dem wir leben, Rechenschaft geben wollen, so ist es gar nicht so ungewöhnlich, daß wir ohne besonderes Nachdenken vollkommen „daneben" sein können. Das Besondere an diesen Störungen ist ihre kurze Dauer, die manchmal nicht länger als den Bruchteil einer Sekunde währt. Herabsetzungen des Bewußtseinsgrades können aber auch länger dauern: Jeder, der musiziert, kennt die merkwürdige Erscheinung, daß er während des Spielens, sagen wir einmal in der Mitte der 2. Zeile, noch ganz dabei war und sich plötzlich im unteren Teil der Seite wiederfindet. VERJAAL hat einmal gezeigt, daß der normale Mensch über die Zeit des Tages hin eine ganze Reihe von Amnesien hat. Wer die Fähigkeit der Introspektion besitzt, kann eine ganze Anzahl von Bewußtseinsgraden unterscheiden, von höchster Klarheit bis zu Erlebnissen der Unklarheit und Trübung, aus denen sich das Bewußtsein plötzlich zu einem mittleren Niveau erheben kann. Auch die Orientierung im Hinblick auf die eigene Person kann gestört sein. Man erzählte mir einmal, daß jemand beim Eintritt in das Vestibül eines Theaters und beim Anblick seines eigenen Spiegelbildes in einem dort angebrachten Spiegel dachte: „Ach sieh mal, da komme ich daher!" Doch pflegen auch solche Erlebnisse nicht länger als den Bruchteil einer Sekunde zu dauern. Am allerwenigsten hat die Wahrnehmungstätigkeit die Genauigkeit und Objektivität, die wir ihr so gerne beim gesunden Menschen zuschreiben. Jeder weiß von leichtereren und schwereren Illusionen, die wiederholt vorkommen. Sei es, daß wir beim Lesen verkehrte Worte wahrnehmen, sei es, daß wir regelrechte optische Illusionen haben. Wer kennt solche Illusionen nicht? Kennzeichnend ist das Beispiel eines jungen Mannes, der an einem Metzgerladen vorbeigehend plötzlich das Wort „Frauenbrüste" anstatt „Bauernwürste" las. Die Entfremdung der Wirklichkeit, die Derealisation kennen die meisten Gesunden; jeder kennt das plötzlich Unwirklichwerden einer Landschaft, eines Stadtteils, sowohl mit positiver wie mit negativer Gefühlstönung. Wie sehr kann der Eindruck einer Landschaft je nach der eigenen Stimmung wechseln! Solche Derealisationserlebnisse können in Zuständen extremen Glücksgefühls, aber auch in Zuständen der Niedergeschlagenheit und Ermüdung entstehen. Die Erscheinung, als seien Dinge und Worte ihrer Bedeutung entkleidet, ist bekannt. Ich denke an eine Verszeile von Nyhoff: „Die Dinge sind nicht mehr als ihr Name." Wer diese Erscheinung nicht aus spontanem Erleben kennt, kann sie dadurch erzeugen, daß er ein Wort, z. B. den eigenen Namen, zahllose Male bei sich selbst wiederholt; dann entsteht die Erscheinung, die ich hier meine, in einem bestimmten Augenblick von selbst.

Halluzinationen sind bei gesunden Menschen selten. Visuelle Halluzinationen kommen sicher vor, vor allem solche mit religiösem Inhalt. Akustische Halluzinationen sind noch seltener, mit der einen Ausnahme, daß nicht wenige Menschen ihren eigenen Namen mit großer Deutlichkeit und starkem Realitätsgefühl zu hören meinen. Sicher nicht selten sind Pseudohalluzinationen und das, was Jaspers „leibhafte Bewußtheit" nennt: das Gefühl, daß sich jemand im Zimmer befindet, während in Wirklichkeit niemand anderes anwesend ist.

Häufig kommen leichtere und schwerere Störungen des Urteils vor. Man kann oft Beziehungsideen beobachten, die ganz bestimmt und unmittelbar im Bewußtsein gegeben sind und dem Kriterium von Gruhle: Wahn als „Beziehungssetzung ohne Anlaß" (nämlich ohne bewußten äußeren Anlaß) vollkommen entsprechen. Auch hier ist wiederum die äußerst kurze Dauer das bezeichnende Unterscheidungsmerkmal gegenüber dem Wahn der Geisteskranken. Das gilt hier nicht allein für Beziehungsideen (man denke z. B. an den jungen Menschen, der das erste Mal in einer Uniform geht), sondern auch für Größenwahn, Prophetenwahn, Abstammungswahn und sogar Christuswahn. In bestimmten Situationen kann sich bei vollkommen gesunden Menschen ein Querulantenwahn zeigen, und zwar dann, wenn sie ein Unrecht erlitten haben. Das erlittene Unrecht beschäftigt einen solchen Menschen als überwertige Idee, er kann kaum mehr über etwas anderes sprechen; in die überwertige Idee werden andere Personen einbezogen, die das gleiche Unrecht erlitten haben, ein gesteigertes Gerechtigkeitsgefühl entsteht, Briefe werden geschrieben, manchmal auch der berühmte Brief an die Königin, Broschüren werden verfaßt. Man möchte meinen, daß sich dabei ein kompletter Querulantenwahn entwickelt, aber allmählich oder auch plötzlich verschwinden alle Symptome, ohne daß sich die sog. objektiven Tatsachen wesentlich verändert hätten. Im Hinblick auf die oberflächliche Symptomatik gleicht das Bild des gesunden Querulanten ganz dem des echten.

Wir wenden uns jetzt zur Besprechung der Gedächtnis- und Merkfähigkeitsstörungen sowie der Störungen des Denkens und der sog. höheren intellektuellen

Funktionen. Jeder kennt die Erinnerungsstörungen, die auch bei normalen Menschen mit einem guten Gedächtnis vorkommen können. Schon mancher Psychiater mußte feststellen, daß die Gedächtnisschwäche, über die sein Patient klagt, wahrhaftig nicht schlimmer ist als seine eigene! Die Fähigkeit, sich etwas einzuprägen, kann in hohem Grade wechselnd sein. Die meisten Menschen können sich nicht mehr als 5 Ziffern auf einmal einprägen, wenn sie nicht besonders gut aufpassen. Auch bei einfachen intellektuellen Leistungen machen sich Behinderungen bemerkbar, z. B. bei der Ausführung von einfachen Additionsaufgaben. Wenn man sich selbst gut beobachtet, kann man in seinem Denken die merkwürdigsten Abweichungen vom normalen Denken feststellen: Beschleunigungen bis zur Gedankenflucht, Hemmungen, manchmal auch ein plötzliches Verlieren des Fadens. Ebenso Entgleisungen, vollkommen unlogische Sprünge, Konkretisierungen, Verdichtungen. Was CARL SCHNEIDER an Denkstörungen vor dem Einschlafen gefunden hat, Denkstörungen, die sehr an die von Schizophrenen erinnern, kennt der normale Mensch auch im wachen Leben, wenn er seinen monologue intérieure verfolgt. Ebenso kennt man ein plötzliches Durchbrechen des magischen Denkens in die logische Denksphäre: Ein junger Mann sitzt in einem Dorf in einem kleinen Café, die Sonne scheint, ein Auto hält, ein Mann mit einem gemeinen Gesicht steigt aus, die Sonne verschwindet hinter einer Wolke; den Bruchteil einer Sekunde lang denkt der junge Mann mit voller Überzeugung: „Das kommt von dem Schuft!" Wenn wir das Traumleben in das Gebiet der seelischen Störungen gesunder Menschen einbeziehen, so finden wir neben der Bewußtseinsveränderung, Desorientierung und vielen anderen Abweichungen auch zahlreiche Denkstörungen. Die Abweichungen im Traum sind aber so bekannt, daß ich sie hier nicht näher besprechen will. Fehlerhafte Kombinationen, die als Ausdruck von Intelligenzschwäche den höchst auffälligen Fehlleistungen von Paralytikern nicht nachstehen, zeigen sich gelegentlich beim normalen, gesunden Menschen. Jemand, der regelmäßig im Auto von A nach B fuhr, ärgerte sich jedesmal, wenn er am Bahnübergang der Bahnstrecke von A nach B warten mußte. Als er einmal nicht im Auto, sondern im Zug von A nach B reiste und vom Zug aus die Schranke an dem besagten Übergang geschlossen sah, dachte er plötzlich: „Jetzt ist sie tatsächlich schon wieder zu!" In Zeiten affektiver Gespanntheit zeigt es sich sehr deutlich, welch ungemein zarte, verletzliche Funktion das Urteil ist. Gelehrte von Weltruf urteilen auf Grund einer affektiven Betrachtungsweise ebenso stumpfsinnig wie der dümmste Mitmensch. Am allerwenigsten kann man nach Willkür über die höchste intellektuelle Funktion verfügen, über die intellektuelle Kreativität; im günstigsten Fall kann der Mensch die Bedingungen kennenlernen, die die Chance des Entstehens schöpferischer Leistungen fördern. Manchmal trotzt auch die Kreativität allen scheinbar ungünstigen Bedingungen und tritt dann auf, wenn man sie am allerwenigsten erwartet. In dieser Beziehung findet man auch beim gesunden Menschen eine vollkommene Unberechenbarkeit.

Die Stimmungen und das affektive Leben des Gesunden besitzen nicht die Stabilität und Adäquatheit, die ihnen der Kranke meistens zuschreibt, wie übrigens auch der Gesunde selbst, wenn er es nicht gelernt hat, auf innere Veränderungen zu achten. Wohl recht fern von einem fortdauernden Zustand der Frische und Aufgewecktheit leiden die meisten normalen Menschen an kleineren oder größeren Verstimmungen; sie kennen Gefühle von unbestimmter Gedrücktheit, Müdigkeit, Schlappheit, Unbehaglichkeit bis zur Niedergeschlagenheit, Gefühle, die ganz plötzlich ohne einen irgendwie deutlichen Anlaß sich in ihr Gegenteil verändern können, nämlich in ein

Gefühl von Munterkeit und Kraftbewußtsein oder sogar von völlig unmotivierter
Freude, von unmotiviertem Glück. Ich frage mich: Ist das Gefühlsleben des Gesunden wohl überhaupt jemals im engeren Sinne des Wortes „adäquat"? Vulgärpsycho-
logisch ist es z. B. ganz und gar nicht begreiflich, daß ein Mensch an einem Som-
mermorgen in den Kriegsjahren, während sein Land unterjocht wird, Berichte über
bestürzende Schlachten ihn erreichen und nahe Angehörige ihren vollen Anteil am
Kriegselend haben, daß ein solcher Mensch an seinem Schreibtisch vor dem offenen
Fenster sitzt und in der Spannung und Klarheit seines Denkens langsam und beinahe
vorsichtig schreibend, in dem Moment, wo plötzlich die Sonne auf sein Papier fällt,
von einem Glücksgefühl durchströmt wird, das er zu seinen allerhöchsten Gefühlen
rechnet.

Ist das adäquat? Nicht im mindesten. Ist das an die Realität des Lebens angepaßt? In gewisser Weise ja, in gewisser Weise nein. Sind solche Zustände selten?
Auch das kann man nicht sagen. In der belletristischen Literatur begegnet man
ihnen wiederholt. Sicher ist, daß solche Zustände ganz und gar nicht der allgemeinen
psychologischen Erwartung entsprechen. Sie sind ein Zeichen, daß wir nicht in dauern-
der Abgestimmtheit auf die umgebende Welt leben können, insofern als hintergrün-
dige, autochthone Kräfte in uns wach werden, sich erheben und ein eigenes Leben
führen. Weiterhin gibt es kleinere und größere Verstimmungen und Reizbarkeiten.
Auch der Mensch von bester Gemütsart kennt ungerechte Ausfälle, den Durchbruch
aggressiver Gefühle. Auch die Ansprechbarkeit der Affektivität, beim Gesunden im
allgemeinen gleichmäßig, kann erheblichem Wechsel unterliegen. Und der affektive
Kontakt, die einfühlende Teilnahme — wie zerbrechlich ist das! Eine Erkältung, eine
leichte Grippe, manchmal nicht mehr als ein bißchen Müdigkeit genügen, um einem
Kontakt, den ein Mensch mit seinen Mitmenschen hat, gerade das zu nehmen und zu-
nichte zu machen, was den Wert der Begegnung bestimmt, das Gefühl der Kommunikation. Auch die affektive Beziehung zur Welt um uns herum ist Schwankungen
unterworfen. Es liegt nun einmal nicht ganz in unserer Macht, ob wir abends, sagen
wir einmal, durch eine Symphonie von Beethoven beeindruckt werden oder nicht, ob
wir gefesselt bleiben, ob wir der Musik wirklich folgen können oder in eine Träumerei von wahrlich nicht sehr hohem Niveau versinken. Auch die Fähigkeit zu lieben
kann eine Kurve durchlaufen von der höchsten Begeisterung herab zur Gefühllosig-
keit, um dann wieder anzusteigen. Dasselbe gilt für religiöse Gefühle. Niemand kann
nach eigenem Wunsch und Willen stets auf der Höhe seiner seelischen Möglichkeiten
leben.

Auch im Handeln gibt es merkwürdige Störungen. In einer anderen Studie habe
ich einmal auf das seltsame Verhalten des isolierten Menschen, auf die Bewegungs-
veränderungen des von seiner Umwelt abgeschnittenen Menschen hingewiesen. Man
denke nur einmal an die bizarren Grimassen und Bewegungen, an die Stereotypien,
ticartigen Erscheinungen, an die manchmal fast katatonen Haltungen von Personen, die nicht nur faktisch allein sind, sondern sich auch unbeobachtet glauben, z. B.
in einem WC oder im Badezimmer. Man denke dabei auch an das Verhalten zum
eigenen Spiegelbild.

Zwangsgedanken und Zwangshandlungen sind bei gesunden Menschen sicher nicht
selten. Wer kennt nicht den Gedanken, sich vor einen fahrenden Zug zu werfen, sich
in einen Abgrund zu stürzen, in konventioneller Gesellschaft obszöne Ausdrücke zu
gebrauchen? Wer hat noch nie in der Kirche oder in einer frommen Gemeinschaft

zwangsmäßig profane Gedanken gehabt? Wer hat noch nie Mordimpulse in sich aufkommen fühlen? Wer kennt nicht die Zweifelsucht? Aber: beim Normalen dauert das alles wiederum äußerst kurz und er verweilt nicht länger dabei. Manchmal merkt er gar nichts davon. Auf dem Gebiet der Strebungen und Triebe kann man auch beim gesunden Menschen sicher nicht mit einer harmonischen Abstimmung auf konstantem Niveau rechnen. Das gilt für die am höchsten differenzierten geistigen Strebungen bis herab zu den allerprimitivsten sexuellen Antrieben. Mag auch beim gesunden Menschen meistens eine genügende Integration dieser Triebe vorhanden sein — jeder weiß, daß dieses Gleichgewicht in der Faktizität oder in Gedanken gestört werden kann. Auch ein plötzliches Nichtansprechen dieser Strebungen und Triebe kommt vor. Die meisten Männer kennen eine vorübergehende Impotenz, die meisten Frauen Momente der Frigidität. Auch bei vollkommen gesunden Männern und Frauen können ohne nachprüfbare Gründe oder durch unverkennbare psychogene Konflikte Orgasmusstörungen entstehen. Im Geschlechtsleben des Erwachsenen können plötzlich infantile sexuelle Äußerungsformen durchbrechen oder akute, ohne Tiefenpsychologie ganz unverständliche Gebundenheiten. Gerade im sexuellen Leben kann man Störungen beim gesunden Menschen sehr deutlich aufzeigen.

Betrachten wir die Haltungen gesunder Personen auf den großen Lebensgebieten, auf dem Gebiet des Geschlechtslebens, der Arbeit, der Gemeinschaft, des religiösen Lebens, dann findet man bei fast allen gesunden Menschen, auch bei solchen, die nach außen wie nach innen hin relativ konstante Haltung aufweisen, doch immer auch kürzere oder längere Perioden, in denen die Haltung vom Gewohnten abweicht: Das Interesse für das andere Geschlecht, für die Arbeit, für die Gemeinschaft, für die Religion scheint dann auf dem einen oder anderen dieser Gebiete plötzlich gleichsam einzuschrumpfen oder in Aversion überzugehen oder es hat den Anschein, als würde der Mensch durch die aus diesen Lebensgebieten auf ihn zukommenden Impulse nicht mehr angesprochen.

Jeder macht Augenblicke durch, in denen das Integrationsvermögen nicht ausreicht, z. B. im Zug einer leidenschaftlichen Aufwallung: ein besonders kennzeichnendes Beispiel für eine psychische Störung beim normalen Menschen.

Schließlich möchte ich noch darauf hinweisen, daß auch im Hinblick auf die Energie, auf die Steuerungsfähigkeit und das Tempo der psychischen Prozesse beim gesunden Menschen diese oder jene Störungen beobachtet werden.

Wenn wir alle diese Störungen bei gesunden Menschen näher betrachten und uns fragen, wodurch sie entstehen, müssen wir antworten, daß ein Teil von ihnen höchst wahrscheinlich auf gelegentlichen Störungen in den neuroregulativen Prozessen beruht, auf Prozessen, welche die Voraussetzung für normale psychische Funktionen darstellen. Das Steuerungsvermögen, die Integration und die psychische Energie sind wohl die wichtigsten Funktionen, die mit der nervösen Regulation unmittelbar zusammenhängen. Hier handelt es sich also im engsten Sinne des Wortes um funktionelle Störungen. Ein anderer Teil ist unverkennbar psychogen bestimmt. Es ist schwer zu sagen, wie groß dieser Teil ist. Ich halte die Psychogenie bei all diesen Störungen für sehr wichtig, aber sicher nicht für den allein herrschenden Faktor. Viele von den Störungen, die ich oben erwähnte, lassen an psychopathologische Ausnahmezustände denken, wie ich sie in einer klinischen Vorlesung 1946 beschrieb. Bei vielen psychischen Störungen des gesunden Menschen könnte man von „Miniatur-Ausnahmezuständen" sprechen. Eine Ähnlichkeit ist tatsächlich vorhanden. Doch ist der Unterschied im Vergleich zu den damals von mir beschriebenen Ausnahmezuständen erheblich. Kein Kliniker würde zögern, Menschen, die einen derartigen echten Ausnahmezustand, wie ich ihn seinerzeit beschrieben habe, im betreffenden Zeitpunkt für krank zu erklären. Offensichtlich bestehen aber bei gesunden Menschen noch zahlreiche andere psychische Störungen, die nicht so leicht in das oben gegebene Schema einzuordnen sind und wo das so wichtige Kennzeichen: die äußerst kurze Zeitdauer nicht zutrifft. Ich sagte schon einmal: Es scheint mir nicht richtig, jedes ungewohnte Verhalten, jedes ungewohnte innerliche Erleben, alle Verstimmungen, jedes Unvermögen, sich nach außen oder innen anzupassen, alle ausnahmsweisen Taten, seien sie positiv oder negativ zu werten, wie die meisten Handlungen, die mit dem Strafrichter in Berührung bringen, jeden menschlichen Konflikt im Zusammenhang mit der Arbeit oder mit der Ehe, alle mehr oder minder kollektiven Konflikte in Rubriken unterzubringen, die ursprünglich Rubriken für Krankheiten darstellen. Hierzu gehören ohne Zweifel auch alle diejenigen Erscheinungen, die man insgesamt als Senkung der Moral einer Gruppe oder eines Volkes zusammenfaßt. Hierzu gehören kollektive psychische Infektionen, negativ zu beurteilende Lebensgewohnheiten, Fehlen von Mitleid mit damit zusammenhängender Grausamkeit und Pseudosadismus. Hierzu gehören die Wellen von homosexuellen Gewohnheiten, von quasi-psychopathischer sexueller Ungezügeltheit, der Niveauverlust in den Auffassungen über die Ehe, die Herabwürdigung des Wertes der Familie, die chaotischen Zustände, die durch Konflikte von Individuen und Gruppen entstehen mit all den Spannungen, die sich dabei zeigen. Dazu rechne ich auch den psychischen Gleichgewichtsverlust, Spannungen und Stimmungswechsel, zusammenhängend mit dem echten Ringen um eine Lebensanschauung oder mit religiösen Qualen. Hier erhebt sich die Frage, wieweit alle diese Faktoren das Bild des Menschen entstellen können, ohne daß schon von neurotischen oder psychopathischen Störungen gesprochen werden kann. Zu den Störungen des gesunden Menschen gehören auch die lebenszeitlichen Krisen. Von diesen Krisen haben allein die Pubertätskrisis und das weibliche Klimakterium die volle Aufmerksamkeit der Psychologen erregt. Wir wissen aber noch lange nicht genug über die Störungen der normalen Persönlichkeitsreife und die der darauf folgenden Lebensphasen Bescheid. Es ist eine Verkennung der menschlichen Würde, alle diese Übergangszustände als krankhaft zu betrachten. Die Psychiater werden hier einen Kampf an zwei Fronten zu führen haben: gegen die Erzieher und Seelsorger, die viel zu spät einsehen, wann es um Krankheit geht, und gegenüber ihrer eigenen Einstellung, da sie doch nur ganz selten einmal den Schluß ziehen: Hier handelt es sich um keine Krankheit, sondern um die Folgen eines normalen Konfliktes.

Am Anfang dieser Studie wies ich darauf hin, daß die Kenntnis der Störungen des gesunden Menschen für die klinische Psychiatrie wichtig ist, und zwar sowohl in praktischer wie auch in theoretischer Hinsicht. Praktisch ist diese Kenntnis wichtig, weil sie uns davor schützt, allzu leichtfertig von „psychopathisch" oder „neurotisch" zu sprechen. Als unterscheidendes Kennzeichen erwähne ich für die Miniaturausnahmezustände ihre sehr kurze Dauer und vor allem das Fehlen einer psychopathischen oder neurotischen Persönlichkeitsstruktur. Länger dauernde Störungen sind viel schwieriger von Krankheit zu unterscheiden. Aber auch hier sind die Beurteilung der Gesamtpersönlichkeit und ein unbefangenes Verständnis der in der Gemeinschaft wirksamen Kräfte und Strömungen von großer Wichtigkeit. Gerade hier haben wir die Hilfe des Soziologen, des Kulturhistorikers und Philosophen nötig.

Wesentlich ist es, niemals allein auf Grund von ungeseligem Verhalten oder Anpassungsstörungen die Diagnose Psychopathie zu stellen. Es ist bekannt, daß solche Störungen für manche Psychiater genügend Anlaß sind, um eine Psychopathie zu diagnostizieren. Wie schwerwiegend die Diagnose Psychopathie sein kann, habe ich begriffen, als mir klar wurde, daß Delinquenten, die ohne diese Diagnose vielleicht mit einer geringeren Strafe weggekommen wären, durch eine zu leichtfertig gestellte Diagnose Psychopathie zur Verfügung der Regierung gestellt wurden und auf Jahre hinaus ihre Freiheit verloren. Daß wir bei gesellschaftswidrigem Verhalten nicht immer die Diagnose Psychopathie stellen dürfen, bemerken wir auch, wenn wir Dienstverweigerer oder revolutionäre Persönlichkeiten zu beurteilen haben. Es mag feststehen, daß wir unter diesen beiden Gruppen oft zahlreiche krankhafte Störungen finden, es steht aber ebenso fest, daß bei einer Anzahl dieser Leute von einer krankhaften Störung keine Rede ist, sondern von einer Überzeugung, die in einer gut integrierten Persönlichkeit erwuchs und sicher nicht als krankhaft betrachtet werden darf. Man begeht ein großes persönliches Unrecht, wenn man solche Menschen als pathologische Persönlichkeiten brandmarkt. Bei derartigen Beurteilungen hat man vor allem die Stufen der Entwicklung zu beachten, das Niveau und die Struktur der Persönlichkeit. Andererseits darf man aber auch nicht vergessen, daß der Wert einer Überzeugung oder eines Ideals nicht im mindesten durch die Tatsache verkleinert wird, daß ihnen pathologische Persönlichkeiten anhängen, während andererseits die bloße Tatsache, daß der Untersucher demselben Ideal huldigt wie der Patient, kein Grund dafür sein darf, anzunehmen, daß die betreffende Person *nicht* krank sei.

Von großer praktischer Wichtigkeit ist noch folgendes: Wir müssen zu einer Arbeitsteilung zwischen Psychiatern und Psychologen kommen. Auf die Dauer gehören nämlich die psychischen Störungen des gesunden Menschen in das Gebiet der Psychologen, von denen dann allerdings eine sehr gründliche Kenntnis der Psychopathologie gefordert werden muß. Vor allem aber auf dem Gebiet der kollektiven Störungen werden die Psychologen neben den Pädagogen und Seelsorgern unentbehrlich sein.

Der theoretische Wert der Kenntnis von den psychischen Störungen des gesunden Menschen ist mindestens ebenso groß wie der praktische. Ich will hier nur auf einzelne Punkte hinweisen. M. E. sind diese Punkte von großer Wichtigkeit.

a) Bemerkenswert ist, daß die Zeitdauer eines von den wichtigsten Kriterien ist. Die Denkstörungen, die Wahnerlebnisse, die Depressivität, die überwertigen Ideen, das Querulantentum des gesunden Menschen — sie alle haben nur eine begrenzte Zeitdauer. Wird diese überschritten, dann ist der Mensch krank. Es mag richtig sein, daß wir diese Dauer nicht genau kennen. Aber es ist ebenso richtig, daß in unser aller Bewußtsein ein ungeschriebenes Gesetz lebendig ist, wie lange eine derartige Störung normalerweise dauern darf. Wenn jemand um einen Verstorbenen trauert, wenn er durch ein Lebensgeschehen vollkommen in Beschlag genommen ist, wenn jemand queruliert, der wirklich Unrecht erlitten hat, kann er der Teilnahme fast aller gesunden Menschen sicher sein, bis die Zeitgrenze überschritten ist. Dann verschwindet die normale Teilnahme, das Interesse oder das Mitleid, dann wird der Mensch als krank, überempfindlich oder langweilig abgelehnt. Das geschieht vollkommen gesetzmäßig. Auch in der allgemeinen Pathologie ist die Zeitdauer von Bedeutung. Ein Gesunder „darf", wenn er rasch gelaufen ist, eine Zeitlang keuchen und eine erhöhte Pulsfrequenz haben. Aber auch hier wird, sobald diese Erscheinungen eine bestimmte Zeitgrenze überschreiten, eine pathologische Störung angenommen.

b) Es scheint, daß beinahe alle Störungen, die wir an psychisch kranken Menschen kennen, auch bei Normalen vorkommen. Diese Tatsache könnte darauf hinweisen, daß wir bei der Ergründung krankhafter Störungen nicht in erster Linie auf die Entstehung der Erscheinungen achten sollten, sondern auf ihr Bestehenbleiben. Nicht d a ß Wahn entsteht, ist wichtig, sondern daß Wahn fortbesteht. Bei der Zwangsneurose ist nicht das das Wichtigste, was sich als Inhalt zwangsmäßig anbietet, sondern der Umstand, daß der kranke Mensch von seinen Zwangsgedanken nicht loskommen kann. Diese Schlußfolgerung hat weitreichende Folgen vor allem auf dem Gebiet der Neurose. Im Zentrum all dieser Erscheinungen steht eine psychische Funktion, von der wir kaum noch etwas wissen, nämlich die psychische Verarbeitung von Erlebnissen.

c) Dies alles ist auch wichtig für die Bestimmung der Grenzen der Psychogenie. Inhalte von Krankheiten können psychogen vollkommen verständlich sein, aber längst nicht immer im Hinblick auf ihr Fortbestehen.

d) Eine wichtige Frage ist ferner, ob bei vollkommen normalen Menschen länger dauernde Neurosen vorkommen. Ich halte das für wahrscheinlich. Doch ist das sicher seltener, als man im allgemeinen denkt. Es handelt sich dabei stets um Neurosen der steigenden Lebenslinie. Gerade bei diesen Neurosen des gesunden Menschen trägt die Psychotherapie ihre größten Triumphe davon.

e) Das Problem der fließenden Übergänge. Dieses Problem ist äußerst schwierig. Nach meiner Meinung spricht das Vorkommen von psychischen Störungen bei gesunden Menschen eher *gegen* als *für* fließende Übergänge. Man kann höchstens sagen: Die Ausdruckserscheinungen von gesund und krank gehen ineinander über, doch nicht Gesundheit und Krankheit selbst. Bei der Krankheit kommt nämlich ein Faktor ins Spiel, der sich im gesunden Leben nicht offenbart. Man kann ja auch nicht von fließenden Übergängen zwischen Husten und Lungentuberkulose sprechen.

Die Lösung all dieser Fragen steht noch im ersten Anfang. Zur richtigen Einsicht können wir erst gelangen, wenn wir eine zuverlässige dynamische Psychologie besitzen und wenn die Lehre von der Persönlichkeitsstruktur und die Kenntnis der in der Persönlichkeit wirksamen Kräfte und ihrer Zusammenarbeit weitere Fortschritte gemacht haben.

Betrachtungen zum Problem: „Sich öffnen und schließen"

Für F. J. J. BUYTENDIJK

Einleitung

Seit Jahren schon beschäftigt, nein, fasziniert mich das Phänomen, daß der Mensch die Fähigkeit besitzt, sich zu öffnen und zu schließen. Wir alle kennen das. Es gehört zu jenen psychologischen und psychopathologischen Erscheinungen, welche vollkommen vernachlässigt werden, ungeachtet der Bedeutung, die ihnen für ein adäquates Verständnis des gesunden und kranken Seelenlebens zukommt. In meiner Rektoratsrede: „Een bloeiende psychiatrie in gevaar" („Eine blühende Psychiatrie in Gefahr")[1] habe ich erstmals davon gesprochen. Ich wies dort auf die Gefahr hin, daß die Alteration des seelischen Lebens mit den Tiefen des menschlichen Daseins verwechselt werde, und sagte: „Das tiefste Erleben manifestiert sich nicht in

---

[1] Vgl. S. 5.

der Krankheit, sondern in den sublimsten Augenblicken des gesunden Lebens. Solche Momente sind von kurzer Dauer, dann schließt sich das normale Leben wieder ab und kehrt zu seiner Lebensweise im ‚Man' zurück, zu einer Lebensweise, die je nach Temperament mehr oder weniger befriedigt. Es ist ein Zeichen von Normalität, daß das Leben sich wieder schließt. Beim Geisteskranken bleibt es offen und auf schamlose Weise sichtbar, in ein grelles und bizarres Licht getaucht, das den Wahnsinn offenbart. Das Problem der Gesundheit ist in erster Linie ein solches der Form. Sich öffnen und sich schließen sind grundlegende Elemente des seelischen Ausdrucks und Stils." In einer anderen Arbeit über: „Solved and unsolved problems of mental health" [1] („Gelöste und ungelöste Probleme der geistigen Hygiene") habe ich geschrieben: „Die psychische Gesundheit ist in erster Linie eine Frage der schöpferischen Fähigkeit, der Liebe, des Bewegtseins ohne Stagnation, der Form und des *rhythmischen Auf- und Zugehens*." In meinem Vortrag: „Quelques remarques concernant la pharmacologie et la psychiatrie" („Einige Bemerkungen zur Pharmakologie und Psychiatrie") [2] brachte ich zum Ausdruck: „Ein Problem wurde noch kaum untersucht, nämlich das seelische Vermögen, sich zu schließen und zu öffnen. Im Normalzustand vollzieht sich dies in einer Weise, welche für das Individuum optimal ist. Die Krankheitserscheinungen, die mit einer Störung dieses Vermögens im Zusammenhang stehen, sind sehr wahrscheinlich einer Pharmakotherapie zugänglich."

An Hand dieser drei Zitate lassen sich folgende Aspekte des Problems unterscheiden: 1. Das Unvermögen, sich zu schließen und zu öffnen als pathologisches Phänomen. 2. Das Rhythmische dieser Bewegtheit als Merkmal der Gesundheit. 3. Ein gewisses Optimum dieser inneren Bewegtheit ist wünschenswert. 4. Diese Erscheinung hängt mit physiologischen Vorgängen derart eng zusammen, daß sie wahrscheinlich medikamentös zu beeinflussen ist. 5. Sich schließen und sich öffnen ist ein wichtiges formales Problem.

Mein erstes Zitat sollte nicht dahingehend mißverstanden werden, daß offen sein an sich schon etwas Pathologisches sei. Es ist das Geöffnet*bleiben*, das pathologisch ist. Die Zustände der Offenheit gehören zu den höchsten Augenblicken des menschlichen Lebens. Die Analyse der nachfolgenden Aufzeichnungen werden uns ihre enorme Vielfalt verdeutlichen.

„Sich öffnen: Ganz unerwartet kann sich das an einem Frühlingsmorgen ereignen. Dieser Baum dort, den ich alle Tage gesehen und „schön" gefunden habe — es ist ein blühender japanischer Kirschbaum voller hellrosa Blüten, der im Garten eines alten Hauses steht — dieser Baum ist nun mit einem Mal ganz neu. Die zarte Blütenpracht ist plötzlich voller Bedeutung. Das Bild bewegt mich im wahrsten Sinne des Wortes, rührt an letzte, vergessene Tiefen. Reiseerinnerungen werden wach. Aliquid dulce surgit. Woher kommen diese Worte? Alles ist anders geworden. Die Schiffe auf dem Fluß wirken fast geheimnisvoll. Die Gischt um die Schiffsschraube weckt vergessene Gefühle. Mir kommen die Springbrunnen in der Villa d'Este, Spiele am Wasser und das Schwimmen im Meer in den Sinn. Alle diese Bereiche stehen offen. Das innere und äußere Leben erscheint in neuen Perspektiven. Fern am Horizont bemerke und spüre ich Nebelbänke und weiß, daß dahinter Kummer und Schmerz liegen. Ich weiß, daß plötzlich Fensterladen aufspringen, neue und längst vergangene Einsichten und Ausblicke da sein werden, und doch ist alles frei von Angst und Druck. Das junge Grün der Bäume leuchtet. Es ist kein Grün mit grauem Unterton, kein „getrübtes Grün", das van Gogh einmal erwähnte. Wie komme ich jetzt auf van Gogh? Ich erblicke Alleen, wie lange liegt das schon zurück! Ich entsinne mich eines Volksliedes: „Für ein paar Tränen, einst

---

[1] Vgl. S. 20.
[2] Vgl. S. 166.

geweint, gäb ich Wälder und Alleen", und in der Ferne höre ich den monotonen Singsang eines Lumpensammlers in einer düsteren Straße: „Zwei Kreuzer für eine alte Teekanne, einen Gulden für eine alte Kaffeekanne." Er wiederholt es unaufhörlich. Die Leiden des Menschen, sein erbärmliches Leben sind offenbar, doch überstrahlt von einem milden Glanz, wie man ihn bisweilen auf einem Gemälde findet, das etwas besonders Tragisches darstellt."

In diesem Text finden wir vieles, was den Zustand der Offenheit kennzeichnet. In erster Linie das Unerwartete und Unvorhergesehene. Es öffnet sich etwas. Der Erlebende ist ergriffen vom Anblick des Baumes. Es handelt sich nicht um ein vollständiges Offensein. Die verschiedenen Daseinsbereiche öffnen sich erst nach und nach. Indem man sich innerlich öffnet, ändert sich die äußere Welt, wird geheimnisvoll und erfüllt von neuen Bedeutungen. In der Offenheit wird ein Geheimnis sichtbar, enthüllt sich aber nicht: Aliquid dulce surgit, das ist das Motto einer Prosadichtung von VAN DEYSSEL: „Sonntagmorgen," welche der Autor in seiner Jugend gelesen hatte und die ihn, wie ihm nun einfällt, in genau dieselbe Stimmung versetzt hatte, wie er sie eben beschrieb. Seltsamerweise scheint diese Offenheit Ganzheitscharakter zu besitzen, was sich bei genauerem Hinsehen als unrichtig erweist: Am Horizont bemerkt der Autor Nebelbänke und weiß, daß dort hinten der Kummer lauert, wenn er auch im gegenwärtigen Erleben kaum dafür offen ist. In seiner bangen Ahnung, daß sich die Schleier mit einem Schlag heben werden, liegt der Beweis, daß die Offenheit nur eine unvollständige ist. Angst ist aber nicht vorhanden. Daß er dies konstatiert, läßt vermuten, daß eine Angst schon ganz leise da ist. Auch wenn es nicht zur vollständigen Öffnung kommt, ist etwas im Begriff sich aufzuschließen. Langsam öffnet sich nun eine Sphäre des Grams: „Für ein paar Tränen, einst geweint, gäb ich Wälder und Alleen." Hier beginnen sich die verschiedenen Bereiche zu überschneiden, aber die Assoziation geht immer tiefer in die Richtung der Trostlosigkeit des Lumpensammlers, dessen Ruf aus vergangenen Zeiten heraufklingt. Das Bild des Schmerzes bleibt sichtbar, wenn auch verwandelt durch einen Glanz, der Schönheit eines Gemäldes vergleichbar. — Wer einmal diese Erfahrung gemacht hat, in dessen Gemütsbewegungen zeigt sich dann stets deutlich, wie er sich allem, was etwas Glückhaftes an sich hat, öffnet und gleichzeitig für alles Schmerzhafte doch nicht ganz verschlossen bleibt. Wir sehen, wie eine Erfahrung die andere auslöst, wie sich ein Bereich fast ganz auftut und dann wieder verschließt, doch niemals so vollständig, daß nicht ein klein wenig Schmerz sich in das Glück mischte, ohne es jedoch zu verdunkeln. Indem die Sphäre des Kummers von Schönheit umhüllt ist, bleibt alles ausgeglichen. Schließlich sei noch erwähnt, daß im Moment des Aufgehens die Zeit stehenbleibt. Alle diese Erlebnisse, die schon Jahrzehnte zurückliegen, erstehen in der Erinnerung gleichzeitig wieder.

In diesem Beispiel war der Zustand des Offenseins von Glücksgefühlen begleitet. Dies ist nicht selten der Fall. Das Glücksgefühl setzt eine Offenheit voraus. Als ich meine Studie über das Glücksgefühl in bezug auf diesen Punkt nochmals überprüfte, fand sich in jedem Beispiel dieser Zustand der Offenheit wieder, gelegentlich wurde er eigens hervorgehoben. Sehr wichtig scheint mir in dieser Hinsicht, daß die Qualität des Glücksgefühls vom ganzen Leid der Vergangenheit mitbedingt ist. Und es fragt sich, ob das Gefühl der Traurigkeit nicht vom Licht dieses Glücksgefühls überflutet ist. Oder ist es so, daß sich der Bereich der Traurigkeit einfach schließt? Vorläufig glaube ich am ehesten, daß etwas versperrt bleibt, wenn auch nicht restlos, obwohl mich diese Ansicht deshalb nicht ganz befriedigt, weil Glück und Traurigkeit in einem gegeben sind. Ein Zustand der Offenheit ist aber nicht eo ipso auch ein Zustand des Glücks, was im folgenden Vers von H. CORNELIUS deutlich wird:

> „Das Herz liegt wehrlos offen,
> Sehr verletzlich und bloß;
> Eine alte Wunde wird angerührt."

In den vorangehenden Zeilen beschreibt der Autor einen Zustand innerer Gelassenheit. Die Gemütslage ist nicht leidenschaftlich, eher wehmütig, ein zu Wehmut gemildertes Leiden.

Hier haben wir es auch mit einer Offenheit zu tun, aber sicher nur mit einer teilweisen. Und wir finden es trotz unserer Überzeugung, daß Glücksgefühl und Offenheit nicht identisch sind, beachtenswert, daß die meisten Menschen das intensive Bedürfnis nach dieser Offenheit als ihr höchstes Verlangen empfinden. Dieser Wunsch stammt gerade aus der Erfahrung des Geschlossenseins.

Gelegentlich wird *Verschlossenheit* durch das Bild eines Verließes oder einer Eisentüre angedeutet. Als Beispiel zitiere ich H. CORNELIUS, der sehr treffend ausruft:

> „Öffnen sie sich gegen die himmlischen Gärten,
> die Türen aus Eisen?"

Hier wird ein religiöses Motiv angetönt. Noch deutlicher kommt es in einem Fragment eines anderen Gedichtes zum Ausdruck:

> „Schmähend und voll Hochmut
> stemmt er sich gegen die schwere Kerkertür.
> Das verhärtete Herz schreit nach Erbarmen.
> Die Eisentüren weichen nicht.
> Er schreit, aber zerbricht nicht,
> das harte Herz schreit nach Erbarmen."

Hier sind wir mitten im Problem der Verschlossenheit, die in Verbindung gebracht wird mit Schmähungen und Hochmut, mit Verrohung, Verhärtung und diesem seltsamen Motiv des „Nicht-Zerbrechens". Damit es sich öffnen kann, muß im Ich etwas zerbrechen. Ungeachtet des religiösen Motivs scheinen Aggressivität und Abgeschlossenheit des Inneren etwas miteinander gemein zu haben.

Kennzeichnend für die moderne experimentelle Dichtung ist der Zug zu einem Durchbruch in äußerstes Offensein und zur Überschreitung einer Grenze, hinter der sich „das Geheimnis" verbirgt. Immer wieder stoße ich in dieser Dichtung auf ein gigantisches Bemühen, sich zu öffnen. In seinem Essay „Mit zweierlei Maßen" spricht RODENKO von sogenannten „Dichtern des Vließes". Wenn ich den Autor richtig verstehe, geht es diesen um die Bildung eines Organs, welches das Unerkennbare und Verborgene aufnehmen und gleichzeitig zum Ausdruck bringen könnte. Die Psychologen können von dieser experimentellen Dichtung vieles lernen. Was wir in phänomenologischer Wesensschau erfahren, drücken wir in einer traditionsgebundenen, nicht-experimentellen Sprache aus. Daher erreicht unsere Aussage niemals die Fülle dessen, was wir mit unserer Darstellung zur Kenntnis bringen möchten, und es geschieht uns oft, daß wir „haarscharf daneben" geraten. So entgleitet uns, was verborgen ist, jedesmal neu, und selbst der Hinweis darauf wird wieder verschleiert. Nie habe ich dies deutlicher empfunden als beim Schreiben dieses Artikels.

Immer deutlicher erkannte ich, daß wir uns nie vollständig öffnen, selbst nicht in unseren höchsten Augenblicken. Offensein ist für den normalen Menschen stets etwas

Vorübergehendes. Das bedauern wir manchmal, jedoch zu Unrecht. Denn letzte Offenheit wäre unerträglich und würde uns zugrunde richten. Der Rhythmus des Sich-Öffnens und Sich-Schließens ist äußerst bedeutungsvoll. Ich halte ihn für ein anthropologisches Wesensmerkmal ersten Ranges. Wirkliche Offenheit, vollständiges Offensein ist etwas Grauenvolles, dessen ganzes Ausmaß sich erst in pathologischen Fällen offenbart [3]. Ich erinnere mich an eine junge Schizophrene, die unbeschreiblich unter dem Gefühl litt, so total offenzuliegen. Alle Welt konnte sie durchschauen, ihr ganzer Körper und ihre intimsten Regungen lagen unverhüllt da. Alle wußten alles über sie und konnten leibhaftig und geistig in sie eindringen. Dies bereitete ihr unsägliches Leiden und versetzte sie in einen entsetzlichen Angstzustand. Wenn ich an dieses Grauen denke und an die paradoxe Situation, daß uns dennoch in einem solchen Zustand der Offenheit die Erfahrung von Glück und Freude zuteil wird, so fallen mir die ersten Zeilen der Duineser Elegien von Rilke ein:

> ... Denn das Schöne ist nichts
> als des Schrecklichen Anfang, den wir noch grade ertragen,
> und wir bewundern es so, weil es gelassen verschmäht,
> uns zu zerstören.

Diese erschütternden Zeilen drücken meiner Ansicht nach genau das aus, worum es hier geht.

Symbole des Offen- und Geschlossenseins

Im Traum finden wir häufig Symbole, welche die innere Stellungnahme des Träumers zur Möglichkeit ausdrücken, offen oder geschlossen zu sein. Eine sehr weite Landschaft, ein großartiger Ausblick von einem Berggipfel und ausgedehnte Gewässer sind typischer Ausdruck von Offenheit, während die Geschlossenheit oder die Abwehr gegen die Preisgabe eines Geheimnisses sich häufig im Bild einer Eisentruhe manifestieren, welche im hintersten Winkel eines verbarrikadierten Kellers in einem kaum zugänglichen Haus aufbewahrt wird, im Bohren eines Schachts oder Erschließen der Schätze der Erde. Eine Menge gewöhnlich sexuell interpretierter Bilder können mit gleichem Recht auch als Symbole dessen, was offen oder verschlossen ist, gelten. Der Einbruch in die persönliche Intimsphäre kann auch durch Einbrecher versinnbildlicht werden, die durch Fenster, Türen, Mauern und den Schornstein einschleichen, Schränke und Schubladen öffnen oder den Träumer vergewaltigen. Deflorationsträume können auch in diesem Lichte betrachtet werden. Hier stellt sich immer aufs neue wieder die Frage, ob das sexuelle Geschehen nicht oft etwas ganz anderes symbolisiert und nicht umgekehrt. Die Blumen, die im Traume aufblühen, können als Symbol der körperlichen Hingabe im Sexualakt gelten, oder man kann es auch so ausdrücken, daß sich im sexuellen Bereich die Frau in ihrer Ganzheit öffnet, körperlich, seelisch und geistig. Auf pathologischem Gebiet hat es oft den Anschein, als wären die perversen Sexualakte mißlungene Versuche, sich zu öffnen. — Dieses Verlangen kann sich in dem Symbol der Niederkunft offenbaren, wobei der Mann wie Zeus aus dem Haupt gebiert, oder auch im Symbol der Geburt, welche dann die Bedeutung einer Befreiung aus der Finsternis annimmt. In dieser Symbolik kann eine Erinnerung an die eigene körperliche Geburt mit ihren Schrecken nachhallen, oder es können sich religiöse Motive in der Sehnsucht nach Wiedergeburt manifestieren.

---

[3] Siehe auch van der Drift: Ned. Tijdschr. v. Psychologie 1956, p. 383.

Der Grad der Bewußtseinshelle geht nicht parallel mit dem Grad der Offenheit. Gelegentlich kann die Seele im friedvollen Dämmerlicht eines traumhaften Zustandes ganz offenliegen, während sie in einem Augenblick hellster Bewußtheit sich verschließen kann. Selten verbinden sich höchste Klarheit und umfassende Offenheit. Derartige Momente sind unvergeßlich. Es fragt sich, was die Psychoanalyse, die Tiefenpsychologie ganz allgemein, uns darüber zu sagen weiß. Soviel mir bekannt ist, wird davon nirgends „expressis verbis" gesprochen. Die Psychoanalyse beschäftigt sich aber mit verwandten Erscheinungen, jedenfalls mit solchen, welche die Möglichkeit, sich zu öffnen oder zu schließen, begünstigen. Die Analyse könnte uns wahrscheinlich vieles über solche Gemütsbewegungen, wie ich sie am Beginn meiner Arbeit beschrieben habe, mitteilen. — Ich glaube nicht, daß dieses Phänomen vollständig von den psychoanalytischen Dynamismen bestimmt ist, sondern daß es etwas wesenhaft Selbständiges darstellt, dessen Rhythmus durch Hemmungen, denen es unterworfen ist, gestört werden kann. Auf solche Schwankungen zu achten und zu untersuchen, ob sie den Verlauf der Analyse beeinflussen, sie an gewissen Tagen erleichtern oder erschweren, halte ich für sehr wichtig. Im Verlauf einer Analyse kann man deutlich erkennen, wie gewisse seelische Bereiche plötzlich aufgehen, z. B. der Bereich der schlummernden Archetypen. In der Analyse wie im Alltag kann sich der Mensch mächtiger innerer Widerstände bewußt werden, die gelegentlich wie Schleusentore sind, hinter denen man die einströmenden Wassermassen zu hören vermeint. Andere wiederum haben die Empfindung, es erhöben sich hinter Mauern aus Basalt schäumende Wasserwirbel, die sich am Gemäuer brechen... aber nichts geschieht. In diesem Zusammenhang ist die psychoanalytische Theorie der Analität von besonderer Bedeutung, da die analerotische Symbolik zweifellos Züge aufweist, die eine grundlegendere Art und Weise des Sich-Öffnens und Sich-Schließens betreffen. Hier kann man mit diesen Ausdrucksweisen spielen, man kann den Zeitpunkt des Aufgehens verzögern und auf diese Weise den Lustgewinn steigern.

Sich-Öffnen und Sich-Schließen im zwischenmenschlichen Kontakt

Zuerst vertrat ich die Meinung, Sich-Öffnen vereinige die Menschen und Sich-Schließen trenne sie. Das ist nur zum Teil richtig. Auch im zwischenmenschlichen Kontakt kann eine zu große Offenheit erschreckend wirken und den andern dazu veranlassen, sich zu verschließen. Hier geht es um Nuancen. Wer in seiner Verschlossenheit so etwas wie ein Versprechen, sich zu öffnen, bekundet — vielleicht durch ein Lächeln —, kann oft beim andern das Verlangen, sich seinerseits aufzuschließen, mehr stimulieren als durch eine zu große Offenheit. Man sagt: Die Liebe bringe den in sich Verschlossenen dazu, sich zu offenbaren. Mag sein, doch kann es ebenso leicht geschehen, daß sich jemand vor dem andern wie vor einem Einbrecher einschließt, gerade weil er einen Einbruch in sein Innerstes befürchtet. In der echten Begegnung besteht ein gleichzeitiger, gegenseitiger Rhythmus des Aufgehens und Sich-Schließens. Menschen, die sich gut kennen, reagieren auf die kleinsten Nuancen ihres gegenseitigen Sich-Öffnens und Sich-Schließens. Wie bei einer Unterhaltung die Affektlage des einen von der affektiven Gestimmtheit des andern beeinflußt wird, so kommt es auch bei einem echten Gespräch zu einer Angleichung an den Rhythmus des anderen, zu einer fast unmerklichen Behutsamkeit ihm gegenüber und damit auch zu einer größeren Verletzlichkeit. Ein zu starkes Sich-Öffnen, das ohne Antwort bleibt, kann die

Intimität zerstören. In der erotischen Sphäre treffen sich die Extreme: auf der einen
Seite völlige und gegenseitige Offenheit, auf der anderen Seite Impotenz und Vaginismus. Diese Extremsituationen treten nur dann auf, wenn sich der Mensch total
engagieren möchte. Man kann sich auf eine Weise verschließen, daß eine sozusagen
isolierte Erotik möglich wird. Dann läuft der Geschlechtsakt gewissermaßen ohne
innere Mitbeteiligung ab, die Türen zur Innerlichkeit sind geschlossen. Im zwischenmenschlichen Kontakt ist die Geschwindigkeit, mit der sich diese Bewegung des Sich-
Öffnens und Sich-Schließens vollzieht, wichtig. Der eine öffnet sich rascher als der
andere oder schließt sich langsamer. In diesem subtilen Zusammenspiel ist gerade
die Kenntnis des gegenseitigen Tempos von großer Bedeutung. Ein zu rasches Aufgehen kann den anderen erschrecken, eine zu langsame Reaktion auf die innere Verfassung des Partners die Intimität stören. Dieses „Schloß-Schlüssel-Problem" zeigt
sich gerade auch im Kontakt zwischen Arzt und Patient. Welcher Schlüssel ist für dieses Schloß hier der richtige? In meiner Arbeit „Der phänomenologische Aspekt des
affektiven Kontaktes" [4], habe ich einige Überlegungen darüber angestellt.

Sich-Schließen und Sich-Öffnen sind mehr Geschehnisse, die uns zustoßen, als
Akte, die wir zu bestimmen oder zu wollen vermöchten. Sobald man sich auf diese
Regungen konzentriert, entsteht die große Gefahr, daß man verschlossen bleibt. Mir
scheint, daß der Mensch diese Bewegung des Aufgehens durch gewisse Voraussetzungen, die er nach und nach herausgefunden hat, begünstigen kann. Sicher kann er aber
nie sein. Man kann zwar hoffen, daß man für andere Menschen, für eine Landschaft,
für Musik oder ein Gedicht aufnahmebereit sei, doch muß man darauf warten, ob
sich diese Bereitschaft einstellen wird. Damit nähern wir uns dem Geheimnis der
Gnade. Über das Sich-Öffnen und Sich-Schließen im religiösen Bereich sollte eine Abhandlung geschrieben werden. Das Gefühl, mit der Ganzheit des Seienden in sinn-
voller Weise verbunden zu sein, ist eine kosmisch-religiöse Erfahrung, welche stets
vom Gefühl der Offenheit begleitet ist. Das Sich-Öffnen und Sich-Schließen im mystischen Erleben bedarf einer besonderen Besprechung. Auch in der vollkommensten
menschlichen Hingabe ereignet sich kein restloses Aufgehen. Vielleicht kann man sich
bewußt und willkürlich verschließen, aber auch das geschieht nie in ganz eigenmächti-
ger Weise. Dies wird im Bereich des Pathologischen deutlich.

Damit kommen wir zum Problem der Beziehung zur Passivität und Aktivität. Ich
möchte hier lediglich hervorheben, daß die Passivität nicht etwa *identisch* ist mit dem
Offensein. Die Tatsache, daß es nicht einfach vom Willen abhängt, ob wir uns öffnen, würde den Gedanken nahelegen, daß es dazu keiner Aktivität bedürfe. Dies ist
ungenau, da Sich-Öffnen genau so eine Handlung darstellt wie Sich-Schließen und
nicht bloß ein Erleiden dessen, was mir von außen oder innen zustößt. Es wäre wohl
besser gewesen, wenn ich mich zuerst den Unterschieden zugewandt hätte, die zwischen einem Sich-Erschließen, um etwas aus sich heraustreten zu lassen, und einem
Sich-Öffnen, um etwas in sich hineinzunehmen, bestehen. Im ersten Fall hat es gelegentlich den Anschein, als könne ich meine innere Spannung willkürlich erhöhen,
um die Intensität des Hinausströmens zu steigern. Aber auch dies steht nicht völlig in
meiner freien Verfügung. Ebensowenig handelt es sich im zweiten Fall um eine reine
Passivität. Vielmehr bedarf es dazu einer bestimmten inneren Bereitschaft. Denn es
ist zweifellos ebensosehr eine Handlung, wenn man etwas in sich aufnimmt, wie wenn

---

[4] Vgl. S. 180.

man etwas zu sich heranzieht, in der Weise etwa, wie man die Luft einzieht. Sicherlich kann der Mensch diese innere Bereitschaft entwickeln. — Oft müssen wir mit großer Geduld auf den Zeitpunkt des Aufgehens warten, und jeder Versuch, diese Entwicklung zu erzwingen, kann sie hemmen. Dies gilt ganz besonders für die Erschließung unserer seelischen Tiefen. Ich denke hier an SCHELERS Theorie der Schichtung der Gefühle. Man kann sich wohl oberflächlich öffnen, indem man seine Aufmerksamkeit willkürlich einem anderen Menschen oder einer Sache zuwendet. Es kommt so zu einem gewissen Grad von Offenheit, ohne daß aber davon die tieferen Schichten der Persönlichkeit berührt würden. All das wird dadurch noch komplizierter, daß man auch nur für das verschlossen sein kann, was von einem weg nach außen geht, während man dem, was von außen auf einen zukommt, geöffnet ist.

Das ganze Leben ist ein unaufhörliches Sich-Öffnen und Sich-Schließen. Zum ersten Mal öffnet man sich bei der Geburt, und beim Tod schließt man sich endgültig. Diese unübersehbare Kurve von der Geburt bis zum Tod wird von anderen, kürzeren überlagert, die an die Lebensabschnitte gebunden sind. Nach der Offenheit der ersten Lebensjahre neigt sich die Kurve, um während der Pubertät wiederum steil anzusteigen, gelegentlich verzögert durch eine mürrische Zurückhaltung. Dennoch ist die Pubertät damit am besten gekennzeichnet, daß man sich verschiedenen Lebensbereichen öffnet. Danach sinkt die Kurve wieder und erreicht im Verlauf der Adoleszenz ein recht tiefes Niveau, um im Verlauf jener Krise, welche der Reife vorausgeht, wiederum anzusteigen. Gewisse Erscheinungen dieser kritischen Phase sind als teilweise unzulängliche, teilweise gelungene Versuche zu deuten, eine neue Offenheit zu gewinnen. Dann bleibt die Kurve für eine gewisse Zeit konstant. In späteren Jahren kommt es zu einer Aufspaltung, indem die Zuwendung zur Innenwelt diejenige zur Außenwelt zu übersteigen beginnt. Die Offenheit für das Gegenwärtige wird geringer, während die Vergangenheit stärkere Beachtung findet. In der ersten Lebenshälfte geht man selten auf „die Suche nach der verlorenen Zeit". — In den Entwicklungsjahren gibt es besonders empfängliche Perioden. MARIA MONTESSORI hat darauf hingewiesen, doch weiß man darüber noch sehr wenig. Die Kurven der einzelnen Lebensabschnitte und der Zeiten besonderer Beeindruckbarkeit werden noch überlagert von Phasen kürzerer Dauer. Bestimmt gibt es so etwas wie jahreszeitliche Schwankungen, wobei meiner Meinung nach im Frühjahr und im Herbst Gipfelpunkte bestehen. Vom Frühjahr, der Zeit des erwachenden Lebens, ist dies ja bekannt. Für manche ist auch der Dezember eine Zeit des Aufgehens. — Diese Kurve wird nun noch von der Tageskurve überlagert mit ihrem regelmäßigen Wach- und Schlafrhythmus. Darüber hinaus kann man bei genauerem Zusehen auch noch während des Tages ständige Schwankungen unterscheiden, welche wahrscheinlich zum Teil autochthon entstehen, teilweise von der allgemeinen Situation und den jeweiligen Ereignissen abhängen. Innerhalb einer gewissen Grenze ist der Grad der Offenheit eine individuelle Eigenart, und die Richtung, in der sie sich bewegt, ob mehr nach außen oder innen und worauf im einzelnen, ist charakterologisch bestimmt und hängt auch von der individuellen Lebensgeschichte ab. Im Bereich des Pathologischen kennen wir den aus neurotischen Komplexen herrührenden Zwang, sich nur gewissen Dingen zu öffnen, vor allem aber sich gewissen anderen gegenüber zu verschließen.

Sich-Schließen und Sich-Öffnen ist nicht ausschließlich ein Ausdruck des seelischen Lebens, sondern eine Erscheinung des Lebendigen überhaupt. Wir treffen sie auch im Tier- und Pflanzenreich an. Die Blumen gehen morgens auf und schließen sich für die Nacht. Überall begegnen sich Schlafen und Wachen. Die Puppe häutet sich und der Schmetterling ist da. Im Lebendigen gibt es ein ununterbrochenes Aufgehen und Sich-Schließen. Konstriktoren und Dilatatoren gewährleisten ein feinstes Spiel von öffnen und schließen. Die Größe der Pupillen wechselt je nach Lichtintensität. Zur Nahrungsaufnahme öffnet sich der Körper, er verschließt sich zur Verdauung und öffnet sich wiederum zur Ausstoßung der Abfallprodukte. Systole und Diastole des Herzens gehen mit einer minutiös geregelten Öffnung und Schließung der Herzklappen einher. Für Empfängnis und Geburt muß man sich öffnen. Wir nehmen an, daß das Nervensystem Organisationen enthält, welche Erregungen durchlassen bzw. aufhalten, und wir sprechen dabei wohl mit Recht von Stromkreisen, die sich öffnen und schließen. Dem Nervensystem ist ein Selektionsvermögen eigen, das ihm erlaubt, nur auf ganz bestimmte Reize zu reagieren und andere unbeachtet zu lassen. Dies führt uns zu folgender Überlegung: Handelt es sich nur um ein Gleichnis, wenn wir von der Gemütsbewegung des Sich-Öffnens oder Sich-Schließens sprechen? Oder könnte es eine räumliche Anordnung geben, an welche diese Gemütsbewegung gebunden wäre und die sich tatsächlich schließt und öffnet? Dann könnte man diese Erscheinung mit einem veralteten Terminus eine psychophysisch neutrale Funktion nennen, was vieles für sich hat. So ist das psychische Sich-Öffnen und Sich-Schließen durch Medikamente und Gifte zu beeinflussen; man denke nur an Alkohol, Opium und Sedativa. Vieles in der Psychopathologie spricht für eine Beeinflussung aus dem körperlichen Bereich. Bei jenen Leiden, denen man eine somatische Ursache zuspricht, findet man deutliche Alterationen des Rhythmus und des Tempos dieses Geschehens. Bei den schwersten Formen der Schizophrenie stößt man auf die Klage über Zustände extremsten Offenliegens, während die Erfahrung völliger Verschlossenheit in der Melancholie gemacht wird. Dies kann in hypochondrischen Klagen zum Ausdruck kommen. Bei manchen Fällen von Diencephalose findet sich eine sogenannte „flatternde Kurve". Sowohl in psychotischen Zuständen wie in dem noch wenig erforschten Gebiet zwischen Normalität und Psychose begegnet man Phänomenen, die eine biologische Störung im Rhythmus des Öffnens und Schließens anzeigen. Ich denke weiter an die ungehemmte und selektive Art, in der scheinbar oder tatsächlich Schizophrene gewisse Intimbereiche offenbaren. Ich denke an den Durchbruch von archetypischen Gewalten bei Schizophrenen, die sich von der Außenwelt total abschließen. Auch Maniker öffnen sich nur selektiv der Außenwelt, während das innere Erleben unzugänglich bleibt. In allen diesen Fällen besteht sehr wahrscheinlich eine Alteration der nervösen Integrations- und Regulationsvorgänge. Beim Psychopathen und Schizophrenen findet sich ein Phänomen, das ich schon als „psychische Pupillenstarre" bezeichnet habe. Das feine Spiel des Sich-Öffnens und Sich-Schließens ist erstarrt, es gibt keine Gegenseitigkeit mehr.

In der vom Menschen geschaffenen Welt spielt Öffnen und Schließen in kleinen wie in großen Dingen eine wichtige Rolle. Im Heim schafft der Mensch für den Menschen eine intime Sphäre der Geschlossenheit. Er fabriziert komplizierteste Maschinen mit Bestandteilen, die sich öffnen und schließen. Der Mensch baut Deiche gegen die Meeresfluten, er ändert den Lauf der Flüsse, regelt Ebbe und Flut mit Hilfe mächtiger Schleusen und errichtet Stauwehre, hinter denen sich riesige Stauseen bilden. Der Mensch bringt das Wasser zum Stehen, und nach seinem Willen stürzen die Wassermassen tosend zu Tale. Mit Hilfe komplizierter Weichensysteme werden große Umschlagsplätze geschaffen und den vorbeifahrenden Zügen die Bahn freigegeben oder gesperrt. Könnte es sein, daß alle diese Erfindungen des menschlichen Geistes eine Projektion des kaum bewußten seelischen und körperlichen Spiels von öffnen und schließen wären, wie viele Schöpfungen des Menschen — ich denke u. a. an die Rechenmaschinen — eine Projektion noch raffinierterer Möglichkeiten der menschlichen Organisation zu sein scheinen? Es ist gar nicht unwahrscheinlich, daß dies in der Tat so ist.

Instinkt, Archetypus, Existential. Eine Betrachtung

Für G. van der Leeuw

Einleitung

Ist es nicht eine methodische Torheit, Begriffe in *einem* Titel nebeneinander zu stellen, die aus so verschiedenen Welten des Denkens stammen, die jeweils mit vollkommen anderen Methoden wissenschaftlich erfaßt werden? Muß es nicht eher zur Verwirrung als zur Erhellung beitragen — denn Erhellung ist gerade mein Ziel — diese Begriffe miteinander zu vergleichen, während sie doch aus guten methodischen Gründen eigentlich unvergleichbar sind? Zu dieser letzteren Ansicht habe ich nämlich selbst lange Zeit geneigt.

Daß ich nun doch trotz aller dieser Schwierigkeiten den Versuch wage, hängt mit meiner Auffassung der klinischen Arbeit zusammen. Als Kliniker stehe ich vor der Notwendigkeit, Funde für die klinische Arbeit nutzbar zu machen, die auf völlig verschiedenen Gebieten gemacht, mit völlig verschiedenen Methoden erarbeitet wurden. Ich will hier nicht näher ausführen, was ich als Kern der klinischen Arbeit betrachte. Das habe ich anderwärts getan. Es genüge hier zu sagen, daß es die Aufgabe des Klinikers ist, den konkreten Menschen, so wie er ihn vor sich hat, so tiefgehend wie möglich zu verstehen. Das gilt eigentlich nicht alleine für den Kliniker, es gilt für jeden, dem es obliegt, den konkreten, individuellen Menschen zu ergründen. Neben Vorsicht, neben wissenschaftlicher Ehrlichkeit hat der Kliniker eine gewisse optimale methodische Unbekümmertheit nötig. Ich könnte eine ganze Anzahl von wichtigen klinischen Gegebenheiten nennen, die gerade durch die besagte methodische Unbekümmertheit in ihrem Werte richtig gewürdigt werden. Der klinische Psychiater hat großen Nutzen aus Konzeptionen gezogen, die psychologisch nicht gut zu verteidigen sind. Aber es gibt noch einen anderen Grund, warum es verantwortbar ist, die oben genannten Begriffe nebeneinander zu stellen. Es besteht ein deutlicher Zusammenhang zwischen dem ganzen In-der-Welt-stehen des Untersuchers und seiner Orientierung ausschließlich auf den Instinkt hin, ausschließlich auf den Arechtypus, ausschließlich auch auf das Existential hin. Umgekehrt beeinflußt diese theoretische Orientierung sein In-der-Welt-stehen. Mag dies nicht gelten für reife Forscher mit weitem Horizont — für unreife, jüngere Forscher verbergen sich hier große Gefahren. Die Gefahr, den Menschen in deformierter Form zu sehen, ist sicher nicht imaginär. Eine derartig einseitige Vision wirkt hemmend auch auf die Behandlung von Menschen.

Die Instinkte

Ich kenne keine Definition des Instinktes, die vollkommen befriedigt. Denn die Zahl der Instinkte, die im Menschen wirksam sind, wird sehr verschieden angegeben. Die Termini „Instinkt" und „angeborener Trieb" werden nebeneinander gebraucht.

Es ist keineswegs meine Absicht, hier das ganze Instinktproblem zu erörtern. Für das, was ich mit diesen Ausführungen bezwecke, genügt es vollständig, etwas über die Instinktlehre von VON MONAKOW und MAC DOUGALL und etwas über die Lehre von FREUD zu sagen, soweit die letztere Trieblehre ist.

VON MONAKOW unterscheidet folgende Instinkte:

a) der allgemein bekannte Instinkt der Selbsterhaltung. Dieser Instinkt enthält Macht- und Machtvergrößerungspotenzen.

b) Der generative Instinkt (Sexualität), die Libido im weitesten Sinne des Wortes.

c) Der soziale und kollektive Instinkt.

d) Der Weltinstinkt, der kosmische bzw. religiöse Instinkt. Dieser Instinkt ist gerichtet auf die Beziehungen des Individuums zum All, aus dem es entstand.

In höchst sinnreicher und meisterhafter Weise beschreibt VON MONAKOW die Entwicklung des Menschen.

MACDOUGALL unterscheidet eine viel größere Anzahl von Instinkten und angeborenen Trieben. Es sind nicht weniger als 18:

1. Nahrungssuche und -aufbewahrung.

2. Abweisung und Vermeidung bestimmter schädlicher Stoffe (Ekel).

3. Werben, den Hof machen und sich paaren.

4. Flucht (Triebkraft der Furcht).

5. Untersuchung fremder Situationen und Dinge (Triebkraft der Neugier).

6. Kinder füttern, beschützen, beherbergen: der elterliche Trieb.

7. Gemeinschaft mit den Mitmenschen und Suche nach Gesellschaft, wenn man einsam ist.

8. Sich gegenüber dem Mitmenschen überlegen zeigen, ihn führen, sich gegen ihn behaupten, sich von ihm unterscheiden (Trieb der Selbstbehauptung).

9. Nachgeben und Gehorchen, sich unterwerfen (Unterwerfungstrieb).

10. Sie ärgern oder mit Gewalt ein Hindernis überwinden, einen Widerstand brechen (Triebkraft des Zornes).

11. Andere zur Hilfe rufen, wenn unsere Absichten hoffnungslos vereitelt werden (Triebkraft des Hilfesuchens).

12. Behausung und Gerätschaft herstellen (Triebkraft des Schöpfungsdranges).

13. Erwerben, besitzen und verteidigen von all dem, was nützlich und anziehend erscheint (Triebkraft des Besitzwillens).

14. Lachen können über kleine Mängel des Mitmenschen.

15. Unangenehmes aus dem Wege räumen oder sich von Dingen befreien, die Unbehagen hervorrufen.

16. Sich niederlegen, ruhen und schlafen, wenn man müde ist.

17. Das Aufsuchen von immer neuen Orten.

18. Eine Gruppe einfacher Triebe, die rein körperlichen Notwendigkeiten dienen (Husten, Niesen, Atemholen, Exkretion).

MAC DOUGALL weist darauf hin, daß diese Liste nicht endgültig ist. Es kann sein, daß einige Triebe, die hier unter einem Titel gebracht werden, eigentlich verschieden sind. Bei bestimmten Menschen können einzelne Triebe fehlen. Man kann darüber streiten, ob nicht einige Triebe als Differenzierungen einer übergeordneten Triebkraft zueinander gehören. Es ist deutlich, daß hier der Versuch gemacht wird, die ganze menschliche Persönlichkeit und ihr Handeln aus einer Reihe von instinktiven Wirkungen zu erklären.

Wir stellen dem das Triebschema von FREUD entgegen, das die Grundlage seiner ganzen Erklärung des Menschen bildet:

1. Die Lebens- oder Ichtriebe.
   A. Die sexuellen Triebe (Eros):
      a) der ungehemmte sexuelle Trieb;
      b) der gehemmte und sublimierte Trieb.
   B. Der Trieb der Selbsterhaltung.

2. Der Todestrieb. Dieser Trieb hat die Aufgabe, das organische Leben in den leblosen Zustand zurückzuführen.

Dieser Aufzählung von Instinkten möchte ich nun noch einige Instinktdefinitionen anfügen.

VON MONAKOW sagt: „Instinkt ist eine aus der horme stammende latente bzw. potentielle Triebkraft im lebenden Organismus, die darauf gerichtet ist, die Interozeptivität mit der Exterozeptivität in eine den Lebensinteressen des Individuums dienliche Synthese zu bringen."

Die Definition von MACDOUGALL, etwas erweitert durch VAN WIMERSMA GREIDANUS lautet: „Ein Instinkt ist die angeborene Beschaffenheit, die den Organismus eine bestimmte Art von Objekten gewahr werden läßt (die Aufmerksamkeit des Organismus auf eine bestimmte Art von Objekten richtet), die weiterhin eine gewisse emotionelle Empfindung in bezug auf dieses Objekt erzeugt und das Streben nach einem Handeln hervorbringt, das in einem spezifischen Verhalten zu dem betreffenden Objekt seinen Ausdruck findet." VAN WIMERSMA GREIDANUS fügt hinzu: „Diese Beschaffenheit kann sich auch in der Form zeigen, daß der Organismus die bestimmte Art von Objekt sucht und die damit in Beziehung stehende Emotion, somit auch das dazu gehörende Handeln erstrebt; schließlich kann der Organismus auch die Emotion und den Drang zum Handeln an einem inadäquaten Objekt, ja sogar ganz ohne Objekt ausleben."

FREUD beschreibt den Trieb als den psychologischen Repräsentanten der aus „dem Körperinneren stammenden, in die Seele gelangenden Reize, ein Maß der Arbeitsanforderung, die dem Seelischen infolge seiner Zusammenhänge mit dem Körperlichen auferlegt ist".

In all diesen dynamischen Systemen werden Triebkräfte beschrieben, die das menschliche Leben bestimmen und erklären. Mögen wir nie vergessen, welch mächtige wissenschaftliche Gebäude auf dieser Basis errichtet wurden, was für eine Ordnung in eine chaotische Vielheit von Tatsachen dadurch gebracht wurde, wie die Parallelen zwischen den niedersten Organismen und dem Menschen sichtbar gemacht wurden. Die Psychoanalyse von FREUD ist zweifellos die am meisten ausgearbeitete Triebpsychologie, die — das soll hier mit Nachdruck gesagt werden — aber nicht ausschließlich eine Triebpsychologie ist. Vergleiche ich das Grundschema von FREUD mit dem Grundschema der anderen Autoren, dann kann ich mich der Schlußfolgerung nicht entziehen, daß die triebpsychologische Basis des Freudschen Lehrgebäudes zu schmal ist — eine Tatsache, die sich in den triebpsychologischen Interpretationen stark bemerkbar macht.

Die Archetypen

Wollte ich hier alle Beschreibungen, manchmal auch Definitionen der Archetypen wiedergeben, die bei C. G. JUNG über sein ganzes Werk verstreut sind, dann müßte ich damit viele Seiten füllen. Das ist aber nicht nötig. Wohl ist es von Belang festzustellen, daß diese Beschreibungen untereinander ziemlich verschieden sind. Der Leser fühlt deutlich, daß sich JUNG niemals festlegt. Ja, er legt Nachdruck darauf, daß eine eigentliche Definition nicht zu geben ist. Doch zieht sich durch all diese Beschreibungen eine deutliche Linie hindurch. Ich habe nun nicht noch einmal an allen Stellen nachgesehen, an denen JUNG von Archetypen spricht, aber ich habe das Buch „Betrachtungen" benützt, in dem alle wesentlichen Thesen von JUNG in systematischem Zusammenhang wiedergegeben sind — ein Buch, das ich jedermann zur Lektüre empfehlen kann, vor allem solchen Lesern, die sich schon in die Originalwerke von C. G. JUNG vertieft haben. Ich gebe zuerst eine Beschreibung der Archetypen aus dem Jahre 1936. Sie ist eine der klarsten: „Es ist ein großer Irrtum anzunehmen, die Seele des neugeborenen Kindes sei tabula rasa in dem Sinne, als ob überhaupt nichts drin sei. Insofern das Kind mit einem differenzierten, durch Heredität prädeterminierten und darum auch individualisierten Gehirn zur Welt kommt, so setzt es auch den von außen kommenden Sinnesreizen nicht irgendwelche Bereitschaften, sondern spezifische gegenüber, was ohne weiteres eine eigentümliche (individuelle) Auswahl und Gestaltung der Apperzeption bedingt. Diese Bereitschaften sind nachweisbar vererbte Instinkte und sogar familiär bedingte Präformationen. Letztere sind die auf Instinkte gegründeten, apriorischen und formalen Bedingungen der Apperzeption. Ihr Vorhandensein drückt der Welt des Kindes und des Träumers den anthropomorphen Stempel auf. Sie sind die Archetypen, welche jeder Phantasietätigkeit ihre bestimmten Bahnen anweisen und auf diese Weise in den Phantasiegebilden kindlicher Träume sowohl wie in den Wahngespinsten der Schizophrenie erstaunliche mythologische Parallelen hervorbringen, wie man sie schließlich auch, aber in vermindertem Maße, in den Träumen Normaler und Neurotiker findet. Es handelt sich also nicht um vererbte Vorstellungen, sondern um vererbte Möglichkeiten von Vorstellungen."

In der Wotanstudie aus demselben Jahre lesen wir: „Archetypen sind wie Flußbetten, die das Wasser verlassen hat, die es aber nach unbestimmt langer Zeit wieder auffinden kann. Ein Archetypus ist etwas wie ein alter Stromlauf, in welchem die Wasser des Lebens lange flossen und sich tief eingegraben haben. Und je länger sie diese Richtung behielten, desto wahrscheinlicher ist es, daß sie früher oder später wieder dorthin zurückkehren." Man bemerke: Der Archetypus ist zunächst das Flußbett, aber später auch das im Flußbett strömende Wasser.

1942 lesen wir: „Archetypen waren und sind seelische Lebensmächte, welche ernst genommen sein wollen."

1942 schrieb JUNG auch folgendes: „Das urtümliche Bild (Archetypus) ist ein Ausdruck der eigenen und unbedingten, erschaffenden Kraft des Geistes. Das urtümliche Bild ist ein zusammenfassender Ausdruck des lebendigen Prozesses."

Dieser Zusammenhang des Archetypus mit dem, was wir Geist nennen, wird ebenfalls in den 1942 erschienenen Aufsätzen zur Zeitgeschichte zum Ausdruck gebracht: „Der Trieb ist nichts Isoliertes und kann praktisch nicht isoliert werden. Er führt stets archetypische Inhalte geistigen Aspektes mit sich, durch welche er sich einesteils begründet, andernteils beschränkt. Mit anderen Worten, der Trieb paart sich stets und unvermeidlich mit etwas wie einer Weltanschauung, so archaisch, unklar und dämmerhaft diese auch sein mag. Der Trieb gibt einem zu denken und wenn man nicht freiwillig darüber denkt, so entsteht ein Zwangsdenken, denn die beiden

Pole der Seele, der psychologische und der geistige, sind unlöslich miteinander verknüpft. Darum gibt es auch keine einseitige Triebbefreiung, wie auch der Geist, losgelöst von der Triebsphäre, zum Leerlauf verdammt ist."

Aus dem gleichen Jahr stammt auch die Äußerung: „Man darf sich keinen Augenblick der Illusion hingeben, ein Archetypus könne schließlich erklärt und damit erledigt werden." Und weiter: „Der Archetypus nämlich — was man nie vergessen sollte — ist ein seelisches Organ, das sich bei jedem findet."

Machen wir uns vom Archetypus los, dann entsteht ein „wehrloses, an der Vergangenheit nicht mehr orientiertes Bewußtsein, welches hilflos allen Suggestionen erliegt" (1939).

Mit diesen Zitaten ist nach meiner Meinung genügend dargetan, daß C. G. Jung den Archetypus in einer recht unbekümmerten Art und Weise beschreibt — daß er sich nicht scheut, zugleich andere Facetten zu beleuchten und uns am Schluß offen sagt, daß es eine Illusion wäre, den Archetypus zu erklären. Einmal ist ein Archetypus bei ihm fast identisch mit einem Instinkt, dann gleicht er einem psychischen Bild, dann der Prädisposition für den Entwurf dieses inneren Bildes, der erblichen Möglichkeit, sich etwas vorzustellen, dann ist er der Ausdruck der schöpferischen Kraft des Geistes. Man wird sagen, daß solche Vieldeutigkeit wissenschaftlich unverantwortlich sei, vag, unberechenbar und selbst als belletristische Literatur nicht zu verteidigen. Und doch kommt es mir so vor, daß diese Art, vom Archetypus zu sprechen, ein Weg ist, auf dem man tiefer in das Seelenleben eines Menschen eindringen kann. Die Zahl der Archetypen ist unbegrenzt. Man kann sie nicht alle so kurz beschreiben, wie ich die 18 Instinkte vom MacDougall beschrieb. Wir finden: den Vater, die Mutter, das Kind, den Mann, die Frau in zahllosen Gestalten; wir finden fremdartige Tiere und Tiere, die wir alle kennen, Menschen in Tiergestalt, Götter und Teufel, Zauberer, aber auch das Auge, das Licht, das Blut, die Berge, die Flüsse und Seen, Bäume und Blumen. Wenn ich es recht verstehe, kann alles, was zu einer symbolischen Interpretation Anlaß gibt, einen archetypischen Aspekt bieten. In der Mythologie ist alles mit archetypischer Bedeutung beladen. Die Archetypen sind ein Besitz der ganzen Menschheit.

Das Existential

Wir halten uns an die Texte von Heidegger: „Die Frage der Existenz ist immer nur durch das Existieren selbst ins Reine zu bringen. Das hierbei führende Verständnis seiner selbst nennen wir das existentielle. Die Frage der Existenz ist eine ontische ‚Angelegenheit' des Daseins. Es bedarf hierzu nicht der theoretischen Durchsichtigkeit der ontologischen Struktur der Existenz. Die Frage nach dieser zielt auf die Auseinanderlegung dessen, was Existenz konstituiert. Den Zusammenhang dieser Strukturen nennen wir die *Existentialität*, deren Analytik hat den Charakter nicht eines existentiellen sondern *existentialen* Verstehens." Und weiter: „Diese die Existentialität verstehen wir aber als Seinsverfassung des Seienden, das existiert" (Sein und Zeit, S. 12 f.).

Ferner lesen wir dort: „Alle Explikate, die der Analytik des Daseins entspringen, sind gewonnen im Hinblick auf seine Existenzstruktur. Weil sie sich aus der Existentialität bestimmen, nennen wir die Seinscharaktere des Daseins *Existentialien*" (l. c. S. 44).

Das Wort Existential hat also bei HEIDEGGER eine fest umrissene Bedeutung. Das von HEIDEGGER in exemplarischer Weise untersuchte Existential ist das der Sorge. L. BINSWANGER hat neben der Sorge vor allem die Liebe als Existential näher beschrieben. Die kennzeichnenden Eigenschaften der Welt, die der Mensch als Seiender entwirft, müssen auch zu den Existentialien gerechnet werden. Sie gehören ohne Zweifel zu der „Seinsverfassung des Seienden, das existiert". Das Existential ist nur dann rein zu beschreiben, wenn man von dem Seienden selbst ausgeht. Natürlich abstrahiert der menschliche Geist, wenn er ein Existential mit einem einzigen Wort bezeichnet. Das Existential ist seines existentiellen Gehaltes entkleidet, wenn es in dem Wort Existential objektiviert wird; wenn ich HEIDEGGER recht verstehe, so ist es dann eigentlich gar kein Existential mehr. Ich muß das Existential vom Sein her kennen. Diese Kenntnis von meinem eigenen Sein her kann aber nichts anderes bedeuten als eine innere Erfahrung. In dieser inneren Erfahrung ist mir etwas vom Seienden und damit auch vom Sein gegeben. Damit aber hört das Existential auf, ein philosophischer Begriff zu sein und wandelt sich zu einem psychologischen. Man kann fragen: Ist das Existential ein erfahrbares Etwas oder erfahren wir durch Orientierung an der Existenzphilosophie und durch theoretische Besinnung so etwas wie ein Existential? Wir erfahren Sorge, aber wir erfahren nicht das Existential Sorge. Daß wir die Welt entwerfen, erfahren wir nicht. Aber die Daseinsanalyse lehrt uns Weltentwürfe kennen. Wenn wir im Bewußtsein von all diesem Sorge erfahren, kann damit zugleich Existentialität als Erleben gegeben sein. Doch handelt es sich dabei um ein indirektes Erlebnis, das wir niemals hätten, wenn wir nicht aus anderer Quelle von Existentialität wüßten. Aus der unmittelbaren Evidenz des Erlebens kann ich niemals zum Sein von Existentialien gelangen. Diese Tatsache muß man bei allen Existentialien und Weltentwürfen, die beschrieben werden, im Auge behalten. Ich denke hier vor allem an die Weltentwürfe, die L. BINSWANGER beschreibt, die zum Bersten mit Energie geladene Welt, die Welt von Druck und Stoß — kein Schritt kann ohne Gefahr getan werden — das Zeiterleben trägt den Stempel der Urgenz — die Räumlichkeit scheint einen schrecklichen Zwang auszuüben. Wir denken auch an BINSWANGERS Weltentwurf, der auf Kontinuität abgestimmt ist, wo jede Kontinuitätsunterbrechung ein tiefes Erschrecken hervorruft. BINSWANGER nennt diese seine Daseinsanalyse eine empirische Wissenschaft. Ich habe die bestimmte Überzeugung, daß er sich darin irrt — von HEIDEGGERS Standpunkt aus ist das sicher keine Empirie, sondern Auslegung auf Grund einer philosophischen Schau. BINSWANGER tut hier einen Schritt auf dem Wege zur Simplifikation, einen Schritt, der nötig ist, um das Existential klinisch-psychiatrisch verwendbar zu machen.

Die durch Instinkt, Archetypus und Existential heraufbeschworenen Welten

Wenn es wahr ist, daß wir vor allem in der *Begegnung* den anderen und das andere kennenlernen, muß mich die Analyse dessen, was ich in der Begegnung mit dem Instinkt, dem Archetypus und dem Existential erfahre und erlebe, diesen Grundbegriffen näher bringen, ihren Verschiedenheiten und ihren Zusammenhängen. Zugegeben, daß die Beschreibung der Welten, die vor mir auftauchen, wenn ich dem Instinkt, dem Archetypus, dem Existential begegne, außerordentlich subjektiv ausfallen muß. Aus diesem Grund habe ich auch unter den Titel dieser Schrift das Wort „Eine Betrachtung" gesetzt. Aber es ist doch nicht zu verkennen, daß wir uns in drei ganz verschiedenen Welten bewegen.

Die Welt des Instinktes und des Triebes. Diese ist keine homogene Welt; die Welt
der Monakowschen Instinktlehre ist eine andere als die von MacDougall, eine
andere als die von Freud. Aber es sind das doch alles Welten, die unendlich viel
näher beieinander liegen als die Welten des Archetypus oder des Existentiales. Die
Menschen in den Welten der Triebe und Instinkte gleichen alle einander und sprechen ziemlich die gleiche Sprache. Es ist eine Welt der Tierliebhaber, der Liebhaber
von Tieren, so wie wir sie kennen. Diese Welt hat etwas Vertrautes und in aller
ihrer Kompliziertheit doch auch wieder etwas Einfältiges. Der Mensch in dieser Welt
ist unschuldig, aber es ist eben ein reduzierter Mensch. Ich denke an Bienenkörbe,
Ameisenhaufen, an Brieftauben, an Spinnen und Wespen, an Schwalben, an Hunde
und Affen. Zwar kennen wir die vernichtende Kraft von Löwen und Tigern, aber
ich kann es trotzdem nicht anders sehen: Diese Welt ist eine freundliche, warme
Welt, es ist eine gesunde Welt und — wenn das nicht so spöttisch klänge — eine ge-
lehrige Welt. Wir sind jedesmal überrascht, manchmal geradezu gerührt, wenn wir
sehen, wie die Tiere doch den Menschen gleichen können. Das ist die Welt der echten
Instinktpsychologie, deren großer Repräsentant MacDougall ist. Die Welt von
von Monakow ist etwas anders, eher eine Welt von machtvollen Organismen als von
Tieren. Von Monakows Lieblingswort: „das Riesenprotoplasma Mensch" geht
eine große suggestive Kraft aus. Die Sprache ist in der echten Instinktwelt eine einfache, während die von Monakow kompliziert und etwas pompös ist. Es ist
eine helle Welt, eine problemlose Welt, aber der Mensch mit seinem biologischen
Gewissen ist darin doch nicht ganz und gar unschuldig. Auch in dieser Welt ist der
Mensch ein reduzierter Mensch, obschon durch die Anerkennung eines kosmischen Instinktes die Reduktion nicht so weit geht wie bei anderen Autoren.

Die Welt von Freud ist eine andere, eine kompliziertere, nuanciertere, aber doch
auch wieder nicht so ganz anders, auch wenn Freud nicht ausschließlich ein Trieb-
psychologe ist. Der Mensch ist in Freuds Welt ebenso wie in der Instinktwelt ein
reduzierter Mensch.

Es ist schwierig, die Welt der Triebe von Freud zu beschreiben. Ich sehe eine
Stahlkonstruktion, äußerst präzise und wohl gegliedert. In dieser Welt liegt ungeachtet aller Liebe etwas Asketisches. Zielbewußt wird von allem qualitativen, subjektiven Erleben abgesehen. Durch diese Askese entsteht trotz des Reichtums an tatsäch-
lichen Gegebenheiten eine große Simplifikation. Die Nuancierungen sind verschwunden.

„Flectere si nequeo Superos, Acheronta movebo." Dieses in seiner Verbissenheit
herausfordernde Wort hat Freud als Motto über seine Traumdeutung gesetzt. Ich erinnere mich noch sehr gut, welch einen Eindruck dieses Motto auf mich machte, als ich
es zum erstenmal las. Freud würde die Unterwelt, das Inferno in Bewegung bringen.
Ich fühlte, noch jung, ein großes Verlangen, vielleicht auch ein bißchen sündige Neugier nach dem, was Freud uns von dem Inferno des menschlichen Herzens aufdecken
würde. Ich will es hier ganz offen sagen: meine gespannte Erwartung, den Acheron
der menschlichen Seele kennenzulernen, wurde enttäuscht. Hat Freud in der Tat
den Acheron in Bewegung gebracht? Hat er die Menschheit in Abgründe, in beängsti-
gende Tiefen hinab blicken lassen, wird in seinem Werk die ganze Qual der Menschheit sichtbar, ihr ständiges Fallen und Stürzen in ihrem Ringen zwischen Gut und
Böse, ihre Qual um Gott, ihr Gewinnen und ständig wieder Verlieren, ihre Reue,
ihr Hochmut, ihre Gemeinheit und Lieblosigkeit? Davon gewahre ich in dem Werk

von FREUD keine Spur. Kann man sich einen Acheron ohne Schuld, ohne Sünde vorstellen? Ich glaube nicht an einen Acheron, der auf Erziehungsfehlern in der Kinderstube beruht, nicht an einen Acheron, der auf infantilem Schuldgefühl beruht. Der Mensch von FREUD ist ein unschuldiger Mensch. Seine Sünde ist — um es mit einer Abwandlung von HEYERMANs Wort zu sagen — eine Kinderstubensünde. Doch möge darum niemand glauben, daß das Studium dieser Triebstrukturen bei Kindern nicht etwa wichtig sei. Das Kind bewegt sich hier auf einem äußerst gefährlichen Feld, wo Entscheidungen für das ganze Leben fallen können. Kommt das Kind nicht unbeschädigt durch diese gefährlichen Zonen, dann rächt sich das in seiner Entwicklung manchmal auf eine sehr ernste Weise. Ich bin davon überzeugt, daß manche Fälle von Charakterstörung, von Impotenz, von Vaginismus, manche Ehemisere — um nur diese wenigen Störungen zu nennen — zu einem wesentlichen Teil auf Störungen in den frühen Kinderjahren zurückzuführen sind und manchmal auch geheilt werden können, manchmal sogar allein durch eine Behandlung, in der allen vergessenen Gefahren und Verwundungen nachgespürt wird. Deshalb müssen wir froh sein, daß es eine Gruppe von Menschen gibt, die ihre Lebensaufgabe darin sehen, das von FREUD Gefundene zu bewahren und auszubreiten und die sich mit Leib und Seele einer auf FREUDs Auffassung basierenden Behandlung widmen, ungeachtet der Erstarrung, die dadurch in ihrem Weltentwurf entstehen *kann*. Es ist unsere Menschenpflicht, ihnen zu verzeihen, wenn ihr Weltentwurf sich so eingeengt hat, daß sie einen Schlüssel nicht mehr von einem Phallus unterscheiden können. Jeder, der Menschen psychisch behandeln will, muß diese Welt einmal bereist haben. Wenn es ihm dann glückt, sich aus dieser Welt wieder zu befreien unter Mitnahme aller Schätze, die er dort hat sammeln können, kann er ein sehr wertvoller Therapeut werden, vorausgesetzt daß er danach noch den Mut hat, auch noch andere Welten zu durchstreifen. Ein Acheron und ein Inferno lernt er in der Welt der Instinktpsychologie nicht kennen. Wie sollte er das auch können? Wer Gott nicht kennt, kennt das Inferno nicht, wer das Inferno nicht kennt, kennt den Menschen nicht.

In der Begegnung mit den Archetypen und mit den Forschern auf diesem Gebiet entsteht eine ganz andere Welt. Wohl sehen wir auch hier Tiere. Aber es sind dann doch nicht die vertrauten Tiere der Tierfreunde. Geheimnisvoll starren sie uns an, sie sind unergründlich und beladen mit jahrtausendealter Bedeutung. Dort bekommt alles für uns eine neue Bedeutung, aber eine aus Urzeiten stammende Bedeutung. Die Landschaft ist nicht mehr die vertraute Landschaft, Bäume werden tragische Figuren; lockende, herausfordernde, drohende Gestalten tauchen auf, Zauberer, Hexen, spukhafte Erscheinungen. Die Elemente sind nicht mehr das, was sie in einer häuslichen Welt für uns alle sind: Das Feuer, die Erde, das Wasser, die Luft werden mysteriöse Gewalten, die unser ganzes Sein durchdringen. Was uns anzieht, wovor wir uns ekeln, was wir begehren, wovor wir flüchten, was wir in ruhelosem Suchen wissen, was wir beschützen wollen und worin wir uns geborgen sehen wollen, was uns zum Schaffen treibt, was uns nach der Macht greifen läßt oder zur Unterwerfung treibt, was wir in ruchlosem Übermut wagen, unser Haß und unsere Liebe, unsere Schuld und unsere Gewissensbisse, unsere Empörung, unsere Verehrung und unsere panischen Ängste — dies alles steht in dieser Welt vor uns auf in einer überwältigenden Anzahl kraftgeladener Bilder. Das ist nicht mehr die Welt, die die Begegnung mit dem Instinkt herauf beschwört, auch wenn immer wieder an diese Welt erinnert wird. Dies ist nicht die präzise, schuldlose Welt von FREUD. Hier wird uns etwas in manchmal völlig unverständlicher Sprache zugerufen, hier werden wir gelähmt und gestärkt. Hier werden Geheimnisse enthüllt, nicht allein die Geheimnisse unseres persönlichen Seins; hier werden wir innerlich gewahr, daß das, was in allen Menschen zu allen Zeiten lebendig war, sich auch in uns selbst offenbart.

Hier wird ein Inferno vor uns sichtbar, aber auch ein Läuterungsberg und auch der Himmel. Inferno, Läuterungsberg und Himmel sind auf die Erde gekommen und sichtbar geworden. Diese Welt ist nicht die dämmerige Welt der Instinkte; sie ist ein wenig lichter geworden, eine reiche, tausendfaltig schattierte Welt, aber unergründlich und zum allergrößten Teil unbegreiflich. Wo das Licht des Geistes die Dämmerung in dieser Welt durchbricht, schaut ihr Bewohner das phantastische Bergland der Mythen. Die Archetypen sind die Bilder der Instinkte im Lichte des Geistes. Diese Welt ist nicht vollkommen. Es ist eine Welt in statu nascendi, eine Welt in Bewegung, nicht die Bewegung des Chaos, sondern die Bewegung von endlosen Meeren, die Bewegung von Atemholen und Herzschlag, die Bewegung von großen innerlichen Rührungen. Weil diese durch die Archetypen heraufbeschworene Welt eine Welt des fortwährenden Werdens ist, kann niemand ein blinder Prophet dieser Welt sein. Nur der Anfänger bleibt bei den Endprodukten stehen. Deshalb ist diese Welt auch nicht so dicht bevölkert wie die Welt der Triebe und Instinkte. Aber es gibt Menschen, die sich ganz und gar dieser Welt hingegeben haben.

Wer aus dieser Welt in die Welt der Existentialien tritt, der wird zu allererst betroffen durch ihre Nacktheit und durch ihre eisige Kälte. Die Welt der Existentialien ist eine kristallklare Welt. Wir sehen da riesenhafte geometrische Gebilde aus straff gespannten glitzernden Drähten aus vollkommen immateriellem Stoff. Diese Welt kennt keine Materie, keine Bilder, kein Werden, keine Bewegung; selbst das Transzendieren, das doch eigentlich Bewegung ist, ist hier gleichzeitig Stillstand. Werden, Sein und Transzendieren fallen in einem Augenblick zusammen. In dieser Welt werden Welten entworfen, in dieser Welt sind wir zwar in einer Welt miteinander, aber sehen einander nicht. In dieser Welt gibt es keine vorhandenen Dinge, gibt es kein eigentliches Leben, wie es der Biologe kennt. Führt ein Weg aus dieser Welt in die uns vertraute Welt des Alltags? Ich sehe keinen solchen Weg. Ganz in der Ferne sehen wir das Gewimmel des „Man“. Können dort die Menschen die Welt, aus der sie herausgeworfen wurden, noch sehen? Niemand kann diese Welt *sehen*, aber in allen schlummert ein Heimweh nach der Welt des wirklichen Seins. In der Sorge des Alltags, in der Liebe, in der gemeinschaftlichen Welt, in der Angst wird etwas von den Konstituentien des wirklichen Seins enthüllt: die Sorge, die Liebe, die Angst, die Modalitäten des Seins, die das Entwerfen von Welt ermöglichen. In der Welt des Alltags sind davon überall Spuren zu finden, bricht manchmal etwas durch vom Wesen der Existenz.

Überall da, wo in der Welt des Alltags den Menschen etwas von der Essenz der anderen Menschen und Dinge anrührt, wird er an das Land seiner Herkunft erinnert, an die Klarheit der Welt des Seins, aber auch an die Angst und das unbegreifliche Nichts. Es muß doch einen Weg zwischen diesen beiden Welten geben, der Alltagswelt und der Welt der Existentialien, aber es gibt niemanden, der diesen Weg zeigen kann. Die Menschen in der Welt der Existentialien sind ohne Materie, ohne Leben, sind reiner Geist. Die Menschen, die aus dieser Welt kommen, gereifte, menschliche Menschen, bleiben erkennbar an etwas Unbeschreiblichem, an ihrer Ehrfurcht für das Unsagbare am Menschen. Nichts ist für sie ein Ding. Nicht dadurch fühlen sie sich eins mit allen anderen, daß sie Träger universeller archetypischer Bilder sind, sondern durch ihr Wissen, daß ihre Existenz in der Existenz der anderen mitgegeben ist. Sie haben etwas erlebt von dem Geheimnis des Nichts, sie haben das Licht des Geistes geschaut. Wer ungereift aus dieser Welt heraustritt, ist nicht durch den zu schmalen Lebensentwurf, wie er im Lande der Instinkte herrscht und durch die Geistblindheit der in diesem Lande lebenden Menschen gekennzeichnet, ist nicht gekennzeichnet durch das Verwirrende und Düstere des Landes der Archetypen, aus dem der Ungereifte wie aufgeblasen zurückkehrt. Doch ist er fühllos für die Wärme der Instinkte, für die dramatische Kraft der archetypischen Wirkungen, dazu verdammt, der Faszination des Geistes verfallen zu bleiben und mit Begriffen zu spielen. Wir bewundern ihn um seines virtuosen Hantierens mit äußerst schwierigen Begriffen, um seines Jonglierens mit immateriellen Existentialien willen, bis wir sehen — das ist die Ironie seines Schicksals —, daß das Immaterielle in seinen spielenden Händen ein vorhandenes Ding geworden ist.

Über Reduktion und Deformation und über die Zusammenhänge zwischen Instinkt, Archetypus und Existential

Meiner Überzeugung nach führen alle drei Begriffe zur Reduktion, wenn sie unabhängig voneinander, isoliert gebraucht werden. Aber jeder von diesen drei Begriffen reduziert den Menschen auf ganz verschiedene Weise. Die Neigung zur Reduktion ist ein allgemeiner Zug beinahe in jeder, vielleicht buchstäblich in jeder Wissenschaft. Es gibt eine unbezwingbare Neigung, den Menschen aus einem Prinzip abzuleiten. In der Epoche des Materialismus ist die Reduktion am weitesten gegangen. Es ist interessant, daß die Wissenschaft im letzten Jahrhundert immer wieder Reduktionen zurücknehmen mußte. Der Zeit, in der man glaubte, das Leben auf rein chemische Prozesse zurückführen und das Psychologische aus dem Biologischen ableiten zu können, folgte eine Zeit, in der im Lebendigen etwas gesehen wurde, das nicht zur Gänze aus physikochemischen Prozessen abzuleiten war. Der Ausspruch von Donders, daß alle Psychologie eigentliche Biologie sei, findet nicht mehr allgemeine Zustimmung. Der Gedanke, daß Geist und Psyche nicht identisch seien, findet wieder Verteidiger. Ich denke dabei an den meisterhaften Aufsatz von Ortega y Gasset: „Vitalität, Seele, Geist." Wenn ich davon ausgehe, daß „Geist" und „Sein" sich sehr nahe berühren, möchte ich kurzweg sagen: Die Instinktivität gehört zur Vitalität, der Archetypus zur Seele, die Existenz zum Geist, um durch diese Zuordnung zugleich anzudeuten, daß bei jedem Versuch einer Reduktion des einen auf das andere ein Verlust eintritt. Damit ist aber natürlich nicht gesagt, daß diese drei Begriffe in den Wirklichkeiten, die sie ausdrücken, nichts miteinander zu tun haben. Es ist nämlich unverkennbar, daß sie alle drei, zumindesten teilweise, etwas über ein und dieselbe Wirklichkeit, nämlich über den Menschen aussagen. Wenn das richtig ist, kann man dem Kliniker nicht verbieten, daß er auf der Suche nach den wechselseitigen Zusammenhängen dieser Begriffe bleibt.

Die Beziehung des Archetypus zu den beiden anderen Begriffen ist in seinem Begriff selbst gegeben. Aber worin besteht die Beziehung zwischen Instinkt und Existential? Persönlich glaube ich, daß diese Beziehung viel enger ist, als meistens zugegeben wird. Ist es denn zu leugnen, daß durch den Instinkt — ich denke jetzt an die 18 Instinkte von MacDougall — eine Welt entworfen wird, wenn auch ohne

Zweifel eine Welt in dämmerigen Umrissen? Ist aber diese Welt total anders strukturiert als die Welt der Existentialität? Ich will gerne zugeben, daß wir diese von den Instinkten entworfene Welt und das dazu gehörige In-der-Welt-Sein vom anthropologischen Gesichtspunkt aus eine defektuöse Welt nennen müssen, eine Welt, in der das Licht des Geistes nicht scheint. Ich wäre geneigt, die These aufzustellen: Es gibt zumindesten ebensoviele Existentialien wie Instinkte, jedes Existential hat sein Instinkt-Korrelat. Instinkte sind in der Tat Konstituentien des Seins, bedeuten Möglichkeiten des Seins. Doch ist es sehr gut möglich, daß es mehr Existentialien als Instinkte gibt, es sei denn, man würde annehmen — was mir fern liegt — daß das ganze menschliche Sein ohne Reduktion als ein biologisches Sein aufgefaßt werden kann. Damit stehen wir aber vor einem gänzlich ungelösten Problem: Gibt es im Menschen Triebfedern von nichtbiologischer Art oder verleiht das, was wir Geist nennen, den biologischen Kräften nur die Richtung und die Farbe? Aber dann sollte man vielleicht besser sagen: Es gibt Instinkte, aber keine Existentialien, oder Existentialien sind lediglich Instinkte im Licht des Geistes. Das ist wiederum nicht so ganz wahrscheinlich, wenn man bedenkt, daß sich der Geist gegen die Instinkte erheben kann. Dieser Umstand weist doch wieder auf geistige Triebfedern hin. Woher diese Triebfedern ihre Energie schöpfen, liegt völlig im Dunkeln.

Der Mensch kann gegen seine eigenen Antriebe angehen. Es ist klar, daß die Antriebe ihre menschliche Bedeutung durch die Existentialität erhalten; dies zeigt sich vor allem beim Studium der Perversitäten. Niemand wird leugnen, daß uns über die Perversitäten S. FREUD mehr gelehrt hat als alle Untersucher vor ihm zusammengenommen. Damit wird nicht verkannt, daß durch die Untersuchungen von VON GEBSATTEL, von E. STRAUS, vor allem aber auch durch die von M. BOSS auf die Perversitäten ein neues Licht fiel. Im Werk von Boss wird außerdem deutlich sichtbar, daß es in der Tat möglich ist, die Instinktlehre und die Lehre von der Existentialität fruchtbar miteinander zu verbinden.

Die Reduktion, die bei der Interpretation des Menschen angewendet wird, können wir, soweit es sich um die Instinktlehre handelt, als eine Reduktion des Menschen zu einem biologischen Organismus beschreiben. Doch ist die Reduktion, die in der Lehre von den Existentialien gelegen ist, mindestens ebenso stark; hier wird der Mensch seiner Vitalität und seiner Instinkte gänzlich entkleidet. Die Lehre von C. G. JUNG reduziert nicht oder kaum, droht aber, den Menschen zu groß zu machen.

Ohne Zweifel verformt jeder von den drei Begriffen das Bild des Menschen, wenn dieses Bild einzig und allein im Licht eines der Begriffe gesehen wird. In der Instinktpsychologie und in einem Teil der Psychologie von FREUD wird die Größe des Menschen aus dem Kleinen erklärt. Bei JUNG ist es oft umgekehrt. Die Kleinheit des Menschen wird aus seiner Größe interpretiert. Die Gefahr für unselbständige Nachfolger der Instinktpsychologie ist deshalb eine geistige Verarmung, die Gefahr für unreife Nachfolger von C. G. JUNG eine Aufgeblasenheit. Deformiert wird das Menschenbild in beiden Fällen. Das Menschenbild, das die Anhänger der Lehre von den Existentialen vertreten, ist unstofflich und der fundierenden biologischen Beschaffenheit des Menschen entkleidet. Dieses Menschenbild ist ein rein geistiges Bild. Paradox gesagt: in diesem Bild ist der Mensch unsichtbar. Dadurch gerät der unreif-unselbständige Nachfolger in die Gefahr, selbst in der gleichen Weise deformiert zu werden, die wahrhafte Begegnung mit dem Menschen zu verfehlen und in seinem geistreichen Spiel zu vereinsamen.

Viele halten die Begriffe Instinkt und Existential für unvereinbar. Die Phänomenologen erwecken den Anschein — manchmal nicht ohne Aufhebens — daß sie im Gegensatz zu den Psychologen und Biologen nicht über vorhandene Dinge sprechen. Diese Entgegensetzung ist nicht zutreffend. Weder Instinkt noch Archetypus gehören zu den vorhandenen Dingen; ganz gewiß sind sie ursprünglich nicht als solche gedacht. Ein Wort, das auf eine Aktivität hinweist, weist nie auf ein vorhandenes Ding hin. Das Leben, über das der Biologe spricht, ist kein vorhandenes Ding. Die das Leben beherrschenden Instinkte verweisen auf ein bestimmtes Getriebensein in eins mit einer als instinktiv reagierend vorausgesetzten Welt. Im Instinkt ist der andere oder das andere stets mit vorausgesetzt. Ein isolierter Instinkt ist undenkbar (vgl. dazu vor allem die Instinktdefinition von VON MONAKOW, worin dies sehr deutlich zum Ausdruck kommt, aber auch die anderen Instinktdefinitionen). Alle diese Definitionen verweisen auf ein Sein in der Welt, das ein Miteinandersein voraussetzt. Wenn man das einsieht, wird die Kluft zwischen Instinkt und Existential weniger tief. Wenn viele vergessen, daß das Wort Instinkt auf etwas Unaussprechliches verweist, und dann in der Tat mit diesem Begriff wie mit einem vorhandenen Ding umgehen, so möge dies eine Warnung gerade auch für die Anhänger der Existentialienlehre sein, in ähnlicher Weise innerhalb ihres eigenen Bereiches zu irren. Die Instinktenpsychologen können aber stets von neuem von den Existentialisten lernen insofern, als sie sich selbst keine Rechenschaft geben, daß der Instinkt kein vorhandenes Ding ist.

Der rein wissenschaftliche Forscher soll, ohne nach rechts oder nach links zu blikken, auch weiterhin den Menschen auf seine Instinktivität, seine archetypischen Urbilder und seine Existentialität hin untersuchen. Auf allen diesen Gebieten sind noch große Fortschritte zu erwarten. Es gehört nun einmal zur Struktur des Wissenschaftlers, der in seine Materie tief eindringen will, daß er *einer* Weise des Denkens seine ungeteilte Aufmerksamkeit widmet, wenn es auch wahr sein mag, daß vielleicht gerade der ganz große Forscher inspiriert durch Funde auf anderen Gebieten auf dem eigenen Gebiet zu tieferen Einsichten und neuen Funden kommt. Der klinische Forscher aber — und ich rechne zur Klinik auch die Therapie — der klinische Arbeiter, der mit dem konkreten Menschen in Berührung kommt, besitzt eine Arbeitsweise, die eine ganz andere wissenschaftliche Struktur erfordert als die Struktur welcher anderen Wissenschaft auch immer. Er wird niemals einseitig sein dürfen, will er dem einen konkreten Menschen, den er vor sich hat, nicht auf die eine oder andere Weise Schaden zufügen. Dieser Umstand veranlaßt den Kliniker zu der im Anfang dieses Aufsatzes genannten methodischen Unbekümmertheit. Mag es auch wahr sein, daß Instinkt, Archetypus und Existential in methodischer Hinsicht nicht miteinander zu vereinigen sind, so wird doch der Kliniker gezwungen sein, eine Lösung zu finden, die diese drei Begriffe zusammen für ihn brauchbar macht. Dabei wird er die Ergebnisse der drei Methoden in eine klinisch brauchbare Konzeption transponieren müssen. Denn der Kliniker *hat* alle drei Begriffe nötig. Der Archetypus steht nach meiner Meinung für ihn im Mittelpunkt. Ohne Zweifel hat C. G. JUNG recht, wenn er sagt, daß der Archetypus einen instinktiv-biologischen und einen geistigen Aspekt hat. Doch kommt der Kliniker nicht allein mit dem Archetypus aus. Die Unbestimmtheit des Archetypus ist unverkennbar, für den gewissenhaften Forscher nicht ganz befriedigend. Dieser versäumt jedoch auch etwas in seiner Arbeit, wenn er das enorme Tatsachenmaterial der allgemeinen Instinktlehre und das Tatsachenmaterial des triebpsychologischen Anteils der Freudschen Psychoanalyse vernachlässigt. In den Konsequenzen der Archetypenlehre vermisse ich auch, was ich in gleicher Weise in der Instinktpsychologie vermisse: die Zentrierung auf die Persönlichkeit. Diese anthropologische Seite muß durch eine Phänomenologie der Existentialität berücksichtigt werden. Es ist aber eine Tatsache, daß die Lehre von den Existentialien noch lange nicht auf denselben Reichtum an Einsichten verweisen kann wie die Instinktlehre und die Lehre von C. G. JUNG. Es ist evident, daß jemand, der seine Patienten behandeln will, diese Behandlung auf eine dynamische Psychologie gründen muß; eine Lehre, wie die von den Existentialien, liefert keinen theoretischen Beitrag zur dynamischen Entwicklungsgeschichte des konkreten Menschen.

Über die sogenannte „Latenzperiode"

Der Ausdruck „Latenzperiode" wurde vor ungefähr 60 Jahren von FREUD in die Literatur eingeführt. Die Auffassungen über diese merkwürdige Periode haben sich in dieser Epoche fast nicht geändert. Einige Autoren haben auf das Dunkle und vielleicht noch Unverstandene dieser Periode hingewiesen, aber das hat nicht zu irgendeiner Revision dieser Auffassung geführt. In der nicht-analytischen Literatur wird der Ausdruck oft überhaupt nicht angetroffen. Wenn man die Aufmerksamkeit unbefangen auf diese Zeit lenkt und man sowohl den Errungenschaften FREUDs als denen der nicht-analytischen Entwicklungspsychologen Rechnung trägt, gelangt man zu der Überzeugung, daß die ursprüngliche Freudsche Konzeption dringend einer Revision bedarf, anderseits aber, daß die nicht-analytischen Entwicklungspsychologen eine Vision vom Kind in genannter Periode aufzeigen, in der die psychoanalytischen Entdeckungen aufs schlimmste vernachlässigt werden.

In den „Drei Abhandlungen zur Sexualtheorie" schreibt FREUD (S. 51): „Es scheint gewiß, daß das Neugeborene Keime von sexuellen Regungen mitbringt, die sich eine Zeitlang weiterentwickeln, dann aber einer fortschreitenden Unterdrückung unterliegen, welche selbst wieder durch regelrechte Vorstöße der Sexualentwicklung durchbrochen und durch individuelle Eigenheiten aufgehalten werden kann. Während dieser Periode totaler und bloß partieller Latenz werden die seelischen Mächte aufgebaut, die später dem Sexualtrieb als Hemmnisse in den Weg treten und gleich wie Dämme seine Richtung beengen werden (der Ekel, das Schamgefühl, die ästhetischen und moralischen Idealforderungen). Man gewinnt beim Kulturkind den Eindruck, daß der Aufbau dieser Dämme ein Werk der Erziehung ist und sicherlich tut die Erziehung viel dazu. In Wirklichkeit ist diese Entwicklung eine organisch bedingte, hereditär fixierte und kann sich gelegentlich ganz ohne Mithilfe der Erziehung herstellen. Die Erziehung verbleibt durchaus in dem ihr angewiesenen Machtbereich, wenn sie sich darauf einschränkt, das organisch Vorgezeichnete nachzuziehen und es etwas sauberer und tiefer auszuprägen." Weiter finden wir auf S. 52: „Mit welchen Mitteln werden diese für die spätere persönliche Kultur und Normalität so bedeutsamen Konstruktionen ausgeführt? Wahrscheinlich auf Kosten der infantilen Sexualregungen selbst, deren Zufluß also auch in dieser Latenzperiode nicht aufgehört hat, deren Energie aber — ganz oder zum größten Teile — von der sexuellen Verwendung abgeleitet und anderen Zwecken zugeführt wird. Die Kulturhistoriker scheinen einig in der Annahme, daß durch solche Ablenkung sexueller Triebkräfte von sexuellen Zielen und Hinlenkung auf neue Ziele, einem Prozeß, der den Namen „Sublimierung" verdient, mächtige Komponenten für alle kulturellen Leistungen gewonnen werden."

Man muß hier bedenken, daß FREUD den Begriff „sexuell" erweitert hat (Selbstdarstellung): „Diese Erweiterung ist eine zweifache. Erstens wird die Sexualität aus ihren allzu engen Beziehungen zu den Genitalien gelöst und als eine umfassendere, nach Lust strebende Körperfunktion hingestellt, welche sekundär erst in den Dienst der Fortpflanzung tritt; zweitens werden zu den sexuellen Regungen alle die bloß zärtlichen und freundschaftlichen gerechnet, für welche unser Sprachgebrauch das vieldeutige Wort ‚Liebe' verwendet." (Auf den Einwand gegen diese Erweiterung komme ich später zurück.)

Wenn man die Darstellungen späterer Forscher über die „Latenzperiode" hiermit vergleicht, stellt sich heraus, daß die Konzeption FREUDs sich bis heute kaum geändert hat.

Im Jahre 1926 schreibt WILHELM HOFFER eine Abhandlung „Über die männliche Latenz und ihre spezifische Erkrankung" (Int. Zeitschrift für Psychoanalyse, Band XII). Er wundert sich über die Tatsache, daß seit FREUDs Auseinandersetzungen praktisch nichts über diese wichtige Periode geschrieben worden ist. Aus dieser Abhandlung zitiere ich folgendes: „Danach wissen wir nunmehr in einer dem dynamischen Gesichtspunkt unvergleichlich besser entsprechenden Form, daß die Latenzerscheinungen vom Untergang des Ödipuskomplexes, von der Bildung des Über-Ich, von der Güte und Standfestigkeit desselben gegenüber den verdrängten oder zu verarbeitenden Triebanteilen bedingt sind; ferner, daß der Motor, das primäre, ätiologische Moment, die Konstatierung des Geschlechtsunterschiedes, die Kastrationsdrohung, schließlich die narzistische Sicherung gegen deren Ausführung der Kastrationskomplex ist. Kastrationskomplex und Über-Ich stehen am Beginne der Latenz, jener als dynamischer Faktor, dieses als neuerrichtete Instanz; jener hat die ‚Gefahr seines (des Genitales) Verlustes abgewendet', dieses es (das Genitale) lahmgelegt, seine Funktion aufgehoben'."

Dann weist er auf die Bedeutung der durchbrochenen Latenz hin. Eine vollkommene Latenz hält er für selten.

NUNBERG gibt in seiner „Allgemeinen Neurosenlehre auf psychoanalytischer Grundlage" (1932) fast dieselbe Darstellung. Er läßt die Latenz im 4. oder 5. Lebensjahr anfangen. Auch er betont, daß die Latenz nicht absolut sei. In dieser Zeit „werden die Triebenergien zum Aufbau des Ich verwendet". Diese Periode wird charakterisiert „durch die Abwehr der sexuellen Regungen und den Kampf gegen die Onanie, der in einer Art geführt wird, die an zwangsneurotisches Zeremoniell erinnert. Damit geht die Verarbeitung des Ödipuskomplexes einher und die Aufrichtung der ästhetischen und ethischen Schranken. Außerdem stellen sich die ersten Versuche ein, die Außenwelt zu unterwerfen, aber auch sich anzupassen. Mit anderen Worten: In der Latenzzeit werden die sexuellen Energien auf andere, nicht sexuelle Ziele abgelenkt, sie werden sublimiert". Im Grunde ist dies genau so wie von FREUD dargestellt. Man findet aber nicht die so wichtige Bemerkung FREUDs, daß wir es hier mit einer organisch bedingten Entwicklung, die hereditär fixiert ist, zu tun haben.

Wenn wir diese Aussage mit der von FENICHEL, 1946 (The psychoanalytic theory of neuroses), vergleichen, lesen wir auf S. 62: „When one attempts to organize the abundance of phenomena in infantile sexuality one is struck by a period in which these phenomena are relatively few and the number and intensity of direct sexual manifestations are diminished. This is the so-called period of latency, extending from the sixth or seventh year of life until puberty. It is true, that sexual manifestations never completely disappear", „there are cultures in which a period of latency seems to be lacking and even in our culture there are many children who do not renounce their masturbation during these years, but even in these cases sex is less in foreground than it is earlier and later". FENICHEL läßt sich dann kurz aus über den Standpunkt einiger Autoren, wonach sich aus der Tatsache, daß in einigen Kulturen die Latenz nicht vorkommt, schließen lasse, daß „cultural restrictions must be responsible for the renunciation of sexual wishes". FENICHEL sagt m. E. ganz richtig, „biologisch und sozial determiniert ist kein Widerspruch". Er glaubt nämlich, daß etwas, was sozial determiniert sei, im Laufe der Jahrhunderte zu einer biologischen Determinierung werden könne. Er schreibt weiter: „At any rate, during this period the forces operative against instinctive impulses, such as shame, disgust and so forth, develop at the price of instinctual energies", und weiter „that pre-adult sexuality generally can be divided into three major periods: the infantile period, the latency-period and puberty. *The beginning and the end of the infantile period are very well known today, where as that which lies in between is still in need of much research. It is possible that in this in-between stage accidental variations are of greater import than they are in the beginning and end phases.*" (Kursiv von mir.) Hier wird zum erstenmal auf die Möglichkeit hingewiesen, daß unsere Kenntnisse von dieser Latenzperiode noch ganz unzureichend sind. Ich finde aber in seinen Schriften keine Versuche, diese Lücke auszufüllen. An anderer Stelle in seinem Buch (S. 110) fügt er dem Vorangehenden noch hinzu: „The influence of the super-ego first manifests itself typically after the passing of the Oedipuscomplex as a cessation or a decrease of masturbatory activities and of instinctual interests in general. Changes of partial instincts through inhibitions of their aims, sublimations of various kinds, and often reactionformations manifest themselves. The character of the person, that is, his habitual manner of handling external and internal demands, becomes consolidated during this period." Im Prinzip hat sich hier wenig geändert. Die Bedeutung des Über-Ich wird etwas stärker hervorgehoben.

THOMPSON in REES' „*Modern practice in psychoanalytic medicine*" (1949) schreibt S. 45: „At the close of the period of infantile sexuality the child arrives, as we have seen, at his solution of the Oedipus-situation. After this the urgency of instinctual life subsides to a great extent, though not completely, and the child enters upon what is termed ‚the latency-period'. The still unresolved anxieties of the earlier years are to a large extent left in abeyance, as it were, until puberty. This is so at any rate in civilised society, in which the child has such big tasks of intellectual development and sublimation to achieve, and in which the general pressure of society is against instinctual freedom. The latency-period does not occur to the same extent in primitive societies." (THOMPSON bemerkt, daß die Latenzperiode mit 5 bis 6 Jahren anfängt.)"... During the latency-period there is a steady development of intellectual capacity, with a consequent expansion of abilities and interest and hence against increase in scope of sublimation..."

Auch in der französischen Literatur finden wir beinahe die gleichen Äußerungen. YVONNE ROUSSEAU schreibt in „Sexologie infantile" (Etition sélecte, Brüssel 1947, p. 65): „... socialement il sait le jeu mené par les tendances d'une civilisation qui veut que les besoins du corps et surtout les besoins sexuelles soient rejetés à l'arrière plan pour laisser en vedette les besoins intellectuels d'une civilisation qui conseille aux individus de dégager leurs possibilités d'un objet particulier pour les reporter sur la collectivité toute entière."... „grâce à ces différents caractères, la phase de latence se trouve être le moment propice pour la naissance de sublimations affectives et intellectuelles, utiles et durables. C'est ce qui lui donne son importance de tout premier ordre du point de vue culturel."

Im Jahre 1951 erschien ein Aufsatz von EDITH BUXBAUM: „A contribution to the psychoanalytic knowledge of the latency period." (American Journal of Orthopsychiatry 1951, Band 2.) Vollkommen richtig nennt sie die Latenzperiode das Stiefkind der psychoanalytischen und kinderpsychiatrischen Literatur. BUXBAUM geht von der Zusammenfassung FENICHELS aus. Sie behandelt die Fragen: „What causes the recession of the oedipal feelings? Do they always recede or fade out? How does the ego grow in strength? What defencemechanisms develop or are prominent in this period? Which ones are normal? Which ones pathologic of pathogenic?" Es ist nicht möglich, die Antworten auf all diese Fragen innerhalb des Rahmens dieser Abhandlung zu geben. Für uns ist wichtig: Die ödipalen Gefühle verschwinden nicht immer. Der wichtigste Faktor ist das allmähliche Verschwinden des Kastrationskomplexes. Die Latenzperiode kennzeichnet sich vor allem durch die zunehmende Bedeutung des „Ich". „The super-ego gets firmly established. The ego learns to cope with sexual and aggressive drives and with the super-ego demands by building defenses which permit the child to function within their limits." Sie beschreibt verschiedene Krankheitsbilder bei Kindern, deren Über-Ich und Ich sich nicht genug entwickelt haben. „The defenses which we find at work in Jimmy's case (das Kind, das als Ausgangspunkt ihrer Betrachtungen dient) are repression of sexual and aggressive impulses, the repression is reinforced by other mechanisms, particularly by obsessive compulsive ones, by reaction formations and sublimations." Die Erziehung ist beim Aufbau dieser „defenses" behilflich. Sie beschreibt die Erfahrungen in einer Schule, die dem Grundsatz, die Kinder vollständig frei gewähren zu lassen, frönte. Einige Kinder wurden „dumb" davon, blieben zurück, spielten nicht mehr, wurden weinerlich, masturbierten usw. Als die Lehrer ihre Taktik änderten, Aufträge erteilten, Anforderungen stellten, blühten die meisten auf. Es stellte sich heraus, daß der Erzieher „needs to be able to ,set' frustrations and to ,make demands'." Sie zitiert die Worte der AUGUSTA ALPERT: „Too much instinctual gratification is a hindrance in achievement and sublimation."

Schließlich sei noch erwähnt, daß ERIKSON (1952), der mit seinem bedeutenden Werke „Childhood and Society" zu den besten Autoren auf diesem Gebiete gehört, sagt, daß „infantile genitality of course is destined to remain rudimentary, a mere promise of things to come. If not specifically provoked into precocious manifestations by special frustrations or special customs (such as organized sex plays), it is apt to lead to no more than a series of fascinating experiences which are frightening and pointless enough to be repressed during the stage which FREUD called the ,latency period', i. e. the long delay of sexual maturation."

Einen anscheinend etwas abweichenden Standpunkt vertritt VAN DER HOOP (Sexualiteit en Zieleleven, S. 18, 1925): „Einer der auffälligsten Aspekte der neueren psychologischen Auffassung ist wohl, daß diese Gefühlsentwicklung meistens schon ziemlich früh zu einem vorläufigen Abschluß gelangt. Zwischen dem 3. und dem

7. Lebensjahr liegt in der Hauptsache dieser sehr wichtige Abschnitt der Lebensgeschichte. Zwar machen die Folgen sich oft erst später bemerkbar, aber das Wachstum im Seelenleben umfaßt nach dem 7. Jahr mehr die Entwicklung des Verstandes,
so daß man gern von einer latenten Zeit in der Gefühlsentwicklung spricht." Auf
S. 19: „Während in der latenten Periode die Beherrschung der körperlichen Funktionen und die Zurückdrängung der Gefühle, die dabei störend wirken könnten, nahezu
vollständig geworden ist, drängen sich nun (in der Pubertät) neue, starke Emotionen auf und geben dem früheren, sinnlichen Interesse neue Lebenskraft." VAN DER
HOOP vermeidet das Wort „Sexualität", spricht aber von der Entwicklung des Ge-
fühlslebens. Auf die Bedenken dagegen kann ich hier nicht eingehen. Auffallend ist
jedoch, daß VAN DER HOOP genau wie die anderen die Latenzperiode aus der Unterdrückung der Gefühle erklärt.

Aus den in der Literatur festgelegten Daten geht hervor, daß sich die Einsichten
in die Latenzperiode, seit FREUD seine Meinung in den „Drei Abhandlungen" kund-
gab, wenig geändert haben. FREUDs Auffassung, daß wir es mit einem hereditär
fixierten, biologischen Prozeß zu tun hätten, der auch ohne jegliche Erziehung ent-
stehe, wird zwar von den meisten Autoren geteilt, aber bestimmt nicht immer deutlich ausgesprochen. Bei allen ist von Verdrängung die Rede. Es ist nicht ganz deutlich,
ob dies eine Verdrängung ist, die von einer innerlich verdrängenden Instanz ausgeht
oder aber, ob wir es mit einer Zügelung zu tun haben, die wir überall da im Biologischen und Psychologischen antreffen, wo Verfeinerung und Differenzierung einer
Funktion auftritt. Jede Entwicklung setzt Integrierung voraus, jede Integrierung
Zügelung undifferenzierter Funktionen. Ich habe den Eindruck, daß nahezu alle Forscher annehmen, daß die Freudsche Verdrängung im engeren Sinne in der Latenzperiode wirksam ist. In der späteren Literatur spielen hier die „Ich-Entwicklung",
die Wirkungen des sich nach der Ödipusphase entwickelnden „Über-Ich" und die
Wirkung des Kastrationskomplexes eine Rolle. — In den hier von mir gebrachten
Zitaten ist z. T. auch sehr deutlich, daß die Energie, die den Impuls zu intellektueller
und kultureller Entwicklung liefert, von der den sexuellen Trieben entzogenen Energie stammt. Dies ist wohl die Annahme aller, die in der kulturellen Entwicklung
eine Sublimierung erblicken.

Wenn wir heute, mehr als ein halbes Jahrhundert nach der ersten Publikation
FREUDs über die infantile Sexualität, uns darüber Rechenschaft zu geben versuchen,
was von dieser Lehre in diesem Punkt als feststehend betrachtet werden darf, muß
man zugeben, daß noch sehr viele Fragen unbeantwortet bleiben. Viele beharren bei
ihren Bedenken gegen die Erweiterung, die FREUD dem Begriff der Sexualität gegeben hat. Ich halte diese Bedenken für richtig, und zwar aus zwei Gründen: Es
scheint mir, daß FREUDs Auffassung, als bringe das sehr kleine Kind, wie er es nennt,
„Keime von sexuellen Regungen mit, die sich eine Zeitlang nicht weiter entwickeln",
eine feststehende Tatsache ist, auch dann, wenn man den Begriff „sexuell" nicht so
weit ausdehnt wie FREUD. Es ist durch die Erweiterung weniger deutlich geworden,
inwieweit das Kind in sehr primitiver Form sexuelle Triebe in engerem Sinne kennt.
Daß dies in pathologischen Fällen vorkommt, ist anerkannt. Wenn ein 5jähriges Kind
Erektionen bekommt, wenn es die entblößten Arme der Mutter sieht, so ist das eine
sexuelle Äußerung; wenn ein Kind mit deutlichem Lustgefühl masturbiert, ebenfalls;
wenn ein Kind von ungefähr 4 Jahren träumt: „Ich sah das Kinderfräulein nackt
und dann kam die Katze und kratzte mir die Augen aus" und dann ängstlich auf-

wacht, wäre es außerordentlich gekünstelt, hier nicht von „sexuellen Regungen" zu sprechen. Es ist sehr wahrscheinlich falsch, dies alles pathologisch zu nennen; wenn man das tut, beweist es mindestens, daß etwas in dieser Richtung vorhanden ist, weil das Pathologische niemals als etwas ganz Neues auftritt. Man kann daher ganz richtig von infantiler Sexualität reden. Soll die kindliche Sinnlichkeit zur Sexualität gerechnet werden, wie FREUD es tut? Dagegen gibt es m. E. zwei große Bedenken. Das kräftigste Argument *dafür* ist, daß in der erwachsenen Sexualität die ganze Sinnlichkeit eine Rolle spielt. Ich habe dieses Argument lange Zeit für ausschlaggebend gehalten. Der Gedanke der „Latenzperiode" in der sexuellen Entwicklung basiert hierauf, denn es ist tatsächlich die kindliche Sinnlichkeit, die in der Latenz bedeutend weniger zum Ausdruck gelangt als in der Periode vorher, auch weniger als in der Pubertät, außer den Zeiten des sexuellen Gerichtetseins. Ohne sexuellen oder — wenn man das bevorzugt — erotischen Reiz ist die Sinnlichkeit in der Pubertät und nachher geringer als sie es je in den ersten Kinderjahren war. So betrachtet ist die Latenzperiode nicht einmal eine richtige „Periode". Dürfen wir diese Neigung zur Sinnlichkeit tatsächlich sexuell nennen? Diesen Standpunkt habe ich aus folgenden Gründen aufgegeben: In den sexuellen Handlungen ist noch vielmehr enthalten als im eigentlich Sexuellen und Sinnlichen. Man kann doch schwerlich das Sprechen sexuell nennen, weil es solch eine große Rolle in der initialen Phase, im ganzen sexuellen Geschehnis spielt. Ich nenne besonders das Sprechen, weil wir im Sprechen ein außerordentlich wirksames zwischenmenschliches Kommunikationsmittel haben. Die Berührung mittels der Sinnesorgane, die sinnliche Berührung und das Sprechen sind wohl die wichtigsten Mittel zum Kontakte. Diese Feststellung führt uns zu einer ganz anderen Auffassung über die sogenannte Latenzperiode. Um dies klarzumachen, folgt hier eine Nebenbetrachtung über den Kontakt, wobei ich folgendes aus meiner Abhandlung über den affektiven Kontakt zitiere. „Der Mensch ist für den Kontakt mit anderen veranlagt. Ohne Kontakt ist der Weg, den er geht, undenkbar. Hier tut sich eine andere, merkwürdige Perspektive auf. Der noch Ungeborene ist noch ganz mit dem andern in Berührung, in einer engen Gebundenheit. Die ganze Welt unendlich vieler Kontakte steht von Anfang an offen. Dadurch, daß der Mensch in der Möglichkeit des Kontaktes steht, berührt er und wird er berührt, ein Berühren und Berührt-Werden im ganzen Umfange seiner Bedeutungen, von der physischen Berührung bis zur unbewußten oder kaum bewußten psychischen Berührung. Ich frage mich, ob dasjenige, was auf der physischen und biologisch-psychischen Ebene die Berührung ist, nicht die Anrede und das Anrufen, das Angeredet- und Angerufen-Werden auf geistiger Ebene bedeutet. Die Möglichkeit wird von den Sinnesorganen geschaffen. Das Leben besteht aus Kontakten. Durch die Kontakte werden Verständnis und Begegnung möglich. Der Mensch befindet sich in Berührung mit der ganzen Wirklichkeit", und weiter: „Der Mensch ist in fortwährender Berührung; die Art des Kontaktes ändert sich im Laufe seiner Entwicklung. Es würde sich lohnen, diesen Entwicklungsgang festzustellen, wobei ich noch dahingestellt sein lasse, ob die Tatsache des In-Berührung-Seins nicht in allen Lebensphasen die gleiche ist, die Kontaktmittel sich aber ändern, d. h. die Gerichtetheiten, die Intentionen und die Haltungen, worin Kontakt gefunden wird. Die freie Verfügung über die Art des In-Kontakt-Seins wechselt. Auch in der Kinderpsychologie wird immer mehr klar, daß ein bestimmter Grad von Kontakt notwendige Voraussetzung für die optimale Entwicklung ist."

Wenn wir dieses Kontaktbedürfnis und das ständige In-Berührung-Sein mit dem Menschen und der Welt der Dinge in den Mittelpunkt stellen, wird die infantile Sexualität und Sinnlichkeit und später die „latente Periode" in ein ganz anderes Licht gerückt und versteht man auch die Richtigkeit der Aussage von Eric Fromm in „Fear of Freedom": „The key-problem of psychology is that of the specific relatedness of the individual towards the world and not that of the satisfaction or frustration of this or that instinctual need per se."

Der Kontakt, den der Neugeborene mit seiner Umgebung hat, bewegt sich durchaus im Medium der Sinnlichkeit, ein anderer ist nicht möglich. Ebensowenig ist ein anderer Kontakt mit sich selbst möglich. Der sinnliche Kontakt durch die Sinnesorgane ist der ursprünglichste aller Kontakte. Nun ist es vielleicht nicht richtig, dies einen *sinnlichen* Kontakt zu nennen, sondern nur dann von sinnlich zu reden, wenn die Sinnesorgane an sich zur Lust führen und nicht, wenn die Lust aus dem Kontakt mit dem anderen stammt. Dies wäre vielleicht richtiger, aber die Lust durch Kontakt läßt sich oft nicht von der ausschließlich durch die Sinnesorgane verursachten unterscheiden. Auch im erwachsenen sinnlichen Kontakt durchflechten — wenn er normal ist — die beiden sich wechselseitig und kräftigen einander. Wenn es sich bei den Erwachsenen im Kontakt mit den Sinnesorganen *nur* um die sinnliche Berührung handelt, ist das Wort „lüstern" dafür die richtige Bezeichnung. Durch Verwechslung von Sinnlichkeit und „Lüsternheit" opponiert man gegen den Begriff der ‚kindlichen Sinnlichkeit'." Ich bin der Meinung, daß die Sinnlichkeit als Kontaktmittel beim Kinde dominiert.

Wie sollen wir nun die frühe Kindermasturbation verstehen? Hierin stecken wahrscheinlich drei Komponenten: ein Kontaktsuchen mit der eigenen Körperlichkeit, mit einem primordialen, sehr unbestimmten Selbst; etwas, was mit den „Keimen" der Sexualität zu tun hat, und sinnliche Lust um der Lust willen sucht. Für das, was Freud die „Haut-Erotik" nennt, ist es am leichtesten einzusehen, daß es sich meistens um Kontakt-Lust handelt. Die Oralität trägt jedoch in mancher Hinsicht das Kontakt-durch-Sinnlichkeit-Gepräge, doch fast immer kommt die Lust durch Ernährung hinzu. Die Analität ist schwer zu durchschauen; wie stark dabei die Lust durch Sinnlichkeit an sich ist, ist undeutlich. Daß hier ein sexueller Keim vorhanden ist, ist unwahrscheinlich; die Lust zum Kontakte mit der eigenen Körperlichkeit ist sicher auch da, doch gibt es hier bestimmt noch viele andere Lustquellen: Lust und Unlust durch den Kontakt mit der Person, die das Kind sauber macht; der Kontakt steckt hier in der guten Ausführung einer Handlung zum Gefallen der Pflegerin oder der negative Kontakt in der Weigerung, sie zu vollbringen. Es ist auch Lust da — schon in einem ganz anderen Bereich — um der Leistung willen, wenn man es will, um das tatsächlich oft mit Äußerungen der Bewunderung empfangene „Geschenk". Hier sehen wir zugleich neue Kontaktmittel: Kontakt durch Gehorsam und — negativ — durch Widersetzlichkeit. Es wäre vielleicht noch richtiger, die Defäkation des sauberen Kindes als eine merkwürdige erste Vorläuferin von Arbeit und Pflicht, denn als eine Form infantiler Sexualität zu betrachten. An dieser Stelle ist es von Bedeutung zu bemerken, daß es, schon ehe das Kind sauber ist, deutliche Anzeichen gibt, daß das Kind es als unangenehm empfindet, im eigenen Kot zu liegen. Wahrscheinlich beginnt die „Ekel-Barriere" sich längst vor der Latenz zu entwickeln.

In der sogenannten ödipalen Phase sind viele Kontaktmittel da; die Sinnlichkeit als Kontaktmittel steht mit der Lust-des-Kontaktes-wegen voran; einen Keim von

Sexualität gibt es auch. Vielleicht aber nicht so stark, wie man aus der älteren analytischen Literatur schließen müßte. Wenn das Sexuelle deutlich zu sein scheint, ist das noch nicht immer der „Keim der Sexualität", sondern ein Kontaktmittel, nachdem das Kind die „Urszene" gesehen hat oder in dieser Hinsicht etwas vermutet. Daß ein Keim von Sexualität anwesend ist, wird dadurch sehr wahrscheinlich, daß das Geschlecht des Kindes und das von Vater und Mutter eine Rolle spielt. Auch hier möchte ich wieder sagen: Auch wenn man annähme, daß sexuelle Ödipalität immer auf eine krankhafte Störung deute, wäre das doch ein bedeutender Fingerzeig dafür, daß bei dem Kinde tatsächlich sexuelle Keime da sind.

Im „Fühlen" der eigenen Körperlichkeit in positivem Sinne, dem Gefühl der Sättigung, steckt sicher eine Lust, die ein sinnliches Gepräge hat; trotzdem gibt es keinen Grund, dies sexuell zu nennen. Es sind sehr allgemeine, vitale Gefühle, die von denen der Sinnesorgane verschieden sind (vgl. SCHELERs Gefühlsschichten).

Nun tritt die Latenz ein. Wenn ich richtig sehe, verschwindet vor allem die Sinnlichkeit als Kontaktmittel; die „Keime der Sexualität" verschwinden m. E. nicht oder kaum, sie werden vielmehr ausgeprägt sexuell; die sexuellen Spiele, die sexuelle Neugier, das doch wohl als sexuell zu bezeichnende Gefühl bei „Enthüllungen" über das Geburtsgeheimnis durch Freunde oder das Phantasieren darüber. In dieser Sexualität fehlt aber das Suchen sinnlichen Kontaktes fast oder ganz. Die Zärtlichkeit ist bei diesen Kindern durch das Geschlecht bestimmt. Es sind der Verliebtheit sehr ähnliche Beziehungen oder Zärtlichkeiten aus der Ferne, die bei Kindern über 9 Jahre ein ausgesprochenes erotisch-sexuelles Gepräge annehmen können.

Will diese Latenz nun besagen, daß das Sinnliche verdrängt worden sei? Dafür gibt es eigentlich keine Anhaltspunkte. Das sinnliche Kontaktmittel verschwindet, weil es andere, wirksamere Berührungen mit dem Mitmenschen und der Welt gibt. Diese Kontaktmittel sind schon längst vor der Latenz da, sind jedoch zunächst weit weniger entwickelt. Ich meine den Kontakt mit Hilfe des Wortes und die Annäherung mittels der Intelligenz, das Verstehen-Wollen von Welt und anderen. Durch das Wort braucht der affektive Kontakt, der sich als ein Kontakt besonderer Art schon deutlich abzeichnet, das sinnliche Kontaktmittel nicht mehr. Wir dürfen übrigens nicht vergessen, daß der nicht sinnlich-affektive Kontakt beim sehr jungen Kinde auch schon im Blick, vor allem im Lächeln oder im Kontakt mit gegenseitigen, kleinen Lauten als Vorläufer des Wortes da ist.

Daß das „Ich" und das „Über-Ich" sich in dieser Zeit entwickeln, ist bestimmt richtig. Sehr wahrscheinlich ist es aber unrichtig, darin eine Folge des Ödipuskomplexes zu erblicken, wenn auch Identifikation und Introjektion eine gewisse Rolle spielen. Doch es kommt etwas zur Entfaltung, was mit Sinnlichkeit und Sexualität nichts zu tun hat. Wir dürfen dabei nicht vergessen, daß durch die Entwicklung des „Ich" und vor allem des Wirklichkeitssinnes sich das ganze In-der-Welt-Sein ändert, wozu auch wieder neue Kontaktmittel und neue Befriedigungen kommen.

Es wird nun notwendig, daß wir uns über das, was sich im Kind in dieser Periode abspielt, Rechenschaft ablegen. Wir können bei Psychologen, wie CHARLOTTE BÜHLER, PIAGET, ODIER u. a., in die Lehre gehen. Ich wähle hier eine Zusammenfassung von LANGEVELD aus seiner „Ontwikkelingspsychologie".

Es ist deutlich, daß wir uns das, was das Kind in seiner Entwicklung durchlebt, nicht kompliziert genug denken können. LANGEVELD hegt Bedenken gegen eine Einteilung in Phasen, welche er gekünstelt findet. Hierin geht er viel weiter als die meisten. Ich meine aber, daß es genug Strukturänderungen gibt, um von Phasen reden zu dürfen, obgleich ich zugebe, daß die Phaseneinteilung noch von keinem ganz überzeugend dargetan worden ist. Am überzeugendsten sind für mich die von CHARLOTTE BÜHLER angegebenen Phasen der Prä-Pubertät. Hören wir nun LANGEVELD: „Alles seit der Geburt bewegt sich in die Richtung der Selbständigwerdung und alles seit der Entdeckung der Sprache in die der intellektuellen und kulturellen Invention und ist dabei in starkem Maße von Erziehungsmomenten abhängig." „Man darf hier z. B. an besonders wichtige Entdeckungen in der Entwicklung denken: 1. die Entdeckung der Sachwelt in ihrer nicht vom Menschen abhängigen Eigenart, 2. die Entdeckung des Lebens als Aufgabe, 3. die Entdeckung des eigenen Innern, 4. die Entdeckung des anderen Geschlechtes als ‚anziehend‘." „Aber", sagt LANGEVELD, „dann entgehen uns andere, äußerst wichtige Erlebnisse; die Entdeckung des Werkzeuges in engem Zusammenhang mit der Entdeckung des Mechanischen (die objekteigenen Beziehungen, zu denen das Werkzeug paßt), die Orientierung in immer größerem Kreise sich vom Zuhause und von der eigenen Zeit entfernend, das Eintreten in einen Kreis von Altersgenossen und die Entwicklung zum Sich-darin-Behauptens ohne Hilfe der Erwachsenen, das Sich-fügen-Lernen in eine allgemeine Art des Betragens, ohne dazu persönlich aufgefordert zu werden, das Akzeptieren des verlorenen Spieles und das Eingestehen von Unrecht, die Entwicklung des Schamgefühles als Ausdruck der Reserven der eigenen Intimität usw."

„Eine Entwicklungspsychologie müßte dartun, wie sehr in all dieser ‚Entwicklung‘ die Erziehung eine dominierende Rolle spielt, so daß die Person als ein ‚Werkstück‘ nach einem skizzenhaften und keineswegs statischen Modell der sogenannten ‚gegebenen Anlage‘ und ‚natürlichen Reifung‘ entsteht."

Nicht nur, daß durch das Wort die Sinnlichkeit als Kontaktmittel nicht mehr nötig ist, auch nicht im Kontakt mit den Personen aus nächster Umgebung — sie wird auch geringer, weil sie im Kontakte mit weniger Bekanntem als unzureichend empfunden wird. Die Sinnlichkeit „an sich" ist in dieser Zeit geringer, wahrscheinlich weil das Interesse auf so viele andere Dinge gerichtet ist und es eine Sinnlichkeit anderer Qualität gibt. Die vitale Lust am Funktionieren der Körperlichkeit, die beim kleinen Kinde schon sehr deutlich an den Tag tritt, ist während der Latenz deutlich da; vor allem die Lokomotion trägt das ihre dazu bei (rennen usw.). Doch auch hier fängt schon mit dem Rennen das Sich-Balgen an. Im Herumtollen der Kinder dieses Alters steckt zweifellos eine sinnliche Komponente.

Hat es wirklich noch Sinn, all diese Kontakte: durch das Wort, durch die Intelligenz, kulturell — „Sexualität" zu nennen? Es hat nur Sinn, falls die Energie, worauf dies alles basiert, ursprünglich sexuelle Energie sein würde. Hiergegen läßt sich manches einwenden. Daß die Energie der sexuellen Triebhaftigkeit nicht nur von allen viel weniger spezifizierten Lustgefühlen, der Lust am Kontakt, der vitalen Lust, der Lust am guten Funktionieren, die Grundlage bilden sollte, ist nicht anzunehmen, weil das Allgemeine sich nie aus dem Spezifizierten entwickelt. Ich denke hier an die Formulierung VAN DER HORSTS in seiner „Anthropologischen Psychiatrie", 2. Teil, S. 124: „In dieser Betrachtung steckt etwas, was gegen den allgemeinen Lauf der Dinge verstößt. Überall in der Natur sehen wir, daß eine fortschreitende Entwicklung von Differenzierung begleitet wird; das Spezifische kommt nach dem Allgemeinen. Und so läßt sich nicht einsehen, weshalb die spezifisch sexuellen Gefühle einem mehr amorphen Gefühl des Wohlbefindens, einem Befriedigtsein des ganzen Körpers vorausgehen sollten..." Nun könnte man noch anführen, daß sowohl das Sprechen als auch der Versuch des verstandesmäßigen Erfassens Spezialisierungen des spezifisch Sexuellen seien. Es hat aber nicht den Anschein. Falls man alles als Spezialisierungen eines einzigen großen Antriebs, einer allgemeinen Libido oder eines élan-vital, einer Urhorme betrachten will, läßt sich dem nicht widersprechen, wenn es auch viele gibt — und ich rechne mich selbst zu ihnen —, die meinen, daß sich nicht alles im psychischen Leben auf eine biologische Kraft zurückführen läßt. Falls man dies alles für nicht sexuelle „Ich-Triebe" (Freud) hält, ist das nicht mit Bestimmtheit zu widerlegen.

Aus den genannten Gründen lehne ich die Sublimierung als normalen Vorgang ab. Ich leugne aber nicht, daß es Formen und Inhalte kulturellen Lebens gibt, die es zum Teil wohl sind. In diesem Sinne gibt es sublimierte Kunst, Religiosität usw., aber diese sind — ich habe dies anläßlich der Religiosität schon früher beschrieben — phänomenologisch verschieden und ich möchte hinzufügen, auch genetisch verschieden: Es sind unechte Formen der echten, genuinen psychischen Äußerungen.

Die Konzeption der Sublimierung hat auch im Kreise der Analytiker Anlaß zu Schwierigkeiten gegeben. Ernst Kris gibt eine vorzügliche Auseinandersetzung darüber in seinen „Psychoanalytic explorations in Art", Int. Univ. Press, New York, 1952, S. 26: „The usage of the word ‚Sublimation' in Freuds own writings is far from consistent and was subject to a number of vicissitudes (S. Bernfeld, 1922, 1931; Sterba, 1930); as a consequence a number of shades persist in general psychoanalytic usage. However, the variations of meaning tend to be less frequently discussed than the conditions under which, according to clinical observation, sublimation is favoured, a topic of central importance in all therapeutic contingencies.

Sublimation, listed also as one of the defense mechanisms of the ego, designates two processes so clearly related to each other, that one might be tempted to speak of one and the same process: it refers to the displacement of energy discharge from a socially inacceptable goal to an acceptable one and to a transformation of the energy discharged; for this second process we here adopt the word ‚neutralization'. The usefulness of the distinction between the two meanings becomes apparent, when we realize that goal substitution and energy transformation need not to be synchronous; the more acceptable, i. e. ‚higher' activity can be executed with energy that has retained or regained its original instinctual quality. We speak then of sexualization or aggressivization. Clinical experience points to this danger which may be responsible for malfunctions of various kinds from symptom formation to inappropriate performance."

Auf Grund von alledem halte ich die Konzeption einer „Latenzperiode" für unrichtig. Auch die Bezeichnung dieser Zeit (also abgesehen von der Theorie darüber) stimmt nicht, weil es Unsinn ist, ihr, nachdem soviel über diese Periode bekannt geworden ist, diesen Namen beizulegen. Die Gefahr negativer Benennung ist unter anderem, daß nicht erkannt wird, daß die Positiva Tendenzen und Bedürfnisse sind, die für das spätere Aufwachsen ebenso notwendig wie die der ersten Kinderjahre sind. Die Bedeutung der „maternal deprivation" wird heute deutlich erkannt, aber was geschieht mit Kindern, die in der „Latenzperiode" nicht genügend intellektuellen Kontakt entwickeln, die nicht „erzogen" werden, was vielleicht ein genau so starkes Bedürfnis ist, wie es der mütterliche Kontakt in jüngeren Jahren ist? Daß Kinder nach „Erziehung" verlangen, wird trefflich beschrieben im oben genannten Aufsatz der Edith Buxbaum.

Schließlich will ich noch etwas über das Latent-Sein psychischer Triebe und Tendenzen sagen. Ich will mit einer Frage anfangen: Warum hat man nur die infantile Sexualität in dieser Periode als latent betrachtet, während man mit gleicher Berechtigung (oder nicht) das magisch-animistische Denken latent hätte nennen können, oder das ozeanische (vgl. WESTERMAN HOLSTYN: „Inleiding tot de Ontwikkelingspsychologie"). Auf diese Frage muß ich die Antwort schuldig bleiben, es sei denn, daß man es der starken Einstellung aufs Sexuelle, die in den ersten Dezennien der Psychoanalyse zweifellos vorherrschte, zuschreiben will.

Nun gibt es folgenden Unterschied: Man nahm an, daß die infantile Sexualität verdrängt worden sei, während man in der Entwicklung des irrationalen Denkens zu rationalem Denken einen Fortschritt zu einer höheren Stufe erblickte. Ich halte es nicht für richtig, in solchem Falle von Latenz niederer Stufe zu sprechen, wenn diese später wieder sichtbar werden kann. Doch dann soll man auch nicht von Latenz reden, wenn die Entwicklung der Kontaktmittel oder — so man will — die Entwicklung des Kontaktes eine Kontaktform zum Verschwinden bringt.

Es ist also deutlich, daß eine sogenannte Latenz nicht immer auf Verdrängung hinzuweisen braucht, sicher nicht, wenn es sich um Entwicklungsstufen handelt. Es scheint mir aber, daß wir dieses Problem auch noch auf eine ganz andere Weise anfassen können.

In den Theorien wird noch stark „atomistisch" gedacht, in getrennt gedachten Funktionssystemen, genau in derselben Weise, wie es bei der Lokalisation der Funktionen im Nervensystem getan wurde und bisweilen immer noch getan wird. Nun, da man immer mehr einsieht, daß es keine lokalisierten Funktionen gibt, sondern daß an jeder Funktion der ganze Organismus teilhat, müssen viele früheren Einsichten revidiert werden. Dasselbe findet in der Psychologie statt, wo die Totalitätsauffassung sich immer mehr durchsetzt. Alle psychologischen Funktionen und Fähigkeiten, von denen wir reden, sind Abstraktionen, die in concreto als solche nicht vorkommen. Es ist merkwürdig, daß es so schwierig ist, sich dieser Tatsache stets bewußt zu bleiben. Durch dieses unausgesetzte, abstrahierende Objektivieren psychischer Erscheinungen entstehen die größten Verwirrungen. Vom Worte, das diese Abstraktion angibt, dem terminus technicus, meinen wir immer, daß es eine konkrete Realität bestimme. So werden die psychischen Erscheinungen zu „vorhandenen Dingen", wie die phänomenologischen Anthropologen sagen. Es ist unendlich schwer, diese Neigung bei sich selbst auszumerzen. Ich spüre bei meinem Unterricht, daß ich mir dessen am meisten bewußt bin beim Reden über Halluzinationen oder Wahn. Bei der Affektivität ertappe ich mich öfters dabei, daß ich die Affektivtät für etwas Konkretes, Apartes halte, und bei der Sexualität fängt diese Einsicht erst allmählich an mir klarzuwerden. Es gibt in der Persönlichkeit nicht eine bestimmte regio, wo sich *die* Sexualität befindet. Die Sexualität als solche besteht nicht. Der Mensch kennt Äußerungen und Stimmungen, an denen er als Ganzes teilhat und die wegen bestimmter Qualitäten, die darin wieder zu erkennen sind, sexuell genannt werden. Wenn er sich nachher anders benimmt oder anders gestimmt ist, ist die „Sexualität" nicht mehr da. Das braucht nichts mit Verdrängung zu tun zu haben. Es wäre auch vollkommen falsch zu behaupten, daß die Sexualität dann latent sei. Wenn ein Mann sich eingehend mit etwas befaßt, ist seine Sexualität nicht latent. Wenn ein Mann ein rationales Schema ausarbeitet, ist seine Irrationalität nicht latent usw. Etwas anderes ist es, wenn während des Sich-eingehend-mit-etwas-Befassens sich in ihm etwas — eventuell unter hormonaler Wirkung — zu ändern beginnt. Dann ändert sich sein innerer Zustand. Nun gibt es eine Zeit, wo die Sexualität noch nicht gespürt wird, sich aber schon etwas geändert hat. Wenn er es zu spüren beginnt, versucht er vielleicht, es zu verdrängen. Dann könnte man vielleicht sehr vorsichtig von „latent" sprechen.

In diesem Aufsatz habe ich nur unvollständig über die „Latenzperiode" geschrieben. Sehr vieles sollte noch ausgearbeitet werden, um zu einer Revision — die wertvoll wäre — zu gelangen. Was ich hier skizzenhaft bezüglich der Latenzperiode unternommen habe, müßte fast für die ganze analytische Lehre geschehen. Es wäre erwünscht, daß diese Revision von analytisch gut ausgebildeten Forschern ausginge, sonst besteht die große Gefahr, daß das überaus Wertvolle der analytischen Errungenschaften verlorengeht.

Einige Bemerkungen über Pharmakologie und Psychiatrie *

Von der Pharmakologie wird sehr vieles für die Psychiatrie erwartet. Sie teilt diese beinahe beängstigend große Erwartung mit der Psychotherapie. Es ist meines Erachtens kein Zweifel, daß diese zwei großen Mächte, Pharmakotherapie und Psychotherapie, zu einem Vergleich miteinander kommen müssen. In dem Lager der pharmakotherapeutisch orientierten Psychiater findet sich oft eine unvollkommene Kenntnis der psychotherapeutischen Möglichkeiten, in dem Lager der Psychotherapeuten ist das Umgekehrte der Fall. Viele Psychotherapeuten raten ab, während einer psychotherapeutischen Behandlung Pharmaka zu gebrauchen, sie tun das manchmal zu recht, manchmal ganz zu unrecht. Es ist klar, daß diese Situation sich für den Patienten nur schädlich auswirken kann. Solange diese Diskrepanz unter den Psychiatern besteht, ist es beinahe unmöglich, daß der praktische Arzt zu einem richtigen Urteil kommt. Bei dem praktischen Arzt ist das Interesse für Psychiatrie und Psychotherapie noch immer nicht groß genug. Leider gilt der Ausspruch von HENRI EY: „die Psychiatrie ist die einzige medizinische Spezialität, von der die Kollegen mit Stolz erklären nichts zu wissen" noch immer für nicht wenige, vor allem ältere Ärzte. Die pharmakotherapeutische Industrie sorgt für eine enorme Propaganda. Der praktische Arzt findet auf seinem Frühstückstisch die neuesten Mittel angepriesen. Kann er besser beweisen, ein Arzt zu sein, der ganz auf dem laufenden ist, als wenn er diese Mittel noch am gleichen Tage verschreibt, manchmal mit Erfolg, manchmal zum Schaden seiner Patienten?

In diesem Vortrage werde ich mich befassen:

1. Mit den wissenschaftlichen Problemen, die sich ergeben, wenn wir ernsthaft versuchen, das Wirkungsgebiet der Psychotherapie und der Pharmakotherapie anzugeben.

2. Mit der Unfähigkeit der heutigen Psychologie und Psychopathologie, ein richtiges Verständnis dafür zu vermitteln, was ein bestimmtes Pharmakon psychologisch und psychopathologisch am psychischen Befund verändert.

Um Mißverständnissen zuvorzukommen, möchte ich aufrichtig zugeben, daß ich — obwohl alles, was ich oben sagte, für die Mittel, die auf diesem Colloquium bespro-

---

* Vortrag, gehalten auf einem internationalen Colloquium über Chlorpromazin in Paris, Oktober 1955.

chen werden, volle Gültigkeit hat — voller Dankbarkeit das Largactil und das Serpasil als die größten Gaben betrachte, die uns im letzten Dezennium beschert wurden.

Kein Geringerer als FREUD hat schon 1914 ausgesprochen (zitiert aus einem Artikel von unserem leider verstorbenen, in Amerika tätig gewesenen Landsmann VAN OPHUYZEN): „We must bear in mind that some day all our provisional formulations in psychology will have to be based on an organic foundation. It will then probably be seen that it is special chemical substances and processus that achieve the effects of sexuality and the perpetuation of individual life in the life of the species" — und in einem Gespräch 1927, bei dem auch STEINACH zugegen war: „Of course, you know, I am firmly convinced that one day all these disturbances we are trying to understand will be treated by means of hormones or similar substances. I am glad it is not yet that far, as it gives us the opportunity of investigating what might otherwise be overlooked." VAN OPHUYZEN schreibt: „This statement startled and disappointed me. It sounded to me almost as though he had become untrue to himself." Später sah VAN OPHUYZEN das anders. Sicher ist, daß FREUD hier das Problem scharf stellt. Er geht aber in seinen weiteren Arbeiten nicht mehr darauf ein. Dies ist zu bedauern; denn das Problem, das er sieht, ist nicht mit einem originellen Einfall zu lösen. Müssen alle Formulierungen in der Psychologie tatsächlich auf eine organische Betrachtungsweise gegründet werden (was nicht dasselbe ist, wie eine biologische)? Wir haben in den letzten Jahren gelernt, daß wir den Menschen nicht ganz begreifen, wenn wir phänomenologische, anthropologische und soziologische Betrachtungsweisen vernachlässigen. Ich würde den Ausspruch von FREUD also folgendermaßen übernehmen: Wenn wir pharmakotherapeutisch arbeiten wollen, so werden wir das tun müssen auf der Basis von neurophysiologischen und biochemischen Kenntnissen, dann werden wir eine Psychologie aufbauen müssen, die es ermöglicht, aus psychopathologischen Störungen auf bestimmte neurophysiologische und biochemische Abweichungen zu schließen. Wenn es *richtig* ist, daß wir mit einer derartigen Psychologie den Menschen und seine Störungen nicht *vollständig* verstehen können, dann ist es prinzipiell ebenfalls richtig, daß wir nicht *alle* psychischen Störungen mit Pharmaka heilen können. Dann werden wir niemals HUXLEYS „soma paradise" erreichen, gesetzt den Fall, daß wir es wollten.

Meine Arbeitshypothese ist, daß es psychische Störungen gibt, die sich der Pharmakotherapie entziehen, Störungen, von denen man vermuten kann, daß Pharmakotherapie schädlich wirken würde. Es sind dies jene Störungen, deren wesentliche Entstehungsursache psychogenetisch ist.

Hier befinden wir uns mitten in einem zentralen Problem der Psychiatrie. Wie groß ist der Umfang der Psychogenese? Es ist meine Überzeugung, wie ich in verschiedenen Arbeiten begründet habe, daß die Psychogenese in der heutigen Psychiatrie überschätzt wird. Die folgende Formulierung von HENRI EY hat für mich viel Anziehendes: „Je répudie toute psychogenèse, toute causalité psychique des troubles mentaux" und „J'estime que la psychogenèse définit le plan d'activité normale". Hiermit ist das Problem aber nicht gelöst; denn es entsteht die Frage: Wieweit kann „le plan d'activité psychique normale" gestört sein, ohne daß von Krankheit im engeren Sinne gesprochen werden kann? Hier möchte ich die Konzeption „psychische Störungen des gesunden Menschen" einführen.

Diese Störungen sind zahlreich und es gibt sie auf vielen Gebieten. Auf Grund langjähriger Erfahrungen, sowohl klinisch als auch psychotherapeutisch, bin ich zu dem Schluß gekommen, daß es neurotische Störungen gibt, die als psychische Störungen von gesunden Menschen aufgefaßt werden können. Es sind dies die Neurosen, die mit Hilfe von Psychotherapie vollständig zu heilen sind. Weiterhin habe ich wiederholt darauf hingewiesen, daß menschliche Konflikte, Spannungen, Verzweiflungen, menschlicher Kampf mit sexuellen Trieben, Machtantrieben, Sucht nach Ehre, nach Geborgenheit usw. nicht formes frustes von Krankheiten darstellen, wenn man will von neurotischen Krankheiten, sondern Folgen des menschlichen Lebens in seiner Unvollkommenheit sind, kurz gesagt, Äußerungen der *condition humaine*. Hier besser unterscheiden zu lernen, diese Differentialdiagnose besser stellen zu können, ist eine dringende Forderung. Derartige Bemühungen sind aber äußerst spärlich. (Ich denke an die Arbeiten von KUBIE und von mir.) Ich verkenne nicht, daß auch diese Störungen ein biologisches, biochemisches Korrelat haben müssen. Es geschieht nichts im Menschen, das sich nicht in dem einen oder anderen körperlichen Vorgange widerspiegeln würde. So wie die Psyche das feinste Reagens auf somatische Störungen ist, so ist der Körper das feinste Reagens auf psychische Störungen; ich meine, daß die Phänomenologie von heute ein feineres Diagnostikum ist als die biochemischen Reaktionsproben.

Wenn man erkennt, daß die psychischen Störungen des gesunden Menschen ein biochemisches Korrelat haben, dann wird man doch auch anerkennen müssen, daß wir es dabei physiologisch mit etwas anderem zu tun haben, als bei den nicht-psychogenetischen Störungen. Bei den ersteren sind die biochemischen Prozesse grundsätzlich ungestört. Es kommt mir vor, daß wir dabei mit unseren pharmakologischen Mitteln Gleichgewichte zerstören, statt sie zu verbessern, auch wenn es auf dem Höhepunkt einer Krisis so aussehen könnte.

Nun liegen die Dinge leider selten so, daß man sagen kann: entweder psychogenetisch oder somatogen. Auch gehe ich nicht so weit, wie HENRI EY. Ich nehme an, daß immer psychogenetische Faktoren mitbestimmend sind für ein psychisches Zustandsbild. Sie sind aber auf dem eigentlich pathologischen Gebiet selten ausschlaggebend. Als Schlußfolgerung möchte ich sagen: Es gibt genügend klinische und psychotherapeutische Sachverhalte, die es notwendig machen, diesen Gedankengang weiter zu verfolgen.

Die heutige Psychologie reicht nicht aus, das Wirkungsgebiet der Pharmakotherapie ausreichend zu beschreiben. Wenn ich die wichtigsten Strömungen von heute nenne: die tiefenpsychologischen und die phänomenologischen Methoden, beide in der Verschiedenheit ihrer Schulen, ist es deutlich, daß sie nicht auf somatologische Einsichten gegründet sind. Die Phänomenologie ist es prinzipiell nicht, die Tiefenpsychologie tatsächlich nicht, aber im Prinzip sollte sie eher als die Phänomenologie somatologisch fundiert werden können. In manchen analytischen Kreisen wird dies in der Tat versucht. Sofern die Tiefenpsychologie psychodynamisch ist, und sie ist dies fast ganz, vernachlässigt sie fast alles, was konstitutionell bedingt ist. Nun scheint es mir, daß gerade für fundamentale Einsichten in pharmakotherapeutische Wirkungen eine vertiefte Kenntnis der Konstitution notwendig ist. Es kann nicht zufällig sein, daß gerade die manisch-depressiven Störungen so stark für Pharmakotherapie zugänglich zu sein scheinen. Die ältere experimentelle Psychologie, die nicht im mindesten veraltet, wohl aber großenteils außer Zirkulation ist, gab hier bessere Richtlinien. Die moderne Psychologie befaßt sich viel mehr mit den Inhalten des psychischen Lebens als mit seinen Formen. Diese Formen sind, so scheint es mir, viel eher psychophysisch neutral als die Inhalte. Ich habe an anderer Stelle darauf hingewiesen, daß auch in der Psychiatrie die Form vernachlässigt wird, vor allem in der Beschreibung von Krankheitsbildern.

Welcher Art sind nun diese psychophysisch neutralen Funktionen? Ich sage nichts Neues, wenn ich die folgenden aufzähle: Beschleunigung und Verlangsamung, Erregung und Lähmung, Regulation und Integration, der Verlauf in der Zeit bzw. das Tempo, Tonus, Hyper- und Hypotonus, „tension psychologique". Es hat sich klar herausgestellt, daß alle diese Erscheinungen einer pharmakologischen Beeinflussung zugänglich sind. Hier kann man die vitale Stimmung anfügen. Auch viele Instinkte sind sehr wahrscheinlich psychophysisch neutral. Darüber hege ich allerdings noch gewisse Zweifel. Das Problem des Tempos scheint mir sehr wichtig; Tempo und Rhythmus des psychischen Lebens sind offenbar in hohem Maße primär im Somatischen verankert. Durch die Kybernetik lernen wir verstehen, daß beim Eintritt einer Erscheinung ein äußerst kleiner Unterschied im Tempo eine Desintegration entstehen lassen kann. Die Erscheinungen, die mit der individuellen Entwicklung psychologisch und somatisch verbunden sind, sind in ihren psychophysischen Beziehungen nur zum Teil durchsichtig. Manchmal scheint es, als ob die psychische und die somatische Linie divergieren können. Es ist sicher, daß eine körperlich gehemmte Entwicklung pharmakotherapeutisch angestoßen werden kann. Auf Grund der vielen Unsicherheiten, die hier bestehen, ist aber vorläufig zu größter Vorsicht zu raten. Es ist notwendig, nach psychophysischen Entwicklungsradikalen zu suchen. Hierzu kommt noch das Problem, daß ein Pharmakon vielleicht eine Entwicklungshemmung beheben kann, aber Psychotherapie fast immer notwendig sein wird, um die durch die Entwicklungsstörung entstandene, sehr komplizierte Abweichung von der Normalität aufzuheben.

Schließlich will ich auf zwei psychologische Erscheinungen hinweisen, die vor allem für die Form der Störungen von großer Wichtigkeit sind. Die erste ist die Distanz zwischen dem erlebenden Ich und dem Erlebten. Es ist deutlich, daß Pharmakotherapie hierin Veränderungen hervorrufen kann. Diese Distanz ist, meiner festen Überzeugung nach, somatologisch zu erklären. (Man denke u. a. an die Ergebnisse der Lobotomie.)

Die zweite Erscheinung ist noch nahezu unerforscht. Ich meine das Sich-Öffnen und Sich-Schließen des psychischen Lebens. Derartiges geschieht im normalen Leben in einer für das Individuum optimalen Weise. Krankheitsformen, die mit Störungen hierin zusammenhängen, werden sehr wahrscheinlich für Pharmakotherapie zugänglich sein.

Vieles von dem, was ich sagte, ist noch unklar und infolge der Schwierigkeit der Materie und der Notwendigkeit, alles in kurzem Rahmen zusammenzufassen, ziemlich oberflächlich behandelt worden. Ich zweifle, ob die Probleme genügend deutlich zum Ausdruck gekommen sind, aber ich zweifle nicht, daß es um Probleme geht, die für die Psychotherapie und für die Pharmakotherapie von allergrößter Wichtigkeit sind.

Individuum und Gemeinschaft*

Einleitende Betrachtungen

Das Problem „Individuum und Gemeinschaft" war eines der zentralen Probleme, die diesem Kongreß gestellt wurden. Ich erhielt den Auftrag, meine „individual views" über diese Frage zu entwickeln. Nun schien es mir von Wert zu sein, einige Betrachtungen über den Kongreß selbst voranzuschicken, über seine psycho-soziologische Entstehungsgeschichte. Alles, was auf diesem Kongreß im einzelnen mitgeteilt wurde, mußte ja zum Teil im Lichte dieser Entstehungsgeschichte beurteilt werden. Dieser Kongreß war nämlich auf eine andere Weise zustandegekommen als alle anderen wissenschaftlichen Kongresse, die früher gehalten wurden. Ich übertreibe nicht, wenn ich sage, daß die Gesinnung, die diesen Kongreß zustande kommen ließ und seine Themen bestimmte, aus der Not der Zeit entsprungen ist. Dieser Ursprung brachte Gefahren mit sich für die Sachlichkeit und für die wissenschaftliche Verantwortbarkeit der verhandelten Tatsachen. Die Kongreßleitung war mit ihrer Meinung im Recht, daß ein Kongreß über psychische Hygiene verpflichtet sei, sich mit den wichtigsten Fragen der Zeit zu beschäftigen: Wie kommen wir zu einer optimalen Gemeinschaft, wie wird der Mensch in der bestmöglichen Weise zum Weltbürger erzogen, wie können wir zur Verhütung weiterer Kriege beitragen? Diese Fragen sind unerhört schwierig. Es war symptomatisch für unsere Situation, daß ein wissenschaftlicher Kongreß diese Fragen, die vielleicht am Ende eines dezennienlangen, vielleicht jahrhundertelangen Studiums beantwortet werden können, auf sein Programm stellte. Wir müssen uns dessen bewußt sein und bleiben, daß dieser Kongreß als solcher ein Exponent jenes Zustandes ist, in dem wir gegenwärtig leben, eines Zustandes, der ohne Zweifel als ein Zustand der Desintegration zu betrachten ist, wobei noch keineswegs feststeht, ob wir es hier mit einer produktiven Desintegration zu tun haben, welche die Möglichkeit einer Integration auf höherem Niveau mit sich bringt, oder vielmehr mit einer Desintegration, die uns nur zum Verfall und zum Untergang führen wird. Aber es sei hier gleich gesagt: Mein Vertrauen in die Kraft, die der Mensch durch alle Jahrhunderte hindurch gezeigt hat, ist unerschüttert.

Auch das Individuum kennt ja Zeiten, Krisen einer Desintegration, der eine Integration auf höherem Niveau folgt. In diesen Zeiten der Unruhe werden dem Menschen die Grundlagen seiner Existenz sichtbar, sei es mit, sei es ohne Hilfe. Das gleiche gilt für die Gemeinschaft. In Zeiten der Krisen werden die Untergründe sichtbar, und es ist an uns, an uns, den Arbeitern auf dem Gebiet der psychischen Hygiene, dabei Hilfe zu leisten. In diesem Sinne ist es für möglich zu halten, daß das enorme Aufblühen von Psychiatrie, Psychologie und psychischer Hygiene ein Teil eines tief in der Gemeinschaft wirksamen Genesungsprozesses ist. Es kann so sein. Möge es so sein!

Der Gedanke, daß das Aufkommen der Psychologie als Heilungsprozeß betrachtet werden kann, ist, soviel ich weiß, zum erstenmal von dem holländischen Philosophen und Psychologen HEYMANS geäußert worden. In einer höchst bemerkenswerten Rede im Jahre 1909 „Das zukünftige Jahrhundert der Psychologie" machte HEY-

---

* Vortrag gehalten am 17. August 1948 auf dem Internationalen Kongreß für Psychische Hygiene, London.

MANS auf den Rückschritt des Menschen in seinem Gemeinschaftsleben, auf die verloren gegangene Tradition aufmerksam. Er wies auf die vielfältigen Irrtümer hin, die sich bei der Verwirklichung der großen Lebensentscheidungen bemerkbar machen, im Beruf, bei der Wahl des Ehepartners, der Freunde, der religiösen und politischen Richtungen. Als Ursachen dieses Versagens zeigte HEYMANS auf: „Wir stehen uns selbst fremd gegenüber, fremd auch gegeneinander, fremd gegenüber dem Grund aller Dinge." Er klagte: „Die religiösen Formen der Weltanschauung verlieren trotz vorübergehender Belebung allmählich an Kraft, und offensichtlich war bisher noch nichts imstande, ihre Funktion zu übernehmen, die Funktion, die sie während ganzer Jahrhunderte erfüllt haben." Er sagte weiter: „Kultur ist allein durch Kultur zu heilen", und dann machte er die interessante Voraussetzung, „daß unsere Kultur schon dabei ist, wenigstens eines ihrer Heilmittel bereitzustellen in Gestalt der allmählich sich entwickelnden Psychologie". Wir können den vorausschauenden Blick von HEYMANS nur bewundern; in der Tat hat sich die Psychologie in der ersten Hälfte unseres Jahrhunderts zum Teil im Zusammenwirken mit Einflüssen aus der Psychiatrie in unerhörter Weise entwickelt und die Erwartungen, die man in breiten Kreisen an diese beiden Disziplinen knüpft, sind unerhört groß.

Wir müssen uns aber hier mit vollem Ernst die Frage stellen: Kann die sich entwickelnde Psychologie nicht auch ein Zeichen des Rückschrittes der Menschheit sein? Ein Zuweitgehen bedeuten in der Selbstbeobachtung, ein Zuweitgehen im Bewußtmachen von Regungen, die beim gesunden Menschen unbewußt sind? Und wir denken an Hamlets Ratlosigkeit:

> „So macht Gewissen Feige aus uns allen;
> Der angebornen Farbe der Entschließung
> Wird des Gedankens Blässe angekränkelt;
> Und Unternehmungen voll Mark und Nachdruck,
> Durch diese Rücksicht aus der Bahn gelenkt,
> Verlieren so der Handlung Namen.

Darauf möchte ich antworten: Ich kenne die segensreichen Wirkungen der Psychologie und ich betrachte sie als eine der allerwichtigsten Bereicherungen unserer Therapie, aber ich kenne auch eine Art des Psychologisierens, die die spontane Tatkraft und die Natürlichkeit in falscher Meditation lähmt, und ich kenne außerdem ein Psychologisieren als Äußerung einer unzulässigen Einmischung und Indiskretion, die ich für die psychische Gesundheit verderblich halte. Diesen doppelten Aspekt haben wir uns bei allen unseren Bemühungen vor Augen zu halten. Beiden Aspekten liegt jeweils eine Wirklichkeit zugrunde. Das möge uns zum Maßhalten in den von uns vorgeschlagenen Maßregeln mahnen.

Sicher ist, daß die Gefahr einer Überschätzung von Psychologie und Psychiatrie nicht illusorisch ist. Aber wir müssen hier zwei Fragen unterscheiden: Kann die Psychiatrie einen Menschen auf den Weg zu einer besseren Gemeinschaft bringen? Kann die Psychiatrie für die psychische Hygiene von Nutzen sein?

Die erste Frage möchte ich verneinen. Aus historischen Gründen halte ich es für unwahrscheinlich, daß Psychiatrie und Psychologie dem Menschen den Weg zu einem optimalen Leben zeigen können. Das geht schon aus der Geschichte ihrer theoretischen Grundlagen hervor. Es ist mir aufgefallen, daß die sich in Jahrhunderten vollziehenden Veränderungen der Welt- und Lebensanschauungen niemals zuerst in der Psychiatrie oder Psychologie offenbar wurden. Das Lebens- und Weltbild der Psychiatrie hat noch nie Wege zum tiefsten Verständnis gewiesen. Immer wieder bemerken wir, daß der Psychiater die Gedanken seiner Zeit in sich aufnimmt und diese auf seine eigene Weise weitergibt, manchmal freilich so, daß es beinahe den Anschein hat, als ob er es sei, der die Richtung bestimmt. Lange Zeit habe ich gemeint, daß FREUD hiervon eine Ausnahme machte. Jetzt, wo wir die Entstehung der Psychoanalyse aus einem größeren Abstand zu sehen beginnen, jetzt gewahren wir, daß FREUDs leidenschaftliches Suchen nach Wahrhaftigkeit, nach Demaskierung eines unechten Glaubens, eines morsch gewordenen Idealismus und so ziemlich aller Formen von Heuchelei schon seine Wegbereiter hatte in dem vor allem in Frankreich blühenden Positivismus, in SCHOPENHAUSER und vor allem in NIETZSCHE. In diesem Zusammenhang muß aber auch KARL MARX genannt werden. FREUDs Optimismus, daß der nicht durch Kultur verdorbene Mensch zur optimalen Entfaltung komme, ist ohne ROUSSEAU nicht denkbar. Bei genauerem Zusehen scheinen aber den Philosophien, die den psychiatrischen Einsichten voraufgingen, soziologische Verschiebungen voranzugehen, deren Exponenten jene Philosophien sind. Wir müssen uns vor allem dieser Zusammenhänge bewußt sein, wenn wir jetzt im Begriffe stehen, aus psychologischen Theorien das gesellschaftliche Leben erklären zu wollen. Wenn immer es wahr ist, daß die großen psychologischen Theorien selbst soziogenetisch bestimmt sind, geht daraus deutlich hervor, daß diese Theorien höchstwahrscheinlich nur jene Bewegungen und Zustände des Gemeinschaftslebens erklären können, die sie als Theorien haben entstehen lassen, und daß sie nicht imstande sind, das gesamte System der Kräfte im Zusammenleben der Menschen zu ergründen.

Darum ist es gerechtfertigt, wenn GREWEL davor warnt, die Tiefenpsychologie in die Erklärung gesellschaftlicher Verhältnisse einzuführen, und warnt vor der Verkennung einer umgekehrten Beeinflussung des Psychischen: durch die Eigengesetzlichkeit der Gesellschaft.

Eine andere große Gefahr bedroht uns, wenn die Psychologie, und zwar in Gestalt der Sozialpsychologie, ideologisch verfälscht wird. KARL MANNHEIM schreibt in seinem Buch „Diagnosis of our time“: „There is practically no sphere of life, as SCHILDER has shown, which is not smothered in ideologies. Take for instance the facts concerning love, sex, masculinity or feminity, or questions of social advancement and success or our traditional attitudes“ und weiter: „By ideologies we understand these interpretations of situations which are not the outcome of concrete experiences but are a kind of distended knowledge of them, and which serve to cover up the real situation and work up the individual like a compulsion.“ Gerade auf Grund dessen, was ich oben über die Geburt dieses Kongresses aus der Not der Zeit sagte, haben wir in Betracht zu ziehen, daß möglicherweise unser Verständnis der Gemeinschaft und dessen, was wir am Individuum wertschätzen, auf solchen Ideologien beruht. Die einzige Rettung aus solcher Täuschung kann nur eine integrale soziale Psychologie sein, die den ideologischen Faktor in den verschiedenen faktischen Sozialpsychologien sichtbar macht. Es ist doch deutlich, daß sehr vieles in der Sozialpsychologie, in der Konzeption der Gemeinschaft und in dem, was man von der Gemeinschaft erwartet, aus Ideologien entspringt, die wieder aus anderen Ideologien entsprossen sind. Eine solche wahrhaft integrale Sozialpsychologie würde z. B. zeigen können, was im Begriff der Gemeinschaft in bestimmten Ländern aus mehr oder minder direkten politischen Strömungen stammt, aus Strömungen — es könnte einem schwindeln — die selbst wieder ganz oder teilweise aus sozialpsychologisch definierbaren Kräften entstanden sind. Aber gibt es eine solche integrale Sozialpsychologie? Möchte der Kongreß dazu einen Beitrag geliefert haben!

Kann die Psychiatrie einen Beitrag zur psychischen Hygiene im allgemeinen Sinne liefern? oder in vielen besonderen Fällen? Das letztere ist ganz gewiß. Davon zeugt die große Bedeutung, die Psychiatrie und Psychologie im Krieg gehabt haben. Man hüte sich aber vor Übertreibung; in einer früheren Publikation habe ich das folgendermaßen ausgedrückt: „Vergegenwärtigt man sich aufmerksam, was in der Psychiatrie, vor allem in den anglo-amerikanischen Ländern literarisch zum Ausdruck kommt, dann könnte man denken, daß das zukünftige Zeitalter der Psychologie, das HEYMANS in seiner berühmt gewordenen Rede von 1909 erwähnte, jetzt angebrochen sei". In der Tat, von der Psychiatrie wird viel erwartet, es wird ihr eine Chance gegeben, wie nie zuvor. Man kann wohl sagen, daß sie auf allen Gebieten des Lebens Boden gewinnt. Psychiatrische Bemühungen begleiten den Menschen von der Wiege bis zur Bahre. Beim Neugeborenen ist der Psychiater mitbestimmend bei der Wahl der Nahrung aus der Mutterbrust oder aus der Flasche. Es gibt Mütter, die den Psychiater nach der rechten Art und Weise fragen, wie sie ihr Kind sauber machen sollen, um seine Charakterbildung nicht zu stören. Das wachsame Auge des Arztes sorgt dafür, daß die Äußerungen der frühkindlichen Sexualität ungestört ablaufen können. Was im Kindergarten, in der Volksschule und überhaupt im Rahmen pädagogischer Weisungen geschieht, muß sich vor psychoanalytischen Ergebnissen verantworten. Die Jugendgruppe, der der junge Mensch in seiner Pubertät beitritt, wird von psychiatrisch-psychologisch geschulten Jugendleitern geführt. Das erwachende Liebesleben soll Normen entsprechen, die von Psychologen geeicht wurden. Die ersten Konflikte mit den Eltern und mit der Gesellschaft werden durch psychologisch orientierte Fachkräfte aufgefangen. Der junge Mensch beginnt sich mehr vor sorgfältig ausgewählten Tests zu fürchten als vor den Examen, die er ablegen muß. Bei der Wahl des Ehepartners wird es binnen kurzem ohne psychologischen Bericht nicht mehr abgehen können, ob dieser nun von einem Genetiker, einem Graphologen oder einem Seelenkenner stammt. An der Pforte der Universität, der Offizierskarriere, des Handels, des industriellen Lebens, der Ehe, der Elternschaft steht ein Psychologe oder Psychiater und bei den noch allenfalls vorkommenden Fehltritten findet der Mensch an den Pforten des Gefängnisses einen Nervenarzt. Der Psychiater hat sich in den letzten Dezennien aus seinem Elfenbeinturm herausbegeben, wo er sich früher mit dem vornehmen Amüsement beschäftigte, das Montaigne „réciter l'homme" nennt. Er hat sich in die Welt hineinbegeben, wo ihm jetzt eine wichtige Aufgabe zugewiesen ist: das „former l'homme". Jetzt wird es ernst.

Diese ironisch-kritische Haltung zu meinem Fach möge mir nicht als Defaitismus ausgelegt werden. Die Psychiatrie steht im Begriffe, dazu verleitet zu werden, sich größer zu fühlen, als sie in Wirklichkeit ist. Das könnte sich als tödliche Gefahr für ihren Fortschritt auswirken. Darum ermahne ich zu genau ausgeführter klinischer Untersuchung und darauf basierenden, damit verantworteten vernünftigen Maßregeln. Kann man solche Maßregeln jetzt schon treffen?

Ohne Zweifel. Freilich müssen wir bedenken, daß die soziale Psychiatrie, um die es hier geht, fast ganz neu aufgebaut werden muß, wiewohl durch Versuch und Irrtum und zu einem großen Teil unabhängig von der wissenschaftlichen Psychiatrie. Und es ist nicht so unmöglich, daß viele löbliche Versuche von heute kein Ergebnis haben werden. Psychotherapie kann ein wichtiger Faktor sein — allmächtig ist sie nicht. Hier droht Inflation. Damit meine ich, daß die Wertschätzung, auf die die praktisch-psychiatrische Arbeit Anspruch erhebt, nicht mehr durch wissenschaftlich kontrollierte Erfahrungen von Krankheit und Heilung des konkreten Menschen gedeckt wird. Möge uns diese Inflation erspart bleiben! Damit wäre dem Vertrauen in die Psychiatrie aufs beste genützt.

Jetzt komme ich zu meinem Thema im eigentlichen Sinne: „Individuum und Gemeinschaft." Die Vorbereitungskommission verlangte „individual views". Hierüber nachdenkend und im Zusammenhang mit meinem Thema fragte ich mich: Ist dieses Verlangen etwa ein Fallstrick, ist es ein Test auf meine Wertschätzung der Gemeinschaft? Ich glaube nicht, daß es die Absicht der Kommission war, mich zu testen. Aber sicher ist, daß mich das Nachdenken über die Frage, was nun eigentlich „individual views" seien, mich mit einem Mal in die Mitte des Problemes versetzte. Ich formulierte in Gedanken meine „basic experiences" über dieses Problem. Handelt es sich dabei überhaupt um individuelle Erfahrungen? Ich prüfte meine Gedanken daraufhin und immer mehr Individuelles fiel von ihnen ab: Dieser Gedanke liegt in der Luft, wurde schon hundertmal ausgesprochen, einen anderen Gedanken hatte ich aus einem Buch, das ich früher gelesen hatte. Jetzt wird es mir klar, daß in diesem Referat Bruchstücke von ORTEGA Y GASSET, SCHELER, FREUD, FLUGEL, KIMBALL, JUNG, ADLER, MANNHEIM und BIERENS DE HAAN zu finden sind. Nun aber sagt mir mein narzistisches Ich: „Aus den Gedanken von all diesen Autoren hat sich mir dann doch etwas von eigener Prägung geformt, ich habe verworfen und gewählt, ich habe die Auswahl getroffen, habe dem, was übergeblieben ist, eine wenn auch schwache Formung gegeben". Und mein Narzismus ist damit befriedigt. Freilich nur ganz wenig, wenn ich nämlich bedenke, daß aus meinem Referat hervorgehen soll, wieviel Wert ich auf das Individuum lege trotz aller Einflüssse von anderen. Dies ist nun keine „individual view": Ich bin ein freisinniger Christ, ein Humanist, vielleicht bin ich auch ein später Renaissancemensch. Und mit Schrecken denke ich, ich bin ein Mensch mit verspäteter Pubertät! Mag ich „individual views" haben — dann doch recht unreife! Aber auch diese Pubertätsansichten sind keine rechten individuellen Ansichten, denn in der Pubertät schwingt ungeheuer viel mit vom allgemeinen Geistesleben der alten Generation und von dem sich ankündigenden neuen. Wenn ich aus verspäteter Pubertät einen Gedanken bekämpfe, dann ist das keine „individual view", sondern eine pubertäre Protesthaltung. Aber auch diese Protesthaltung ist nicht individuell, sondern eine unbewußte Fügsamkeit gegenüber einem allgemeinen Gesetz. Daraus schließe ich: Das Individuelle gibt es nicht. Ohne die Gemeinschaft und ohne das durch die Gemeinschaft aufgehäufte Wissen wäre ich selbst nichts; ich finde in mir keinen Gedanken, keinen Inhalt, sei es ästhetischer oder moralischer Art, den ich nicht der Gemeinschaft von heute oder von lange vorher zu danken hätte. Ich kann mich mit KIERKEGAARDs Wort trösten: „Der Mensch ist er selbst und die ganze Menschheit." In mir trage ich Spuren der ganzen Menschheit — wie bescheiden auch immer — und ich bin doch ich selbst. Aber worin äußert sich dann dieses „selbst", dieses Individuelle, Persönliche? Oder gibt es ein solches individuelles Selbst nur für einzelne besonders begnadete Menschen? Das möchte ich wiederum nicht glauben. Ich bin ich, ich bin Träger eines Selbst, ich bin irgendwo tief in mir stolz darauf. Aber alles, was ich denke, haben schon andere gedacht; was ich für mich wählte, wird durch meine Vorfahren bestimmt. Und doch: Ich bin es, der diese Gedanken ausspricht, etwas von mir selbst kommt in die Gedanken hinein, in ihre

Auswahl, in ihre Formgebung. Ist das Individuum dann ein bloßes Sprachrohr der Gemeinschaft, vielleicht so etwas wie eine Orgelpfeife? Daran halte ich fest, so lange ich bedenke, daß ja alle guten Orgeln sehr differenzierte Orgelpfeifen haben. Die Orgelpfeife „ich" ist nicht einmal ein Gemeinschaftsprodukt, sondern sogar ein Massenprodukt. So betrachtet gibt es keine „individual views". Ich bin ein Sprachrohr der Gemeinschaft. Noch gerade rechtzeitig werde ich mir bewußt, welch ein Hochmut in dieser Aussage verborgen ist. Dann tagt eine neue Einsicht: Unsere Individualität ist unsere Mangelhaftigkeit, die Art und Weise, mit der wir den reinen Ton der Gemeinschaft unrein machen. Ich bin kein Sprachrohr, bin keine Orgelpfeife, durch meine ganz persönliche Unzulänglichkeit bin ich Individuum. Individuum sein bedeutet: gehemmt sein, unrein sein, undurchlässig sein für den Strom der tiefen Wahrheiten, die das menschliche Ganze mir geben kann, wenn ich am wenigsten defizient bin. Das ist wohl ein Grund, um stolz darauf zu sein. Aber kommen aus der Gemeinschaft der anderen Menschen allein reine Töne auf mich zu? Das kann gewiß nicht behauptet werden. Auch vom anderen Menschen her, der ebenso defizient ist wie ich, von der Gemeinschaft her, kommen falsche Inhalte, durch Wünsche verzerrte Meinungen, Ideologien. Hier sehe ich nun mit Sicherheit auf einmal eine Aufgabe für das Individuum: Widerstand zu leisten, empfindlich zu sein gegen unwahrhaftige Meinungen der Gemeinschaft, wachsam zu sein und abzuwarten, ob nicht doch im Individuum, in mir selbst etwas Neues geboren wird und sei es noch so wenig. Das ist also meine Schlußfolgerung: Die Aufgabe des Individuums ist es, das Soziale so rein wie möglich wiederzugeben und in Form zu bringen. Aufgabe ist es, sich individuell so zu entfalten, daß der Sinn der Gemeinschaft durch das Individuum hindurch rein vernehmbar wird. Darum ist wohl recht sehr vonnöten: der Kultus des Individuums. Das Individuum darf nicht schnell zum Sprachrohr werden. Es muß dafür reif sein.

Mit dieser kurzen Skizze mag ich wiedergegeben haben, wie ich die Beziehung des Individuums zur Gemeinschaft ansehe. Daran will ich nun noch eine Anzahl von Bemerkungen knüpfen, die mir beim Studium des Problemes Individuum und Gemeinschaft von Wichtigkeit scheinen, die aber — wenigstens nach meiner Meinung — nicht genügend in den Vordergrund gestellt werden.

Änderungen des Gemeinschaftsgefühls in den verschiedenen Lebensphasen

Der Mensch in seiner individuellen Entwicklung besitzt in der Phase, in der sich das Gemeinschaftsgefühl bei ihm zum erstenmal anmeldet, noch keine wirkliche Beziehung zur Gemeinschaft, aber doch schon ein Bild von der Gemeinschaft. Dieses Bild entspricht — wie sollte es auch anders möglich sein — nur in sehr geringem Maße der Wirklichkeit. Es ist zuerst einmal zum größten Teil durch das Weltbild der Eltern bestimmt, welche Konzeption wiederum überwiegend ideologisch gefärbt ist und gefärbt auch durch den Protest dagegen. Was weiß ein „besseres" Stadtkind von der Gemeinschaft? Es kennt seine Eltern und den Lehrer, seine Brüder und Schwestern, es hat einmal ein paar Arbeiter gesehen. Es ist beim Gemüsebauer mit dabei gewesen, beim Kolonialwarenhändler und Metzger, es sieht auf der Schule andere Kinder, oft aus derselben Schicht der Bevölkerung, es wird mit der Polizei bedroht, wenn es ungezogen ist, es hört von Verbrechen und geheimen verbotenen Dingen, es hört von drohenden Kriegen oder hat jetzt selbst etwas vom Krieg erlebt, es hat Wohlstand oder Armut kennengelernt, hat die üblichen Reaktionen auf solche Verhältnisse miterlebt. Wenn das Kind zum Bewußtsein seiner selbst gelangt, bildet sich in ihm auch ein Bild vom Zusammenleben. Dieses Bild aber ist — wie sollte es anders sein können — ein äußerst falsches Bild, vor allem beim Stadtkind. Das Bild der Gesellschaft, das sich ein intelligentes Dorfkind zurecht macht, ist tiefer, vollständiger und klarer und vor allem konkreter. Das offenbart sich oft das ganze Leben von Menschen hindurch, die auf dem Dorf aufgewachsen sind.

Es ist mir aufgefallen, daß die Fähigkeit, das Bild der Gemeinschaft einer Revision zu unterziehen, und das Bedürfnis, an der Gemeinschaft teilzunehmen unter Preisgabe des Individuellen, bei allzu Individuellen im Laufe des Lebens wechselt. Die Pubertät ist die erste entscheidende Phase. Bei Menschen mit starker Individualität kommt vor allem um das 40. Lebensjahr von neuem ein Drang auf, das Individuelle preiszugeben, ein Innewerden des Lebenssinnes aus der Teilhabe an der Gemeinschaft. Derartiges kann bereichernd wirken. Aber es sind gerade solche Individualisten, die Gefahr laufen, dann Opfer einer Ideologie zu werden allein deshalb, weil eine solche Ideologie sie aus ihrer Vereinzelung erlöst. Auf diesem Wege sind nicht wenige zum Opfer ihres an sich lobenswerten Wunsches geworden, sich zu entselbsten. So wurden z. B. in unserem Land Leute vom Nationalsozialismus mitgerissen.

Im Präsenium ist der Mensch unglücklich, der den Weg zur Gemeinschaft nicht gefunden hat. In jüngeren Jahren genügt ihm die Funktion der Arbeit. In der Zeit des herannahenden Alters muß der Sinn der Arbeit in der Gemeinschaft erlebt werden. So geschieht es beinahe gesetzmäßig, daß der Mensch über 50 nach der Bedeutung seiner Arbeit für die Gemeinschaft fragt. Im Senium beugt sich der Mensch, wenn das Alter optimal erlebt wird, aufs neue über sich selbst und wird auf ganz eigene Weise wiederum individuell, jetzt nicht mehr durch die Defektuosität seines Wesens, sondern durch die große Weisheit, die in diesem einen Menschen in besonderer Auswahl zum Ausdruck kommt. Für die soziale Psychotherapie halte ich von diesen Lebensphasen die Pubertät und die Krise zwischen 40 und 50 Jahren für die belangreichsten. Über die Pubertät möchte ich noch etwas sagen. Der Sinn der Pubertät ist sowohl die Vereinzelung — hier ist ja gerade der Individuationsprozeß am stärksten — wie im direkten Anschluß daran am Ende der Pubertät und im Beginn der Adoleszenz das Hineinwachsen in die Gesellschaft und das Bewußtwerden von sozialen Werten. Es kommt darauf an, den jungen Mann und das junge Mädchen in ihrer individuellsten Periode nicht aus Begeisterung für und aus Sorge um den Eintritt in die Gesellschaft zu stören. In dieser Hinsicht werden viele Erziehungsfehler gemacht, indem man dem Kind schon kaum mehr Zeit für sich selbst läßt und indem man es durch die zahllosen Beschäftigungsarten der modernen Schulen hindurch schleppt.

Die Erziehung zum Individuum und zum Gemeinschaftsmenschen

Immer wieder stehen wir vor der Frage: Erziehung zum Individuum oder Erziehung zum Gemeinschaftsmenschen? Und immer wieder sagen wir, daß beides geschehen muß. Sagen wir das im Ernst? Die Erziehung zum Gemeinschaftsmenschen wurde lange Zeit vernachlässigt. Droht jetzt nicht die umgekehrte Gefahr? Viele erstreben eine Verbesserung der Welt durch Erziehung zur Sozialität, veranlaßt durch die Not der Zeit. Aber es gibt auch Erfahrungen, die dafür sprechen, daß die Not der Zeiten gerade kräftige Individuen erfordert. Betrachten wir die sozialpathologischen Erscheinungen, Kriminalität und Korruption, Armut, Arbeitslosigkeit, Auflösung der familiären Bindungen, Ehescheidungen, Verwahrlosung von Kindern, Prostitution, Alkoholismus, Bettelei, Landstreicherei usw. An den Menschen, die ich aus dieser großen Gruppe gekannt habe — es sind deren nicht wenige — ist mir immer aufgefallen, daß ihre individuelle Persönlichkeitsentwicklung sicher nicht weiter fortgeschritten war als ihre sozialen Gefühle. Sicher kann man bei all diesen Erscheinungen von sozialer Desorganisation sprechen. Aber liegt die primäre Ursache tatsächlich in einer Störung des optimalen Gemeinschaftslebens oder doch mehr in Störungen des Wachstums der individuellen Persönlichkeit? Ich glaube, das letztere oft gesehen zu haben. Hier erhebt sich die Frage, ob in der Kriminalität und in all dem anderen, was ich oben aufzählte, nicht hie und da einmal der Versuch gesehen werden muß, eine frustrierte individuelle Entwicklung nachzuholen.

Die Deutschen litten wahrhaftig an keinem Mangel an Gemeinschaftssinn, sie hatten aber einen Mangel an individueller Widerstandskraft. Die Widerstandskraft in den besetzten Ländern entsprang wiederum nicht in erster Linie dem Gemeinschaftssinn, sondern der Unbeeinflußbarkeit von Menschen mit einer kräftigen Individualität. Man kann natürlich sagen, daß die Deutschen einen Pseudogemeinschaftssinn hatten oder einen ideologisch verfälschten. Wenn das richtig gewesen sein sollte, hätte man die Empfänglichkeit für einen verfälschten Gemeinschaftssin doch wahrscheinlich wiederum einem Mangel in der Entwicklung der Individualität zuschreiben müssen.

Weil das Individuum heute nicht mehr so hoch im Kurse steht, untersuchen wir es zu sehr auf seine negativ zu wertenden Eigenschaften. In der Tat, wir sehen im Individuum nur den aktiven Angriff auf die Gemeinschaft oder die Flucht vor der Gemeinschaft oder das Nichtangepaßtsein. Dann bleibt nicht viel Gutes an dem armen Individuum. Oder dann sieht es wirklich danach aus, als ob der Individualist nichts anderes sei als ein Mensch, der in der Pubertät stecken geblieben ist, stecken geblieben in den Befreiungskriegen gegen seine Eltern und gegen die Reihe der Eltern-Imagines. Sehe ich aber in seiner Nichtanpassung, in seinem Nonkonformismus, in seinem passiven Widerstand gegen Gemeinschaftseinflüsse, die seinem eigensten Selbstsein und dessen Verwirklichung im Wege stehen, sehe ich in seiner Flucht vor der Gemeinschaft eine fruchtbare Absonderung, dann sind das alles positive Eigenschaften im Dienst eines durchaus ernst zu nehmenden Ideals — des Ideales, die Tiefe des eigenen Seins zu verwirklichen, die nicht vom Ich stammt, sondern von der Tiefe, die uns alle miteinander verbindet. Diese Äußerungen der Individualität sollten gerade durch ihre Berührung mit jener Tiefe bei den Besten der Gemeinschaft Resonanz finden. Auf diesem Wege liefert der reife Individualist einen Beitrag zur Gemeinschaft. Ein echter Individualist, der sich selbst verwirklicht, bedeutet mehr für die Gemeinschaft als der flott soziale Mensch. Darum ist es eine von den *Aufgaben* der psychischen Hygiene, eine erneuerte *Ehrfurcht* vor dem Individuum hervorzubringen. Manchmal belädt man den Individualisten mit allen schlechten Eigenschaften und nennt doch einen Individualisten im guten Sinn eine „Persönlichkeit". Dieser Benennung kann ich mich anschließen, wenn ich bedenke, daß niemand eine Persönlichkeit ist, dessen Personsein nicht zur voll adäquaten individuellen Form ausgebildet ist. Das Individuum kann nicht auf den Gipfel seiner eigenen Möglichkeiten gelangen, wenn es nicht in der Gemeinschaft wurzelt. Aber es kann höher steigen als die Gemeinschaft, denn diese erreicht kein höheres Niveau als die auf ihre höchste Höhe gelangten Individuen. Gehalt und Niveau einer Gemeinschaft messen wir an diesen höchsten Spitzen und finden diese Spitzen repräsentiert in den fähigsten und sich am kraftvollsten realisierenden Individuen. Ohne daß wir uns alle in dem einen großen Individuum spiegeln, wäre dieses eine große Individuum ohne Inhalt und wertlos.

Die Bedeutung der Antisozialität

Mit großem Nachdruck möchte ich die Aufmerksamkeit auf ein Problem lenken, das uns das Verhältnis von Individuum und Gemeinschaft stellt, auf die Bedeutung der Antisozialität. Dieses Problem wird, soviel ich sehe, vernachlässigt oder nicht auf adäquate Weise gestellt. Der antisoziale Mensch ist nicht der, der am meisten stiehlt, am meisten aggressiv ist, die meisten Frauen vergewaltigt; dies alles kann geschehen durch den Durchbruch von Trieben durch Barrieren, die vom Über-Ich und vom Ich errichtet werden. Die meisten Verbrecher, die ich kennengelernt habe, waren aber keine antisozialen Menschen, sondern mißglückte soziale Menschen. Viele haben bürgerliche, echt soziale Ideale. Die Tatsache, daß sie diese Ideale nicht verwirklichen konnten, machte sie kriminell, führte sie zur Prostitution, zur Landstreicherei usw. Der antisoziale Mensch richtet sich mit seinem Geist gegen das geordnete, standardisierte Gemeinschaftsleben. Der antisoziale Mensch wird durch eine geistige Unruhe gequält. Er ist nicht vom Bösen besessen. Vom Bösen? Hier erhebt sich eine gewaltige Problematik. Ist die Antisozialität nicht ebenso gut eine Äußerung des Guten? Sieht es doch danach aus, als sei im menschlichen Wesen eine Kraft verborgen, die den Menschen nie ganz zur Ruhe kommen läßt, solange er überhaupt ein geistiges Leben führt. Diese Kraft kann sowohl von dem, was wir böse, als von dem, was wir gut nennen, in Dienst genommen werden. Diese tiefe Gesellschaftsfeindlichkeit ist unentbehrlich, wenn man seine Augen offen halten will für die Mängel, die jeder menschlichen Gemeinschaft anhaften. Sie bewahrt uns vor dem geistigen Einschlafen und vor dem Sich-genügen-lassen mit unzulässigen Kompromissen. Dieser gesellschaftsfeindliche Drang ist der Beschützer der Persönlichkeit. Oder ist dieser gesellschaftsfeindliche Drang, der sich gegen jedes geordnete Zusammenleben wendet, selbst doch auch wieder ein Drang zu einer Gemeinschaft hin, die, wenn sie besteht, auf einem höheren Niveau stehen würde? Ich glaube, daß das wahr ist. Aber ich denke auch, daß es auch auf höherem gesellschaftlichem Niveau Gesellschaftsfeinde gibt. Denn ich halte die Gesellschaftsfeindlichkeit für einen unausrottbaren menschlichen Drang, der bei vielen fast abgestorben ist, in vielen schlummert, nur bei einzelnen wirksam wird. Dieser geistige Drang, das steht wohl fest, kann sich der destruktiven Triebe im Menschen bemächtigen. Dann führt er zum Nihilismus. Dieser Drang kann auch in unechten, unreifen Formen vorkommen. Er ist noch nicht vollständig, eigentlich überhaupt noch nicht untersucht. In den sozialpsychologischen Schriften wird er meistens ganz negiert oder mit ödipaler Protesthaltung gleichgesetzt oder auch mit puberalem Freiheitsdrang oder Aggressivität an sich. Für die psychische Hygiene ist es von der größten Bedeutung, daß dieser antisoziale Drang erkannt und aufgefangen wird. Die Kenntnis dieses antisozialen Dranges ist auch für den Psychiater notwendig, wenn es sich um die Differentialdiagnostik zwischen Psychopathie und Normalität handelt.

Individuum und Gemeinschaft; „Ich" und der „Andere"

Die Beziehungen zwischen Individuum und Gemeinschaft und die zwischen Ich und dem anderen müssen genau unterschieden werden, wenn auch zwischen diesen beiden Relationen ein enger Zusammenhang besteht. Im größten Teil der Literatur über Sozialpsychologie, über die Beziehungen zwischen Individuum und Gemeinschaft wird ein verobjektiviertes, rationalistisch gedachtes Individuum in Relation gesehen zu einer verobjektivierten, rationalistisch gedachten Gesellschaft. Insofern wird das Problem weder rein gestellt noch adäquat gelöst. Weder Individuum noch auch Gemeinschaft sind objektiv vorhandene Dinge. Beide sind Seinsmöglichkeiten. Über die existentiellen Beziehungen von Ich und Gemeinschaft wissen wir noch so gut wie nichts. Man kann nicht einmal mit Sicherheit sagen, worin die eigentliche Existenz der Gemeinschaft besteht. Doch sollte man sich gerade dieses Problem vor Augen halten, wenn anders die Gemeinschaft nicht zum „man" der Existentialisten degradiert werden und damit eine neue allzu idealistische Epoche eingeläutet werden soll. Ich könnte das auch so ausdrücken: in den Beschreibungen der Gemeinschaft vermisse ich die Dimensionen Irrationalität, Subjektivität, Religiosität. Erst dann, wenn sich die Untersuchung auf diese Dimensionen erstreckt hat, kann man wissen, ob eine wirkliche Kommunikation zwischen Ich und Gemeinschaft möglich ist oder ob es allein ein Aufgehen des Individuums in der Gemeinschaft gibt im biologischen Sinn der Lebensgemeinschaft. Vorläufig möchte ich darüber nur folgendes sagen: Um in wirklicher Gemeinschaft mit der Gemeinschaft zu stehen, muß erst der Weg von dem einen Individuum zum anderen in kommunikativem Sinne gefunden werden, und zwar in der Form eines im weitesten Sinne liebevollen Zusammenseins. Das Individuum muß den Mitmenschen als existierenden Menschen gefunden haben. Erst dann wird es imstande sein, im Rahmen der Gemeinschaft diejenigen Bedürfnisse zu fördern, die dem Menschen in seinem tiefsten Kerne innewohnen. Erst dann wird die Gemeinschaft die menschlichen Werte der „qualité d'homme" beschützen können. Und allein dann wird sich der Mensch einen Widerstand aufgebaut haben gegen alle Lösungen, die den Menschen verkennen. Das ist es, was die Bekenner des personalistischen Sozialismus zu verwirklichen suchen. Vieles von der oben beschriebenen Antisozialität ist gegen eine Societas gerichtet, die den Menschen als Menschen in seiner Menschenwürde verkennt.

Nun ist es auffällig, daß es zahlreiche Menschen gibt, die in der gesellschaftlichen Arbeit stehen und diese Etappe überschlagen haben, um sich direkt als Gemeinschaftsmenschen zu verhalten. Bei solchen Menschen kann man aber nur von sozialer Anpassung sprechen. Soziale Anpassung kann hingegen nie das Endziel der menschlichen Entwicklung sein. Wer ein Gemeinschaftsmensch ist und den Nächsten nicht liebt, kann nie ein guter Gemeinschaftsmensch sein. Es ist da etwas in manchen Gemeinschaftsmenschen, was mich mit Mißtrauen erfüllt. Was ist die Ursache dieser robusten Munterkeit, Tüchtigkeit, Durchsetzungskraft von manchen Menschen mit Gemeinschaftssinn? Sie sind eben manchmal lieblos. Mögen wir doch vor allem bedenken: Gemeinschaftsmensch zu sein darf nicht als Alibi für den Mangel an Liebe zu dem Nächsten gelten. Die tiefste Quelle aller Schuld und alles reifen Schuldgefühls ist die Unzulänglichkeit unserer Liebe. Darum muß der Mensch lernen, daß der konkrete Mitmensch als Mensch existiert. Der Begriff der Gemeinschaft ist einer von den Begriffen, die die Wiederentdeckung des Menschen erschweren können. Der beste

Weltbürger ist der Mensch, der aufs neue das Gebot der Liebe gelernt hat: den Nächsten lieb zu haben wie sich selbst.

Der phänomenologische Aspekt des affektiven Kontaktes *

Einleitung

Mit lobenswerter Sorglosigkeit wählte die Kongreßleitung den affektiven Kontakt als Diskussionsthema. Sorglos insofern, als man die nähere Präzisierung der Begriffe „affektiv" und „Kontakt" ganz den Rednern überließ. Man stellte mit diesen Worten auf eine vage und vorerst wenig differenzierte Weise ein ungewöhnlich wichtiges Gebiet der Psychologie der Bearbeitung anheim. Lobenswert, insofern durch diese Sorglosigkeit den Forschern, die diesen Gegenstand besprechen sollten, nicht von vorneherein vorgeschrieben wurde, was sie unter den besagten Begriffen zu verstehen hätten; lobenswert auch insofern, als es ehrlicher ist anzuerkennen, daß auf diesem Gebiet noch eine große Unbestimmtheit herrscht — ehrlicher, als durch scheinbar schärfere Definitionen diese Unbestimmtheit zu verschleiern. Bei der Ausarbeitung des Referates wurde es mir immer klarer daß die Kongreßleitung mit großer Treffsicherheit ein Thema ausgewählt hat, das eine sorgfältige Bearbeitung verdient. Und im Nachdenken über diesen Gegenstand erkannte ich immer deutlicher, daß es hier nicht um ein sogenanntes akademisches Problem geht, sondern daß die tiefere Erkenntis des affektiven Kontaktes eine conditio sine qua non für die Fortentwicklung der Psychotherapie ist, wobei mir zugleich der Glücksumstand zum Bewußtsein kam, daß gute Therapeuten intuitiv immer recht viel von sprachlich noch nicht formulierten Dingen wissen.

Bei der Erfüllung meines Auftrages, über den phänomenologischen Aspekt des affektiven Kontaktes zu sprechen, hätte ich gerne die erwähnte Sorglosigkeit teilweise selbst übernommen, wohl wissend, daß diese Sorglosigkeit beim individuellen Forscher eine große Gefahr bedeuten kann: die Gefahr der Vagheit, methodologischen Nachlässigkeit und Oberflächlichkeit, die Gefahr auch, an den Meinungen anderer vorüber zu gehen, wodurch dann bereits erzielte Resultate nicht zur Diskussion gestellt werden. Meine Sorglosigkeit geht nicht soweit, daß ich mir von diesen Gefahren keine Rechenschaft gäbe. Im Anfang meines Vortrages will ich mit allem Nachdruck sagen, daß ich bei BINSWANGER, MINKOWSKI, SARTRE, BUYTENDIJK sorgfältig und subtil ausgearbeitete Angaben über unser Problem gefunden habe, die größte Beachtung verdienen, wenn es um die Darstellung des *ganzen* Gebietes geht. Doch habe ich die Sorglosigkeit insofern übernommen, als ich ganz von neuem an den Gegenstand heranging und nicht einen Augenblick vergaß, daß die Resultate meiner Untersuchung für den praktischen Psychotherapeuten brauchbar sein müssen, daß m.a.W. die untersuchten Phänomene solche des gewöhnlichen Lebens sein müssen und nicht ausschließlich oder beinahe ausschließlich Beschreibungen von höchst exzeptionellen Erlebnishöhepunkten. So beschreibt BINSWANGER sehr schön das „Liebendmiteinander-sein". Ohne Zweifel ist damit ein Höhepunkt, wenn nicht *der* Höhepunkt des Kontaktes gemeint. Die von einem solchen Höhepunkt abgeleiteten Folgerungen tragen jedoch wenig zum Verständnis alles anderen bei, der viel häufiger vorkommenden Stadien menschlichen Kontaktes. Allzu leicht vergessen wir, daß

---

* Bericht erstattet auf dem Internationalen Kongreß für Psychotherapie in Leiden, 1951.

das „Liebend-zusammen-sein" am Ende kommt und nicht am Anfang steht und daß damit ein Gebiet betreten wird, das qualitativ nicht mehr zum affektiven Kontakt gehört, diesen vielmehr überschreitet, wie die Liebe über der bloßen Affektion steht [1]. So wurde auch die Phänomenologie der Begegnung durch verschiedene Phänomenologen meisterhaft beschrieben, aber auch dabei geht es um ein Begegnen, das ebenfalls den gewöhnlichen menschlichen Kontakt, sei es den affektiven oder nicht-affektiven, überschreitet. Ausgangspunkt meiner Untersuchung ist vor allem eine Analyse des Kontaktes, der sich zwischen dem Arzt und seinem Patienten entwickelt. Dabei geht es höchst selten um das, was wir existentielle Kommunikation nennen, aber doch beinahe immer um einen Kontakt, der den eigentlichen Wert des Arztseins zum großen Teile bestimmt.

Obwohl ich davon überzeugt bin, daß sich aus jeder speziellen Beziehung die allgemeinen Relationseigenschaften ableiten lassen, halte ich es für durchaus möglich, daß in meinen allgemeinen Resultaten die Herkunft aus der speziellen Arzt-Patient-Beziehung sehr spürbar sein wird.

Die angewandte Methode

Zeigt sich meine Sorglosigkeit so in erster Linie im Herangehen an das Thema, so wird sie sich auch darin zeigen, daß ich nicht genauer angebe, welcher phänomenologischen Methode ich mich bediene. In den letzten 30 Jahren hat sich die Phänomenologie außerordentlich stark differenziert. Wenn wir HUSSERL als Ausgangspunkt nehmen, dann wird es deutlich, daß der Weg, den JASPERS geht, ein anderer ist als der von SCHELER, daß SPRANGER in seinem „übergreifenden Verstehen" wiederum andere Wege geht als JASPERS. Wieder anders und untereinander stark verschieden sind KRONFELDs Akt- und Intentionsanalyse von GEBSATTELs konstruktiv-genetischer Betrachtungsweise, die Auffassungen der phänomenologischen Anthropologien nach KRONFELD, STRAUS, KUNZ, die Daseinsanalyse von BINSWANGER und die Anschauungen der „Existentialisten". Wollte ich diese Methoden alle darstellen, würde ich nicht dazu kommen, mit meinem eigentlichen Thema zu beginnen. Doch sehe ich sehr deutlich die Notwendigkeit anzugeben, wieweit diese Untersuchung *überhaupt* eine phänomenologische heißen darf, wieweit darin gerade der phänomenologische Aspekt des affektiven Kontaktes in den Vordergrund tritt. Ich halte die von mir verwendete Methode für eine phänomenologische *zum ersten,* weil ich vor allem von der Einfühlung in die von anderen und von der Introspektion in die von mir selbst erlebten psychischen Erscheinungen Gebrauch mache; wir sprechen also allein über das *subjektive* Erleben und versuchen es zu beschreiben; somit folge ich der subjektiven Phänomenologie von JASPERS. *Zum zweiten* halte ich meine Methode für eine phänomenologische, weil die beschriebenen Phänomene nicht losgelöst vom erlebenden Ich betrachtet werden. Die Erscheinungen, um die es hier geht, sind keine vorhandenen Dinge, ebensowenig wie der Mensch. Weder der zwischenmenschliche Kontakt überhaupt noch der im engeren Sinn affektive Kontakt wird aus dem Zusammenhang mit den Ich-Mittelpunkten gelöst. Es sollen vielmehr Menschen im Kontakt studiert und dabei die Hauptaufmerksamkeit auf den Kontakt in der

---

[1] In diesem Zusammenhang fielen mir die Verszeilen ein: „Das „Liebend-miteinander-sein" — ist leider Gottes oftmals Schein — jedoch das Nehmen bei dem Ohr — ist immer echt und kommt viel vor."

psychotherapeutischen Behandlung gerichtet werden. *Zum dritten*, weil gefragt werden soll, welcher Seinsmodus den affektiven Kontakt möglich macht, wobei wiederum im Zusammenhang mit dem Ausgangspunkt, der Arzt-Patient-Beziehung auch das berücksichtigt werden soll, was den affektiven Kontakt unmöglich macht oder behindert.

Der Gang der Untersuchung

Zuerst muß geprüft werden, was unter affektivem Kontakt phänomenologisch zu verstehen ist. Der affektive Kontakt ist eine besondere Form von Kontakt überhaupt. Deshalb können wir den affektiven Kontakt erst dann beschreiben, wenn es gelungen ist, die phänomenologischen Grundzüge des psychischen Kontaktes im allgemeinen zu bestimmen. Dabei wird es sich herausstellen, daß es unmöglich ist, den Kontakt selbst zu beschreiben, ohne die Kontakt*suche* in die Beschreibung aufzunehmen. Zuerst sei beschrieben, was ich den *„primordialen Kontakt"* nennen möchte. Zum Begriff des primordialen Kontaktes kommen wir durch die phänomenologische Analyse der Kontaktsuche und der Kontaktfindung von seiten des Arztes bei einem bewußtlosen Patienten. Im Anschluß daran soll die Art und Weise der Kontaktsuche von seiten des Arztes bei einem mutistischen Patienten beschrieben werden. Dann folgt der Kontakt zwischen dem Arzt und einem neuen, nichtpsychotischen Patienten. Aus diesen Situationen soll das Phänomen des psychischen Kontaktes überhaupt abgeleitet werden und, wie ich hoffe, deutlich werden, welchen Platz der *affektive* Kontakt im Rahmen des psychischen Kontaktes einnimmt.

Weiterhin soll untersucht werden, welche Facetten des affektiven Kontaktes phänomenologisch zu unterscheiden sind.

Am Phänomen des affektiven Kontaktes soll im einzelnen besprochen werden: Die Richtung (Liebe und Haß), der Grad der Gegenseitigkeit, die Qualität, die Tiefe, die Resonanz, die „Temperatur", die Klarheit, die Flüchtigkeit oder Dauerhaftigkeit, die Echtheit, die Annäherung, das Berühren und Berührtwerden, die affektive Situation.

Ferner geht es um Bedeutung der Phänomenologie des affektiven Kontakts in der psychotherapeutischen Behandlung. Hierbei wird es sich um die Frage handeln, ob affektiver Kontakt für die Behandlung notwendig ist, wobei über den Zusammenhang von affektivem Kontakt und Übertragung gesprochen werden soll. Weiterhin geht es um das Problem, was affektiven Kontakt unmöglich macht.

Schließlich soll auf das bemerkenswerte Problem eines partnerlosen affektiven Kontaktes hingewiesen werden. Dabei ist der innerlichen Bereitschaft zu affektivem Kontakt als habitueller Haltung zur Wirklichkeit gedenken. Das „das bist du" wie auch das Aufgehobensein im Ganzen des Seienden mit seiner besonderen affektiven Erlebnisweise: der kosmisch-affektive Kontakt werden in diesem Zusammenhang erwähnt.

Das Phänomen des affektiven Kontaktes

Beispiel I: Der Arzt und der bewußtlose Patient, der allmählich aus seiner Bewußtlosigkeit erwacht. An diesem Beispiel wird unmittelbar klar, daß „Kontakt" und „Verbundenheit" nicht dasselbe bedeuten. Der Arzt — ich gehe hier der Einfachheit halber immer von Fällen aus, in denen der Arzt den Patienten vorher nicht kennt — ist immer schon mit dem Patienten verbunden, bevor er ihn überhaupt sieht.

Er erlebt vorgängig, daß hier ein Mensch gerade *seiner* Hilfe bedarf. Damit ist schon eine Verbundenheit entstanden, die eine Anzahl von Facetten unterscheiden läßt. Diese Facetten sind wichtig, weil von der Art und Weise dieser Verbundenheit die zukünftige Form des Kontaktes wenigstens teilweise abhängig ist. Der Arzt kann sich allein mit dem Krankheitszustand beschäftigen. Die Verbundenheit ist dann eine rein professionelle. Die Frage kann dominieren: Wie kann ich diesem Menschen helfen? Es kann auch das Mitleid überwiegen, z. B. dann, wenn sich der Arzt in einer gefühlvollen Verfassung befindet. Der andere, an den er nun gebunden ist, kann aber auch eine Last sein, wenn der Arzt gerade verreisen wollte. Auch die ökonomische Beziehung kann vorherrschend sein: „Gott sei Dank, daß endlich ein Patient kommt!" So ist der Arzt schon auf allerlei Weise gebunden, bevor ein Kontakt mit dem Patienten zustande kommt, solange er nur weiß, daß er zu einem Patienten gerufen wird, der bewußtlos ist. Wenn der Arzt dann vorher noch mit der Frau des Patienten spricht, wird die Verbundenheit mit einem Mal noch viel komplizierter. Nach der Kontaktnahme mit der Frau des Patienten wird die Verbundenheit zu einem indirekten, vielleicht schon virtuellen Kontakt; denn je mehr der Arzt durch die Unruhe der Frau menschlich gerührt wird, desto kontaktbereiter wird er sich gegenüber dem Patienten verhalten. Nehmen wir an, daß der Arzt jetzt allein das Zimmer betritt, in dem der bewußtlose Patient liegt. Wenn Arzt und Patient allein sind, ist alles einfacher. Wäre die Frau dabei, würden sich die Verhältnisse in mancherlei Beziehung verändern, eine Tatsache, die an sich schon interessant genug und einer besonderen Untersuchung wert wäre.

In dem Augenblick, in dem der Arzt den Patienten sieht, hat die Entstehungsgeschichte des Kontaktes begonnen. Das ist freilich nicht ganz richtig. Das Werden des subjektiv-phänomenalen Kontaktes hat erst beim Erblicken des Patienten begonnen. Objektiv beginnt der Kontakt aber schon früher, nämlich schon dadurch, daß diese beiden Menschen in einem abgegrenzten Raum im Krankenzimmer zusammen sind, in einem Raum, der nun plötzlich zu einem gemeinsamen geworden ist. Der Kranke ist nicht mehr *allein*. Die Tatsache, daß diese beiden Menschen nun auch zeitlich miteinander verbunden sind, bedeutet ebenfalls den Beginn eines objektiven Kontaktes. Überdies beansprucht der Patient die Zeit des Arztes. Dann sieht der Arzt den Patienten an, berührt ihn mit seinem Blick. Gibt er sich davon Rechenschaft, dann wird er bemerken, daß er den Patienten nicht nur betrachtet, sondern daß damit auch eine Antizipation der Blick-Erwiderung von seiten des Patienten gegeben ist. Somit besteht beim Arzt eine Kontaktbereitschaft. Dabei werden sich fast immer drei Dinge ereignen: Der Arzt sieht oder ruft den anderen an, er berührt ihn. (Das Olfaktorische lasse ich eigentlich zu Unrecht beiseite; der Geruch spielt bei vielen Kontakten eine ganz wesentliche Rolle; der Arzt läßt sich vielleicht bei seiner Diagnose durch den Geruch der Atemluft leiten, z. B. durch den Geruch von Aceton.) In jeder der drei Arten von Kontaktsuche besteht die Antizipation der Erwiderung durch Blick, Berührung oder Lautgeben. Wie ein Tennisspieler ist der Arzt „ready" für den Empfang einer Aktion von seiten des Partners. Dieses ready-Sein ist ein äußerst kompliziertes Ganzes potentieller Verhaltensweisen. Die Facettten dieses Ganzen werden durch die Art der vorgängigen Verbundenheit bestimmt. Der Arzt ruft den Patienten an, nimmt seine Hand, kneift sie. In diesem Augenblick beginnt der Patient leise zu stöhnen. Das Stöhnen nimmt zu, wenn der Arzt den Patienten nochmals ein wenig kneift. Jetzt besteht ein Kontakt. Jedesmal wenn der Arzt den

Patienten etwas kneift, reagiert dieser. Ein Kontakt ist nunmehr angelegt, aber ein
Kontakt, bei dem die innerliche Verfassung der Kontakthabenden eine sehr verschiedene ist. Der Arzt, ganz und gar empfangsbereit, wach beim Versuch, die Aufmerksamkeit des Patienten auf sich zu ziehen, ist sich dabei meist seines eigenen Tuns bewußt. Auch wenn er das alles wie von selbst macht, wird er sein eigenes Verhalten
bewußt erleben. (Er wird es stärker erleben, wenn ein Dritter, z. B. die Frau des
Patienten anwesend ist.) Sein Verhalten und Erleben wird durch alle Komponenten
seiner Verbundenheit mit dem Patienten bestimmt. Der Patient aber erlebt höchstwahrscheinlich nichts Bewußtes. Das bedeutet, daß der Kontakt hier nur ein ein-
seitiges Phänomen ist. Doch handelt es sich um ein Kontakterlebnis, das für den
Arzt von größter Bedeutung sein kann. In einem gegebenen Moment schlägt der
Patient die Augen auf. Ist das schon ein optischer Kontakt in Gegenseitigkeit, sehen
die beiden Menschen einander? In dieser Hinsicht kann eine zeitlang Zweifel bestehen, bis der Ausdruck des Patienten plötzlich zu erkennen gibt, daß er den Arzt
sieht. Jetzt sehen sie einander an. Jetzt besteht ein beiderseitiger Kontakt. In diesem Moment stellt sich heraus, daß der reziproke Kontakt qualitativ etwas ganz
anderes ist als der objektive Kontakt ohne phänomenale Gegenseitigkeit. Meistens, und
in einer Situation wie der beschriebenen immer, besteht bei aller Gegenseitigkeit eine
Ungleichheit in dem, was beide Partner zu dem Kontakte beitragen. Dabei ergeben
sich zahlreiche Verschiedenheiten. Das Kontaktphänomen ist schon durch die Einstellung der Partner zahlreichen Schwankungen ausgesetzt, wobei vor allem die Erwartung eine große Rolle spielt. Ich spreche vom *primordialen* Kontakt, weil wir hier
das einfachste Kontaktschema vor uns haben, auf das sich alles zurückführen läßt,
was in höher differenzierten und entwickelten Kontakten vorgeht. Für diesen primordialen Kontakt gilt, daß die Weise der Annäherung mitbestimmend für die Art
des Kontaktes ist. Die Annäherungsweise können wir vom Kontaktphänomen nicht
abstrahieren und isolieren, wohl können wir verschiedene Akzente setzen. Ist der
Kontakt in der Hauptsache optisch, akustisch oder taktil, dann bestimmt schon dies
die Art des Kontaktes. Doch — das muß nachdrücklich gesagt werden — der phänomenale Kontakt ist immer mehr als bloß optisch, akustisch oder taktil, denn es ist
ja mindestens ein sehendes, sprechendes, fühlendes *Ich* mit seinen Intentionen, das
den Kontakt mit einem anderen Ich und dessen Intentionen erlebt. Durch solche
Eintrittspforten gelangt man zu etwas, das anders ist als die Pforte selbst. Weiterhin lernen wir an dem Beispiel, daß die Aufmerksamkeit eine wesentliche Facette
des Kontaktes ist. Und wir werden später sehen, daß dabei die Konzentration der
Aufmerksamkeit einen besonders wichtigen Faktor darstellt.

Aus dem gleichen Erlebnisbereich, d. h. aus der Arzt-Patient-Beziehung, wählen
wir ein zweites Beispiel, dessen Schwierigkeit im Vergleich zum ersten erheblich größer ist. Wir analysieren, was geschieht, wenn der Arzt mit einem stuporös-mutisti-
schen Patienten Kontakt aufzunehmen sucht. Zunächst wird der Arzt in derselben
Weise anfangen wie im vorigen Fall. Die „Eröffnung" ist gleich, die weiteren Bemühungen sind anders. Wiederum beginnt er damit, durch optische, akustische und
auch taktile Kontakte die Aufmerksamkeit des Patienten auf sich zu ziehen. Der
Patient sieht den Arzt an. Der Kontakt ist vorhanden. Aber der Arzt will, daß sich
dieser Kontakt zu einem reziproken, sprachlichen entwickeln soll. Das gelingt ihm
nicht. Jetzt wird er auf allerlei Weise probieren, mit dem Patienten „in Berührung zu
kommen". Er wird sein eigenes Sprechen in verschiedener Weise variieren. Zugleich

wird er seine Mimik verändern und seinen Berührungsversuchen einen verschiedenartigen Ausdruck verleihen. Nun zeigt es sich — und das ist für unser Thema besonders wichtig — daß die Menschen auf solches Angerufenwerden verschieden reagieren. Aus der Art und Weise, wie der Arzt sich um Kontakt bemüht, geht zugleich hervor, wie das Herangehen an den Patienten den Kontakt mitbestimmt und wie verschiedene Arten von Kontakten phänomenal gegeben sind. Der gute Arzt verfügt über eine umfangreiche Palette von Möglichkeiten. Unterschiedliche Möglichkeiten bestehen dadurch, daß der Arzt in deutlich erkennbarer Weise Gefühle zum Ausdruck bringt und damit an die Gefühle des anderen appelliert. Er tut das auf den oben bereits erwähnten Wegen: im Blick, im Klang der Stimme, in der Art und Weise des Berührens. Zuweilen wird er bemerken, daß sich der Patient noch mehr abschließt, zuweilen aber auch, daß er sich plötzlich öffnet, wenn man zu ihm wie zu einem ganz kleinen Kinde spricht. (In diesem Zusammenhang sollte man sich gewiß auch an die „réalization symbolique" von SECHEHAY erinnern.) In anderen Fällen gelingt dem Arzt eine Kontaktstiftung nach Art des Spieles. Über dies alles könnte man noch sehr viel sagen. Der Arzt könnte auch ein mehr flehentliches Verhalten zum Ausdruck bringen. Es kann sein, daß das alles zu nichts führt und erst dann, wenn der Arzt plötzlich einen energischen Befehl erteilt, der Patient sich angesprochen fühlt. Am Beispiel des Stuporösen lernen wir eine Anzahl neuer Kontaktformen kennen, denen gemeinsam ist, daß Reziprozität zwar vorhanden ist oder wenigstens vorhanden sein kann, aber daß sich diese Reziprozität auf verschiedenen Ebenen verwirklicht. Sofern ein Partner sein eigenes Verhalten reflexiv erleben kann, bemerkt er, daß er sich dabei auf verschiedenen Entwicklungsstufen bewegt. Außerdem sahen wir, daß im Medium der sinnlichen Vorgänge wichtige Unterschiede auftreten. Vor allem aber wurde klar, daß es unter den verschiedenen Weisen der Kontaktsuche eine gibt, die ganz besonders auf die Herstellung von *affektivem* Kontakt gerichtet ist, und daß der sich dabei anbahnende Kontakt hauptsächlich durch den Gefühlssinn bestimmt wird. Doch kann es beim Zustandekommen von psychischem Kontakt noch viel komplizierter zugehen. Das wird sich zeigen, wenn wir ein drittes Beispiel aus dem Bereich der ärztlichen Kontakte phänomenologisch analysieren.

In der ärztlichen Praxis ist vielleicht nichts so fesselnd, aber auch nichts so schwierig als der Versuch, mit einem Patienten in einer so kurz wie möglich bemessenen Zeitspanne in Kontakt zu kommen, mit einem Patienten, den wir trotz seiner Krankheit als vollwertigen Gesprächspartner betrachten. Dabei muß die Grundlage für eine Aussprache über die inneren Nöte des Patienten geschaffen werden. Gleichzeitig muß sich der Arzt einen Eindruck verschaffen, wieweit der Patient überhaupt kontaktfähig ist. Wenn die psychiatrische Paradoxie maximaler Annäherung bei Wahrung von Distanz irgendwo zur Notwendigkeit wird, so dann in einem solchen Falle. In einer derartigen Situation habe ich mir oft die Frage gestellt, was psychischer Kontakt, affektiver Kontakt sei und wie dieser Kontakt herzustellen sei. Wenn man den Standpunkt des Arztes einnimmt, gelangt man bei der Herstellung von Kontakt etwa zu folgenden, subjektiven Erfahrungen:

In einem kurzen, ziemlich indifferenten Gespräch kann der Arzt unerhört viel erleben. Er gewahrt das innere Tempo seines Partners, das Niveau seiner Persönlichkeit und das, was ich seine „Tonart" nennen möchte. Dabei muß er sich selbst in eine innerliche Verfassung bringen, die ich oben als „ready"-sein bezeichnete. Es möchte von Interesse sein, diese inneren Reaktionen nach Möglichkeit auf bekannte typologische Gegebenheiten zurückzuführen. Doch ist das hier nicht meine Aufgabe. Es kommt mir freilich so vor, als seien die hier vage angedeuteten Erfahrungen in jedem Falle von Bedeutung, gleichgültig zu welchem psychologischen Typus die Partner zu rechnen sind. Außerordentlich wichtig ist das psychische Tempo. Wenn es gelingt, mit dem Partner in gleichen Schritt zu kommen, ist schon viel erreicht. Wenn sich der Arzt nicht auf den gleichen Gesprächston wie der Patient einzustimmen vermag, kommt bei dem Gespräch nichts heraus, ebensowenig, wie wenn er das Niveau des anderen verfehlt. Wenn er den anderen unterschätzt, kann sich unmöglich ein guter Kontakt entwickeln. Doch kann ebenso eine Überschätzung des anderen einer optimalen Einfühlung im Wege stehen. Während der Eröffnung von Kontakten muß die räumliche Situation so günstig wie möglich gestaltet werden: Bei dem einen Patienten muß der Abstand größer, bei dem anderen kleiner sein. Dabei ist es von Wichtigkeit, daß sich der Arzt maximal auf seinen Partner konzentriert, so daß der Partner auch bei der Anwesenheit Dritter das Gefühl hat, mit dem Arzt allein zu sein. Wenn sich der Arzt nach kurzem einleitendem Gespräch — manchmal nach wenigen Minuten — genügend sicher fühlt, geht er zur nachfolgenden Phase über. Diese Phase ist schwer zu beschreiben. Der Arzt hat dabei das Gefühl, als taste er unglaublich schnell die innere Sphäre des anderen ab, als suche er herauszubekommen, in welcher Form des Kontaktes die innere Berührung am intensivsten ist. Schematisch verhält er sich hier ebenso wie bei dem zuvor beschriebenen Patienten, aber so subtil, daß der Patient sich lediglich angesprochen fühlt. Dabei fällt auf, daß sich die Beobachtungen nicht allein auf Grund sprachlicher Inhalte vollziehen. Der Patient muß aber in dieser Gesprächsphase Gelegenheit haben, seine Klagen zu äußern. Hier handelt es sich vor allem um die Art des Fragens, wie die Fragen nacheinander angeordnet werden, um ein Gespür, wie weit man jetzt schon gehen kann. Der Ausdruck der Stimme, die Mimik und die Wortwahl werden wichtig. Der Weg über taktile Berührungen kommt in diesen Fällen kaum in Betracht. Der Arzt sollte nicht allein vorsichtig versuchen, dem anderen näher zu kommen, sondern auch seinerseits offen zu sein und sich durch die mimischen und verbalen Reaktionen des Patienten ansprechen zu lassen. In dieser Phase muß die Möglichkeit vorhanden sein, den anderen seelisch zu berühren und selbst berührt zu sein, ihm näher zu kommen und sich vorsichtig zurückzuziehen, den anderen auf sich zukommen zu lassen, offen zu sein, sich auch teilweise wieder zu verschließen. Auch hier muß sich die erwähnte Paradoxie realisieren lassen, daß der Arzt den Patienten persönlich anspricht und zugleich soweit wie möglich unpersönlich bleibt.

Auf diesen Wegen kommt es meistens zu dem gewünschten Kontakt. Wenn man sich das alles vergegenwärtigt, wird es wohl klar, daß hier im Grunde ein positiver Kontakt von einer bestimmten Tiefe erstrebt wird. Irgendein Kontakt ist ja immer gegeben, wenn zwei Menschen beieinander sind. Gefühle der Abneigung, des Widerwillens, des Ekels oder Hasses werden hier natürlich nicht erstrebt. Kontakt im engeren Sinn ist das gegenseitige Gewahren der Persönlichkeit in positiver Weise. Die obige Beschreibung der Kontaktsuche hat zur Genüge verdeutlicht, daß dieses gegenseitige Gewahren der Persönlichkeit als positiver Wert innerlich erlebt wird. Das Wesentliche ist nämlich, daß alle negativen Gefühle und Wertungen verschwinden, wenn dieser Kontakt in konzentrierter Form erreicht worden ist. Ich sage „verschwinden", weil es in der Tat manchmal notwendig ist, eine gewisse zuerst verspürte Antipathie zu durchbrechen. Es sieht also danach aus, als könne der Kontakt in einer bestimmten Tiefe nur *eine* Richtung haben. Dabei wird freilich auch klar, daß der affektive Weg nicht immer der beste ist, sicher dann nicht, wenn der Patient die affektive Annäherung ablehnt. Deshalb muß mit der Kontaktsuche in Form affektiver Annäherung sehr vorsichtig umgegangen werden.

Wenn der Kontakt auf dem bezeichneten Wege nicht erreicht werden kann, stehen noch andere Möglichkeiten offen. Eine Möglichkeit ist der Weg über ein Drittes. Man kann über eine beiderseits bekannte Person sprechen, über einen Beruf, einen Landstrich, ein Buch. Es kann sein, daß es auf diese Weise plötzlich zum Kontakt kommt. Dieser Weg ist natürlich nur dann gangbar, wenn der Arzt in konzentrierter, angemessener und intensiver Weise imstande ist, über ein Drittes zu sprechen. Manchmal ist es auch empfehlenswert, etwas über Welt- und Lebensauffassungen zu sagen. Hier das richtige Thema zu suchen und zu finden, erfordert große Intuition.

Es gibt Kontakte, die dadurch entstehen, daß man Glied einer Gruppe ist, der auch der Patient angehört, einer politischen Partei einer Kirche z. B., oder dadurch, daß man im gleichen Stadtviertel wohnt, am gleichen Ort geboren wurde usw. Alle Situationen, die ein „Wir" erzeugen, bereiten den Kontakt vor. Wird auf diese Weise kein Kontakt erreicht, gibt es noch einen anderen Weg, der manchmal sehr plötzlich und in kurzer Zeit zum Ziele führt: Wenn es gelingt, sich das Idealbild zu vergegenwärtigen, das sich der andere von sich selbst macht, und wenn der Arzt durch ein einziges Wort zu erkennen gibt, daß er sich bewußt ist, wie sich der Patient selbst sieht, kann sich der andere mit einem Mal aufschließen. Doch bedarf der Arzt eine große Erfahrung, um auf diese abgekürzte Weise Kontakt herzustellen. Er muß dabei einerseits wissen, wie sein eigenes Sein vom anderen aufgenommen wird, was wirkt und was nicht, was er anstreben und was er vermeiden muß. Er muß das alles wissen und andererseits doch unbefangen bleiben. Wieweit der Arzt in einem solchen Gespräch Komödie spielt, ist schwer zu sagen. Ich glaube, er tut das nur in sehr beschränktem Maß. Es ist doch meistens so, daß er in seiner Konzentration auf den Patienten einen Sinn für Dinge und Situationen entwickelt, von denen er nicht wissen konnte, daß sie sein Interesse erwecken konnten. Und soweit er tatsächlich Komödie spielt, spielt er doch nur sich selbst in anderen Lebenssituationen als den eigenen, habituellen. Wenn in diesem Spiel nicht sein Selbst dominiert, wird der Kontakt unecht.

Bei all dem handelt es sich um Kontakt im engeren Sinn. Dieses Sichnähern Appellieren und Kontaktfinden scheint mir auf einem anderen Niveau zu stehen als die fundamentalen Verhaltensweisen, deren sich der Arzt bei den ersten beiden Patienten bedienen mußte. Wenn es ihm nun aber nicht gelingt, den Kontakt auf höherem Niveau herzustellen, geht er zu jenen primitiveren Verhaltensweisen über. Dann trägt er den Gefühlen der Abhängigkeit und des Widerstandes Rechnung, den Ambivalenzen, die dem Patienten im Wege stehen. Dann begibt er sich eventuell in die Vaterrolle. Bei manchen Patienten entwickelt sich tatsächlich nur dann ein Kontakt, wenn sich der Arzt offensichtlich auf ein Podest stellt und autoritär wird. Wenn dem Patienten der Kontakt allein auf leichtfertige Weise möglich ist, dann wird sich der Arzt genötigt sehen, seinen Ernst so gut wie möglich zu unterdrücken. Dann geht es freilich nur um vorläufige Kontakte. Mit einem Scherz oder, wie der Patient manchmal denkt, mit Humor dringt man nur sehr selten zu tieferen Schichten vor. Doch muß man sich eben mit weniger genügen lassen, wenn der Zugang zu den tieferen Schichten versperrt ist. Wirkliche Erkenntnis der Beziehung zwischen der Struktur der Persönlichkeit und dem affektiven Kontakt würde uns vielleicht weiter führen.

Hierüber will ich nur noch eines bemerken, obwohl das eigentlich nicht zu meiner Aufgabe gehört. Bei solchen Kontaktversuchen zeigt es sich, daß der Kontakt mit den sogenannten syntonen oder zykloiden Menschen bei weitem nicht immer so leicht herzustellen ist, wie man sich das vorstellt, so wenig, daß ich mich oft gefragt habe, ob das Bild, das wir der Literatur über diese syntonen Menschen entnehmen, der Wirklichkeit entspricht. Wenn ich mich kraß ausdrücken darf, würde ich sagen: Der syntone, pyknische Mensch ist selten im tieferen Sinne synton, im tieferen Sinne warm. Er kann in der Regel nicht zuhören, er läßt jede Selbstkritik vermissen, die nötig ist, um den anderen zu verstehen, und seine Wärme ist nur ganz selten einmal wirklich warm und herzlich. Über den Kontakt zwischen Arzt und Patienten ließe sich noch vieles sagen. So ist für die Erweckung und Behauptung des Kontaktes die eigene Stimmung von Wichtigkeit. Bollnow weist darauf hin, daß man sich nur einem anderen Menschen gegenüber öffnet, der sich in positiver Stimmung befindet. Ich würde das nicht so bestimmt behaupten. Sicher entsteht kein Kontakt, wenn der Arzt selbst ein wenig deprimiert, müde oder reizbar ist und seiner Verstimmung nicht Herr wird; sicher ist aber auch, daß eine allzu große Munterkeit und die Ausstrahlung einer robusten Gesundheit für den anderen ebenfalls hemmend sein kann. Schließlich scheint es für den Kontakt von eminenter Bedeutung zu sein, was beide Partner intendieren, mit welchen Erwartungen sie sich einander nähern. Das hat allein der Arzt in der Hand; seine einzige Absicht kann sein, daß sich überhaupt ein Kontakt bildet; darüber hinaus sollte er von seinem Patienten nichts wollen, nichts erwarten, nichts beurteilen. Auf diese Weise kommt die Einstellung des Patienten am besten an den Tag. Manchmal ist es eine einzige Bemerkung des Arztes, aus der hervorgeht, daß er die Erwartungen des Patienten fühlt, die viel zur Verbesserung des Kontaktes beiträgt.

Ich hoffe, daß an den drei von mir beschriebenen Beispielen einige Kontaktphänomene klar geworden sind. Ein Teil dieser Phänomene soll im folgenden Abschnitt dieser Studie systematisch besprochen werden, ein Teil ist zuvor durch innere Erfahrungen zu ergänzen, die an den drei Beispielen noch nicht zur Sprache kamen. Es mag klar geworden sein, daß der affektive Kontakt ein Kontakt besonderer Art ist, unterschieden von anderen Kontakten. Manche glauben — und ich selbst habe lange diese Meinung gehegt — daß jeder Kontakt in gewissem Maße auch ein affektiver ist, so daß es darum nicht sinnvoll ist, dem im engeren Sinne affektiven Kontakt eine Sonderstellung einzuräumen. Meine jetzige Meinung ist, daß es doch wichtig ist, eine solche Unterscheidung zu machen. Das wird klar werden, wenn wir gleich darauf auf die sogenannte Übertragung zu sprechen kommen. Man kann sagen: Phänomenologisch gibt es zumindest ebensoviel qualitativ voneinander unterschiedene Kontakte, wie es Kontaktmittel gibt. Diese Kontaktmittel bleiben im In-Kontakt-sein spürbar, auch wenn es zutrifft, daß im In-Kontakt-sein die Mittel zum größtenteil aus dem bewußten Erleben verschwinden. Manchmal geschieht es indessen, daß eine bestimmte Qualität des In-Kontakt-seins, dessen Ursprung noch erlebbar ist, ein qualitativ anderes In-Kontakt-sein auslöst. Ein räsonierender Kontakt kann plötzlich einmal in einen affektiven übergehen, ein affektiver Kontakt kann eine erotische Färbung erhalten. Wahrscheinlich löst sich der Kontakt im Maße seines Tiefergehens mehr und mehr von den Kontaktmitteln. Der affektive Kontakt besitzt eine Reihe von allgemeinen Kennzeichen und eine Reihe von speziellen, die durch das Affektive bestimmt sind.

Weiterhin wird an den drei Beispielen deutlich, daß alle Merkmale des primordialen Kontaktes in den stets komplizierter werdenden anderen Formen aufweisbar sind. Man hat sich auch noch die Frage zu stellen, ob ich aus der Analyse der Arzt-Patient-Beziehung zu Recht Schlußfolgerungen auf den Kontakt, den affektiven Kontakt im allgemeinen ziehe. Ich glaube, dazu in der Tat berechtigt zu sein. Auch im gewöhnlichen Leben kommen alle Methoden der Kontaktsuche vor, so wie ich sie oben beschrieben habe. Doch sind wir noch nicht zur Beschreibung des erotisch-sexuellen Kontaktes gekommen. Darüber möchte ich folgendes sagen: Der erotischen Kontaktsuche geht oft eine Kontaktsuche mit all den oben erwähnten Mitteln voran, auch wenn dabei diese Mittel von Anfang an eine erotische Note haben. Ob das immer zum erwünschten Ziel führt, ist sehr die Frage. Hierüber könnte man ein ganzes Buch schreiben! Für unsere Untersuchung ist aber von großem Interesse zu wissen, ob affektiver und erotischer Kontakt nicht im Wesen gleich sind. Fest steht, daß affektiver Kontakt eher als andere Kontakte den erotischen auslöst. Sicher ist auch, daß der affektive Kontakt so lange anwächst, als noch kein erotisch-sexueller Kontakt eingetreten ist, obwohl ein solcher mindestens durch einen der beiden Partner gesucht wird. Dieser Umstand erweckt den Anschein, als sei der affektive Kontakt ein entsexualisierter erotischer Kontakt. Gegen diese Annahme spricht, daß es zweifellos sexuell-erotische Kontakte gibt, die ohne den geringsten affektiven Kontakt erlebt werden. Es gibt ja auch Menschen, die behaupten, daß sexuelle Begierde einem affektiven Gefühl im Wege stehe. Später werde ich darauf zurückkommen, daß es schließlich auch Menschen gibt, die affektiven Kontakt oder Kontakt überhaupt nur im Sexuellen erleben können. So sind Anzeichen vorhanden, daß der affektive und der erotisch-sexuelle Kontakt im Wesen verschieden sind. Auch wenn, was freilich nicht feststeht, zwischen beiden Kontaktformen ein genetischer Zusammenhang besteht, ist es immer noch von Belang, auf die phänomenologisch-qualitative Unterscheidung Gewicht zu legen. Will man alle Gefühlsregungen erotisch nennen, dann kann man das tun, aber dann wird nach meiner Meinung das Erotische zu stark entsexualisiert. Nun wäre noch der affektive Kontakt mit dem liebenden Kontakt zu vergleichen. Wollte man im affektiven Kontakt einen Modus des liebenden Kontaktes sehen, dann wäre das schwerlich mit Sicherheit zu widerlegen. Doch kann ich auf dem Wege der Einfühlung zu keinem anderen Resultat kommen, als daß hier eben doch ein qualitativer Erlebnisunterschied besteht. Liebender Kontakt setzt affektiven Kontakt voraus, überschreitet diesen jedoch. Wenn man liest, was BINSWANGER über das liebevolle Zusammensein sagt, wird der Unterschied sehr deutlich. Deshalb ist es nicht richtig, wie ich das eben tat, den Liebeskontakt als höchste Form des affektiven Kontaktes darzustellen. Auch die höchste Form des affektiven Kontaktes, die innigste Affektion ist nicht das gleiche wie die Liebe. Es geht hier sicher nicht allein um die sexuell-erotische Durchflechtung der Liebe in Form der Geschlechtsliebe. Am besten macht man sich den Unterschied klar, wenn man versuchsweise von einer Affektion für die Kinder, den Vater oder die Mutter spricht. Man fühlt dann deutlich, daß das doch etwas ganz anderes ist, als wenn man von der Liebe zu den Kindern oder zu den Eltern spricht. Das spricht keineswegs dagegen, daß eine gefühlsmäßige Affektion sehr häufig ein Stadium ist, das durchlaufen wird, bevor Liebe erfahren wird; darin liegt aber kein Grund dafür, den phänomenologischen Unterschied nicht als einen qualitativen zu sehen. (Und das schließt wiederum nicht aus, daß in biologischer Hinsicht all diesen Vorgängen nur quantitativ verschiedene Erscheinungen zugrunde liegen.)

Schließlich sei noch die existentielle Kommunikation erwähnt. Ich würde dieses Wort nur ganz exzeptionellen inneren Geschehnissen vorbehalten. In der existentiellen Kommunikation wird das ganze Sein beider Partner zur Einheit. Sicher haben wir es hier mit einem modus der Liebe zu tun. Aber auch innerhalb des Gebietes der Liebe gehört die existentielle Kommunikation zu den Höhepunkten. Meine Ansicht ist, daß wir diesen Terminus sehr vorsichtig verwenden sollen.

Phänomenologische Kennzeichen des affektiven Kontaktes

Der erste Teil dieser Studie hat uns in den Stand versetzt, eine Anzahl von Merkmalen des affektiven Kontaktes herauszustellen. Begreiflicherweise handelt es sich zum Teil um Merkmale von Kontakt überhaupt, doch erhalten diese Merkmale dadurch, daß wir es mit dem affektiven Kontakt zu tun haben, ein besondere Kolorit. Es ist auch bemerkenswert, daß diese Merkmale in bestimmten Grenzen variieren können, ohne daß sich dadurch der affektive Kontakt in seinen Hauptmerkmalen verändern würde. Im strengen Sinn haben wir es auch hier nicht mit quantitativen Unterschieden zu tun, sondern mit qualitativ verschiedenen Phänomenen. Doch gehören alle diese Phänomene zur Klasse „affektiver Kontakt". Das Schema, das ich hier anwende, betrachte ich selbst in vieler Hinsicht als zu simplifizierend und unvollständig. Es müssen nun einige Dinge wiederholt werden, die schon oben gesagt wurden.

Die Richtung der Zuneigung

Kontakt kann es geben in Liebe und Haß und in allen Nuancen zwischen beiden. Im Falle des Hasses haben wir es aber für das einfühlende Verständnis doch nicht mit dem typischen affektiven Kontakt im engeren Sinne zu tun. Ohne Zweifel ist ein gegenseitiger Haß ein Kontakterlebnis und noch viel deutlicher ein Gebundenheitserlebnis. Wenn ich aber das Erlebnis einer starken Haßgebundenheit mit dem vergleiche, was man im engeren Sinn Kontakterlebnis nennt, scheint mir dies letztere doch nicht mit Haß kompatibel zu sein. Das zeigt schon der allgemeine Sprachgebrauch an. Niemand wird leugnen, daß Haß ein Affekt ist, aber niemand wird sich auch über die Bedeutung des Wortes Affektion im unklaren sein. Wir müssen deshalb konstatieren, daß phänomenologisch betrachtet beim affektiven Kontakt i. e. S. Gefühle von Haß, Abneigung, Antipathie usw. ausgeschlossen sind.

Der Grad der Doppelseitigkeit oder Gegenseitigkeit

Es steht außer Frage, daß die innerliche Verfassung beider Partner ungleich sein kann; wenn wir aber den Versuch machen, uns die Skala solcher Möglichkeiten von Ungleichheit zu vergegenwärtigen, entstehen Schwierigkeiten. Ich frage mich, ob das echte Kontakterlebnis nicht immer ganz reziprok ist, wobei nicht ausgeschlossen wäre, daß die Affektion des einen Partners größer ist als die des anderen. Freilich dürfte der größte Teil von affektiven Kontakten bei Partnern mit ungleich großer Affektion Pseudo-Kontakte sein, aber nicht immer, und gerade darauf kommt es an! Die Möglichkeit ungleicher Affektion zweier Partner, deren Kontakt doch ein echter ist, geht am deutlichsten aus den Beispielen der ärztlichen Praxis hervor, die ich oben anführte. Dabei kommt es auch vor, daß der Arzt mehr Affektivität aufwendet als der Patient, vor allem am Anfang, während es auf die Dauer, vor allem bei einsamen Menschen, oft umgekehrt ist. Bildlich kann man das auch so ausdrücken: Die Kontaktfläche ist auf beiden Seiten gleich groß, das kann gar nicht anders sein, aber die beiden Kontaktflächen können verschieden stark geladen, verschieden warm usw. sein. Zweifellos werden die Verschiedenheiten an den Kontaktflächen auf die eine oder andere Weise verschwinden. Doch wird auch das Maß dieser Verschiedenheiten irgendwie in der Art und Weise zum Ausdruck kommen, wie der Kontakt erlebt wird. Auch das Erleben eines gemeinschaftlichen Kontaktes wird für beide Partner verschieden sein. Wie schwierig das alles zu beurteilen ist, sieht man daraus, daß die Verschiedenheit wiederum nicht allzu groß sein darf, sonst wäre ja gar kein affektiver Kontakt vorhanden. Daraus geht hervor, daß affektiver Kontakt etwas ganz Bestimmtes ist. Nun wird es nämlich ganz klar, daß der affektive Kontakt durch sein miteinander verbindendes Gefühlserleben nur bei einem bestimmten Grad von Reziprozität entstehen kann. Vermutlich ist das bei anderen Arten von Kontakt in viel geringerem Grade der Fall.

Der Gehalt

Obwohl wahrscheinlich jedermann ahnt, was mit dem phänomenalen Gehalt des affektiven Kontaktes gemeint ist, besteht eine große Schwierigkeit, dies in Worte zu fassen. Man kann von hohem und niedrigem Gehalt, von einem edlen und von einem vulgären affektiven Kontakt sprechen. Doch zögere ich sogleich, wenn ich dies so ausspreche. Gilt diese Unterscheidung nicht nur für einen affektiven Kontakt, der eben noch nicht die Qualität des affektiven Kontaktes im engeren Sinne besitzt? Der Gehalt des Kontaktes wird wahrscheinlich zum großen Teil durch den Gehalt der Persönlichkeiten bestimmt, die im affektiven Kontakte stehen. Er wird aber auch mitbestimmt durch den jeweiligen Gefühlsgehalt. Sicher können echte Gefühle bei verschiedenen Menschen von verschiedenem Gehalt sein. Doch findet man auch dann, wenn man sich die eigenen affektiven Kontakte vergegenwärtigt, qualitative Unterschiede in den Gegensätzen von fein — grob, arm — reich, voll — dürftig. Wahrscheinlich wird der Gehalt auch durch die später zu besprechende Tiefe und Resonanz des affektiven Kontaktes mitbestimmt. Schon die Wortverwandtschaft zeigt es eigentlich an, daß der Gehalt zu einem nicht geringen Teile durch den *Inhalt* des Kontaktes bestimmt wird. *Worin* wir in affektivem Kontakte stehen, ist von großer Wichtigkeit. Hier taucht auf einmal das schwierige Problem von Form und Inhalt auf. Das Wärmende, Glücklichmachende eines affektiven Kontaktes liegt ohne Zweifel im Kontakte selbst, doch ist dabei auch der Inhalt nicht gleichgültig. Aber was kann der Inhalt eines affektiven Kontaktes sein? Alles, alles, was von den Partnern erlebt wird, alle Erfahrungen, alles Glück und Leid, alle Liebe und aller Haß, alle Erwartungen, alles Sein und Haben auf beiden Seiten, alles das kann dem affektiven Kontakte einen Inhalt verleihen. Welches Eigengewicht diese Inhalte auch haben mögen, so geht es doch offensichtlich um das Kontakterleben selbst. Der Inhalt ist aber nicht wegzudenken. In gewissem Sinne besteht so der affektive Kontakt in der von beiden Partnern erlebten Schönheit eines Waldrandes, des blauen Himmels oder des glitzernden Wassers oder eines beide Partner angehenden Mißgeschickes, kann doch auch ein solches Mißgeschick den Gehalt bestimmen. Oder ist das alles falsch gesehen, wird der Gehalt allein durch den affektiven Kontakt an sich bestimmt? Dann würden wir aber eine Betrachtungsweise anwenden, der wir phänomenologisch gerade nicht huldigen wollen, nämlich über den affektiven Kontakt wie über ein abstraktes Ding sprechen. Es gibt ja nur im affektiven Kontakt stehende Menschen. Teilhaber des Kontaktes sind die Menschen in ihrer Ganzheit, in ihrem gesamten Sein. Von daher erhält der Kontakt seine Fülle und seinen Gehalt. Dabei bemerken wir, daß auch das Wort „Kontakt", das ein Bild ist, nicht in vollem Umfang aussagt, worum es hier geht.

Die Tiefe des Kontaktes

Offensichtlich können wir Kontakte nach ihrer „Tiefe" unterscheiden. Auch daraus geht die Unzulänglichkeit des Wortes „Kontakt" hervor, das immer an eine oberflächliche Berührung denken läßt. Was sich an der Oberfläche vollzieht, dringt aber nach innen, dringt „tiefer". Es gibt Augenblicke im Zusammenleben, die die Persönlichkeit in ihrer Tiefe anrühren. Auch hier sehen wir wiederum, daß der Inhalt nicht irrelevant ist. Haben wir wirklich Kontakt in Dingen, die uns tief berühren, dann erleben wir den Kontakt auch tiefer oder, wie es manchmal heißt: stärkeren Kontakt. Von Bedeutung für die Tiefe des Kontaktes ist auch die Resonanz.

Die Resonanz

Statt Resonanz könnte man vielleicht besser sagen: die penetrierende Kraft des Kontaktes. Sie ist mitbestimmend für seine Tiefe. Der affektive Kontakt, das In-affektivem-Kontakt-stehen wird verschieden je nach der Art der Persönlichkeit des Partners, aber auch nach der Qualität des Kontaktes erlebt. Ein oberflächlicher Kontakt kann plötzlich die *ganze* Persönlichkeit in Beschlag nehmen und doch oberflächlich bleiben; dabei könnte man geneigt sein, von einem „tiefen" Kontakt zu sprechen, aber das ist nicht unbedingt nötig. Hierin läge wieder eine Aufgabe für den Untersucher, sich der Beziehungen zwischen Persönlichkeitsstruktur und affektivem Kontakt anzunehmen. Eine Folge der Resonanz ist es wahrscheinlich, wenn andere Kontaktbereiche ausgelöst werden; so kann das ganze Wesen eines Menschen aufgerührt werden. Je mehr dies in Gegenseitigkeit geschieht, desto intensiver. Hier erhebt sich die Frage, ob dem affektiven Kontakt die größte oder zumindest eine größere Resonanz zukommt als anderen Kontaktformen. Die Antwort muß vermutlich lauten: Für den Gefühlsmenschen ergibt sich die größte Penetranz bzw. Resonanz aus dem affektiven Kontakt, für den Denker aus dem gemeinsamen Erleben einer Einsicht. Im letzteren Falle ist die Chance, daß ein affektiver Kontakt ausgelöst wird, wahrscheinlich größer als im umgekehrten Falle, daß durch affektives Kontakterleben ein gedanklicher Kontakt entsteht. Doch ist auch dieses möglich.

Die Temperatur

Affektiver Kontakt hat eine bestimmte Temperatur gemäß der Tatsache, daß es sich eben um *affektiven* Kontakt handelt. Wenn ich mir die verschiedenen Kontaktarten der Reihe nach vergegenwärtige, stelle ich fest, daß nur der affektive und der erotisch-sexuelle Kontakt eine Temperatur haben. Ich möchte sogar behaupten, daß das Liebend-in-Kontakt-sein seine Temperatur nicht der Liebe verdankt, sondern der Beteiligung des Affektiven und Erotisch-Sexuellen. Diese Temperatureigenschaften sind auch an affektive Kontakte gebunden, die sich in der Dimension von Haß und Zuneigung abspielen; so spricht man z. B. von glühendem Haß. Es ist ja nicht von ungefähr, daß die Umgangssprache mit dem Worte „Gefühl" sehr häufig Temperaturbezeichnungen verbindet: man redet von frostigem, lauem, warmem Gefühl usw.

Die Helligkeit des affektiven Kontaktes

Im Bereich des affektiven Kontaktes gibt es ferner ganz sicher Unterschiede nach dem Maß seiner Helligkeit. Hierbei erhebt sich die Frage, ob der Kontakt selbst hell, trübe, durchsichtig oder undurchsichtig ist oder ob man diese Helligkeitseigenschaften dem Gefühlszustand der einzelnen Partner zuschreiben muß. So kann ein affektiver Kontakt durch Zusammengehen mit oder plötzliches Eindringen von schwüler Erotik trübe werden. Doch können sich auch andere Kontaktformen trüben. Hier zeigt es sich, daß diese und andere Kennzeichen des Kontaktes einer genaueren Studie wert wären. Alles, was hier gesagt wird, darf ja nur als Resultat einer ersten und vorläufigen Erforschung dieses ungemein schwierigen Gebietes betrachtet werden.

Flüchtigkeit und Dauer des Kontaktes

Die Frage ist, ob die Flüchtigkeit des affektiven In-Kontakt-seins vom Kontakt selbst oder von der Artung der Partner abhängig ist. Auch hier geraten wir vermutlich in die Problematik der Beziehungen von Persönlichkeitsstruktur und affektivem Kontakt. Doch handelt es sich dabei ohne Zweifel um einen zweiseitigen Aspekt. Einerseits ist es wahr, daß die Flüchtigkeit des Kontaktes durch die Flüchtigkeit der Partner bestimmt wird, aber es ist ebenso richtig, daß es affektive Kontakte gibt, die durch ihre besondere *Art* zur Flüchtigkeit oder Dauerhaftigkeit neigen. Dies hängt wiederum zum Teil von der Tiefe und von der Resonanz der Kontakte ab. Je größer die Tiefe, je stärker die Resonanz, desto dauerhafter ist der Kontakt. Doch stimmt das nicht ganz. Zwischen A und B kann bei Gelegenheit einer im äußeren Sinne flüchtigen Begegnung ein tiefer Kontakt erlebt werden, ein Kontakt, der sich im Strome des weitergehenden Lebens dann doch wieder verflüchtigt. Daran knüpft sich die allgemeine Frage, ob die Dauerhaftigkeit eines Gefühls gesetzmäßig an seine Tiefe gekoppelt ist. Darauf kann man wohl nicht anders antworten: Es besteht da ein Zusammenhang, aber es gibt auch zahlreiche elastische Menschen, die ein tiefes Gefühl sehr schnell verarbeiten können, wodurch sie selbst und ihr Gefühl den Eindruck von Flüchtigkeit erwecken.

Die Echtheit

Die Echtheit eines affektiven Kontaktes ist viel schwieriger zu beurteilen, als man denken sollte. Dabei müssen wir Unterschiede machen zwischen der Echtheit des Kontaktes, der Echtheit des Kontakterlebens und der Echtheit in der Benennung des Kontaktes. Das klingt zwar ein wenig spitzfindig, doch gibt es Unechtheit unter jedem dieser drei Gesichtspunkte. Außerdem beeinflußt beispielsweise die Unechtheit in der Benennung die Echtheit des Kontaktes selbst. Wie oft glaubt A mit B in Kontakt zu stehen, während dies in Wirklichkeit nicht der Fall ist. Die Erfahrung lehrt, daß ein solcher Irrtum auch beiderseitig möglich ist, daß beide Partner guten Glaubens meinen, in echtem Kontakt zu stehen, während das nicht zutrifft, weil in Gegenseitigkeit das tiefere Wesen des anderen nicht ins Spiel tritt. Man kann auch sagen, daß dies mit einer falschen Bezeichnung des Kontaktes zusammenfällt. Weiterhin ist möglich, daß einer der beiden Partner bewußt und unbewußt Kontakt

„spielt" durch Vortäuschung von Herzlichkeit, Verständnis oder übertriebener Besorgnis. Beim anderen, der die Leere nicht bemerkt, kann ein Kontaktgefühl entstehen, das ihn dazu bringt, mehr von seinem Inneren zu offenbaren, als er es sonst getan hätte. Ja, es kann geschehen, daß mit solchen trügerischen Mitteln ein Kontakterlebnis, besser gesagt, das Erlebnis eines Scheinkontaktes erweckt wird, das wiederum ein anderes Kontakterlebnis, z. B. ein erotisch-sexuelles auslöst. Auf diese Weise können vielerlei Mißverständnisse und ein Aneinandervorbeileben entstehen. Die Echtheit des affektiven Kontaktes ist unter medizinisch-ärztlichen Verhältnissen sehr schwer zu beurteilen. Hier ist die Gefahr, daß der Arzt entleerte Kontaktformen „anwendet", außergewöhnlich groß. Wenn man denkt, daß der Patient das immer gleich merken wird, so glaube ich nicht, daß dies der Fall ist. Bei sich selbst kann man oft konstatieren, daß die Art der Annäherung und der Kontakt vollkommen echt sind, doch muß man mindestens ebenso häufig bei sich feststellen, daß man nicht frei von Maniriertheit ist, d. h. eben von leeren Kontaktformen „Gebrauch macht". Andererseits scheint aus dem ganzen Verhalten des Patienten hervorzugehen, daß unechte Kontaktformen denselben Effekt haben können wie echte. So ist eben alles viel komplizierter, als es auf den ersten Blick scheint. Manchmal hat der Arzt das Gefühl, daß einen Augenblick lang ein wahrhaft echter und warmer affektiver Kontakt bestand. Während dergleichen beim Patienten noch sehr lange nachwirkt, ist das Erlebnis beim Arzt schon nach einigen wenigen Augenblicken wieder verschwunden. Müssen wir deshalb annehmen, daß es nicht echt war? Das habe ich mich oft gefragt. Ich glaube, daß es manchmal wirklich echt war und daß wir hier ein Beispiel dafür haben, daß die Flüchtigkeit des Kontaktes kein Beweis ist für einen Mangel an Tiefe. Doch sollten wir Ärzte uns in dieser Hinsicht immer wieder kontrollieren, denn die Gefahr einer Entleerung unserer Annäherungsmethoden ist außerordentlich groß. Die Gefahr der Unechtheit droht besonders, wenn das beim Arzt so zerbrechliche Einfühlungsvermögen durch Müdigkeit oder Schwäche nach einer Krankheit gestört ist. Dann merkt er, daß die Gespräche mit seinen Patienten der Form nach wie gewöhnlich verlaufen, doch gerade das ausfällt, worin es im Gespräch eigentlich geht. Merkt er das, so besteht die Gefahr, daß er versucht, sich selbst zu „spielen". Auch daraus resultiert Unechtheit. Unechtheit entsteht schließlich auch, wenn der Arzt, um mit einem Patienten in Kontakt zu kommen, mehr Wärme, mehr Affekt in die Mimik und in die Stimme legt, als tatsächlich vorhanden ist. Das Arzt-Patient-Verhältnis ist noch nicht ausreichend untersucht, obwohl unter anderen von BINSWANGER und von VON WEIZSÄCKER recht gute Beiträge zu dieser Frage geliefert wurden.

Die Weise der Annäherung

Daß die Weise der Annäherung den phänomenalen Kontakt mitbestimmt, wurde schon betont. Dies gilt für jede Art von Kontakt. Bei affektivem Kontakt handelt es sich um die affektive Annäherung. Das dazu nötige Gefühl schwebt aber nicht zwischen den beiden Partnern gleichsam im Raum, sondern bedient sich eines Vehikels. Auch dieses Vehikel ist für das Kontakterlebnis mitbestimmend. Wichtig ist auch, was bei der Annäherung gesucht wird. Zumeist wird ja der Kontakt selbst gesucht, doch auch wiederum nicht selten in der Absicht, damit etwas zu erreichen. Bei der Annäherung der beiden Partner spielt die Art ihrer intentionalen Einstellung eine Rolle. Es ist etwas ganz anderes, ob der Kontakt auf einem Niveau beiderseitiger Reife und Uneigennützigkeit gesucht wird oder ob Infantilismen zumindest bei einem der beiden Partner eine Rolle spielen oder Herrschafts- und Unterwerfungswünsche oder der Wunsch, den anderen zu besitzen, oder, wenn der Kontakt nur aus Konkurrenzgründen erstrebt wird. Dies alles spielt mit und beeinflußt die phänomenalen Eigenschaften des Kontaktes.

Das Berühren und Berührtwerden

Die Annäherung führt schließlich zu einer „Berührung" bzw. einem „Berührtwerden". Dies vollzieht sich in unmerklichen Übergängen. Doch gibt es da Verschiedenheiten. Die Haltung des Sichnäherns ist subjektiv eine andere als die damit erreichte Berührung, wenn der bereits spürbar gewordene Kontakt aufrechterhalten bleiben soll. Hier gibt es nach meiner Ansicht große Verschiedenheiten, vor allem im Hinblick auf die Position, die von den Partnern eingenommen wird. Ideale, reife Partner würden die gleiche Position einnehmen, beide etwa in gleicher Weise aktiv und passiv sein. Doch ist das meistens nicht so. Nach einem kurzen Hin und Her wird der eine der aktive, kontaktherstellende, der andere der kontaktempfangende Partner sein. Für die Festigkeit des Kontaktes spielt u. a. der Grad von Sicherheit und Selbstvertrauen beider Partner eine Rolle, beim aktiven Teil, daß der andere Teil bereit ist zu nehmen, beim passiven Teil, daß der andere die Bereitschaft beibehält, aktiv am Kontakt festzuhalten. Dieser Hinweis mag genügend klargemacht haben, daß das Berühren und Berührtwerden für die phänomenale Qualität des Kontaktes von Bedeutung ist.

Die affektive Situation

Auch die affektive Situation ist mitbegründend für die erlebte Qualität des affektiven Kontaktes. Wir sprachen bisher vom affektiven In-Kontakt-sein wie von einem isolierten Phänomen. Darin liegt natürlich eine unzulässige Konstruktion. Dieses In-Kontakt-sein ist ja ein Teil des Ganzen von Erlebnissen, die an die Situation der Partner gebunden sind. Ohne Zweifel beeinflußt die Situation die Qualität des affektiven Kontaktes. So bestimmte in den beschriebenen Fällen die ärztliche Situation den affektiven Kontakt. Das wird natürlich dann am deutlichsten sein, wenn wir es mit übersichtlichen Situationen zu tun haben; man könnte hier eigentlich alle zwischenmenschlichen Verhältnisse aufzählen und an ihnen zeigen, daß sie für den Kontakt überhaupt und den affektiven Kontakt im besonderen mitbestimmend sind. Für unsere Kenntnis von den Partnern ist es dabei von größter Wichtigkeit zu wissen, ob der Kontakt der Situation angemessen ist oder nicht. Um diesbezügliche Verschiedenheiten sichtbar zu machen, erinnere ich an affektive Kontakte in einer Familiensituation, auf einem Fest, bei einem Begräbnis, unter Studenten, in einem militärischen Verband, auf Reisen usw.

Was macht den affektiven Kontakt möglich?

Wie so viele anthropologische-phänomenologische Fragen ist auch diese Frage in gewisser Weise leicht zu beantworten. Die Antwort müßte kurz und bündig lauten: Es ist die *Möglichkeit* zu einem In-affektivem-Kontakt-stehen. Solches Fragen und Antworten klingt aber wie ein Spiel mit Worten. Zweifellos können Frage und Antwort zum Wortspiel entarten. Doch braucht das nicht so zu sein, und ich hoffe, daß *mein* Fragen und Antworten kein bloßes Spiel ist. Die Frage wurde richtig gestellt und richtig beantwortet, weil wir uns von den Möglichkeiten des menschlichen Seins nicht genügend Rechenschaft ablegen, weil wir, als Lebende und Seiende, uns dieser Möglichkeiten kaum bewußt werden und sie oft vernachlässigen. Diese Frage führt uns zur Frage nach dem menschlichen Sein überhaupt. Was will nun aber heißen: „die Möglichkeit eines In-affektivem-Kontakt-seins", d. h. die Möglichkeit, auf *affektive* Weise in Kontakt zu sein? Die Möglichkeit zu etwas besteht, wenn das, was möglich sein kann, schon auf irgendeine Weise gegeben ist. In unserem Falle heißt das: Die Möglichkeit von Kontakten besteht, weil immer schon Kontakt vorhanden ist. Das bedeutet nichts anderes als: Der Mensch ist von Hause aus im Kontakt mit anderen. Der Lebensweg, den er geht, ist ohne Kontakt nicht zu denken.

Hier eröffnet sich eine recht bemerkenswerte Perspektive. Das Ungeborene ist noch ganz mit dem anderen in Kontakt und in fester Verbindung. Die ganze Welt einer unbegrenzten Anzahl von Kontakten steht dem Menschen vom Beginn an offen. Indem der Mensch in der Möglichkeit von Kontakten lebt, tritt er im aktiven und passiven Sinn in Berührung; Berühren und Berührtwerden in der ganzen Reihe seiner Bedeutungen von der physischen Berührung bis zur unbewußten oder kaum bewußten psychischen Berührung. Man kann sich fragen, ob das, was auf der physischen und biopsychischen Ebene als Berührung auftritt, nicht dem Ansprechen und Anrufen, dem Angesprochen- und Angerufenwerden auf der geistigen Ebene entspricht. Diese Möglichkeit besteht im Medium der Sinneswerkzeuge. Leben besteht aus Kontakten. Durch Kontakte werden Verständigung und Begegnung möglich. Der Mensch befindet sich mit der ganzen Wirklichkeit in Kontakt. Dieser Kontakt mit dem Ganzen ist wohl identisch mit dem *contact vital,* den BERGSON und MINKOWSKI meinen.

Der Mensch ist in fortwährendem Kontakt; die Weise seines In-Kontakt-seins ändert sich im Laufe der Entwicklung. Es wäre sicher der Mühe wert, den Entwicklungsgang des Menschen durch die Art seiner Kontakte näher zu bestimmen, wobei es offen bleiben muß, ob das In-Kontakt-sein nicht in allen Lebensphasen dasselbe ist und sich nur die Kontaktmethoden verändern, die Richtungen, Intentionen und Haltungen, in denen Kontakt gefunden wird. Die freie Verfügung über die Weise des In-Kontakt-seins wechselt. In der Kinderpsychologie stellt es sich immer deutlicher heraus, daß ein bestimmter Grad von Kontakt für die optimale Entwicklung die notwendige Vorbedingung darstellt. Man könnte sagen: Der Mensch befreit sich im Laufe seines Lebens aus Kontakten, um sich im Fortgang seiner Reifung in neue Kontakte einzulassen, die vielleicht im Wesen wieder derselben Art sind. Leben heißt Verfügung über sehr zahlreiche Realisierungen von Kontaktmöglichkeiten. Daß dem so ist, sehen wir am deutlichsten am gestörten Leben, an dem sich zeigt, daß optimale neue Kontakte nicht mehr möglich sind, weil der Mensch an alte Kontakte fixiert bleibt oder seine Kontakte nicht wechseln kann.

Zu jedem „Weltentwurf" gehört eine bestimmte Weise der Kontaktsuche und der Kontaktfindung. Wir sehen hier die Beziehung zwischen Instinkt, Archetypus und Existential, die alle ihre eigene optimale Kontaktform erfordern. Ich verweise in diesem Zusammenhang auf meinen Artikel „Instinkt, Archetypus, Existential" [2]. In dieser Reihe liegt übrigens eine Zunahme an Beweglichkeit und an der Möglichkeit freier Verfügung; im instinktiven, triebhaften Leben herrscht die stärkste Gebundenheit, im Archetypus eine größere Beweglichkeit, aber doch auch ein dunkles Ge-

---

[2] s. S. 143.

triebensein; für das Existential bedeutet Freiheit eine Conditio sine qua non. Der Reichtum des Lebens besteht darin, daß Kontakte möglich sind in freiem Wechsel, in freier Haltung. Davon wird sich die Psychotherapie Rechenschaft geben müssen.

Die Bedeutung der Phänomenologie des affektiven Kontaktes in der psychotherapeutischen Behandlung

Da die Kongreßleitung anderen Rednern aufgetragen hat, über den affektiven Kontakt im Gebiete der Psychoanalyse und der Psychotherapie im allgemeinen zu sprechen, könnte ich jetzt meine Aufgabe als beendigt ansehen, nachdem ich meine Einsichten in das Phänomen selbst und seine Characteristica dargestellt habe. Ich glaubte aber, daß der Auftrag, über die phänomenologischen Aspekte zu sprechen, die Aufgabe mit einschlösse, die Bedeutung der phänomenologischen Gegebenheiten im Bereich der Therapie zu behandeln. Diese Aufgabe ist mir willkommen, weil ich vermute, daß die Bedeutung der phänomenologischen Aspekte für die Therapie sehr groß ist.

Wiederum muß ich sagen, daß die Ausarbeitung dieses Gesichtspunktes eine so große Aufgabe wäre, daß man ihr einen eigenen Vortrag widmen könnte. Ich muß mich hier auf das Wichtigste beschränken: auf die Haltung des Psychotherapeuten, das Problem der Übertragung, auf die Lehre von den Hemmungen des affektiven Kontaktes.

Die Haltung des Psychotherapeuten

In der Praxis der psychischen Behandlung sind der Kontakt im allgemeinen und der affektive Kontakt im besonderen von allergrößter Bedeutung. Das hat man schon immer gefühlt, aber darüber nie recht Bescheid gewußt. Noch immer gibt es unter den Psychotherapeuten verschiedene Meinungen, was optimaler Kontakt sei. Die Psychoanalytiker im Sinne von FREUD vertraten stets den Standpunkt, daß sich der Analytiker unpersönlich und so neutral wie möglich einstellen sollte; dies sei nicht allein deswegen nötig, um auf diese Weise sozusagen den besten Projektionsschirm abzugeben, sondern auch weil nur diese Haltung eine zu starke Fixierung und Gebundenheit des Patienten verhindern und die Ablösung der Übertragung befördern könne.

Andere Psychotherapeuten glauben just das Gegenteil. „Eine Behandlung", sagen sie, „ist allein dann möglich, wenn der Arzt sich ganz und gar der Behandlung hingibt, seine Persönlichkeit geradezu aufs Spiel setzt". In moderner Terminologie wird das gerne so ausgedrückt: Es gibt eine Begegnung zwischen dem Arzt und dem Patienten. Die Vertreter dieser Anschauung meinen, daß eine reservierte, indifferente Haltung eigentlich unmöglich sei und, soweit sie möglich sei, der Behandlung eher im Wege stehe. Jeder, der einige Erfahrung besitzt, weiß, daß beide Ansichten in gewissem Grade zu Recht bestehen. Gerade jetzt, wo wir uns alle bewußt sind, daß nach kürzeren Formen der Psychotherapie gesucht werden muß, die ebenso wirksam sind wie die längeren, ist das genannte Problem von Wichtigkeit. Dabei handelt es sich vor allem um ein Kontaktproblem. Betrachte ich das Problem von der analytischen Erfahrung aus, so fällt mir auf, daß die Schwierigkeiten einer Aufgabe der indifferenten Haltung vor allem einer zu großen affektiven Gebundenheit des Patienten entstammen. Die Sympathie bringt den Patienten dazu, affektiven Kontakt mit dem Arzt zu suchen; in manchen Fällen entsteht ein wahrer Hunger nach affektivem Kontakt, was KARIN HORNEY ausgezeichnet beschrieben hat. Der Analytiker ist gewohnt, diese Erscheinung fast ausschließlich als Übertragungsproblematik zu interpretieren. Er geht davon aus, daß es ein Fehler war, wenn er nicht neutral genug blieb. Aber ist es denn wirklich wahr, daß die stärksten Bindungen dann entstehen, wenn der Arzt seine Indifferenz aufgibt? Oder ist es nicht viel mehr so, daß Gefahr erwächst einerseits durch die Indifferenz selbst, andererseits durch eine Preisgabe der Indifferenz auf verfehlte Weise? Die Praxis lehrt nämlich, daß fast unauflösliche Bindungen entstehen gerade an Analytiker, die sich vorschriftsmäßig indifferent einstellen und daß sich bei Therapeuten, die sich selbst ausgeben — ich spreche gerne von maximaler Annäherung bei Einhaltung der Distanz — daß sich bei solchen Therapeuten die Übertragung sicher nicht schlechter ablösen läßt als bei anderen.

Wie ist das zu erklären? Leider muß ich mich im Hinblick auf diesen Punkt sehr kurz fassen. Meiner Ansicht nach handelt es sich in der Hauptsache um folgendes: Die Forderung an den Arzt ist nicht, daß er indifferent sei, sondern, daß er den anderen nicht in einer bestimmten Form des affektiven Kontaktes fixiert halte. Wenn sich der Arzt auf den indifferenten Standpunkt, den affektiven Nullpunkt stellt, läßt er den anderen fortwährend mit dem Kopf gegen die Wand rennen. Mit seiner Klage über die „Kälte", die der Patient überwinden möchte, hat dieser dann in gewisser Weise recht. Was in solchen Klagen an Übertragung verborgen ist, läßt sich so weniger gut sichtbar machen. Viele Patienten werden zugänglicher, wenn man ihnen auseinandersetzt, daß eine Psychotherapie sich nur auf der Basis eines *gegenseitigen Kontaktes* vollziehen kann, wobei natürlich auch ein affektiver Kontakt gegeben ist. Die Übertragung spielt sich auf der Basis dieses affektiven Kontaktes ab.

Was lehrt uns die Phänomenologie des affektiven Kontaktes über die Übertragung und ihre Handhabung?

Affektiver Kontakt ist so beschaffen, daß er an sich von jeder Übertragung frei sein kann. Der Arzt muß aber dafür sorgen, daß dieser affektive Kontakt echt ist, daß darin nicht mehr vorgespiegelt wird, als an Affektion enthalten ist, daß der affektive Kontakt nicht die einzige Form von Kontakt ist und vor allem auch, daß er hell, klar und situationsangemessen bleibt.

Die Klarheit ist von Belang im Zusammenhang mit der Auslösung von anderen Kontaktformen. Wir sahen oben, daß die Klarheit des Kontaktes u. a. durch das Fehlen von beispielsweise erotischen Beimengungen bedingt wird. Wenn der Arzt erotische Gefühle bewußt oder unbewußt sprechen läßt, werden die Bindungen rasch zu stark. Es geht nicht um den affektiven Kontakt als solchen, sondern um die Intention des Psychotherapeuten.

Die Übertragung läßt erkennen, aus welcher inneren Haltung heraus von seiten des Patienten Kontakt zum Arzt gesucht wird. Das gilt auch für die Gegenübertragung. Es gilt aber nicht allein für den affektiven Kontakt, sondern ebensosehr für alle anderen Kontaktformen. Hier kommt der Reifegrad des Arztes zur Geltung. Erst wirkliche Reife lehrt uns den Wert des uneigennützigen Kontaktes erkennen, der vom anderen nichts will und nichts erwartet. Ein solcher uneigennütziger Kontakt ist ein In-Kontakt-sein, das sich von den Kontaktmitteln loslöst. Die Kontaktmittel sind an Instinktivität, Archetypus oder Existential gebunden. Die Gefahr einer zu starken Übertragung wird am größten, wenn Instinktivität und Archetypus die Kontaktsuche bestimmen. Der Arzt muß die Kontaktsuche überwachen. Das ist aber etwas völlig anderes als Indifferenz. Für das Verständnis der Kontakte zwischen Arzt und Patient ist es wichtig zu wissen, was für eine Art von Kontakten gesucht wird. Jeder Mensch hat ein Kontaktbedürfnis. Der neurotische Mensch ist in seiner Kontaktfähigkeit gehemmt. Es ist unsere Aufgabe, ihm bei der Kontaktfindung zu helfen. Bei manchen Menschen liegt die einzige Kontaktmöglichkeit auf affektivem Gebiet, bei anderen besteht die beste Kontaktmöglichkeit im Sexuellen. Dann erhält das Gebiet der affektiven oder sexuell-erotischen Kontakte einen Wert, der diesen Gebieten an sich nicht zukommt. So kommt es zur Überschätzung der Sexualität, der Affektivität, des Intellektuellen usw. Damit befinden wir uns aber schon im Bereich der Kontaktstörungen.

Hindernisse im Bereich des affektiven Kontaktes

Es gibt also schon dadurch Störungen des allgemeinen Kontaktes, daß nur *eine* Form oder *einige* Formen von Kontakt herstellbar sind. Ich stelle mir vor, daß verschiedene Typen jeweils eine Hauptrichtung der Kontaktsuche und Kontaktfindung haben: Gefühlsmenschen werden ohne Zweifel vor allen den gefühlsbetonten Kontakt wünschen. Der gesunde Gefühlsmensch wird aber auch zahlreiche andere Kontaktformen kennen. Es gibt Menschen mit gestörtem affektivem Kontakt, die sich dessen bewußt sind und meinen, daß sie überhaupt keine Kontaktmöglichkeit besitzen, während es für den Außenstehenden sonnenklar ist, daß sie in allerlei Kontakten stehen. Man sollte solche Menschen darüber aufklären. Aber das kann allein der Arzt leisten, der davon etwas weiß.

Schwierigkeiten in der Kontaktbildung entstehen weiterhin dadurch, daß Kontakte nur in einer einzigen inneren Haltung gestiftet werden können, z. B. allein im kindlichen Aufblicken oder allein in herrschendem Herabblicken oder allein im Ausschluß von Kontakten mit Dritten oder allein als Besitzer des anderen, um nur die allerwichtigsten Formen zu nennen.

Solche Störungen sind es vor allem, die sich in der Übertragung äußern. Die Störungen des affektiven Kontaktes, die ich bisher erwähnte, fallen noch alle in die Breite der neurotischen Störungen und teilweise auch in die Störungen der Normalität. Es gibt natürlich noch zahlreiche andere Kontaktstörungen. Die Kontaktstörungen der Schizophrenen sind die bekanntesten. Das sogenannte „Praecoxgefühl" beruht auf Kontaktstörung.

Der partnerlose affektive Kontakt

Die Worte „partnerloser affektiver Kontakt" scheinen in sich einen Widerspruch zu enthalten. Es widerstreitet allen Feststellungen dieser Studie, Kontakt, affektiven Kontakt anzunehmen, der nicht in irgendeiner Weise dem Prinzip der Reziprozität entspricht. Ist partnerloser Kontakt nicht eo ipso unecht, sofern er überhaupt Kontakt ist, Kontakt mit dem projizierten Selbstbild, Kontakt mit dem Spiegelbild, mit unbewußten Projektionen? Dies scheint tatsächlich sehr häufig der Fall zu sein, wenn es sich um die Frage handelt, ob wir es mit partnerlosen Kontakten zu tun haben. Doch scheint es mir, daß ein als partnerloser Kontakt zu bezeichnender Gefühlszustand namhaft gemacht werden kann. Es handelt sich um einen inneren Zustand, der — schlicht ausgedrückt — mit affektivem Kontakt etwas zu tun hat und nach meiner persönlichen Überzeugung vielleicht sogar die Vorbedingung eines nicht nur oberflächlichen, sondern tiefen affektiven Kontaktes ist. Ich will das an Hand einer Erlebnisanalyse verdeutlichen.

Ein Mann sitzt auf einer Café-Terrasse, von der er Aussicht auf das Wasser und die dahinter liegende alte Stadt hat. Er sinnt über das Bild, das er vor sich sieht. Er bestellt eine Tasse Schokolade. Er schreibt: „Ich trinke eine Tasse Schokolade und diese simple Tatsache versetzt mich plötzlich in einen schönen Frühlingstag in T — oder war es irgendwo anders auf dem Weg von A nach D — vor mehr als 30 Jahren. Plötzlich und quer zur Freude über das Sonnenlicht und das grüne Blätterwerk der Bäume, das Braun der Buchen, die unendliche Zartheit der Birken — ich erinnere mich noch ganz genau daran — quer zur Freude über das Sonnenlicht auf den zahllosen Rosen in den gepflegten Gärten, den Blumenbeeten vor den Villen höchst angesehener Leute, quer zu dieser Entzückung über den schönen Morgen entstand in mir das Verlangen nach einer Tasse Schokolade. Ich wußte sogleich, daß dieses Verlangen auf noch ältere Erinnerungen zurückverwies, länger zurück als 40 Jahre, als ich auf dem Balkon eines Hauses auf dem Lande saß, um zu arbeiten, und plötzlich — war es das erste Mal? — die Schönheit der Bäume, des Rasens und der Blumen bemerkte. Es war gerade 11 Uhr und es wurde Schokolade ausgeschenkt. Warum in aller Welt kann mir das noch etwas bedeuten? Warum schreibe ich darüber? Ist dieses ganze Nachsinnen bloßer Zeitvertreib, oder ist es allein der Wunsch, an diesem grün lackierten Tisch zu sitzen und zu schreiben, während die Sonne auf das weiße Papier scheint, während ich aufblickend sehe, wie Schiffe langsam vorbeifahren? Warum kann mir das etwas ausmachen? Ich denke: Armer individualistischer Narzist, spätpuberaler Träumer, hör auf mit dieser nutzlosen Schreiberei! Und dann plötzlich: Das macht mir nichts aus, mag es nutzlos sein — ich muß! Mag es narzistisch sein — warum nicht? Hier zu sitzen macht mich tief glücklich, gibt mir Frieden. Das ist Existenz, das ist, was ich suche, das *ist*, wonach Menschen Verlangen tragen, die sich nach dem göttlichen Augenblick sehnen. ‚Was für ein solipsistischer Genuß!‘ wird man mich verspotten und ich weiß nicht, ob ich es nicht selbst bin, der da spottet oder jemand anders, der in mich introjiziert ist, wie man das so zu sagen pflegt. Aber, antworte ich, begreift man denn nicht, daß ich in diesem höhnisch als ‚solipsistisches Vergnügen‘ bezeichneten Augenblick eins bin mit allem, daß ich aufgehe in der Welt, daß der kleine Spatz, der sich am Rande des hölzernen Steges dicht am Wasser niederläßt, daß dieses kleine Vögelchen ich ist und zugleich auch mein liebes Enkelkind, das mich mit seinen blauen Augen heute morgen plötzlich ansieht und anlächelt? Daß dies alles in diesem einzigen Augenblick zusammenfließt? Nein, das ist kein ‚solipsistischer Genuß!‘ Aber du, du sitzst ja allein an deinem grün lackierten Tisch, du denkst nicht an die Welt, du denkst nicht an Korea, nicht an die Menschen, die etwas weiter weg an der anderen Seite des großen Wassers in ihren dürftigen Häusern umkommen. Du denkst nicht an den Sumpf der Verderbtheit in den Vierteln, wo die Frauen an den Fenstern sitzen, du in dir selbst eingeschlossener Narzist!" — „Das ist nicht wahr!" rufe ich aus: „Ich denke wohl an Korea, ich denke an die Armen, die ums Leben kommen, an das, was ihr den ‚Sumpf der Verderbtheit‘ nennt. Dieser Augenblick wäre anders, wenn nicht das ganze Leid der Welt, der kleine Spatz, die vorbeifahrenden Schiffe da wären, nicht die Erinnerung an die Bäume und Blumen, die ich vor 30, 40 Jahren sah, wenn das Kindchen nicht gelächelt hätte und der grün lackierte Tisch nicht da wäre und nicht das Papier im Sonnenlicht und die Schokolade, mit der alles angefangen hat." — „Aber du behältst das alles für dich." „Merkt ihr denn nicht", möchte ich erwidern, „daß dieses Schreiben nichts ist als ein Sehnen nach affektivem Kontakt, daß ich auf jemand hinschreibe, daß in diesem Schreiben eine Suche nach dem ‚Wir‘ ist, daß ich hoffe, irgend jemand möge das erkennen und sagen, ja, das bin ich …“ In diesem Erlebnis ist offensichtlich die Rede von einem In-Kontakt-sein. Auch phänomenal trägt es die Kennzeichen des Kontaktes in einer Partnerschaft. Das „Andere“ trägt zu diesem Kontakterlebnis bei. Und doch fehlt hier der Beitrag, den das Erleben eines Partners für den Kontakt bedeutet. Kann man so etwas mit Recht Kontakt nennen? Darüber kann man verschiedener Meinung sein. Nicht bestreiten kann man meiner Ansicht nach, daß wir es hier überhaupt mit einem Kontakterlebnis zu tun haben, einem Erlebnis, das zumindest in dem beschriebenen Fall von affektiver Art ist, wenn auch ästhetische Momente dabei eine mindestens ebenso große Rolle spielen. Man kann sagen: In der Tat, es handelt sich hier um Kontakt, aber um einen Kontakt mit dem Spiegelbild. Ist das „das bist du“ nicht ganz und gar ein Spiegelbildkontakt? Meine Meinung ist, daß es sich tatsächlich um einen Spiegelbildkontakt handelt, aber daß zugleich ein Kontakt da ist mit dem, was *hinter* dem Spiegelbild liegt. Das ist der Kontakt, der vielleicht der tiefste ist, den wir kennen: sich durch das eigene Sein an das All heranzutasten, die harte Kruste des Ichs zu durchstoßen nach dem Selbst, nach dem Wir hin.

Es ist aber noch eine andere Auffassung über diesen partnerlosen Kontakt denkbar. Es ist die Frage, ob nicht die Intuition ganz ebenso wie der Instinkt eine Einheit mir präformierten Ganzheiten in der Außenwelt bildet. Beim Instinkt können wir nach VON MONAKOW die Verschmelzung der Interozeptivität und der Exterozeptivität ad oculos demonstrieren. Bei der Intuition ist das nicht möglich. Die Exterozeptivität der Intuition ist nicht sichtbar. Wäre es aber nicht möglich, daß partnerloser Kontakt immer dann gefühlt wird, wenn die intuitive Interozeptivität mit dem unsichtbaren exterozeptiven Bild verschmilzt oder es wenigstens berührt?

Der Mensch kennt Kontakterlebnisse auch solcher affektiver Art, die partnerlos im engeren Sinne sind; dazu gehören auch die religiösen Gefühle. Das eigenartige Erlebnis, sich in das Ganze des Seienden eingeschaltet zu fühlen, ist ein solches Erlebnis. Man könnte es einen kosmischen Kontakt nennen. Ein solcher Kontakt kann als ein affektiver erfahren werden. Es wäre von größtem Interesse, das mystische Erleben nach diesen Gesichtspunkten zu untersuchen. Manchmal kommt es mir vor, daß der partnerlose Kontakt sowohl Beginn wie auch Endpunkt in der Entwicklung des Individuums ist. In der Pubertät gehen tiefe partnerlose Kontakte im kosmisch-religiösen Sinn den Kontakten mit den Mitmenschen voran. Etliche haben das in der Pubertät als einen Mangel erlebt. Ich denke an die Verse:

> Die Menschenseelen, die sich mir näherten,
> Sie konnten mir nicht geben
> Was mir die Gesichter der Erde gaben.
> Sie gaben mir nicht das Zärtliche,
> Das gaben mir die Dinge im Licht.

Ohne Zweifel ist damit eine Durchgangsphase der Entwicklung in Richtung auf tiefere Formen des zwischenmenschlichen Kontaktes bezeichnet. Aber in späteren Phasen der Entwicklung gibt es eine neue Entpersönlichung, ein neues Tasten, eine neue gefühlsgetragene Näherung, in Kontakt mit der Welt zu kommen, nicht allein mit der lebenden, sondern mit der Welt der Dinge, und endlich ein tiefes Tasten nach dem Unsichtbaren.

Literatur

BINSWANGER, L.: Grundformen und Erkenntnis menschlichen Daseins. Zürich: Max Niehans Verlag 1942.

BOLLNOW, OTTO FRIEDRICH: Das Wesen der Stimmungen. 2. Aufl. Frankfurt a. M. 1943.

BUYTENDIJK, F. J. J.: Zur Phänomenologie der Begegnung. Eranos-Jahrbuch 1951.

MINKOWSKI, E.: A propos de l'affectivité. Évolution psychiatrique 1947.

SARTRE, J. P.: L'Être et le Néant Paris 1943.

IV. Über die Schizophrenie

Die klinische Differenzierung innerhalb der Gruppe der Schizophrenien

Der Weg aus den immer chaotischer werdenden Diskussionen über das Problem der Schizophrenie führt über erneute Versuche zu genauer Beschreibung, zu erneutem Interesse für die klinische Differenzierung, zu erneutem Interesse für die von Kraepelin inaugurierte Nosologie.

Leider bedarf dieser Gedanke heutzutage einer energischen Verteidigung. Über den Wert der Beschreibung wird geringschätzig gesprochen. Die ganze europäische Psychiatrie hat man abgelehnt, als wäre sie zu deskriptiv und nicht dynamisch. Kraepelins Psychiatrie wird auf Grund dessen verurteilt und aufgegeben. Über klinische Differenzierung darf man leicht ironisch sprechen. Sie wird von vielen Amerikanern, aber auch von manchen europäischen Psychiatern als Zeitvergeudung, als eine Art starre und sterile „Chinoiserie“ betrachtet. Man solle besser — so glauben sie — gleich versuchen, was da mit den zur Verfügung stehenden Mitteln zu erreichen ist, also auf psychotherapeutischem, soziotherapeutischem, pharmakologischem oder chirurgischem Wege. Oft kann man lesen, daß diese Differenzierungen geringfügig und ohne Bedeutung werden, falls man nur die Nosologie aufgebe. Wie oft wird da behauptet, die Nosologie sei das Verfolgen eines Phantoms. Auf einmal spüre ich, daß geradezu Mut dazu nötig ist, angesichts all dieser Argumente am Werte von Beschreibung, Differenzierung und Nosologie festzuhalten. Man fühlt sich fast als Spielverderber im begeisterten Lager der andern. Und dennoch: Ich meinerseits messe der Beschreibung, Differenzierung und Nosologie die allergrößte Bedeutung bei. Es besteht noch lange keine Gefahr einer Überdifferenzierung. Das Ende der Deskription ist noch lange nicht in Sicht; im Gegenteil, sie befindet sich erst am Anfang. Wahrhaft lebensechtes Beschreiben gehört zu den schwierigsten Aufgaben in der Psychiatrie. Nicht eine einzige Wissenschaft kann die Beschreibung entbehren; sie ist der Anfang aller Wissenschaft. Wie können wir unterscheiden lernen, wenn wir nicht genau beschreiben? Wie können wir Theorien aufstellen, wenn wir nicht wissen, worüber wir sprechen? Beschreiben ist deshalb so schwierig, weil wir uns — ob wir es wollen oder nicht — immer von dem, was unsere Vorgänger sahen, beeinflussen lassen, und von der Tatsache, daß in jeder Beschreibung ein Stück Theorie steckt. Beschreibung ist darum so schwierig, weil wir Psychiater nun einmal keine Schriftsteller sind — wir verspüren es leider nur zu sehr bei unserer Arbeit. Dies gilt sogar für die allerbesten Psychiater und Psychologen. Wir sind mit unseren mangelhaften Worten fast immer ein bißchen „genau daneben“. Um weiterzukommen, müssen wir zu einer ganz neuen Unbefangenheit gelangen, als ob wir die psychisch gestörten Menschen, in casu die Schizophrenen, zum erstenmal sähen. Diese Schwierigkeit bei der Beschreibung in der Psychiatrie führt zu einem höchst merkwürdigen Phänomen, das sich, soviel ich weiß, in keiner einzigen Wissenschaft so stark wie in der Psychiatrie offenbart, nämlich zur Doppelorientierung. Und wenn wir nicht genau beschreiben können, was wir wahrnehmen, wahrnehmen tun wir es! Nicht selten gründen wir eine Diagnose auf etwas, das wir mit Sicherheit wahrnehmen, ohne es jedoch andern durch Worte mitteilen zu können. Wir vermögen es nicht zu „verworten" oder zu „verbalisieren". Ich bin der Meinung, daß die Deskription sich mit allen Kräften der Beschreibung des nicht Beschriebenen befleißigen soll. Ohne weitere Verteidigung stelle ich fest: *Beschreiben und auf Grund dieser Beschreibung Differenzieren, d. h. Unterscheiden, muß an der Basis unserer Ansichten über Schizophrenie stehen.*

Muß das nosologische Bestreben wirklich verteidigt werden? Leider ist das zweifellos nötig. Ich habe dies ausführlich in meinem Beitrag zur Villinger-Festschrift getan. Einige Faktoren will ich erwähnen. Das wichtigste Beziehungssystem in der Nosologie von KRAEPELIN ist das neuro-anatomische, physiologische und biochemische Beziehungssystem. Manchmal kannte man es, manchmal wurde es vorausgesetzt. Wenn wir die Geschichte der Psychiatrie überblicken, ist es mehr als wahrscheinlich, daß dieses Beziehungssystem für die medizinische Wissenschaft der Psychiatrie das wichtigste bleiben wird. Seit Hippokrates haben wir diese Richtung in der Psychiatrie immer wieder sieghaft emporkommen sehen. Sie hat im Mittelalter ein verborgenes Dasein geführt, aber danach hat die Somatobiologie alle dämonologischen Erklärungsversuche überwunden. In *Frankreich* hat man diese Richtung niemals mehr verlassen, in *Deutschland* geriet sie — namentlich durch die Arbeit HEINROTHS — in den Hintergrund, um ungefähr Mitte des 19. Jahrhunderts mit GRIESINGER an der Spitze ihren Siegeszug anzutreten. Die Arbeit KRAEPELINS ist eine Fortsetzung dieser Richtung und nicht nur eine Fortsetzung, sondern auch eine Bereicherung, denn das Verlaufskriterium wird von höchster Wichtigkeit und vor allem die Frage, was im Zustandsbild an das Primäre gebunden ist, was als „Ausgestaltung" aufgefaßt werden muß.

KRAEPELIN spricht von „nosologischen Entitäten". Eine nosologische Entität, eine nosologische Einheit, umfaßt eine Gruppe von Krankheiten mit gemeinsamen, unvertauschbaren Zügen. Ich sage es zuerst mit den Worten KRAEPELINS und gleich danach in moderner Transkription: „In einer nosologischen Entität finden wir die gleichen Ursachen, das gleiche körperliche und psychische Zustandsbild, den gleichen Verlauf, den gleichen pathologisch-anatomischen Befund." In moderner Sprache heißt das: „Wir finden ein gleiches System von Voraussetzungen, die gleichen körperlichen und psychischen Störungen im Sinne der negativen Erscheinungen von JACKSON, die gleichen *formalen* psychischen Störungen, denselben Verlauf, wenn keine Behandlung stattfindet, und die gleichen pathologisch-anatomischen Befunde." — Ich kann es nicht oft genug wiederholen, daß die Tatsache, daß nur so wenige Krankheiten in diesem Sinne vollständig zu beschreiben sind, der Methode KRAEPELINS nicht den geringsten Abbruch tut. Ein großer Teil der wissenschaftlichen Sprachverwirrung entsteht dadurch, daß man heutzutage nach den „positiven" Symptomen einzuteilen versucht und daß die Arten der „Ausgestaltung" zu prinzipiellen Ordnungsgesichtspunkten gemacht werden. Man behandelt die „Ausgestaltung", nicht die Krankheit. Das ist begreiflich: Es ist wahrlich keine Kleinigkeit, wenn es gelingt, durch Änderung in der „Ausgestaltung" jemand viel näher zur Realität zu bringen als er es war.

Unter den Schizophrenien gibt es eine Gruppe, bei der keiner an der Richtigkeit der Diagnose „Schizophrenie" zweifelt. Wir nennen sie die „echte Schizophrenie".

Daneben finden wir bei genauer Betrachtung in der klinischen Erfahrung sehr verschiedene Psychosen, die der ersten Gruppe ähnlich sehen und die unsäglich viele Schwierigkeiten bei der Diagnose schaffen. Bei der „echten Schizophrenie" sind die sog. primären Symptome immer zu finden. Die klassischen Erscheinungen KRAEPELINs sind: Urteilsschwäche, Abnahme der geistigen Leistungsfähigkeit, gemütliche Abstumpfung, Verlust der Tatkraft. Wenn ich diese Merkmale aufzähle, fällt es mir auf, daß sie alle bei der „echten" Schizophrenie vorkommen, daß sie aber, *um wirkliche Kennzeichen der Schizophrenie heißen zu dürfen, alle der Revision und der Ergänzung bedürfen.* Nimmt man diese Erscheinungen buchstäblich, so kann man sie bei vielen verschiedenen psychischen Abweichungen wahrnehmen. Soweit sind diese Kriterien also vollkommen ungenügend. Wenn man aber vor ein jedes dieser Symptome die Worte *„ein ganz bestimmtes"* setzt, ist es deutlich, was KRAEPELIN gemeint hat. Es gehört jedoch *bis heute* zu den Unmöglichkeiten, dieses *„ganz Bestimmte"* anzugeben. Dabei werden wir uns wieder der Unzulänglichkeit unserer Deskription bewußt. E. BLEULER hat diesen primären Kennzeichen hinzugefügt: „Die Persönlichkeit verliert ihre Einheit, eine ganz bestimmte Denkstörung, eine veränderte Beziehung zur Wirklichkeit". Auch diese Kriterien sind wichtig. Der Terminus „Verlust der Einheit", dem er das Wort „Schizophrenie" entlieh, ist nach meiner Meinung unrichtig. Es gibt keine psychischen Spaltungen. Von allen Kriterien ist die Denkstörung noch am besten beschrieben. „Einer veränderten Relation zur Wirklichkeit" müssen wieder die Worte „eine ganz bestimmte" hinzugefügt werden. Eigentlich müßte man den Terminus „eine ganz bestimmte" ersetzen durch „eine schizophrene". Dies zu tun scheint eine wissenschaftliche Torheit. Dennoch ist das nicht der Fall, denn jeder Forscher weiß ganz genau, worauf dieses „schizophrene" zielt. Er kann es aber wiederum nicht in Worte fassen, nicht verbalisieren. Es ist auch sehr notwendig, daß der Kliniker sich immer der Bedeutung jenes „ganz Bestimmten" oder „Schizophrenen" bewußt bleibt. Tut er das nicht, so besteht die sicher nicht imaginäre Gefahr — es geschieht immer und immer wieder —, daß er die Diagnose „Schizophrenie" bei „Nicht-Schizophrenen" stellt.

Es gibt noch einige wichtige Kriterien, nämlich das Gefühl der Ausschaltung der eigenen Aktivität (KRONFELD). Persönlich kenne ich dieses nur bei „Schizophrenen". Kennzeichnend ist MINKOWSKIs gestörter vitaler Kontakt, aber dazu gehört eigentlich auch wieder das „ganz Bestimmte" oder „Schizophrene". Ein ganz wichtiges Kennzeichen ist die Aufwühlung der archetypischen Welt von JUNG. Doch dieses Kriterium ist oft unzuverlässig. Es müssen noch GRUHLEs Symbolerleben, KURT SCHNEIDERs Symptome ersten Ranges, C. SCHNEIDERs und ARNOLDs Störungen im Erlebnisvollzug genannt werden. Wichtig ist auch die von WYRSCH beschriebene „schizophrene Grundstimmung". Alle diese sog. primären Symptome sind erst dann primär, wenn das Adjektiv „schizophren" hinzugefügt wird. Selbst messe ich der Störung im psychischen „Sich öffnen und schließen" noch großen Wert bei. Ein bestimmtes Gefühl des „Offenliegens" kann pathognomisch sein (so auch nach Mitteilung von VAN DER DRIFT).

Was *mir* klinisch am meisten geholfen hat, ist folgendes: Praktisch lasse ich mich führen von dem im Untersucher entstehenden „Praecoxgefühl", vielleicht besser gesagt „Praecoxerlebnis" — denn es ist kein echtes Gefühl. Nur ein sehr erfahrener Untersucher kann sich dieses Kompasses bedienen. Wird dieses Gefühl nicht bei mir erweckt — die oben erwähnten Kriterien entbehren dann auch immer des „ganz Bestimmten" oder „Schizophrenen" —, dann sträube ich mich so lange wie nur möglich gegen die Diagnose „echte Schizophrenie".

Für den richtigen Begriff der Schizophrenie kommt mir auch folgendes wichtig vor: *Das Geheimnis der Schizophrenie ist ein Geheimnis der „Form".* Daß es sich bei der echten Schizophrenie um ein Formproblem handelt, geht vor allem aus der Tatsache hervor, daß wir nicht selten die Diagnose mit vollkommener Treffsicherheit stellen können, ohne daß wir auch nur das geringste von den Inhalten der Erlebnisse kennen, z. B. dadurch, daß wir die Sprache nicht verstehen. Die Mimik, oder vielmehr die Pantomimik, die Psychomotorik ist bei den Schizophrenen ernstlich gestört. Das „Echt-schizophrene" ist *un-individuell.* Nichts weist deutlicher darauf hin, daß wir es mit einer nosologischen Entität zu tun haben. In Athen oder Helsinki, in Paris und London, Mexico City und Toronto sehen wir dieselben „echten Schizophrenen", die oft mit einem einzigen Blick zu erkennen sind. Die klinische Erfahrung lehrt also, daß es ganz entschieden eine Gruppe von Psychosen gibt, die eine Einheit bilden. Wir nennen diese „Dementia praecox" oder „echte Schizophrenie". Ich schließe mich hier an CLAUDE an, vor allem auch an LANGFELDT und, wenn ich ihn richtig verstehe, an BELLAK. Wenn die oben beschriebenen Erscheinungen nicht da sind, haben wir es mit einer anderen Krankheit zu tun, wieviele Inhalte auch da sein mögen, die denen der Schizophreniepatienten ähnlich sehen. Hierfür spricht, daß, wenn wir in unserer Klinik die Diagnose auf „echte Schizophrenie" gestellt haben, die Krankheit nie besser wird und sogar nur geringe Remissionen zeigt. Insulin, Elektroschock, Largactil und Reserpin helfen schon etwas, aber nicht viel. Insulin beseitigt ein wenig vom schizophrenen Kolorit. Die Patienten sind nicht mehr sogleich als Schizophrene zu erkennen. Meine Statistik von Heilungen der Schizophrenie ist schlechter als die fast aller übrigen Kliniken. Daher ist meine Begeisterung für die neuen Heilmethoden, was die Schizophrenie angeht, niemals groß gewesen. Rechne ich die Krankheiten dazu, die ich selbst keine Schizophrenie nenne, obgleich ich davon überzeugt bin, daß andere es wohl tun würden, so steigt die Statistik der Heilungen, bis sie ungefähr die der anderen erreicht. Ich betone ausdrücklich, daß dies keine Redensart ist, wie z. B. „geheilt — also keine Schizophrenie". Bisweilen lasse ich meine Assistenten vermerken: „Wenn dieser Patient geheilt wird, werde ich bei meiner Meinung bleiben, daß er ein Schizophrener ist". Ich sage es nochmals mit großem Nachdruck: Wenn man diese Kriterien streng anwendet, ist die Prognose der Dementia praecox immer schlecht, es gibt jedenfalls nie eine *vollkommene Heilung.*

Meine selbstgewählte Aufgabe ist, über die Differenzierung innerhalb der Gruppe der „Schizophrenien" zu sprechen. Die erste Differenzierung ist:

A. *Echte Schizophrenie,* kurz „Schizophrenie" genannt.

Alle anderen sind:

B. *Pseudo-Schizophrenien.*

ad A. Die erste Frage, die ich stelle, ist folgende: Hat die Differenzierung in Dementia simplex, Hebephrenie, Katatonie und Dementia praranoïdes noch Existenzberechtigung? Und im bejahenden Falle: welchen Wert hat sie? Ich halte es nicht für unmöglich, daß der größte Teil der Schwierigkeiten, die heute zu einer solchen chaotischen Diskussion führen, mit dieser Einteilung zusammenhängt, wenn ich auch zugebe, daß die Einteilung eine gewisse Berechtigung hat. Ich muß ehrlich gestehen, daß ich in meiner Klinik seit Jahren diese Unterscheidung nicht oder kaum mehr mache. Wenn ich bei der Krankheit, die man mit Recht „Katatonie" oder „Dementia paranoïdes" genannt hat, die Diagnose auf „echte Schizophrenie" stelle, so tue ich das nicht auf Grund des Katatonischen oder des Paranoïden, sondern auf Grund der essentiellen schizophrenen Symptome, die eben durch die Katatonie und das Paranoïde zu erkennen sind. Man vergißt zu leicht, daß die Einteilung ungleichwertig ist. Die Hebephrenie gibt kein Syndrom an, die Katatonie und die Dementia paranoïdes wohl. *Die Gefahr für Irrtümer ist dadurch entstanden, daß die Katatonie und die Dementia paranoïdes nach akzessorischen Erscheinungen benannt worden sind.*

Katatonie und Paranoïd sind fast ubiquitär. Katatonie kommt bei vielen Krankheiten vor, Wahnbildung ist fast überall möglich. Ich könnte die folgende These wagen: Wenn katatonische Erscheinungen oder Wahnbildungen — und sind sie noch so kompliziert — ohne schizophrenes Kolorit vorkommen, wenn sie beim routinierten Untersucher nicht das „Praecoxgefühl" erwecken, so haben sie mit echter Schizophrenie *nichts* zu schaffen. Deshalb glaube ich noch immer an eine echte „Paranoia", die nicht zur Schizophrenie gehört, an das „Délire chronique" der Franzosen. (Weshalb wird nie mehr erwähnt, daß Kraepelin nicht sicher war, ob das „délire chronique" mit der Dementia paranoïdes identifiziert werden sollte? Diesen Zweifel hat er nie überwunden; wäre dies der Fall gewesen, so hätte er es bestimmt mitgeteilt.) Die spätere Einteilung, die Kraepelin noch gemacht hat, ist teilweise auf akzessorische Symptome aufgebaut, teilweise nicht. Man höre:

1. Dementia simplex; 2. Hebephrenie; 3. depressive und stuporöse Demenz; 4. depressive Demenz mit Wahnbildung; 5. agitierte Formen (zirkuläre und paranoïde); 6. Katatonien; 7. paranoïde Formen; 8. Sprachverwirrtheit.

Diese Einteilung ist gewiß kein schlechtes klinisches Hilfsmittel; wir neigen zu leicht dazu, bei den agitierten Formen, bei den depressiven Formen zu vergessen oder nicht zu bemerken, daß der Verdacht der Schizophrenie auf ihnen ruhen könnte. Man könnte diese Einteilung noch erweitern; es gibt auch fast rein manische Formen, fast reine Zwangsformen, fast rein neurotische Formen (Hoch) — alles ubiquitäre Syndrome — wobei wir nicht vergessen wollen, daß Neurose *auch* ein Syndrom ist. Diese Syndrome sind teils präformierte Reaktionsformen, teils Abwehrformen, teils „Weisen des Scheiterns" (Zutt). Identifiziert man diese Syndrome, wenn sie ein bißchen ungewöhnlich sind, mit „echter Schizophrenie", dann gehen sehr viele moderne Theorien auf, dann steigt auch der Prozentsatz der Heilungen enorm.

Die Dementia simplex kann man als eine zwar seltene, jedoch tatsächlich wahrnehmbare Gruppe betrachten. Hier trifft man immer einige von den primären Erscheinungen an und immer entsteht beim Untersucher das „Praecoxgefühl". — Weshalb sich bei der Dementia simplex das vollständige Bild nicht entfaltet, bleibt eine bis heute unbeantwortete Frage.

Auf Grund dieser Erwägungen komme ich zur Schlußfolgerung:

Innerhalb der Gruppe der Schizophrenen findet man klinisch nur eine Gruppe, die „echte Schizophrenie" genannt werden darf. Ob es sich hier um eine Species oder um ein Genus handelt, sei hier dahingestellt. E. Bleuler hat das von Anfang an getan. Persönlich halte ich die „echte Schizophrenie" für eine Krankheit sui generis, eine nosologische Entität. Dieser Standpunkt ist derselbe wie der ursprüngliche Kraepelins, der von Claude und mehreren französischen Untersuchern aus früheren Jahren und der von Bellak und Dide in der heutigen Zeit. Mein Denken bewegt sich ungefähr gleichlaufend mit den Auffassungen Langfeldts.

ad B. Können wir innerhalb des Gebietes der Pseudo-Schizophrenien eine klinische Differenzierung anbringen? Dies ist sehr schwierig, doch bis zu einem gewissen Grade möglich und fruchtbar. Ich habe mich beim Aufstellen der Einteilung von differentialdiagnostischen Schwierigkeiten führen lassen. Diese sind sicher nicht immer von gleicher Art.

1. *Es handelt sich teils um endogene Pseudo-Schizophrenien,* u. a. um atypische manisch-depressive Psychosen, Degenerationspsychosen, paranoïde Psychosen und Zwangspsychosen. Bei all diesen Psychosen kann man die akzessorischen Symptome wahrnehmen, doch immer ohne das schizophrene Kolörit, ohne das „Praecoxgefühl". Hierunter fallen viele der oneiroïden, von MAYER-GROSS beschriebenen Bilder. Diese Gruppen reagieren besonders gut auf Insulinkuren, Elektroschockkuren, Largactil und Reserpin. Bisweilen auf keine einzige dieser Kuren, aber wohl auf eine oder zwei Somnifenschlafkuren. Diese Schlafkur ist noch keineswegs obsolet.

2. *Exogene toxische Pseudo-Schizophrenien.* — Hier überwiegen katatonische Erscheinungen und amentia-artige Bilder. Die durch Pharmaka erzeugten „Schizophrenien" gehören in diese Gruppe. In dieser toxischen exogenen Gruppe ist es oft sehr schwierig, im Anfang die richtige Diagnose zu stellen. Wenn auch das durch Amentia beim Untersucher erweckte Gefühl in den typischen Formen dem „Praecoxgefühl" nur wenig ähnlich sehen mag, hindert das nicht, daß die Eigenart der amentiellen Ratlosigkeit ein Erleben beim Untersucher erregt, das sich mit dem „Praecoxgefühl" verwechseln ließe. — Ich selbst habe hier Fehler gemacht und dadurch irrtümlich geglaubt, daß ein exogenes Bild sich als echte Schizophrenie herausstellen würde. Die Therapie *dieser* Pseudo-Schizophrenen ist die nämliche wie die der exogenen Psychosen. Bei ganz großer Unruhe geben wir mehrere Male täglich eine sehr niedrig dosierte Insulinkur von 20—40 E. Unter diese Gruppe fällt ein Teil der schizoformen Bilder KAHNs.

3. *Charakterogene Pseudo-Schizophrenien.* Hierunter fallen die ausgesprochen schizoïden Persönlichkeiten KRETSCHMERs. Bisweilen können sie, oft infolge psychogener Schwierigkeiten, eine Zeitlang psychotisch sein, ohne die Merkmale einer *echten* Schizophrenie aufzuzeigen. Ich glaube mich zu erinnern, daß MAYER-GROSS einmal darauf hingewiesen hat. Vielleicht sollten bestimmte Formen der Paranoia dazugerechnet werden, nämlich diejenigen Formen, die als Entwicklung einer Persönlichkeit beschrieben werden.

Aber hier zeigen sich deutlich Übergänge zu folgender Gruppe:

4. *Entwicklungs-Pseudo-Schizophrenien.* In diese Gruppe gehören u. a. die Krankheiten, die wir heute in meiner Klinik als *„Schizophrenie Typus Sechehaye"* diagnostizieren. Die Schweizer Psychiater mögen es mir verzeihen. Ich bin fest davon überzeugt, daß ich bei Renée nicht die Diagnose Schizophrenie gestellt hätte. Und ich stehe nicht allein mit dieser Ansicht. Der Patientin fehlen die primären Symptome, das Bild erinnert an die schlimmen Formen degenerativer Hysterie, namentlich an den introvertierten Typ. (Die introversive Hysterie ist ziemlich selten; auf die eigenartigen Bilder, die dabei entstehen, hat schon VAN DER HOOP hingewiesen.) Eine meiner Patientinnen mit „Schizophrenie Typus Sechehaye" ist von einem meiner Mitarbeiter (GROEN) intensiv psychotherapeutisch behandelt worden. Nach mehr als tausend Sitzungen, wobei die „réalisation symbolique" reichlich benutzt wurde, ist dieses Mädchen — die Behandlung ist noch nicht abgeschlossen — praktisch geheilt.

Bei diesen Entwicklungs-Pseudo-Schizophrenien, die bisweilen vorübergehend Bilder sehen lassen, die in der französischen Literatur als „délires épisodiques des dégénérés" bezeichnet werden, finden wir nicht selten die Merkmale dessen, was man früher „dégénérés supérieurs" zu nennen pflegte, eine Bezeichnung, die vielleicht veraltet scheinen mag, für die man jedoch bis jetzt keine andere gefunden hat. Zu den Entwicklungs-Pseudo-Schizophrenien möchte ich auch die Fälle von KANNERs kindlichem Autismus rechnen, die zwar nicht an einer echten Schizophrenie leiden, aber dennoch nicht besser werden. Weiter einige Pubertätspsychosen. Über diese Psychosen ist jedoch das letzte Wort noch nicht gesprochen. Bei dieser Gruppe trifft man auch Formen mit einer quasi-neurotischen Struktur an. Wenn man die Menschen aus der 4. Gruppe als „Schizophrenie" diagnostizieren würde, mit der sie tatsächlich große Ähnlichkeit haben können, wenn man nicht auf die essentiellen Symptome und das Aufkommen oder Nichtaufkommen des „Praecoxgefühls" achtet — wir vergessen immer wieder, daß es auch außerhalb des Gebietes der Schizophrenie sehr sonderbare Menschen gibt — so gelten für die Pseudo-Schizophrenien einige der Auffassungen ADOLF MEYERs et al. Dann wird es verständlich, daß bestimmte „Schizophrenien" psychotherapeutisch zu heilen sind.

5. *Cerebral-organische Pseudo-Schizophrenien.* Hier steht die Encephalitis an erster Stelle. Wenn man nicht ganz genau untersucht, besonders wenn nur wenige neurologische Erscheinungen da sind und keine Lumbalpunktion gemacht wird, können hier sehr viele diagnostische Fehler entstehen. Die katatonischen Erscheinungen können ganz ausgesprochen sein, ja es ist sogar so, daß, wenn ich eine „schöne" Katatonie mit Katalepsie und Flexibilitas cerea beobachte, ich heutzutage immer zuerst an Encephalitis denke. Aber es sind nicht bloß katatonische Bilder, die an Schizophrenie erinnern. Bei Encephalitis kommen bisweilen subdelirante oder völlig delirante Bilder vor und manchmal nachher, manchmal selbständige, oft lange während paranoïde Syndrome mit Wahninhalten, die wir früher nur bei der Schizophrenie zu sehen glaubten. Einen sehr interessanten Wahn von Geschlechtsänderung habe ich bei einer sicheren Encephalitis gesehen, den ich später wieder ausheilen sah. Welche Persönlichkeitsstruktur diesen Wahn möglich machte, getraue ich mich nicht zu sagen. — Zu den organischen Pseudo-Schizophrenien möchte ich auch diejenigen Syndrome rechnen, die ich in meinem Pariser Referat als „exogene, paranoïde Bilder" beschrieben habe, u. a. bei Meningitis und Lues cerebri. Der Fehler, daß bei Tumor cerebri die Diagnose Schizophrenie gestellt wird, ist vielleicht selten, aber er kommt vor. — Zum Schluß erwähne ich die der Schizophrenie ähnlich aussehenden Psychosen nach einem ernsten Trauma capitis. Wie bei diesen Psychosen die Beziehungen zwischen dem organisch-neurologischen Beziehungssystem einerseits und der Konstitution sowie der Persönlichkeitsstruktur anderseits liegen, wage ich nicht zu sagen. Fest steht, daß bei diesen Patienten die Schizoïdie gar nicht so häufig ist. Auch in dieser Gruppe könnte man von schizoformen Bildern im Sinne KAHNs sprechen.

6. *Nicht näher zu rubrizierende Fälle.* Ich nenne diese Rubrik mit Nachdruck. Auch der nosologisch eingestellte Psychiater ist nicht der Meinung, daß wir in der Psychiatrie mit einem fertigen System, in dem alles seine Stelle hat, arbeiten. Wir begegnen Patienten, bei denen wir ehrlich gestehen müssen, daß sie nicht zu einer der genannten Gruppen gehören, während sie doch oberflächlich der Schizophrenie ähneln.

Ich könnte noch mehr Pseudo-Schizophrenien nennen: Ich denke an sehr merkwürdige paranoïde Bilder bei Epilepsie, an Psychosen bei Anaemia perniciosa.

Mit diesem Referat hoffe ich, Sie vom Werte der klinischen Differenzierung auf dem Gebiet der Schizophrenie überzeugt zu haben. Wenn sie meinen Auseinandersetzungen zuhören, denken Sie vielleicht, daß man all diese Pseudo-Schizophrenien doch niemals für Schizophrenie halten würde. Ich stelle das durchaus in Abrede. Sehr viele von den Patienten, die ich hier kurz besprochen habe, wurden von Ärzten (auch von Spezialisten), die sie in meine Klinik verwiesen, für Schizophrene gehalten. — Es kommt mir so vor, daß, gerade um diese Fehler zu vermeiden, eine nosologische Einstellung unentbehrlich ist. *Es ist von enormer praktischer Bedeutung, in all diesen Fällen die Diagnose Schizophrenie nicht zu stellen.* Hat man sich an diese Diagnostik gewöhnt, so kann man die Bezeichnung „Pseudo-Schizophrenie" ruhig fallenlassen und die Krankheit nach dem Grundleiden benennen. Die nosologische Richtung in der Psychiatrie hat sicher noch kein Ende genommen. Sie darf aber nur auf Erfolg hoffen, wenn sie für alle Errungenschaften in den verschiedenen Richtungen offenbleibt, von ADOLF MEYER und WHITE bis zu STACK SULLIVAN, von der psychoanalytischen Richtung FREUDS bis zu der MENNINGERS, von der phänomenologischen, anthropologischen Richtung von JASPERS bis BINSWANGER, von der Pharmakopsychopathologie und der Biochemie von BUSCAINO bis OSMOND, von der Psychotherapie der Psychosen vom unbekannt gebliebenen Niederländer BREUKINK bis zu ROSEN und SECHEHAYE. Der nosologisch eingestellte Psychiater kann von alledem sehr viel für seine Patienten und für die psychiatrische Theoriebildung lernen, wenn er alle diese Richtungen in einer nosologischen Konzeption konvergieren läßt. Die Tiefenpsychologie und die auf Interrelationen aufgebaute Psychiatrie haben ungeheuer viele Erscheinungen begreiflicher gemacht und Wege gezeigt, um das Los der Schizophrenen zu verbessern. Die Pseudo-Schizophrenien haben am meisten davon profitiert. Das ist unsäglich viel, doch wir sollten den Mut haben auszusprechen, daß sie uns über das Wesen der „echten" Schizophrenie *nichts gelehrt* haben. Eben dadurch, daß sie uns so viel über die Pseudo-Schizophrenien gelehrt haben, haben sie uns in den Stand gesetzt — wenn man ein Auge dafür hat — das Wesen der „echten Schizophrenie" in Reinkultur zu schauen. Sagen wir es kurz und deutlich: *Alles was wir noch psychodynamisch begreifen können, ist eben nicht das spezifisch Schizophrene. Alles was wir als ein Wegfallen des höheren Abwehr-Psychismus erklären können, ist gerade nicht das spezifisch Schizophrene.* Tatsächlich sehen wir bei Schizophrenen, wie die Defensivbarrieren schwanken, dann sehen wir Halluzinationen und Wahn, wir sehen das Sich-zurückziehen und das wilde Sich-erwehren, nachdem alle Abwehrmöglichkeiten weggefallen sind. Daher die große Ähnlichkeit zwischen echter Schizophrenie und Pseudo-Schizophrenie; die echten schizophrenen Symptome jedoch können wir nicht durch die Theorie des Wegfallens der Abwehr erklären. Der Kern hütet sein Geheimnis und nur ausnahmsweise sehen wir diesen Kern durch alle Barrieren, die noch sehr wirkungsvoll scheinen, hindurchschimmern.

Die Psychoanalytiker haben allen Grund zur Bescheidenheit. Die Psychoanalyse befindet sich im Laufe der Jahre auf einem gigantischen Rückzug: vom aktuellen Trauma zum Trauma in der Pubertät, von der Pubertät zur oedipalen Phase. Dort hielt sie sich längere Zeit, doch auch das Trauma der Oedipalität erwies sich als unzulänglich, um alle Erscheinungen zu erklären. Der Rückzug ging weiter: von der oedipalen Phase über die anal-sadistische zu der des ersten Lebensjahres mit der zentral gestellten Oralität, von dort zur Geburt. In diesen letzten Stellungen hat die Psychoanalyse sich seit einigen Jahren gehalten. Aber schon wieder muß sie zugeben, daß sie nicht alles erklären kann. Ein weiterer Rückzug wird vorbereitet. Was nicht erklärt ist, läßt sich vielleicht aus Geheimnissen des Geschehens im intrauterinen Leben erklären — es ist wahrscheinlich, daß man auch dort die letzten Erklärungen nicht finden wird. Dann wird der Rückzug fortgesetzt bis in die Gene. Doch, daß die Anti-Analytiker sich nur nicht die Hände reiben und sagen, daß alles ohne Bedeutung war! Denn auf diesem Rückzug haben die Analytiker eine Riesenbeute gemacht: die Kenntnis vom Lebenslauf und eine sehr vertiefte Kenntnis von ganz besonders kritischen Phasen im Lebenslauf und eine sehr vertiefte Kenntnis von der Lehre der mitmenschlichen Beziehungen. Die Anerkennung dieses Rückzuges und seiner Errungenschaften wird eine ganz neue Zusammenarbeit zwischen den Genetikern (den Anhängern der Konstitutionslehre) und den Psychoanalytikern ermöglichen.

Weder der Phänomenologie noch der Anthropologie ist es gelungen, das spezifisch Schizophrene zu beschreiben. Wir haben schizophrene Weltentwürfe kennengelernt, doch das Spezifische entschlüpft uns da vollkommen. Und trotzdem, die nosologische Psychiatrie kann auch diese Richtung nicht entbehren, denn es gibt vielleicht keine Richtung in der Psychiatrie, die mehr für die Verfeinerung der klinischen Differenzierung getan hat. Ich habe über die Bedeutung der Phänomenologie für die Klinik in meinem Pariser Referat ein begeistertes Zeugnis abgelegt und darf darauf verweisen.

Meine Damen und Herren, es muß möglich sein, zu einer Synthese der so sehr verschieden erscheinenden Auffassungen über die Schizophrenie zu gelangen. Ich hoffe nachgewiesen zu haben, daß ein Weg dahin — nach meiner Ansicht der beste — über die Nosologie führt, über ein erneutes Interesse für das, was der zentrale Punkt unserer ganzen Wissenschaft sein und bleiben soll: die klinische Psychiatrie.

Widersprüche im Schizophrenie-Begriff

„Die Vorstellungen über Schizophrenie sind so widersprüchlich, daß es fast unmöglich ist, auf diesem Gebiete Forschungsergebnisse miteinander in Beziehung zu setzen und zu vergleichen." Diese Klage hören wir ziemlich oft. Tatsächlich allzu oft, da sie unseren Enthusiasmus für die Teilnahme an der so sehr dringlichen psychiatrischen Forschung gefährdet. Es liegt mir deshalb daran herauszufinden, in welchem Umfang eine solche Klage der Wahrheit entspricht. Was sind überhaupt Widersprüche? Im strengen Sinne der Definition meint Widerspruch die logische Unvereinbarkeit. Widersprüche sind deshalb nicht das gleiche wie verschiedene Meinungen. In der vorliegenden Arbeit möchte ich versuchen, eine Übersicht und Zusammenfassung der wichtigsten Widersprüche und Meinungsverschiedenheiten auf dem Schizophrenie-Gebiet zu gewinnen. Die Übersicht wird weder vollständig sein noch mehr bedeuten als eine allgemeine Darlegung auf knappem Raum.

Ich werde mich mit folgenden Feststellungen beschäftigen, die einander zu widersprechen scheinen:

I. Schizophrenie ist eine nosologische Einheit. — Schizophrenie ist ein Syndrom, eine besondere Reaktionsweise.

II. Schizophrenie ist durch Primärsymptome charakterisiert. — Es gibt keine echten Primärsymptome der Schizophrenie.

III. Schizophrenie ist eine organische Krankheit. — Schizophrenie ist eine psychogenetisch determinierte Verfassung.

IV. Schizophrenie ist unheilbar. — Schizophrenie ist heilbar.

V. Es gibt keine fließenden Übergänge zwischen Schizophrenie und normalem Geisteszustand. — Fließende Übergänge sind vorhanden.

VI. Psychodynamische Faktoren sind von größter Wichtigkeit für das Studium der Schizophrenie, spielen aber nicht die entscheidende Rolle. — Die Kenntnis der psychodynamischen Zusammenhänge wird schließlich die Lösung des Problems bringen; psychodynamische Zusammenhänge sind entscheidend.

VII. Erbgenetische Faktoren sind für die Entwicklung der Krankheit entscheidend. — Die Rolle der erbgenetischen Einflüsse ist nur geringfügig.

VIII. Das Rätsel oder Geheimnis der Schizophrenie ist ein Geheimnis der Form. — Das Geheimnis der Schizophrenie ist mehr ein solches des Inhaltes.

IX. Im Bereiche der Schizophrenie steht die psychopathologische Beschreibung erst im Anfang. — Im Bereiche der Schizophrenie hat die psychopathologische Beschreibung versagt.

X. Die sogenannten pharmako-psychopathologischen „Modelle" der Schizophrenie haben mit wirklicher Schizophrenie nichts zu tun. — Solche „Modelle" sind eine echte experimentelle Schizophrenie.

Mein Vortrag auf dem Züricher Kongreß über die klinische Differenzierung innerhalb der Gruppe der Schizophrenien war eine Verteidigung derjenigen Behauptungen, die oben jeweils an erster Stelle rangieren. Jetzt liegt es mir daran zu erklären, warum die oben an zweiter Stelle erwähnten Meinungen den jeweils an erster Stelle vorgebrachten Behauptungen nicht widersprechen, zumindest nicht in dem Maße widersprechen, wie das auf den ersten Blick der Fall zu sein scheint.

I. Schizophrenie ist eine nosologische Einheit — Schizophrenie ist ein Syndrom,
eine besondere Reaktionsweise

Sind diese beiden Vorstellungen in der Tat widersprüchlich? Ihre Diskrepanz ist gewiß beträchtlich, die Bedeutung dieser Diskrepanz kann auch nicht geleugnet werden. Jedoch schließen sich die beiden Meinungen nicht wechselseitig aus. Wenn die Schizophrenie nur ein Syndrom wäre, dann könnte sie in der Tat nicht gleichzeitig eine nosologische Einheit sein. Wenn auf der anderen Seite die Schizophrenie eine nosologische Einheit ist, wäre es nicht unmöglich, daß ihre psychopathologischen Manifestationen in gewissen Fällen als bloßes Syndrom zum Vorschein kämen. Niemand wird leugnen, daß der Morbus Parkinson eine nosologische Einheit darstellt, aber ebenso wird sich niemand dagegen sträuben, das Parkinsonsyndrom auch in anderen Krankheiten anzuerkennen. KRAEPELIN ist der große Exponent der Vorstellung „Schizophrenie — eine Krankheitseinheit". BLEULER faßt theoretisch-begrifflich die Schizophrenie als ein Syndrom. Aber ist das alles so endgültig? BLEULER spricht von Primärsymptomen, die seiner Meinung nach direkt aus der Krankheit stammen. Das bedeutet aber, daß das Schizophrenie-Syndrom kein bloßes Syndrom ist, wenn Primärsymptome gegenwärtig sind. KRAEPELIN andererseits nennt die Dementia praecox eine nosologische Einheit zweiter Ordnung im Hinblick auf die Tatsache, daß bisher weder ihre Ätiologie noch pathologisch-anatomische Befunde bekannt sind.

II. Schizophrenie ist durch Primärsymptome charakterisiert — Es gibt keine echten Primärsymptome in der Schizophrenie

Auch solche Forscher, die die Theorie der „genuinen", durch Primärsymptome gekennzeichneten Schizophrenie vertreten, haben erhebliche Schwierigkeiten, wenn sie daran gehen, diese Primärsymptome zu beschreiben. In meinem Züricher Vortrag sagte ich: „Die sogenannten Primärsymptome, wie sie KRAEPELIN schilderte, nämlich: geschwächtes Urteilsvermögen, Abnahme der geistigen Aktivität und Kraft, emotionale Abflachung und Verlust der Energie, sind pathognomonische Primärsymptome der Schizophrenie und nicht ubiquitär allein unter der Bedingung, daß man zu ihrer Bezeichnung jeweils hinzufügt: „in schizophrener Weise". Ganz dasselbe gilt für andere Primärsymptome, wie sie BLEULER, K. SCHNEIDER, GRUHLE, WYRSCH, ARNOLD u. a. beschreiben. In der klinischen Praxis hat sich mir folgendes Vorgehen am besten bewährt: Ich lasse mich von einem „Schizophrenie-Gefühl" leiten oder vielleicht besser von einem „Schizophrenie-Erlebnis", insofern, als es sich dabei nicht um ein reines Gefühl handelt, das im Untersucher entsteht. Jedoch werden nur sehr erfahrene Psychiater fähig sein, dieses Erlebnis als Leitfaden zu verwenden. Wenn immer dieses „Gefühl" sich in mir *nicht* regt, scheinen mir die oben erwähnten Kriterien keinen schizophrenen Charakter zu besitzen, keine wirkliche Spezifität; während aber kein Zweifel ist, daß der Patient an Schizophrenie leidet, wenn im Untersucher das „Praecox-Erlebnis" entsteht, ist — wie ich zugeben muß — das Umgekehrte nicht zutreffend. Ich kann nicht sicher sein, daß der Patient nicht doch an Schizophrenie leidet, wenn dieses Erlebnis in mir nicht entsteht. Wenn wir nun einerseits nicht in der Lage sind, Primärsymptome in klare Begriffe zu fassen und wenn auf der anderen Seite das Praecox-Erlebnis (nach meiner Meinung das am meisten pathognomonische Zeichen) nicht immer anwesend ist, sollte es dann so schwer zu verstehen sein, daß andere Forscher den Schluß auf das Nichtvorhandensein von Primärsymptomen gezogen haben? Das ist nun wiederum kein wahrer Widerspruch; es handelt sich da um Meinungsverschiedenheiten und verschiedene Akzentsetzungen.

III. Schizophrenie ist eine organische Krankheit — Schizophrenie ist eine psychogenetisch determinierte Verfassung

Dem unmittelbaren Eindruck nach widersprechen sich diese beiden Feststellungen in ernster Weise. Wenn wir aber gründlicher forschen, finden wir, daß sich diese beiden Feststellungen nicht ausschließen und daß ihre Widersprüchlichkeit deshalb weniger bedeutsam wird. Es gibt nämlich den anderen Gesichtspunkt, daß weder die organische Natur der Schizophrenie noch ihre psychogenetische Bestimmung jemals bewiesen worden ist. Wir nehmen an, daß die Psychogenie als Grundursache der schizophrenen Verfassung auch dann nicht sicher ausgeschlossen werden könnte, wenn ein pathologisch-anatomisches Substrat gefunden würde. Ist es doch gerade die Lehre der psychosomatischen Medizin, daß eine solche Möglichkeit besteht. Und auf der anderen Seite wissen wir, daß sich eine organische Krankheit lange Zeit in Symptomen manifestieren kann, die den Eindruck eines psychischen Ursprungs nahelegen. Und schließlich sollten wir nicht vergessen und vergessen es auch nicht, seitdem wir den Weg der mehrdimensionalen Diagnostik betreten haben, daß weder die organische Genese der Krankheit noch psychogenetische Faktoren absolut zu setzen sind und sich ausschließen. Wenn wir aber eine organische Komponente als die entscheidende betrachten, wie sollen wir dann die Entwicklung der Symptome und die Art der Abweichung vom normalen Geisteszustand ohne Kenntnis der Psychogenese verstehen?

IV. Schizophrenie ist unheilbar — Schizophrenie ist heilbar

Auch in diesen Behauptungen liegt scheinbar ein ganz erheblicher Widerspruch. Was kann man dazu sagen? Nach unserer Ansicht handelt es sich hier um widersprüchliche Meinungen bzw. um einen widersprüchlichen Ausdruck von Meinungen und keineswegs um widersprüchliche Begriffe. Ganz unabhängig von den theoretischen Vorstellungen, die man von der Schizophrenie hat, wird man doch zugeben müssen, daß eine umfangreiche Gruppe von schizophrenen Patienten nicht geheilt werden kann. Wenn man nur die Patienten, die zu dieser Gruppe gehören, schizophren nennt, so ist Schizophrenie eben unheilbar. Aber wir sprechen doch keineswegs von den Gliedern dieser Gruppe als Schizophrenen, nur *weil* sie nicht geheilt werden können! Ich habe meine Assistenten nicht selten gebeten, bei der schriftlichen Niederlegung der Anfangsdiagnose meine Meinung etwa in folgender Form wiederzugeben: „Sollte dieser Patient wieder gesund werden, würde ich trotzdem noch sagen, daß er an Schizophrenie gelitten hat." Nun hat sich das aber meiner Erfahrung nach niemals ereignet. Ich gebe gerne zu, daß sich Patienten, die von anderen Ärzten schizophren genannt werden, manchmal bessern oder sogar geheilt werden, meine aber, daß es sich bei diesen Patienten um solche handelt, die ich, und wohl auch LANGFELDT in Oslo und vielleicht auch DIDE und BELLACK Pseudo-Schizophrene nennen würden. Mit anderen Worten, man müßte die Antinomie: Schizophrenie ist unheilbar — Schizophrenie ist heilbar, besser in folgender Weise wiedergeben: Schizophrenie kann gegenwärtig nicht geheilt werden — es mag da seltene Ausnahmen geben — und Pseudo-Schizophrenie kann zu Zeiten geheilt werden. Wenn wir die Sache so formulieren, ist der zunächst vorhandene Widerspruch gelöst. Dies, nebenbei gesagt, ist ein Beispiel dafür, daß die Heilbarkeit einer Krankheit in gewisser Weise zu einem klassifikatorischen Kriterium wird. Manche Ärzte werden sich dagegen wenden, den Gegensatz von Heilbarkeit und Unheilbarkeit als Gesichtspunkt für die klassifikatorische Umschreibung irgendeiner Krankheit gelten zu lassen — in unserem besonderen Falle der Krankheit Schizophrenie. Doch scheint mir die allzu starke Betonung dieses Einwandes nicht ganz aufrichtig zu sein. Ich bin mir ziemlich sicher, daß jeder Psychiater in hohem Maße überrascht sein oder zumindest erhebliche Zweifel an der Richtigkeit seiner Diagnose empfinden wird, wenn es sich herausstellt, daß ein Fall von echter Schizophrenie in völlige Heilung übergegangen ist — und zwar ganz in derselben Weise wie jeder Arzt bestimmt die Diagnose Krebs in Frage stellen würde, wenn der Tumor verschwunden und der Patient völlig geheilt ist. Doch gilt die obige Feststellung natürlich nur für die gegenwärtige Zeit — man denke an die früher unheilbar gewesene progressive Paralyse, tuberkulöse Meningitis und perniziöse Anämie. Daraus geht hervor, daß in der Tat das Moment der Unheilbarkeit niemals für einen Krankheitsbegriff bestimmend sein kann.

V. Es gibt keine fließenden Übergänge zwischen Schizophrenie und normalem Geisteszustand — Fließende Übergänge sind vorhanden

Mit dieser Frage stehen wir keineswegs auf festem Grunde. BLEULER und KRETSCHMER, um nur zwei hervorragende Psychiater zu nennen, denken in den Begriffen des fließenden Überganges. KRAEPELIN, LANGFELDT u. a. sind strikt der entgegengesetzten Meinung. Auch ich selbst gehe weiter als manche andere, wenn ich postuliere, daß zwischen dem Status der Gesundheit und den Zuständen der Krankheit in Wirklichkeit niemals fließende Übergänge existieren. Solche Zustände verkörpern verschiedene Niveaus der Integration, und zwischen derartigen Ebenen gibt es niemals fließende Übergänge. Ich glaube, daß das eine entscheidende Feststellung ist und daß die beiden eben erwähnten Anschauungen echte Widersprüche von hochbedeutsamer Konsequenz sind. An dieser Stelle kann ich freilich nicht den Versuch machen, diese Konsequenzen näher zu beschreiben. Ich kann nur sagen, daß sich die Schizophrenie nicht auf der Basis einer an sich normalen Persönlichkeitsartung, wie der schizoiden, entwickeln kann, falls mein Standpunkt richtig sein sollte. Dies wiederum bedeutet, daß irgendein anderer Faktor hinzukommen muß.

VI. Psychodynamische Zusammenhänge sind von größter Wichtigkeit für das Studium der Schizophrenie, aber nicht das entscheidende Moment — Die Kenntnis der psychodynamischen Zusammenhänge wird schließlich zur Lösung des Problems führen; psychodynamische Zusammenhänge sind entscheidend

Diese beiden Theorien werden gewiß zu Widersprüchen führen. Trotzdem gibt es wahrscheinlich nicht allzu viele Forscher, die geneigt sind, in dieser Frage extreme Standpunkte zu vertreten, abgesehen natürlich von solchen, die sich an unkritische Jünger der einen oder anderen Schule anschließen. Die Art, wie ich das uns gegenwärtig beschäftigende Problem formulierte, mag schon ein Hinweis auf meine Kompromißbemühungen sein. Meine eigene Ansicht geht dahin, daß die Konstitution den entscheidenden Faktor im Lebenslauf des gesunden Menschen und ebenso in dem des an einer Krankheit wie die Schizophrenie leidenden Menschen darstellt. Aber was ist nun letzten Endes das Entscheidende? Wenn der schizophrene Prozeß in latenter Form vorhanden sein kann, was gewiß möglich ist, und wenn erst eine Kombination von dynamischen Faktoren die Krankheit Schizophrenie manifest macht, dann sind natürlich die psychodynamischen Zusammenhänge in gewisser Weise entscheidend, dann ist es auch keineswegs falsch zu glauben, daß für die Verhütung von Schizophrenie psychodynamisch gerichtete Forschungen vonnöten sind. Wenn ich sage, „das Geheimnis der Schizophrenie liegt in einer organischen Hirnveränderung" oder „das Geheimnis der Schizophrenie ist ein bisher nicht näher bekannter Komplex von psychodynamischen Zusammenhängen", so würde ich damit ohne Zweifel widersprüchliche Feststellungen treffen. Wie man sieht, ist das vorliegende Problem dem unter Punkt III ähnlich. In meinem Züricher Vortrag sagte ich: „Der nosologisch orientierte Psychiater kann zu einem großen Teil von den Lehren der verschiedenen psychodynamischen Schulen Gebrauch machen. Deren Lehren werden seinen Patienten zugute kommen und werden auch die Bildung psychiatrischer Theorien fördern, vorausgesetzt, daß man sie mit einem nosologischen Konzept in Übereinstimmung bringt. Durch die Tiefenpsychologie und die auf den zwischenmenschlichen Beziehungen aufgebaute Psychopathologie wurde eine Fülle von Phänomenen verständlicher. Diese Schulen haben es möglich gemacht, die tatsächliche Lage vieler schizophrener Patienten zu bessern. Den größten Vorteil davon hat der pseudoschizophrene Patient. So schön das ist, so müssen wir doch den Mut haben, uns einzugestehen, daß all diese Schulen *nichts zur Erkenntnis der Natur der „genuinen" Schizophrenie* beigetragen haben. Gerade weil sie uns soviel über Pseudo-Schizophrenie gelehrt haben, geben sie uns, wenn wir überhaupt ein Auge dafür haben, die Möglichkeit, die Natur der genuinen Schizophrenie in ihrer unvermischten Form zu sehen. Um es klarer auszudrücken: Der einzige Aspekt der schizophrenen Symptomatologie, der mit psychodynamischen Mitteln verstanden werden kann, ist gerade derjenige, der *nicht* spezifisch schizophren ist. Die Phänomene, die beispielsweise aus dem Wegfall psychischer Abwehrmechanismen erklärt werden können, sind gerade nicht spezifisch schizophren. So ist es also wahr, daß hier in der Tat ein wesentlicher Widerspruch ungelöst bleibt.

VII. Erbgenetische Faktoren sind für die Entwicklung der Krankheit entscheidend — *Die Rolle der erbgenetischen Einflüsse ist geringfügig*

Die unter Punkt VI wiedergegebene Erklärung mag auch hier Anwendung finden. Es ist möglich, daß die Penetranz erbgenetischer Faktoren nicht stark genug ist, um die manifeste Krankheit hervorzubringen, ohne daß psychogene Komponenten gleichsam zur Hilfe kommen, und daß die Krankheit auch mit Hilfe einer Alteration der biochemischen Prozesse manifest wird. Ich hoffe, daß die wechselseitige Verknüpfung all dieser Faktoren immer deutlicher wird.

VIII. Das Rätsel oder Geheimnis der Schizophrenie ist ein Geheimnis der Form — *Ihr Geheimnis ist eher ein Geheimnis des Inhalts*

Die erste dieser kontradiktorischen Behauptungen verdient besonderes Interesse, obwohl wenig darüber geschrieben wurde. Die alte Meinung: „Form und Inhalt sind eines", ist in gewisser Weise richtig, obwohl es ebenso wahr ist, daß das Problem der Form in der Schizophrenie bisher vernachlässigt wurde. Daß das Problem der genuinen Schizophrenie ein solches der Form ist, leuchtet ein. Das geht schon daraus hervor, daß wir nicht selten in der Lage sind, eine genuine Schizophrenie zu diagnostizieren, wenn wir noch nichts über die Gedankeninhalte und Gefühle des Patienten wissen.

IX. Im Gebiet der Schizophrenie steht die psychopathologische Beschreibung erst *im Anfang — Die psychopathologische Beschreibung hat im schizophrenen Bereiche* *versagt*

Obwohl auch hier ein tiefgehender Widerspruch vorzuliegen scheint, wird der Leser bei näherem Hinsehen doch geneigt sein, beiden Feststellungen recht zu geben. Ich erinnere daran, was unter Punkt II über Primärsymptome gesagt wurde. Hier hat in der Tat die psychopathologische Deskription bisher versagt. Können wir dann überrascht sein, wenn manche Forscher sagen: „Mit Deskription haben wir uns jetzt lange genug beschäftigt; es kann klar festgestellt werden, daß die Deskription versagt hat." Wenn man ein Paradox gutheißen will, würde ich jedoch diese Feststellung in folgender Weise formulieren: „Die Deskription war keineswegs ein Versager, sie steht gegenwärtig erst in ihrem Beginn." Wenn man es so nimmt, kann man optimistischer über die zukünftigen Möglichkeiten der Deskription denken. Und das tue ich.

X. Die sogenannten pharmakopsychopathologischen „Modelle" der Schizophrenie *haben nichts mit echter Schizophrenie zu tun — Diese „Modelle" sind eine echte* *experimentelle Schizophrenie*

Ich glaube, daß der erste Satz dieser Antithese richtig ist. Und doch kann ich auf der anderen Seite nicht einsehen, warum der Widerspruch so wesentlich sein soll. Bisher haben die durch Drogenwirkung erzeugten Modellpsychosen eine echte Schizophrenie noch nicht herbeiführen können, aber warum sollte das schließlich nicht doch möglich sein? Wie es M. BLEULER und andere herausgestellt haben, liegt die Schwierigkeit darin, daß Pharmakopsychiater allzu bereit sind, Zustände von Intoxikation und echte Schizophrenie für dasselbe zu halten. Als mein Landsmann HERMAN DE JONG seine pharmakopsychiatrischen Experimente 1927 begann, hatten er und ich eine ganz ähnliche Auseinandersetzung. Er dachte, daß seine Mäuse eine wirkliche Schizophrenie hatten, weil sie kataton waren; ich sagte dagegen: „Sie haben demonstriert — und das ist gewiß interessant genug —, daß auch die Katatonie ein exogener Reaktionstyp im Sinne von BONHOEFFER ist." Ich habe einmal eine exogene Psychose bei einem Manne diagnostiziert, der mit LSD vergiftet war. Im Prinzip ist es sehr wünschenswert, daß diese pharmakopsychiatrischen Bemühungen fortgesetzt werden. Die Schwierigkeit ist, daß solche Experimente an Menschen keineswegs frei von Risiko sind. Studien in Holland und in anderen Ländern haben mir diese Erkenntnis vermittelt.

So gibt es denn gewiß viele Widersprüche in den Konzeptionen der Schizophrenie. Doch scheint mir das Studium dieser Widersprüche zu ergeben, daß sie auf den verschiedenen Beziehungssystemen beruhen, die verschiedene Forscher verwenden. Darin liegt auch der Grund, warum diese Widersprüche im Grunde für die Entwicklung der Forschung nicht gefährlich sind, sondern im Gegenteil die Entwicklung befördern. Die Exponenten widersprüchlicher Auffassungen werden wechselseitig das Interesse erregen, aufeinander bezogene Forschung zu treiben, vorausgesetzt, daß sie aufgeschlossen sind und willens, aufeinander zu hören. Den auseinandergehenden Denkrichtungen zu folgen, wird so lange nützlich sein, als die fraglichen Widersprüche nicht absoluter Natur sind. Die Vorstellungen der mehrdimensionalen Diagnostik setzen uns in die Lage, in folgender Weise zu argumentieren: Ein Widerspruch mag wohl vorhanden sein, doch könnten beide Konzeptionen bei leichter Modifikation zu einem besseren Verständnis der verschiedenartigen abnormen Bedingungen beitragen, die dem Krankheitsvorgang der Schizophrenie zugrunde liegen. Die Existenz so vieler verschiedener Meinungen beweist ja durch sich selbst, daß das Problem der Schizophrenie faktisch ein sehr kompliziertes ist. Wenn wir die Widersprüche genauer studieren und die betreffenden Denkmöglichkeiten, wie sie in den zehn Punkten oben aufgezählt wurden, miteinander vergleichen, bemerken wir, daß nicht allein die Forschungsmethoden mannigfaltig sind, sondern daß die Beziehungen dieser verschiedenen Methoden zueinander noch keineswegs richtig verstanden werden. Dieser letztere Umstand und nicht das Vorhandensein von Widersprüchen an sich trägt entscheidend zu dem chaotischen Zustand der Schizophrenieforschung bei. Wir vermögen dann auch einzusehen, daß wir es hier nicht allein mit dem Problem der Schizophrenie, sondern mit sehr grundsätzlichen Problemen der gesamten wissenschaftlichen Psychiatrie zu tun haben, wie wir das schon im Beginn dieses Aufsatzes betont haben.

Abschließend und zusammenfassend möchte ich folgendes sagen: Es wird immer klarer, daß die Widersprüche in den Konzeptionen der Schizophrenie nicht so tief verwurzelt sind, wie viele von uns glauben möchten, und daß eine bestimmte Meinung die Forschung jeweils zu entgegengesetzten Gesichtspunkten anregt. Es wäre voreilig zu sagen, daß die Existenz so vieler Widersprüche der Schizophrenielehre die Forschung zum Stillstand bringen muß. Ich hoffe gezeigt zu haben, daß wir sorgfältiger sein müssen, wenn wir von solchen Widersprüchen sprechen, und daß wir unsere Forschung mit dem größten Enthusiasmus fortsetzen sollten. Auf die Dauer wird es aber, glaube ich, deutlich werden, daß alle diese Konzeptionen, wie widersprüchlich sie gegenwärtig auch sein mögen, zur Erhellung des Gesamtproblems das ihre beitragen werden. Dahin wird es aber nur kommen, wenn wir aufgeschlossen bleiben im Hinblick auf auseinandergehende Meinungen. Nie dürfen wir vergessen, daß Einseitigkeit tödlich sein kann, so wertvoll sie auch in gewisser Beziehung sein mag. Ich selbst bin nie einer Theorie oder Konzeption begegnet, die den Anspruch stellen konnte, die einzig richtige zu sein. Wir haben unsere verschiedenen Erkenntnisse miteinander in Beziehung zu setzen, und zwar nicht in einer eklektischen Weise (eklektisch bedeutet allzu häufig chaotisch), sondern in einer synthetischen Weise. Eine solche Integration und Synthese läßt sich am besten in unserer klinischen Arbeit verwirklichen, im Rahmen der klinischen Psychiatrie, die nun einmal das Forum sein und bleiben muß, vor dem die verschiedenen Meinungen ihren Wert zu beweisen haben.

Literatur

ARIETI, SILVANO: Interpretation of schizophrenia. New York: R. Brunner 1955.

ARNOLD, O. H.: Schizophrener Prozeß und schizophrene Symptomgesetze. Wien und Bonn: Maudrich 1955.

BELLAK, LEOPOLD: Dementia praecox. The past decade's work and present status. A review and evaluation. New York: Grune & Stratton 1948.

BLEULER, E.: Dementia praecox oder Gruppe der Schizophrenien. Handbuch der Psychiatrie. Spez. Teil, 4. Abt. 1. H. Leipzig und Wien: Deuticke 1911.

— Dementia praecox or the group of schizophrenias. Translated from the German by Joseph ZINKIN. Monograph series on schizophrenia. 1. New York: International University Press 1950.

BLEULER, M.: Die Problematik der Schizophrenien als Arbeitsprogramm des II. internationalen Kongresses für Psychiatrie. Nervenarzt 28, 529—533 (1957).

BINSWANGER, LUDWIG: Schizophrenie. Pfullingen: Neske 1957.

GRUHLE, H. W.: Die Psychologie der dementia praecox. Z. ges. Neurol. 78, 454—471 (1922).

— u. J. BERZE: Psychologie der Schizophrenie. Monographien a. d. Gesamtgeb. der Neurol. und Psychiatr. H. 55. Berlin: Springer 1929.

KRAEPELIN, EMIL: Psychiatrie. 2. Bd. 9. Aufl. Leipzig: Barth 1927.

LANGFELDT, G.: The prognosis of schizophrenia. Acta psychiatr. neurol. scand. Suppl. 110. Kopenhagen: Munksgaard 1956.

— Schizophrenie und schizophrenieforme Zustände. Arch. Psychiatr. Z. Neurol. 196, 574—577 (1958).

MINKOWSKI, E.: La schizophrénie. Psychopathologie des schizoides et des schizophrènes. Paris: Desclée de Brouwer 1953.

RÜMKE, H. C.: Die klinische Differenzierung innerhalb der Gruppe der Schizophrenien. Nervenarzt 29, 49—53 (1958).

— Schizophrenia. A review of the syndrome. Edited by LEOPOLD BELLAK. New York: Logos Press 1958.

— Schizophrenia. Somatic aspects. Edited by DEREK RICHTER. London-New York-Paris: Pergamon Press 1957.

SCHNEIDER, C.: Beiträge zur Lehre von der Schizophrenie. Arch. Psychiatr. 73, 47—112 (1925); Z. ges. Neurol. 95, 623—643 (1925); 96, 251—274 (1925); Mschr. Psychiatr. Neurol. 57, 325—357 (1925); 58, 345—375 (1925).

— Studies in schizophrenia. A multidisciplinary approach to mind-brain relationships. By the Tulane Department of Psychiatry and Neurology. Reported by ROBERT G. HEATH (Chairman). Cambridge, Mass.: Harvard University Press 1954.

Wyrsch, Jacob: Über akute schizophrene Zustände, ihr psychopathologischer Aufbau und ihre praktische Bedeutung. Abhandlungen aus der Neurol. und Psychiatr. H. 82. Basel: Karger 1937.
— Die Person des Schizophrenen. Bern: P. Haupt 1949.

Über alte Schizophrene

Die Zweite Psychiatrische Universitätsklinik Utrecht ist eine Klinik, in der fünfzig alte Schizophrene (25 Frauen und 25 Männer) behandelt und gepflegt werden. — Mit „alten" Schizophrenen meine ich die Patienten, die schon längere Zeit leidend sind; einen 40jährigen Patienten, der seit 20 Jahren schizophren ist, nenne ich einen „alten" Schizophrenen. Die Klinik ist neu gebaut worden innerhalb einer alten Anstalt für Geisteskranke, dem „Willem-Arntsz-Haus" in Utrecht. Unsere Kranken wurden ausgewählt aus den Patienten dieser Anstalt, aus der „Willem-Arntsz-Hoeve" in Den Dolder und aus verschiedenen anderen Heil- und Pflegeanstalten in den Niederlanden. — Mit dem Bau dieser Klinik ging mir ein alter Wunsch in Erfüllung: nämlich die Möglichkeit zu haben, schizophrene Endzustände ganz aus der Nähe kennenzulernen und zu studieren. Diese Klinik arbeitet ganz unabhängig von dem Willem-Arntsz-Haus, aber in sehr engem Kontakt mit dieser Anstalt. Vieles hat man uns zur Verfügung gestellt. Die Arbeitstherapie, die Unterhaltungen, die Nachsorge haben wir gemeinsam. Gemeinsam ist auch das biochemische Laboratorium, die EEG-Abteilung und die internistische Versorgung. — Innerhalb unserer Klinik besteht eine psychologische Abteilung unter der Leitung von Professor Dr. van Lennep, Professor der klinischen und industriellen Psychologie der Universität. Die Klinik wurde am 1. Oktober 1960 eröffnet.

Als ich um einen Beitrag zu Ihrer Festschrift gebeten wurde, lieber Kollege Bleuler, war mir unmittelbar klar, daß ich Ihnen von unseren Erfahrungen in dieser Klinik erzählen möchte, von dem tiefen Eindruck, den diese auf mich und meine Mitarbeiter machten. Es war ein fast erschütterndes Erlebnis, welches nun, nach zwei Jahren, noch nicht schwächer geworden ist. Ein Beitrag zu einer Festschrift ist für mich immer etwas anderes als eine gewöhnliche wissenschaftliche Arbeit; dieser Beitrag ist eine direkte Mitteilung an einen befreundeten Kollegen. Ich hoffe, daß es ihm Freude macht, sie zu lesen. Der Schreiber fühlt sich freier, er ist mehr subjektiv, doch wissenschaftlich nicht leichtsinnig, eher unbesorgt. Ich habe nicht die Prätention, hier etwas ganz Neues zu bringen. Manche haben vielleicht gleiche Erfahrungen gemacht. Sie natürlich auch; aber es ist mir lieb, gerade Ihnen meine subjektiven Erfahrungen vorzulegen. Hoffentlich kann ich Ihnen später die Resultate einiger jetzt noch am Anfang stehender Forschungsprogramme von meinen Mitarbeitern und mir zusenden.

I. Allgemeine Eindrücke

„Es ist alles anders, als wir uns dachten; ich muß das ganze Bild der Schizophrenie, das ich bis jetzt in mir trug, revidieren; ich muß ganz von neuem anfangen." Die Patienten waren mir viel näher, als ich gedacht hatte. Sie waren so viel „gewöhnlicher". Nach einigen Monaten änderte sich dieser Eindruck ein wenig. Vieles, was wir von der Schizophrenie wußten, war auch hier zu finden, aber auf schwer zu beschreibende Weise anders. Noch etwas später hatten wir alle das etwas quälende Gefühl:

Wir erleben viele, bisweilen große Änderungen bei den Patienten, aber in der Totalität des Bildes liegt doch etwas sehr Monotones.

Als ich meine Mitarbeiter frage: „Wie finden Sie das Arbeiten in dieser Klinik?", da war die einstimmige Antwort: „schrecklich und herrlich!" — Aus diesen allgemeinen Eindrücken kristallisierten sich allmählich mehr spezielle heraus. Von diesen speziellen Erfahrungen will ich jetzt berichten.

II. Spezielle Eindrücke

1. Das „Schizophreniegefühl" wird im Kontakt mit diesen Patienten durch den Arzt nicht erfahren

Daß ich das „Praecoxgefühl" oder „Schizophreniegefühl" oder besser noch das „Schizophrenie-Erleben" als von hohem Wert für die Diagnose der Schizophrenie erachte, habe ich öfters beschrieben. Daß im Kontakt mit diesen alten Schizophrenen dieses Gefühl nicht in mir aufkam, war für mich ganz unerwartet. Es gab mir zuerst ein Gefühl der Unsicherheit. Ich fragte mich: „Bin ich nicht mehr offen für dieses Gefühl? Hat sich etwas in mir geändert?" Bei einem so subjektiven Kriterium wie dem „Praecoxgefühl" muß man immer auf so etwas bedacht sein. Als ich mit meinen Ärzten darüber sprach, sagten sie mir, daß sie ganz dieselbe Erfahrung gemacht hätten. Auch sie empfanden nur bei sehr wenigen Patienten das „Praecoxgefühl". Sie werden verstehen, daß mich dies sehr beunruhigte. — Die Erfahrung war nicht ganz neu für mich. Schon früher hatte ich bemerkt, daß das „Praecoxgefühl" — uneigentlich ausgedrückt — reversibel ist. Ich hatte diese Erfahrung bei Schizophrenen gemacht, die längere Zeit eine Insulinkur durchmachten, und auch nicht so ganz selten bei Schizophrenen, die mit Reserpin — mit oder ohne Erfolg — behandelt worden waren. Ich wage noch nicht, mit Sicherheit eine Erklärung vorzulegen. Auch bin ich mir über die theoretischen Konsequenzen noch nicht ganz klar. Vielleicht können wir der Antwort auf diese Frage etwas näher kommen, wenn wir uns Rechenschaft geben, welche Faktoren wir für das Entstehen des Gefühls jetzt kennen, und dann versuchen zu sehen, welche dieser Faktoren sich bei den alten Schizophrenien geändert haben. In meiner „Psychiatrie II" habe ich ungefähr folgendes geschrieben: Es ist ein Erleben innerlicher Unsicherheit, weil sich etwas nicht vollzieht, was sonst im Kontakt mit Menschen immer geschieht, nämlich: Es bildet sich eine Reziprozität, auf welchem Niveau das auch geschehen möge. Der Arzt steht bei einem schizophrenen Patienten vor etwas ihm völlig Fremdem; die Einfühlung versagt; Mimik und Sprechen verlieren den Kommunikationscharakter. Dies bringt noch eine andere Unsicherheit: Erkenne ich vielleicht nicht die Versuche des Patienten zur Kommunikation? Der Arzt fühlt etwas wie eine narzißtische Kränkung; der andere nimmt nicht an, was wir ihm geben möchten: Kontakt, Wärme, Verstehen. Wieder eine neue Unsicherheit: Sind wir vielleicht zudringlich? Dann wäre es ganz natürlich, daß sich der Patient verschließt. Bei manchen Schizophrenen fühlen wir uns beeinträchtigt in unseren Gefühlsbedürfnissen; wir sind mehr oder weniger „frustriert". Wir fühlen uns irgendwie erniedrigt, haben etwas wie ein Minderwertigkeitsgefühl. Dazu kommt, daß die Denkstörungen uns fast ratlos machen. Wir möchten verstehen, aber können es nicht. In dies alles ist auch noch eine Bewunderung gemischt, die manche von uns für den schizophrenen Patienten fühlen. Dieses Gefühl ist nicht leicht zu erklären. (Hat es zu tun mit seinem konsequenten Nonkonformismus?)

Trachten wir jetzt herauszufinden, was im Kontakt mit dem alten Schizophrenen anders ist. Die genannte Unsicherheit kommt nicht auf; denn mit dem Patienten bildet sich eine gewisse Reziprozität. Auch bei ihm steht der Arzt vor etwas Fremdem; aber das Fremde begegnet ihm auf andere Weise, ich möchte sagen: fast gütig. Die Einfühlung versagt auch hier; aber in dieser zur Ruhe gekommenen Persönlichkeit ist auch vieles, in das man sich einfühlen kann. Wir identifizieren seine Persönlichkeit nicht mehr mit dem Uneinfühlbaren; fast können wir zusammen mit ihm nach dem Uneinfühlbaren tasten. Dies ist möglich geworden, weil bei ihm die Distanz zwischen seinem Ich und seiner Wahnwelt viel größer ist als im Anfang der Schizophrenie. Mimik und Sprechen geben wieder die Möglichkeit zur Kommunikation. So erlebe ich hier keine narzißtische Kränkung, obschon ich auch bei diesen Schizophrenen erlebe: Sie fühlen sich auf irgendeine Weise uns gegenüber überlegen, und, wer weiß, vielleicht haben sie recht. Auch dieses Gefühl kennen meine Mitarbeiter. Ich glaube bestimmt nicht, daß dies von mir induziert worden ist. Bisweilen läßt uns das Vermissen des Schizophreniegefühls zweifeln: Ist dieser Patient wirklich schizophren? Dieser Zweifel ist leicht zu überwinden, wenn wir alle anamnestischen Daten einbeziehen. Dazu kommt, daß das Bild des alten Schizophrenen mit nichts anderem zu vergleichen ist.

Was ist nun die Konsequenz für die Theorie des Praecoxgefühls? Es ist möglich, daß es in uns einem Kranken gegenüber nur entsteht, solange der „Prozeß" noch im Gange ist. In unserer Klinik haben wir vor allem mit wirklichen „Restzuständen" zu tun. Die Patienten, bei denen wir annehmen, daß der Prozeß noch nicht abgeklungen ist, gaben uns tatsächlich das Praecoxgefühl. Aber anderseits verschwand das Gefühl bei den mit Reserpin behandelten, nicht geheilten Schizophrenen. Alles in allem ist es wahrscheinlich, daß das Praecoxgefühl nicht mit der hypostasierten primären Störung zusammenhängt, sondern eine viel verwickeltere Genese hat.

2. Über die Affektivität

Daß unsere Konzeption der Affektivität der Schizophrenen revisionsbedürftig sei, habe ich schon früher geschrieben. Bei den alten Schizophrenen hat die Beurteilung der Affektivität zu großen Schwierigkeiten geführt. Von einer affektiven Verblödung kann nur bei sehr wenigen gesprochen werden. Man muß auch ganz vorsichtig sein mit den Worten „flach" und „leer". Immer wieder wird es in Gesprächen mit den Kranken deutlich, daß sie fähig sind zu einem sehr normalen Leiden, zu einem echten Traurigsein, vor allem, wenn wir auf ihre Situation zu sprechen kommen. Die mimischen Äußerungen des Leidens, auch die Tränen, sind durchaus adäquat. Aber im täglichen Leben ist von diesem Leiden fast nichts zu bemerken. Immer wieder zeigte sich die Affektivität weniger gestört, als ich erwartete — obschon ich doch gegenüber mancher Aussage über die schizophrene Affektivität immer etwas skeptisch gewesen war. Das Sonderbare war, daß meiner Meinung nach die Affektivität der alten Schizophrenen weniger gestört ist als im Anfang der Schizophrenie. Dies macht es wahrscheinlich, daß die Affektstörung nicht primär ist. Ich muß anderseits zugeben, daß eine starke Zurückhaltung der affektiven Äußerungen bei vielen unverkennbar ist. Unter den Patienten sahen wir nur wenig affektive Verbundenheit; wohl aber sahen wir diese zwischen Patienten unserer Klinik und Nichtschizophrenen aus dem „Willem-Arntsz-Haus".

Eine Frau, schon mehr als zwanzig Jahre schizophren, sehr verschlossen uns und den anderen Patienten gegenüber, hatte ein ganz ausgesprochenes Gefühlsverhältnis zu einem taubstummen Mann, der kastriert worden war wegen pathologischer Anfälle von Jähzorn, die mit einer hypersexuellen Veranlagung zusammen hingen. Nach der Operation war er viel ruhiger geworden. Von sexuellen Handlungen zwischen den beiden Patienten wurde niemals etwas bemerkt; aber die gegenseitige Zärtlichkeit war rührend. Es wurde uns klar, daß das Leben dieser Frau jetzt ganz zentriert war auf ihre Beziehungen zu diesem Manne. Ihre freien Stunden widmete sie ihm. Diese Frau hatte niemals etwas wissen wollen von ihrem Geburtstag, und alle kleinen Extras wies sie zurück. Jetzt machte sie Pläne, wie sie diesen Tag mit ihrem Freund verbringen könnte, und sie führte diese Pläne aus. — Auch die liebevolle Verbundenheit mit Familiengliedern ist größer und wärmer, als wir dachten. Dabei äußert sich öfters eine große Bescheidenheit, ein wirklich zartes Fühlen. „Sie werden es nicht angenehm finden, wenn ich so oft komme." Als dann deutlich wurde, daß die herzlichen Einladungen aufrichtig gemeint waren, kam der Patient gerne.

Die Feinsinnigkeit der Schizophrenen, die mich immer wieder rührt, habe ich mehrere Male gesehen. Sie ist sicher nicht selten. Noch ein Beispiel:

Ein Patient ging ganz spontan in das Haus seines Arztes, der krank war. Die Gattin öffnete auf sein Klingeln die Tür. Er sagte: „Erschrecken Sie nicht vor mir; ich bin einer von der Klinik. Ich möchte wissen, wie es Herrn Doktor geht." Dieser Mann hatte tatsächlich ein befremdendes Aussehen, und es war klar, daß er es wußte.

Eine warme Zuneigung zu dem eigenen Arzt ist oft evident. Sehr deutlich ist dies, wenn dann und wann ein unvermeidlicher Wechsel der jungen Ärzte eintreten muß. Es dauert oft Wochen, bis der Patient sich an den neuen Arzt gewöhnt hat. Auffallend ist es, wenn ein Arzt eine Zeitlang nicht da ist. Es ist dann sehr deutlich, daß die Patienten ihn vermissen. Wenn er zurückkommt, ist ihre Haltung oft etwas schmollend, wie kleine Kinder dies ihren Eltern gegenüber zeigen, wenn sie eine Zeitlang abwesend waren. Selber habe ich auch dies öfters erfahren. Jedoch war auch echtes Interesse dafür vorhanden, wo ich gewesen war, was ich in dieser Zeit gemacht hatte usw.

Merkwürdig war einmal eine Äußerung an meinem Geburtstag. Einer der Patienten hatte davon zufälligerweise gehört. Eine Pflegerin erzählte mir, daß er spontan den anderen Patienten zurief: „Dafür müssen wir etwas tun!" Er sammelte etwas Geld, ging allein in ein Blumengeschäft, kaufte eine kleine blühende Pflanze und brachte mir diese mit einem strahlenden Gesicht nach Hause.

Wirkliche Heiterkeit sehen wir in der Klinik fast niemals; es wird sehr wenig gelacht. Die Fähigkeit zu lächeln jedoch haben die meisten auf adäquate Weise. Heiterkeit, etwas wie Gemütlichkeit und gemeinsames Lachen wurden jedoch mehrmals wahrgenommen, wenn kleine Ausflüge in kleinen Gruppen gemacht wurden. Einem meiner Mitarbeiter, der mit einer Gruppe Schizophrener einer komischen Darbietung des Fernsehens folgte, war es als sehr eindrucksvoll aufgefallen, daß die Kranken alles miterlebten, reagierten wie er selbst und immer im richtigen Augenblick lachten. Wir waren sehr enttäuscht, als ein Schizophrener während einer sehr schweren Erkrankung seiner Frau, die ihn jede Woche besuchte, nicht die geringste Spur von Unruhe zeigte und mit eisiger Kälte auf Fragen reagierte.

3. Wählen die Kranken bisweilen ihre Symptome? *(Die theoretische Basis der Schizophrenie)*

Diese Frage hat mich auch öfters bei beginnender Schizophrenie beschäftigt. Seit ich meine Fragen in dieser Richtung stelle, bekomme ich merkwürdige Einblicke in dieses Problem. Bei den alten Schizophrenen taucht diese Frage vor allem auf, wenn ein eigentlich doch sehr normales Gespräch auf einmal abbricht und der Patient, meistens, wenn etwas berührt wird, das ihm unangenehm ist, ganz verworren zu sprechen anfängt und zeigt, wie er in einer ganz unverständlichen, bizarren Wahnwelt lebt. Bisweilen gelingt es, den Patienten zu einem normalen Sprechen zurückzuführen. Frage ich dann: „Haben Sie das nun selber so gewählt, um sich loszulösen von mir? Sind Sie ganz einfach fortgelaufen, oder sind Sie mit dem Lift ruhig hinuntergefahren? Oder was ist Ihnen plötzlich widerfahren?", bekomme ich fast niemals eine direkte Antwort. Einmal hat in einer anderen Klinik ein Patient, bei dem die Diagnose Schizophrenie nicht ganz sicher gestellt worden war, prompt geantwortet: „Halb war es Wahl, halb widerfuhr es mir." — Ich wage zu behaupten, daß die Patienten meine Fragen sehr gut verstehen; das beweist ihre Mimik. Ich habe den Eindruck, daß es wirklich mit „wählen" zu tun hat, vielleicht so — um im obigen Bild zu bleiben — daß sie im Aufzug auf den Knopf drücken und daß, was dann geschieht, ihnen widerfährt. — Wie dem auch sein möge: Wir stehen vor der Tatsache des plötzlichen Umschaltens von einem wohlgeordneten Gespräch auf eine ausgesprochene Schizophasie mit Neologismen. In diesem Zusammenhang denke ich auch an CONRADs Apophänie. Dies hat natürlich theoretische Konsequenzen. Ich habe mich früher mit der Frage beschäftigt, ob wir es bei der Schizophasie, bei Neologismen und vielleicht auch bei der Verbalisierung eines Wahnerlebens mit einer höheren Form der Aphasie zu tun haben könnten. Ich schrieb darüber mit meinem Mitarbeiter NIJDAM in einem Artikel: „Aphasia and Delusion" (Folia Psych. Neurol. Neurochir. Nederl. 1958). Diese Auffassung könnte eine organische Theorie der Schizophrenie unterstützen. Die neue Erfahrung aber macht eine organische Genese der Schizophrenie recht zweifelhaft, könnte man sagen. Ich sehe das jetzt wieder anders. Um dies deutlich zu machen, mögen Sie mir eine kleine Abschweifung gestatten. In meiner „Psychiatrie II" habe ich meine Theorie der Schizophrenie ausführlich dargestellt. Ich möchte diese Theorie hier ganz kurz und etwas simplifiziert erwähnen. Schizophrenie ist die Folge des Erlöschens einer Energiequelle. Dadurch entsteht eine „Hypotension" — das Wort ist von BERZE — in verschiedenen Systemen, aber nicht in allen in gleichem Maße. Dieses organische Manko äußert sich am deutlichsten in der Welt der Instinkte (im Sinne VON MONAKOWs). Wir sehen eine Insuffizienz in der Horme, welche die Morphologie bestimmt. Dies kann man ableiten aus den vielen größeren und kleineren körperlichen Störungen. Wir finden diese Insuffizienz ferner im generativen Instinkt; eine normale Sexualität finden wir bei Schizophrenen fast nie. Die schwerste Störung finden wir im sozialen Instinkt. Dies stört alle Beziehungen zum Anderen und zur Gemeinschaft. Ich füge jetzt ganz vorsichtig hinzu: Wäre es möglich, daß durch eine Instinktenmischung VON MONAKOWs kosmischer oder religiöser Instinkt überakzentuiert würde, und würde dies die Tendenz zum Aufbau von manchmal recht verwirrten, manchmal recht imponierenden Kosmogonien — vielleicht zusammen mit der Regression — erklären? Ist es dieser Instinkt, welcher so viele Jungsche Archetypen mobilisiert? Ich nehme an, daß diese energetische Erschöpfung erblich bedingt ist und in Verbindung mit autotoxischem Geschehen — hormonal, enzymatisch gestörten biochemischen Prozessen — die Symptomatologie bestimmt. Ich nehme auch an, daß dieses Erlöschen sich ganz allmählich vollzieht mit zeitweisem Aufflackern. Daß diese Insuffizienz sich in jeder psychischen Aktivität äußern kann, hat BERZE schon früher als sehr wahrscheinlich erkannt. Dieser organischen Hypo-

these folgend können Störungen längere Zeit reversibel sein, auf die Dauer vielleicht irreversibel werden. Aber diese Störungen werden sich zum größten Teil im
Abbau von höheren, ganz verwickelten, hoch integrierten Aktivitäten als funktionelle Dysregulationen äußern. Eine bleibende Schizophasie könnte eine Störung einer
unserer höchstintegrierten Funktionen sein, welche irreversibel geworden ist, aber es
nicht sein muß. Die alten Schizophrenen, bei denen der Prozeß des Erlöschens zu
einem Stillstand gekommen ist, bei denen zahllose psychische Erscheinungen der Abwehr, der Versuche zur Kompensation der Regression abgeflaut sind, können sich
teilweise bei richtiger „ökonomischer Verteilung“ der noch zur Verfügung stehenden Energie behaupten und sehr vorsichtig auf einem normalen Niveau leben
und handeln. Reserven haben sie aber nicht. Könnte es nun nicht möglich sein, daß
der Patient, wenn die Spannung des noch gerade aufrechterhaltenen normalen Ge-
sprächs zu groß wird, nicht nur zurückfällt auf ein niedrigeres Niveau, sondern daß
er sich fallen läßt, was in gewissem Maße eine Wahl wäre? Eine hübsche Parallele
kenne ich bei Menschen, die, wenn sie müde sind, leicht paraphasisch sprechen. Dieses kommt deutlich vererbt vor. Solche Menschen können — ich weiß das aus Erfahrung — mit dieser Paraphasie einigermaßen „spielen“. Wenn das Gespräch
etwas schwierig wird, tritt die Paraphasie auf, und das ist ein ganz klein bißchen eine
Wahl.

Entschuldigen Sie diese Abschweifung. Für mich macht diese Hypothese verständlich, daß bei Stillstand des Prozesses durch genaues Regulieren der Situationen mancherlei zu erreichen ist. Es macht auch verständlich, daß wir mit einem der mächtigsten Stimulantien, welches wir kennen, mit menschlichem Kontakt, etwas, bisweilen
vieles erreichen können. Es macht ferner begreiflich, daß wir mit verschiedenen unserer
Mittel — Insulinkur, Elektroschock, neue Pharmaka — nur dann etwas Dauerndes
erreichen würden, wenn die Mittel das Erlöschen der Energien bleibend kompensie-
ren oder besiegen könnten. Das ist sicher noch nicht erreicht.

4. Die Distanz zwischen dem erlebenden Ich und dem Erlebten
(Evaluierung der klassischen Symptome)

Als eine der bedeutendsten Änderungen bei alten Schizophrenen im guten Sinne
sehe ich die viel größere Distanz, welche zu den quälenden Erlebnissen entsteht. Dies
bewirkt, daß die Kranken lobotomierten Schizophrenen etwas ähnlich sind, sicher
nicht ganz. Die größere Distanz macht das Krankheitsbild der älteren Schizophrenen
so anders, als das der jüngeren. Immer wieder bemerkt man, daß bei augenscheinlich
so ruhigen Patienten eigentlich alle Wahngebilde und Halluzinationen noch bestehen.
Sie geraten jedoch so in den Hintergrund des Erlebens, daß auch wir, die Ärzte, ihnen
viel weniger Aufmerksamkeit schenken. Wenn wir uns Rechenschaft geben von
einer Besserung, beurteilen wir diese Besserung viel mehr nach Änderungen im Kontakt und in der Aktivität.

Immer wieder haben wir uns gefragt: „Was sind nun die bedeutendsten Symptome,
die wir noch finden? Warum sind wir doch immer überzeugt, daß die Patienten
Schizophrene sind?“ Und das wären wir auch, wenn wir alle anamnestischen Daten
nicht kennen würden. Da komme ich wieder zum selben Schluß wie bei allen Schizophrenen. Das Geheimnis der Schizophrenie ist ein Geheimnis der Lebensform und
beim alten Schizophrenen ein Geheimnis des am Ende erreichten, defektuösen Lebens-
stils. Die Inhalte des Erlebens spielen wegen der größeren Distanz eine kleinere

Rolle, auch wenn sie theoretisch immer noch interessant genug sind. Wir sind mit der Beantwortung der Frage: „Was ist denn eigentlich von der Symptomatologie übriggeblieben?" sicher noch nicht fertig. Doch will ich hier einen vorläufigen Überblick geben von dem, was wir jetzt im steten Umgang mit den Patienten wahrnehmen.

Sie leben nicht mehr *in* ihrer Wahnwelt, aber sie leben *mit* ihrer Wahnwelt. — Es ist immer noch einige Angst da; daß sie sich bedroht fühlen, ist immer wieder deutlich, aber viel weniger als früher. Einige Patienten sagen dies auch. Geblieben ist ungeachtet aller Positiva, die ich beschrieben habe: die Apathie, der Mangel an Initiative, die geringe spontane Aktivität. Dabei ist es klar, daß die Aktivität gewiß zu erwecken ist, mag es auch oft schwierig sein. Die reaktive Aktivität ist unzweifelhaft größer als die bei beginnender Schizophrenie. Ich möchte sagen, diese Kranken erlauben uns, ihre Aktivität zu wecken, was wir oft sehr liebevoll, aber auch sehr inständig tun. Unmittelbar nach solcher Aktivität, zum Beispiel nach Volkstänzen, setzen sich die meisten wieder apathisch und ganz allein nieder. Bei einigen sehen wir auch eine spontane Aktivität.

Als Beispiel will ich das Folgende berichten: Ein Mann, der fast dreißig Jahre hospitalisiert war, hat seinen Beruf — er war Zuckerbäcker — wieder aufgenommen. Er wohnt noch immer in der Klinik, aber er arbeitet im Geschäft. Es ist deutlich, daß er diese Arbeit mit Freude macht, und wie wir von seinem Chef, einem Mann, der dem Kranken mit größtem Wohlwollen behilflich ist, hörten, hat unser Patient einige Reorganisationen der Arbeitsweise vorgeschlagen, die sich als sehr nützlich herausstellten.

Die Zuwendung zu Mitmenschen und Mitwelt ist weiterhin gering. Sehr auffallend ist die gestörte Relation zur Zeit, zur vergangenen Zeit und zur Zukunft. Eine der auffallendsten Tatsachen ist — auch andere haben das beschrieben —, daß viele Patienten, nach ihrem Alter gefragt, das Alter im Jahre der Hospitalisierung angeben. Die meisten bleiben dabei; andere korrigieren. Ein Patient sagt, daß ihm zwölf Jahre gestohlen worden seien. Wie ist das Verhältnis zur Zukunft? Schmieden sie noch Pläne? Die meisten Patienten tun es nicht oder sehr wenig. Sie wollen nichts mehr, erwarten nichts mehr. Aber wir sehen doch auch andere Einstellungen. Es gibt Kranke, die immer noch nach einer Rückkehr in die Gemeinschaft verlangen. Einige zeigen dabei ein merkwürdiges Wissen um ihre Situation: „Wer will mich noch haben, was kann ich noch tun?" Wir müssen bei unserem Bemühen, den Patienten dem gewöhnlichen Leben zurückzugeben, sehr vorsichtig sein, damit wir nicht zu große Angst erzeugen. Ist es so befremdend, daß ein Mensch nach dreißigjähriger oder vielleicht längerer Anstaltspflege nicht ausgesprochen begeistert ist, wenn wir die Möglichkeit einer Rückkehr in die Welt vorbereiten? Einer meiner Mitarbeiter meinte, wie es wäre, wenn er einen Mann, der dreißig Jahre subalterner Büroangestellter war, der immer in ganz kleinen, sehr geregelten Verhältnissen gelebt hatte, fröhlich fragen würde: „Was denken Sie von einer Auswanderung nach Australien? Ich habe schon für Pässe gesorgt." Würde dieser Mann soviel anders reagieren als ein Schizophrener, dem wir etwas vorschlagen, das noch viel schwieriger ist?
Viele unserer Kranken sind zum erstenmal seit Jahren wieder halbwegs in die Welt gekommen. Merkwürdig ist zu sehen, wie erstaunt sie sind, daß Verwandte in diesen Jahren gealtert sind, andere Wohnungen bezogen haben, daß Kinder erwachsen sind, ganze Stadtteile umgebaut wurden. Es ist deutlich, daß sie noch ganz im Bilde von damals leben. Merkwürdig war es, wie eine alte Frau, als sie zum erstenmal wieder Geldstücke sah, dachte, das Geld sei nicht echt, weil das Bild der Königin

nach einer anderen Seite blickte als damals. Tatsächlich ist es Brauch, daß nach einem Thronwechsel die Münzen in Holland anders geschlagen werden.

Ist es nun wahr, daß die Endzustände der Schizophrenen alle dieselben sind? In gewissem Sinne ist es wahr; es ist dieselbe Symptomatik. Aber es ist nicht wahr, wenn wir damit den Gedanken verbinden, daß diese Menschen essentiell alle dieselben wären, gleichsam nivelliert. Dies ist auch eine der großen Überraschungen; alle diese Patienten haben ihre eigene Physiognomie, körperlich und seelisch. Sie haben alle ihre eigene unverwechselbare Persönlichkeit. Und dies ist ganz sicher: Von Verblödung oder von Zerstückelung der Persönlichkeit kann nicht die Rede sein.

Vieles wäre noch zu erwähnen: Probleme der Hospitalisation, Forschungsprojekte, was wir schon erreicht haben, was wir zu erreichen hoffen usw. Es wäre vielleicht gut gewesen, auch etwas mehr von unseren Enttäuschungen zu sprechen, von der tiefen Enttäuschung, daß wir immer und immer noch vor etwas stehen, das wir im Wesen nicht ändern können. Immer wieder zeigt es sich, daß wir einen Patienten überschätzt haben. — Dann überfällt uns wieder, ungeachtet der bedeutenden Wandlung in der Atmosphäre der Klinik, auch das Gefühl der Monotonie des Lebens unserer Kranken. Und dennoch — immer neu erweckt eine nicht zu verkennende Besserung, etwas Günstiges, was wir nie zu hoffen wagten, unsere Begeisterung, mit diesen, gerade mit diesen Kranken weiter zu arbeiten.

Lieber Kollege BLEULER, ich weiß, daß Ihr Interesse an der Schizophrenie sehr groß ist, sehr vielseitig, immer offen, niemals doktrinär. Deshalb konnte ich es nicht lassen, gerade an Sie diese erste Mitteilung aus unserer „Schizophrenie-Klinik“ zu richten. Ich bin dankbar, daß Ihr Jubiläum mich anregte, diese meine ersten Eindrücke zu beschreiben.

Aspekte des Schizophrenieproblems *

Das Schizophrenie-Symposium hat begonnen. Mir wurde der Auftrag zuteil, die Aspekte des Schizophrenieproblems in einer Plenarsitzung zu diskutieren. Tatsächlich hatten mich die Organisatoren dieses Symposiums aufgefordert, in einer Art Einführung meine aus 45-jähriger Erfahrung stammende Ansicht über Schizophrenie, über die Person des Schizophrenen und über den gegenwärtigen Stand der Schizophrenieforschung darzulegen. Ich werde versuchen, das heute morgen zu tun, nicht zum wenigsten deshalb, weil ich mich in einer Dankesschuld fühle gegenüber dem Abschiedsgeschenk, das die Organisatoren dieses Symposiums mir in Form dieser Veranstaltung machen wollten. Sie hätten mir keine größere Freude machen können. Und ich habe diese Aufgabe in der Absicht ergriffen, mich selbst dazu zu zwingen, so genau wie möglich einen Bericht über meine gegenwärtige Stellung zum Schizophrenieproblem zu liefern. Dieser Auftrag hat mich sehr angezogen. Er berechtigt mich zu einem hohen Grad von Subjektivität — ein Recht, das ich mir oft angemaßt habe, das mir aber jetzt garantiert wurde. Bevor ich andere Aspekte beschreibe, wünsche ich *einen* Aspekt besonders zu betonen — den holländischen. Aber haben Sie keine Angst vor chauvini-

---

* Vortrag, gehalten auf dem Schizophreniesymposium am 19. 4. 1963 in der 2. Psychiatrischen Klinik der Staatsuniversität Utrecht (Niederlande). Referat in Fol. Psychiat. Neurol. Neurochir. Nederl. 67 (1964).

stischer Lyrik — darum handelt es sich ganz und gar nicht. Was ich betonen möchte, ist nur die Tatsache, daß unsere Arbeit in den Niederlanden ihren eigenen Stempel trägt. Oder wie ich es einmal früher gesagt habe: Die Niederlande haben ihren eigenen Platz in der internationalen Welt. Ob die Welt das anerkennt, lasse ich dahingestellt sein, solange *wir* es nur anerkennen. Dieses Land verdankt seine Position und seinen eigenen Charakter aber besonders der Tatsache, daß die Holländer verpflichtet sind, sich mit verschiedenen Sprachen vertraut zu machen, die ihnen Zugang zur Psychiatrie der englisch, französisch und deutsch sprechenden Länder eröffnen. Der holländische Psychiater ist für diese drei weitgehend verschiedenen Psychiatrien offen; er absorbiert und verarbeitet sie auf seine eigene Weise. Ein Holländer ist deswegen gewiß nicht eklektisch; er ist ein Synthetiker, der seine eigene Disposition in jeder Angelegenheit vorherrschen läßt. Überdies assimiliert er selten die Meinungen anderer wahllos. Er wünscht Form und Inhalt selbst zu bestimmen.

Aus der Begegnung mit verschiedenen Psychiatrien, wie ich sie häufig im Laufe meiner Reisen erlebt habe, erwächst eine wichtige internationale Aufgabe. In den USA wurde ich zahllose Male gebeten, die Ziele der Phänomenologie und anthropologischen Psychiatrie zu erklären und zu verdeutlichen. In Deutschland wurde ich nicht weniger häufig aufgefordert, die amerikanischen Ansichten darzustellen.

Die Tatsache, daß die Verhandlungen dieses Symposiums in einer fremden Sprache publiziert werden sollen, ist eine Angelegenheit, die wir alle mit gemischten Gefühlen betrachten. Nur in der eigenen Sprache kann man der genauesten Nuancierung einer Meinung sicher sein. Auf der anderen Seite ist es verlockend zu wissen, daß die Ergebnisse dieses Symposiums auch anderen zugänglich sein werden. Lassen wir das genug sein. Ich komme jetzt zu meiner eigentlichen Aufgabe, nämlich meine persönliche Vision und Kenntnis des Schizophrenieproblems darzustellen. Ich möchte ganz am Anfang beginnen.

Zum erstenmal sah ich einen schizophrenen Patienten im Jahre 1916 während einer klinischen Demonstration von Professor K. H. BOUMAN. Dieser erste Eindruck ist mir allezeit erhalten geblieben. Der Patient war ein Junge von etwa 20 Jahren, der praktisch auf alle Fragen in monotoner Weise nichts anderes sagte: „Ich richte meine Segel nach dem Wind". Ich erinnere mich noch sehr gut daran, daß ich mir der Tatsache bewußt war, mit etwas weitgehend anderem, als ich es je gesehen hatte, konfrontiert zu sein. Ich stand dem Geheimnis des schizophrenen Menschen gegenüber. Die Faszination dieses Geheimnisses hat mich niemals mehr losgelassen — im Gegenteil — sie hat sich verstärkt.

Bei der folgenden Besprechung durch K. H. BOUMAN erinnere ich mich nur an das eine, daß er sagte, bei Schizophrenen spalte sich die Persönlichkeit auf. Er sprach von einem Schwund der Persönlichkeit, von einem Verfallen in affektgefärbte Komplexe. Ich hörte, daß es keine Heilung für Schizophrenie gebe. Manchmal gebe es eine offensichtliche Wiederherstellung, aber die Persönlichkeit habe ihren Schmelz für immer verloren. Das war 1916. Wenn ich die damals verfügbaren Tatsachen und schon existierenden Kontroversen berücksichtige, finde ich, daß das schon viel war. Ich las jetzt Teile verschiedener Publikationen aus dieser Zeit wieder. Wenn wir C. G. JUNGs Buch „Psychologie der Dementia praecox" von 1907 lesen, sind wir verblüfft und gewinnen den Eindruck, daß JUNG tatsächlich der erste war, der FREUDs Psychoanalyse so anwendete, daß ein Licht auf die beobachteten Phänomene fiel. Auf S. 114 stellt JUNG seine Theorie über den Ursprung der Krankheit auf. Ich zitiere: „Je eingehender und schärfer wir analysieren, desto mehr sehen wir, daß in zahlreichen Fällen am Eingang der Krankheit ein starker Affekt steht, von dem sich die einleitenden Verstimmungen entwickeln. Man fühlt sich in solchen Fällen versucht, dem Komplex Kausalbedeutung beizumessen, immerhin mit der bereits erwähnten Einschränkung, daß der Komplex neben seinen psychologischen Wirkungen noch ein X (Toxin?) erzeugt, welches mit am Zerstörungswerke hilft. Dabei berücksichtige ich aber voll die Möglichkeit, daß primär das X entstehen kann aus nicht psychologischen Ursachen oder Anlässen und dann nur den zuletzt bestehenden Komplex ergreift und spezifisch umgestaltet, wobei es den Anschein haben kann, als ob der Komplex kausal gewirkt hätte. Sei dem, wie ihm wolle; die psychologischen Folgen bleiben die gleichen: die Psyche befreit sich nie mehr vom Komplex." Es folgt ein Zitat aus einer Publikation von Jung aus dem Jahre 1957 ein halbes Jahrhundert später, in der er schrieb: „Ursächliches Moment ist wahrscheinlich eine besondere Affektstärke, welche zur Schwächung beziehungsweise Zerstörung der Ichpersönlichkeit führt, indem der affektbetonte Komplex im Chaotisch-Zufälligen steckenbleibt und ihm bei der Schizophrenie die Tendenz zur Eingliederung in die Hierarchie höherer psychischer Ordnungen fehlt. Als erklärende Hypothese dafür muß ein durch den exzessiven Affekt erzeugtes Toxin angenommen werden, welches im Umkreis des pathogenen Komplexes wirkt, dessen Assoziationsvorgänge durch ein intensives ‚abaissement du niveau mental' bis auf eine archaische Stufe hinuntergedrückt und zum Teil in ihre elementaren Bestandteile zerlegt werden."

Wir sehen, daß die erste Formulierung noch um das Problem kreist, ob die theoretisch angenommene organische Störung psychosomatischen Ursprungs, wie wir heute sagen würden, oder eine primär organische Störung sei. Im Jahre 1957 überging Jung diese letztere Möglichkeit. In Arietis Buch, das ich später besprechen werde, wird Jung ganz richtig als erster erwähnt, der die Möglichkeit einer psychosomatischen Störung, d. h. einer organischen Störung psychogenen Ursprungs annahm.

Sie sind wahrscheinlich alle mit E. Bleulers Buch vertraut, das 1911 publiziert wurde, obwohl es bereits 1908 abgeschlossen war. Eine weniger bekannte Tatsache, denke ich, ist, daß in diesem Buche die Psychotherapie als die wichtigste Therapie der Schizophrenie erwähnt und die außerordentliche Wichtigkeit der Pflege betont wird. Ich war erfreut zu lesen, daß Bleuler von Chemical restraint, also von chemischer Zwangsjacke spricht und in manchen Fällen einem maßvoll angewendeten physischen Zwang den Vorzug gibt.

Offenbar gab es damals schon einige wesentliche Meinungsverschiedenheiten. In Bleulers Buch von 1911 wurde die Bezeichnung „Dementia praecox" durch die Bezeichnung „Schizophrenie" ersetzt. Die Vorteile schienen beträchtlich. Die Krankheit war jedenfalls nicht immer „praecox" und es handelte sich auch nicht um eine richtige Dementia. Der Terminus Schizophrenie schien weit mehr angemessen. In mir selbst hat besonders in späteren Jahren das Wort Schizophrenie Befürchtungen erweckt. Denn es ist das Vehikel einer Theorie, die längst unhaltbar geworden ist. Im psychischen Leben gibt es keine Spaltung. Man kann sagen, daß auf dem höchsten Niveau im normalen Leben vieles unterdrückt und vieles spezialisiert ist. Daß der Schizophrene leidet, ist nicht das Resultat einer Spaltung, sondern einer Fusion dessen, was im normalen Leben seinen Ausdruck als spezialisierte Funktion erlangt. Ich möchte darauf später zurückkommen. Damals war Kraepelins nosologisches Prinzip in unserem Lande nicht besonders erfolgreich. Winkler, ein engagierter Schüler

von WERNICKE, konnte es nicht annehmen. JELGERSMA und WIERSMA gingen ihre
eigenen Wege. K. H. BOUMAN bevorzugte BLEULER, der historisch betrachtet KRAEPE-
LIN damals nahestand, wie er in seinem Buch von 1911 selbst ausdrücklich bezeugt.
Mein eigener Lehrer L. BOUMAN war auf keinen Fall ein Kraepelinianer. Häufig
zitierte er HOCHEs Kritik: „Die Krankheitseinheit ist ein Phantom." Ich höre immer
noch L. BOUMAN mit Nachdruck sagen: „Wir müssen mit den geläufigen Systemen
reinen Tisch machen und die psychischen Phänomene einer erneuten sehr sorgfältigen
Untersuchung unterziehen." E. STERN leugnete 1919 überhaupt die Möglichkeit einer
psychiatrischen Diagnose. Manche denken heute ebenso und halten sich für sehr
modern.

In dieser Zeit wurde JASPERS allgemeine Psychopathologie außerordentlich hoch
geschätzt. Ich selbst verstand die Ablehnung von KRAEPELIN nicht recht, denn mir
schien, daß unsere praktische tägliche Arbeit völlig an KRAEPELIN orientiert war. Auch
wenn L. BOUMAN einen Patienten als unklaren Fall abschrieb, konnte er das nur auf
der Grundlage der Kraepelinschen Klassifikation tun. KRAEPELIN wollte niemals ein
geschlossenes System geben. Wenn L. BOUMAN ungleich K. H. BOUMAN bei der Diagnose Schizophrenie beträchtliche Vorsicht walten ließ, so tat er das eher in Übereinstimmung mit KRAEPELIN als mit BLEULER, unter dessen Einfluß die Diagnose
Schizophrenie enorm ausgedehnt wurde. Eine Konsequenz der bei uns gebräuchlichen
nosologischen Methode war, daß wir dem Beispiel von O. BINSWANGER, SCHRÖDER
und KLEIST folgend damals eine „degenerative" Psychose als Diagnose gelten ließen.
In der Valerius-Klinik wurde damals ziemlich viel Tiefenpsychologie getrieben. Es
ist manchmal übersehen worden, daß schon 1907 L. BOUMAN in seiner Antrittsvorlesung auf die große Bedeutung von FREUD hinwies. Er machte uns aber auch mit JUNG
und ADLER bekannt. Und wir zögerten nicht, STEKEL zu lesen und seine Befunde zu
bewundern. VAN DER HOOP, für einige Zeit Assistent von L. BOUMAN, machte anhaltende Versuche, psychoanalytische Resultate auch bei psychotischen Zuständen zu
erzielen. Wir sehen also, daß wichtige Fragen damals schon zur Diskussion standen.
Ist die Schizophrenie eine Krankheitseinheit? Ist diese Krankheit von organischer
Art oder muß sie als psychogene Störung verstanden werden mit Berücksichtigung
eines Faktors X? Kann diese Krankheit durch Psychotherapie geheilt werden? Zwi-
schen den Jahren 1920 und 1927 erschienen wichtige Veröffentlichungen. KRETSCH-
MERS „Körperbau und Charakter" wurde 1921 publiziert; dieses Buch wurde in den
Niederlanden viel gelesen. VAN DER HORST veröffentlichte seine Doktorarbeit 1923.
Sie bahnte den Weg für ein experimentalpsychologisches Studium der Kretschmerschen
Typen. 1923 erlangte D. WIERSMA seinen Doktorgrad mit einer Arbeit, betitelt:
„Über die Psychologie der Dementia praecox". Viele von uns, einschließlich meiner selbst, haben zu dieser Zeit die Bedeutung dieser Dissertation nicht erkannt. Erst
vor etwa 20 Jahren begann ich ihre Wichtigkeit zu erkennen und ich würde nicht
überrascht sein zu erleben, daß sie in den kommenden Jahren sogar noch größere
Bedeutung erlangt, worauf ich später eingehen will. Im Rahmen dieses Vortrags
kann ich ihr nur wenige Worte widmen. WIERSMA schrieb: „Wenn wir annehmen, daß
es nicht die Emotionalität, d. h. die Empfänglichkeit für Emotionen im Allgemeinen
ist, sondern der Wert der verschiedenen Bewußtseinsinhalte, der vermindert ist, können wir zum Primärsymptom gelangen." Der springende Punkt ist eine energetische
Theorie, die WIERSMA HEYMANs entlehnte und die ihn zu folgender Feststellung veranlaßte: „Der emotionelle Wert eines Bewußtseinsinhaltes liegt in seiner emotionellen

Energie." Jeder Bewußtseinsinhalt tendiert danach, völlig bewußt zu werden. Vermöge der Kraft, mit der die Bewußtseinsinhalte ins Zentrum des Bewußtseins streben, besitzen sie eine gewisse Energie, eine distanzüberwindende Energie. Es wird nun behauptet, daß die emotionelle Energie in der Schizophrenie unzureichend geworden ist, obwohl die Art und Weise, in der diese Insuffizienz zustande kommt, nicht klar ist. Worauf ich hier hinzuweisen wünsche, war nur, daß WIERSMA ein Energiedefizit in einem speziellen psychischen System fand. In BERZES früheren Auffassungen über Energie ist die Formulierung, denke ich, viel zu allgemein.

In der gleichen Periode erschien HUTTERs Dissertation über die Heredität in der Schizophrenie und VAN DER HOOPs Dissertation mit dem Titel „Ein Fall von Schizophrenie (psychopathologische Befunde)". Die letztere Publikation ist historisch interessant als Versuch, ein Bindeglied zwischen JUNG und FREUDs Ansichten herzustellen. In seiner Interpretation machte VAN DER HOOP vom persönlichen und kollektiven Unbewußten Gebrauch. Er wies darauf hin, daß die Regression bei introvertierten Menschen mit anderen Inhalten verknüpft ist als bei Extrovertierten. Die Hauptsache ist, daß VAN DER HOOP nicht alle psychopathologischen Erscheinungen auf Regression zurückführen wollte. Gerade in der beginnenden Schizophrenie sind wir oft durch den eigentümlichen Einfluß der Persönlichkeitsspaltung (eine Bezeichnung, die VAN DER HOOP auch weiterhin benützte) beeindruckt, von dem, was manche Dissoziation nennen. VAN DER HOOP schrieb: „Die Persönlichkeit, die sich spaltet, ist diejenige psychische Organisation, die von Kindheit an allmählich die Überhand über die ursprüngliche instinktive Organisation gewonnen hat. In der Schizophrenie ist es diese instinktive Organisation, die sich allmählich wieder behauptet. Müssen wir diese Regression als frühere Phase durch Fixation verursacht denken, d. h. durch eine Störung in einer ganz bestimmten psychischen Entwicklungsphase, wie FREUD das für die Psychoneurosen annimmt, oder haben wir es nicht vielmehr hier mit einer sehr viel allgemeineren Form der Regression zu tun, in der, weniger systematisch, ein Durcheinander von Lebensäußerungen früherer Phasen wiederauftaucht?" Erst sehr viel später haben die Befürworter einer psychodynamischen Interpretation die Richtigkeit dieser Auffassung erkannt.

Die *Niederländische Gesellschaft für Psychiatrie und Neurologie* hat 1927 zum erstenmal einen ganzen Tag ihrer Jahresversammlung der Schizophrenie gewidmet. Zu dieser Zeit war schon eine erhebliche Menge Wissen verfügbar. Ich besprach die klinischen Aspekte und befürwortete die Anschauung, daß eine Krankheitseinheit Schizophrenie in der Tat existiere. Damals war mir noch nicht bekannt, daß BLEULER in seinem Vortrag in Genf zum gleichen Schlusse gekommen war. Mein Vortrag von 1927 enthält den Keim von vielem, was ich später auf dem Züricher Kongreß 1957 zu sagen hatte; u. a. betonte ich schon damals die Notwendigkeit vor allem im Hinblick auf die Stellung der Prognose, zwischen echter Schizophrenie und anderen Krankheiten mit schizophrenen Syndromen zu unterscheiden. Als dann die Insulinschocktherapie eingeführt wurde, einige Jahre später, wurde mir die Wichtigkeit dieser Unterscheidung so recht klar.

VAN DER HOOP trug eine zusammenfassende Übersicht über die Psychologie der Dementia praecox vor, deren wesentliche Punkte schon in seiner Dissertation enthalten waren. Wiederum stellte er fest, daß die Schizophrenie nicht allein mit psychologischen Begriffen erklärt werden könne. K. H. BOUMAN plädierte für den organischen Ursprung der Schizophrenie auf der Basis von Veränderungen im cerebralen

Cortex. Doch diese Veränderungen, die auch JOSEPHY gefunden hatte, zeigten sich in der Folgezeit in ähnlicher Weise bei nicht-schizophrenen älteren Menschen. HUTTER und STUURMAN sprachen über die Heredität. VAN DER SCHEER leugnete im Lauf der Diskussion und in einem später geschriebenen Artikel völlig den Begriff der Schizophrenie als bestimmte Krankheit; er betrachtete die Schizophrenie als ein Syndrom, das bei verschiedenen Krankheiten auftritt. Heute würde diese Arbeit in manchen Zirkeln sehr viel mehr Anerkennung finden, als das damals der Fall war. VAN DER SCHEER hielt es für unsinnig, Stoffwechselstudien (z. B. die Bestimmung der Adrenalinempfindlichkeit, des Grundumsatzes) bei Schizophrenen vorzunehmen, weil solche Untersuchungen in irgendeiner Gruppe von Psychosen durchgeführt würden, die niemals als Einheit zu identifizieren seien. Dieses erste holländische Symposium hätte ich gerne in größerer Ausführlichkeit besprochen, aber die Zeit erlaubt es mir nicht.

Obwohl die damaligen Verhandlungen in den „Bladen" in deutscher Sprache veröffentlicht wurden, erweckte das Symposium auffallend wenig Beachtung in Deutschland. In L'Encephale wurden ihm jedoch 20 lobende Seiten von PAUL MEINGARD gewidmet. Keine Erwähnung fand auf dieser Konferenz die Tatsache, daß H. DE JONG (soviel ich weiß, als erster Forscher) Versuche gemacht hatte, eine Schizophrenie mit chemischen Mitteln zu produzieren. Er verwandte Bulbocapnin. Bei bulbokapninvergifteten Mäusen beobachtete er Zustände, die sehr an Katatonie erinnerten. Seine Arbeit erweckte im Ausland erhebliche Beachtung. Sie war das Vorspiel einer langen Serie von Versuchen, die sich bis in die heutige Zeit hinein erstrecken.

Es ist interessant zu sehen, wie sich die Illusion stets aufs neue wiederholt, daß man das Schizophrenie-erzeugende Etwas gefunden habe. Ich erinnere mich an HUMPHREY OSMONDs Enttäuschung, als ich ihm sagte, er hätte nun zum soundsovielten Male die Existenz von exogenen Psychosen, die der Schizophrenie ähnlich sind, demonstriert. MANFRED BLEULER hat sehr drastisch auf die Mißverständnisse dieser Forscher hingewiesen. Doch glaube ich, daß es nützlich wäre, diesbezügliche Anstrengungen fortzusetzen, vor allem in Zusammenarbeit mit Klinikern. Große Veränderungen in der Schizophrenieforschung ereigneten sich etwa zwischen 1930 und 1940. Sie bezogen sich auf 4 wichtige Gruppen von Vorgängen:

1. erhebliche Verbesserungen in der Pflege auf den Wegen, die von SIMON vorgezeichnet waren, der die Entwicklung einer Sozialpsychiatrie in den Niederlanden unterstützte;

2. der Enthusiasmus über die Insulin- oder Elektroschocktherapie bei Schizophrenie;

3. das Aufkommen der phänomenologischen Anthropologie (KRONFELD, L. BINSWANGER, KUNZ u. a.);

4. schließlich die Tatsache, daß in dieser Zeit Europa etwas von den amerikanischen Ansichten über Human relations zu lernen begann.

Ich werde versuchen, die Bedeutung dieser Vorgänge im allgemeinen zu skizzieren wie auch meine persönliche Reaktion auf sie.

Neue Erkenntnisse über die Behandlung geistiger Störungen

Als Überschrift über diesen Abschnitt habe ich den Titel eines Buches von VAN DER SCHEER gesetzt, das 1933 veröffentlicht wurde. Es ist ein sehr wichtiges Buch, das ich immer noch warm empfehlen kann. Obwohl ich stundenlang darüber sprechen könnte, muß ich mich auf wenige kurze Bemerkungen beschränken.

Eines von den populären Schlagworten ist das von „Revolutionen“ in der Psychiatrie, obwohl es sich in der Regel alsbald herausstellt, daß es sich nur um die enthusiastische Vision einer Teilkomponente der Psychiatrie gehandelt hat, die von manchen irrtümlich für das Ganze gehalten wurde. Aber die neuen Einsichten in die Behandlung geistiger Störungen, von denen ich jetzt sprechen will, habe ich immer als echte Revolution betrachtet. Hier hat sich wirklich etwas verändert, und die Veränderung ist geblieben. Viel von dem, was man heute einer anderen modernen Revolution, der Pharmakopsychiatrie zuschreibt, war schon vor Einführung der neuen Drogen erreicht. Ich werde später darauf zurückkommen.

Worin liegt die Bedeutung dieser Revolution im Hinblick auf unseren Schizophreniebegriff? Vor allem anderen wurde klar, daß viele Symptome oder besser Verhaltensaspekte nicht obligatorisch sind. Erregungszustände wurden sehr viel seltener. Katatone Haltungsveränderungen schienen fast ganz zu verschwinden; auch sehr tief regredierte Schizophrene konnten an die Arbeit gebracht werden. Eine von den größten Offenbarungen für mich, eine Offenbarung, die ich später in meiner Schizophrenieklinik voll bestätigt fand, war die Erkenntnis, daß der Schizophrene sehr viel weniger von unserer gemeinsamen Welt entfernt ist, als ich gedacht hatte. Eine andere Offenbarung bestand in dem großen Einfluß, den die soziale Struktur auf das Verhalten ausüben kann. Natürlich war ich ein Spielverderber in den Augen der Enthusiasten, weil ich die These nicht annahm, daß es keine Schizophrenen mehr geben würde, wenn nur unsere Gesellschaft anders wäre, obwohl ich in meiner Klinik all das, was ich anderwärts gesehen hatte, im weitesten Umfang anwandte. Ich konnte mich nicht davon überzeugen, daß katatone Haltungsanomalien wirklich verschwunden waren, denn ich sah sie bei Schizophrenen wieder auftreten, die ich kurz zuvor bei der Aufführung eines Volkstanzes beobachtet hatte. Ich konnte mich des Gefühles nicht erwehren, daß wir unserem Enthusiasmus zuliebe die Schizophrenen stören könnten. Schizophrene können sehr verbindlich sein in der Abgabe bejahender Antworten auf enthusiastische Fragen — für solche, die die Andeutung von Ironie in ihrem Gesichtsausdruck nicht bemerken.

Diese Revolution hat eine ungeheure Verbesserung hervorgebracht trotz meiner kleinen Einwände, nicht zuletzt für die Angehörigen unserer Patienten. Doch habe ich mich manchmal gefragt und andere haben sich mit mir gefragt, ob dieser enorme Pflegeaufwand mit all seinen Anforderungen auch an den Arzt diesen nicht von den ihm aufgebürdeten rein medizinischen Problemen abzieht. Mancher Psychiater läßt sich nur allzu bereitwillig durch neue Tendenzen ablenken. Doch ist diese Revolution tatsächlich zu einer psychiatrischen Weltrevolution geworden.

Insulin- und Elektroschocktherapie

Auch diese Therapien haben eine Revolution verursacht, allerdings in geringerem Umfang als anfänglich erwartet wurde. Die etwas Älteren unter Ihnen werden sich an diese Zeit erinnern. Nun hatten wir ja die Mittel, um Schizophrenie zu heilen! In unserer Klinik begann ich früh diese Methoden einzuführen. Zusammen mit Dr. Lups hatte ich die Technik von Max Müller in Münsingen gelernt. Aber dann ereignete sich etwas, was mir einen bleibenden Eindruck machte. Trotz aller Vorkehrungen, die wir getroffen hatten, besonders auch im Hinblick auf die intensive Betreuung des Patienten während und nach dem Erwachen: Meine Schizophrenen wurden nicht geheilt. Sicherlich, sie wurden etwas zugänglicher und es gab auch eine gewisse Verminderung des schizophrenen Erlebens, durch das ich mich damals schon stark in meinem Vorgehen bestimmen ließ. Glänzende Statistiken erschienen in verschiedenen Ländern, einschließlich der Niederlande. Warum kamen gerade wir nicht voran? Wir fanden die Erklärung. Wir legten der Schizophreniediagnose anderes zugrunde als in anderen Zentren, welche sich an BLEULERS viel umfassenderes Konzept der Schizophrenie hielten. Und wieder hatte ich ein bemerkenswertes Erlebnis: Auf einem holländischen Kongreß, auf dem die neue Therapie diskutiert wurde, erklärte ich, daß meine Statistiken die am wenigsten ermutigenden von allen seien; daß wir in unseren Schlußfolgerungen vorsichtig sein sollten; daß wir vielleicht gar nicht *mehr* echte Schizophrene heilen könnten als in der Vergangenheit. Nach dem Kongreß empfing ich einen formalen Tadel von ARIENS KAPPERS: Ich sei immer ein „Waschlappen" gewesen, ich sollte doch den Enthusiasmus nicht untergraben usw. Ich war einigermaßen erstaunt über die Haltung des großen Wissenschaftlers und sagte nicht viel. Kurz danach stellte ich neue Statistiken zusammen, Statistiken, die alle Patienten einschlossen, die nach unserer Meinung keine Schizophrene waren, sondern Fälle mit atypischen manisch-depressiven Zuständen, degenerative Psychosen usw., die wir ebenfalls mit Insulin behandelten. Diese Statistiken waren dann sehr ähnlich im Vergleich zu denen anderer Forscher. Damals wurde mir klar, daß wir wohl daran taten, auch weiterhin bei unserer streng klinischen Differenzierung auf nosologischer Grundlage zu bleiben. Ich verstand jetzt auch, warum Schizophrene nach 2—3-jähriger Behandlung keine Remissionen mehr aufweisen. Denn fast alle diese Schizophrenen waren echte Schizophrene. Andere Krankheiten waren nach dieser Periode ausgeschaltet, weil inzwischen geheilt.

Der Aufstieg der phänomenologischen Anthropologie

Die Niederlande waren in dieser Entwicklung prominent. Ich brauche nur Namen wie die VAN DER HORST, BUYTENDIJK, VAN DEN BERG zu nennen. Zu den Pionieren im Ausland gehörte KRONFELD, dessen Name heute fast ganz vergessen ist, ferner KUNZ und L. BINSWANGER. Die phänomenologische Anthropologie hat uns viel bleibend Wertvolles gegeben.

Die Beiträge der JASPERSschen Phänomenologie und der Anthropologie zur Klinik besprach ich im einzelnen auf dem Kongreß 1950 in Paris. Was mich besonders anzog, war die Vielfältigkeit der erlebnismäßigen Möglichkeiten. Einige wenige Punkte behielten ihre Wichtigkeit für mich: Nichts im Leben muß als vorhandenes Ding betrachtet werden; es gibt keine Wahnideen oder Halluzinationen, sondern nur Leute mit Wahnideen und Leute, die an Halluzinationen leiden. Nur wenig später begriff ich, daß auch Instinkte keine vorhandenen Dinge sind. Ich selbst habe wahrscheinlich niemals gelernt, die Sprache der Phänomenologie ohne fremden Akzent zu sprechen. Aber für solche, die diese Sprache und ihre Bedeutung lieben, sind andere Sprachen, einschließlich des analytischen Idioms oder welcher Schule auch immer, keine lebenden Sprachen mehr, sondern lediglich Sprachen von einer gewissen Künstlichkeit wie Esperanto oder Pidgin English, in denen uns die Wirklichkeit entgleitet.

Das Wort „Angst" ist eines von den Worten, das zahlreiche, völlig verschiedene Erlebniszustände in sich birgt; ich könnte ohne Schwierigkeit noch viele derartige Worte nennen. Um VAN EEDEN zu zitieren, ist Angst ein Wort wie ein schwerer Grabstein, unter dem die Wahrheit zerfallend begraben liegt. Jeder, der eine Weile im Land der Phänomenologen gereist ist, hat seine Haltung zu allen Dingen geändert. Die große Schwierigkeit ist, wie man das, was in dieser Sprache ausgedrückt ist — und dabei denke ich vor allem an L. BINSWANGER — lesbar, aussprechbar, klinisch anwendbar macht, ohne allzu viel neue Simplifikationen einzuführen.

Eines von den wichtigsten Themen, das durch die phänomenologische Anthropologie eingeführt wurde, war: Mensch und Welt sind als Eines gegeben. Wenn wir uns dessen bewußt werden, können wir den Menschen, so wie er ist, nur in Situation zusammen mit anderen betrachten. Die zwischenmenschlichen Beziehungen werden dann zu den wichtigsten und unentbehrlichsten Gegenständen der Forschung, auch bei Schizophrenen.

Amerikanische Einflüsse in Europa

Es ist interessant zu sehen, daß die amerikanische Psychiatrie auf völlig anderen Wegen zu einem Verständnis der wesentlichen Wichtigkeit der zwischenmenschlichen Beziehungen gelangte. Obwohl uns die Kenntnis dieser amerikanischen Entwicklung erst in der Nachkriegszeit erreichte, ist es historisch richtiger, sie schon bei der Besprechung der Vorkriegsjahre zu erwähnen. Die Doktrin der menschlichen Beziehungen wurde unglücklicherweise reduziert, ich möchte beinahe sagen banalisiert zu einer Theorie von Beziehungen in der kodifizierten Welt des „Man". Aber auch in ihrer reduzierten Form haben diese Beziehungen ihren Wert nicht völlig verloren. Die Theorie ist in dieser Form zu oberflächlich, um für das Verständnis der Schizophrenie nützlich zu sein. Doch beziehen sich die hervorragendsten amerikanischen Forscher — ich denke hier besonders an SULLIVAN — zumeist auf den Begriff der „Kommunikation". Eine Kommunikation von der Wesentlichkeit, wie die zwischen zwei Partnern, hat nichts mit der Welt des „Man" zu tun. Hier finden wir eine direkte Beziehung zum phänomenologisch-anthropologischen Denken. Ich fühlte das sehr eindringlich im Lauf einer Unterhaltung mit ROGERS im Jahre 1951. Irgendwann einmal während dieser Unterhaltung sagte ich: „Oh, Sie sind ja ein Existentialist", worauf er antwortete: „Ich lese jetzt jeden Tag KIERKEGAARD." Es scheint mir durchaus der Mühe wert zu sein, die Ergebnisse der Sullivanschen Betrachtungsweise mit denen der Phänomenologie zum besseren Verständnis der Schizophrenie zu vergleichen. Wenn die Anhänger von SULLIVAN, die der phänomenologischen Anthropologie und der Psychoanalyse es fertig brächten, sich auf gemeinsamem Boden zu treffen, würde die bis heute nicht vorhandene Zusammenarbeit zwischen ihnen Wege zu neuen wichtigen Einsichten eröffnen. Das bringt mich auf das Thema der Desiderate, über das später mehr gesagt werden soll.

Während der Periode zwischen 1930 und 1940 traten die klinischen Aspekte ein wenig in den Hintergrund. Die wichtigste klinische Arbeit in dieser Zeit hat vielleicht LANGFELDT geleistet.

Betrachten wir nun die Nachkriegsperiode zwischen 1945 und 1957, als der Schizophreniekongreß in Zürich gehalten wurde.

WYRSCH hat ganz zu Recht darauf hingewiesen, daß viele jüngere Kollegen der Illusion unterlegen seien, daß vor dem Krieg eine scheinbare Übereinstimmung über Schizophrenie herrschte und daß sich nun nach dem Krieg etwas völlig Neues ereignet hätte. WYRSCH wendet sich berechtigterweise gegen diese Illusion.

Nun ist es keineswegs meine Absicht, all das, was sich in dieser Periode abgespielt hat, auch nur zu skizzieren. Ich möchte nur beschreiben, was mein eigenes Denken wirklich beeinflußt hat. Was mir großen Eindruck machte, war das Eindringen der sozialen und kulturellen Anthropologie in die Psychiatrie, veranlaßt durch HORNEY, FROMM, BENEDICT und MEAD. Die soziale Psychiatrie erlangte verdientermaßen größeren Raum, aber das änderte nicht viel an den grundlegenden Konzeptionen. Was mir im besonderen Eindruck machte und mich in meiner Ansicht bestätigte, daß die Schizophrenie einen unter-individuellen Prozeß involviert, war die Tatsache, daß die wesentlichen Züge des schizophrenen Zustandes überall dieselben sind und unabhängig zu sein scheinen von ethnologischen oder kulturell-soziologischen Einflüssen. Natürlich bezieht sich das nicht auf die Inhalte der gedanklichen Vorgänge. Während dieser Nachkriegsperiode wurden zur Erweiterung unserer Kenntnisse viele neuroanatomische, neurophysiologische und biochemische Forschungen unternommen. Vor dem Krieg erschien mir das Werk von GJESSING vielversprechend zu sein. Tatsächlich hat aber diese ganze Arbeitsrichtung bis in die Gegenwart hinein enttäuscht. Aber das ist kein Grund, warum sie aufgegeben werden sollte. In bezug auf die Schizophrenie haben uns ja alle Disziplinen und Richtungen stark enttäuscht: z. B. die Psychotherapie, die während dieser Jahre in den Vordergrund trat, war nicht weniger enttäuschend als jede andere Methode. Ich glaube nicht, daß heute irgend jemand, der über die neuesten Angaben über Behandlung in psychiatrischen Krankenhäusern verfügt, die Behauptung aufrecht erhalten wird, es gäbe keine Schizophrenie in einer veränderten Gesellschaft.

Was mir weiterhin besonders an den biochemischen Untersuchungen auffällt, ist die Tatsache, daß fast immer irgend etwas gefunden wird; aber dieses irgend etwas entzieht sich immer gerade der Signifikanz. Es könnte schon sein, daß verschiedene kleine Differenzen Signifikanz erlangen, wenn man sie von einem anderen Gesichtspunkt aus betrachten würde.

Während der Nachkriegsperiode konnte ich mir den Wunsch nicht versagen, eine schärfere klinische Differenzierung zu erreichen und dadurch tiefere Einsicht. KRAEPELINS nosologisches Prinzip zog mich auch weiter an und sein 2. Forschungsprinzip nicht weniger: mit der größten Sorgfalt auf Unterschiede zwischen augenscheinlich identischen Syndromen zu achten. Er behauptete, daß gerade solche Unterschiede für Differenzen in der Pathogenese und Ätiologie charakteristisch seien. Um auf diesem Wege weiterzukommen, ist eine laufend verbesserte Methode der Deskription erforderlich. Darin bestand meine Vorbereitung für den Vortrag, den ich in Zürich hielt. Wie dringend man das Bedürfnis nach diesem rein klinischen Vorgehen verspürte, wurde mir durch den allgemeinen Widerhall meines Vortrags bestätigt. Und was mich wunderte, war, daß ich gerade aus den USA Einladungen erhielt, herüber zu kommen und über Nosologie zu sprechen. Sicher kann man die Ereignisse dieser Periode nicht als revolutionär bezeichnen. Die gleichen Richtungen wie früher persistierten, nahmen an Stärke zu und breiteten sich sehr viel weiter aus. Heute wird sicher niemand mehr die Wichtigkeit moderner Krankenpflege, Tiefenpsychologie und Soziatrie für das Schizophrenieproblem leugnen. Es ist ein Jammer, daß die phänomenologische Anthropologie so schwer übertragbar ist, und ein Jammer ist es auch, daß die Bedeutung der klinischen Arbeit keine größere Anerkennung findet. Aber bleiben Sie versichert: Die Zeit für diese Anerkennung wird sicher kommen, denn klinische Arbeit ist im Grunde unerläßlich, vorausgesetzt, daß der Kliniker für wichtige andere Bestrebungen offen bleibt.

Aber, werden Sie mich fragen, hat die Pharmakopsychiatrie nicht zu einer Revolution geführt, wie so häufig behauptet wird? Ich zögere nicht, diese Frage negativ zu beantworten. Nicht, weil ich nicht dankbar wäre für die vielen Vorzüge der Pharmakopsychiatrie. Besonders dankbar müssen die Nichtschizophrenen sein. Wären die neuen Drogen *das* Mittel, gäbe es nicht eine dauernd wachsende Flut von neuen pharmazeutischen Produkten!

Mein Eindruck ist: Wir haben einen kleinen Fortschritt seit der Insulin- und Elektroschocktherapie gemacht und die gegenwärtige pharmakologische Methode hat den Vorzug der Simplizität. Doch bevorzuge ich immer noch in manchen Fällen von Schizophrenie die Insulinkur. Kombinationen von Pharmakotherapie und Psychotherapie haben zweifellos gewisse Resultate erbracht, aber unglücklicherweise keine entscheidenden. Man sollte es bedauern, wenn wissenschaftlich gebildete Leute in den Enthusiasmus verfallen, daß sie es wagen, von der gegenwärtigen Heilbarkeit der Schizophrenie zu sprechen und zu schreiben. Auf die Pharmakopsychiatrie werde ich in meinen abschließenden Bemerkungen noch einmal zurückkommen.

Natürlich hat sich auch seit 1957 noch manches ereignet. Ich erwähne den Aufstieg der Elektroenzephalographie. Die Ausdruckstherapie wurde zu einer wichtigen neuen therapeutischen Hilfe. Die Psychotherapie wurde wesentlich bereichert durch Gruppentherapie und Gruppendiskussionen von einem allgemeineren Charakter, z. B. in Krankenhäusern. Diese Prozeduren sind inzwischen völlig unentbehrlich geworden.

Der Kongreß in Zürich 1957

Dieser Kongreß war eine großartige Manifestation von all dem, was zu einem gegebenen Zeitpunkt an Arbeiten, Ideen und Hoffnungen über ein einziges Thema verfügbar war. Alle Richtungen, die ich bisher erwähnt habe, waren repräsentiert, und zwar in reicher Nuancierung. Wenn auch die klinischen Aspekte keinen prominenten Platz einnahmen, so erzielten sie doch mehr Beachtung, als ich zu hoffen gewagt hatte. Die Vorstellung, daß das Schizophrenieproblem nicht eine Alternative zwischen organisch, psychogen oder soziogen darstellt, hat sicher Fortschritte gemacht, obwohl die Zahl der „Psychiker" nicht zu unterschätzen war. Die Verhandlungen dieses Kongresses sind allgemein zugänglich und so brauche ich nicht weiter darüber zu sprechen. Ein sehr zuverlässiger Bericht über den Kongreß erschien im „Psychiatric Quarterly" (Vol. 32, 1958) aus der Feder von ROBERT CAMPBELL, eines jungen New Yorker Klinikers. Er erzählte mir, daß er die Gesichtspunkte meines Vortrages in Zürich in sein Lehrprogramm aufgenommen habe, und er lud mich dazu ein, selbst eine Vorlesung über die klinische Differenzierung der Schizophrenie vor seinen Studenten zu halten — ein sehr gutes Omen für meine Betrachtungsweise. Ich möchte über den Kongreß nur noch etwas sagen: Viele haben ihn als chaotisch beschrieben. Dem stimme ich in keiner Weise zu. Der Kongreß brachte die Linien des psychiatrischen Denkens über Schizophrenie klar ans Licht und auch das, was diese Linien zu unserer Kenntnis des Ganzen beitragen. Ich möchte im Gegenteil eher sagen, daß das Chaos in Zürich gebändigt war. Das zeigte sich deutlich in einem von HOFF geleiteten Symposium, in dessen Verlauf HOFF, CONRAD, STRÖMGREN, MÜLLER und ich selbst, um nur wenige Teilnehmer zu nennen, in vieler Hinsicht zu einer guten Übereinstimmung gelangten. Im Rückblick vergegenwärtige ich mir, daß diejenigen, die von Chaos sprachen, zu denen gehörten, die nur *eine* Betrachtungsweise für die einzig richtige halten. Natürlich mußte für solche Leute alles andere den Anschein des Chaotischen erwecken.

Gegenwart und Hoffnung für die Zukunft

Jetzt werde ich aber wirklich sehr subjektiv sein, und ich habe die Absicht, ganz allein von meinen eigenen Eindrücken und Meinungen zu sprechen im Hinblick auf meine Erfahrungen mit Schizophrenen — vor allem an der 2. Universitätsklinik von Utrecht — und auch im Hinblick auf die von mir ausgewählte Literatur. Erst kürzlich las ich das Buch von Silvano Arieti, das in den USA als das beste Buch über Schizophrenie seit Bleuler gilt. Dieses Buch ist zweifellos ein hervorragendes Werk. Doch liefert es eine entstellende Beschreibung des Bildes der Schizophrenie und läßt manche wesentlichen Züge aus. Das Buch kann den Vergleich mit denen von Wyrsch oder Conrad nicht aushalten. Es vermittelt uns keine neuen, wichtigen Gesichtspunkte; insbesondere denke ich an das Problem der Form, das so oft vernachlässigt wird. Der Autor ist von der Psychogenese der Schizophrenie fest überzeugt und erwartet praktisch alles von der Psychotherapie. Das ist selbst wiederum ein interessantes Problem. Fast alle Psychotherapeuten geben zu, daß sie unfähig sind, einem beträchtlichen Anteil ihrer Patienten zu helfen. Doch ziehen sie daraus nicht den Schluß, daß die Schizophrenie vielleicht doch nicht ganz psychogen bestimmt sein könnte. Sie glauben lieber, daß ihre Technik nicht angemessen sei. Natürlich kann die Technik verbessert werden. Dieselbe Erfahrung habe ich mit einer anderen, fast unheilbaren Krankheit gemacht, mit der schweren Neurose. Aber wenn ich sehen mußte, daß sogar die besten Analytiker in solchen Fällen keine Heilung zustande bringen konnten, dachte ich wohl realistischer, daß die Theorie der Neurose irrig sein müsse. Arieti beschäftigt sich sehr stark mit dem Problem der *Regression,* das nach seiner Ansicht anders, komplizierter ist, als viele glauben. Das erinnert mich an das, was van der Hoop schon 1924 beschrieb. Der Gedanke, daß wir es mit einer Regression auf frühe Stufen der Libidoentwicklung zu tun haben, ist inzwischen von den meisten Forschern aufgegeben worden. Er wurde ersetzt durch den Gedanken einer Regression der Ich-Entwicklung. Aber auch das ist eine allzu einfache Vorstellung. Arieti, der — ich sage es nochmals, um Mißverständnissen vorzubeugen — meine höchste Wertschätzung genießt, hat das übersehen. Er schreibt u. a., daß in der Schizophrenie immer Regression vorhanden ist, aber daß der Schizophrene nicht immer zu einer Integration auf niedrigerem Niveau gelangt. Er ist biologisch, psychologisch und sozial unfähig, eine Integration auf einem Niveau zustande zu bringen, das nicht sein eigenes ist. Er bleibt desintegriert und ist dazu verurteilt, auf immer tiefere Niveaus zu regredieren. Arieti verweist dann noch auf ein anderes Phänomen, auf die Tatsache, daß beim Funktionsverlust oder bei Fehlfunktionen eines höheren Niveaus verschiedene niedere Niveaus gleichzeitig enthemmt werden und miteinander in Widerstreit geraten. Daraus resultiere, daß der schizophrene Patient dazu gezwungen sei, auf verschiedenen Niveaus gleichzeitig zu operieren. Nach Arieti bringt ihn das in immer tiefere Desintegration.

Das ist ein äußerst wichtiger Punkt. Ich glaube, daß Arietis Argumentierung zwei Schwächen aufweist. Er hat ganz richtig gesehen, daß die Phänomene oder Manifestationen der Krankheit aus verschiedenen Entwicklungsstadien zu gleicher Zeit hervorgehen. Aber er wehrt sich dagegen, die Möglichkeit überhaupt nur in Betracht zu ziehen, daß die Störung vielleicht zum Teil durch strukturelle Schwächen, sei es durch solche einer energetischen Insuffizienz gewisser psychologischer Funktionen, sei es durch eine Beeinträchtigung der Funktionen organischen Ursprungs, zu erklären sei. Aber es gibt noch eine andere Schwierigkeit. Ist es denn überhaupt wahr, daß der Schizophrene immer regrediert? Wäre es nicht richtiger zu sagen, daß er sich in gewissen Sphären progressiv verhält, aber dabei jammervoll scheitert? Nach meinem eigenen Eindruck zieht sich der Schizophrene zurück oder wird zurückgeworfen in die Region des Irrationalen. Wir sind sehr geneigt zu denken, daß wir nur dann irrational werden können, wenn wir in die frühe Kindheit zurückkehren; aber wir übersehen dabei die Tatsache, daß das irrationale Denken auch seine Latenzphase haben und sich bis in sehr vorgeschrittene Jahre hinein entwickeln kann.

Ist das Regression, wenn sich der Schizophrene mit den sublimsten humanen Problemen beschäftigt? Größenideen werden unabänderlich als Regression betrachtet. Ist das wahr? Sicher ist es eine ganz verlockende Hypothese, daß Kinder Gefühle der Omnipotenz haben. Doch ist wiederum jeder vertraut mit einer Art Gefühl von Größe, das in den sublimsten und produktivsten Augenblicken vorkommt. Und es ist eine bemerkenswerte Tatsache, daß Demut mit diesem Gefühl nahe verwandt ist.

In beinahe allen kritischen Phasen des normalen Lebens finden wir so etwas wie eine Progression und Aktivierung von älteren Entwicklungsstufen. Man sieht das sehr deutlich in der Adoleszenz, aber auch in der Seneszenz. Der Romancier Sybren Polet beschrieb überzeugend, wie in der Erfahrung einer älteren Person Erlebnisweisen reaktiviert werden, deren Ursprung in verschiedene Lebensperioden zurückverfolgt werden kann. Zur gleichen Zeit sehen wir einen Griff nach dem Äußersten.

Der Gedanke an eine Vermischung von Regression und kraftloser Progression hat mir beim Verständnis mancher Schizophrener weitergeholfen. Dies läßt den Schizophrenen nicht nur bemitleidenswert, sondern tragisch erscheinen. Ich hoffe und berühre damit schon die Desiderata für die Zukunft, daß das Problem der Regression und Progression im Hinblick auf strukturelle Störungen in einigen Sektionen zur Diskussion kommen wird.

Von den anderen amerikanischen Büchern, die ich las, möchte ich Bellaks wichtiges Werk erwähnen. Auch er neigt dazu, die grundlegenden Prinzipien zu simplifizieren. Er legt dem Begriff der Ich-Stärke und Ich-Schwäche größte Wichtigkeit bei. Dagegen verwahre ich mich ganz entschieden, obwohl ich selber gelegentlich diese Begriffe benütze — vielleicht aber nur dann, wenn ich müde bin oder wennn ich es vermeiden will, allzu eigensinnig zu erscheinen. Wer je die Psychologie des Ichs oder das Problem der Identität erwogen hat, kann dieses „Modell" nicht mehr anwenden, auch wenn es manchmal ganz handlich erscheint. Dieses Modell verwischt nämlich unseren Blick auf die Wirklichkeit des Ich und der Persönlichkeit im ganzen. Deshalb halte ich diesen Begriff für gefährlich. Was Bellak weiter über die kontinuierliche Linie vom Schizophrenen zum Normalen über manisch-depressive und neurotische Zustände schreibt, kommt mir vor wie „autistisches Denken in der Medizin" (Bleuler), d. h., wie eine Art des Argumentierens, die von jeder Realitätserfahrung geschieden ist. Ich hoffe, daß diese Begriffe in den betreffenden Sektionen zur Sprache kommen.

Eine amerikanische Publikation, die mir großen Eindruck machte, ist das Buch von Whitaker, Malone et al. über die Psychotherapie chronisch Schizophrener. Es enthält Berichte über ein Symposium, an dem auch John Rosen teilnahm. Dieses Buch hat eine ganz persönliche Note und persönliche Betrachtungsweisen. Als ich 1951 in Whitakers Klinik sprach, war ich von der dortigen Atmosphäre stark beeindruckt. Die grundlegenden Anschauungen sind dort psychoanalytischer Natur, aber die

Leute haben den Mut, sich von vorgefaßten Ideen freizumachen. Die Oralität bekommt eine unerhörte Ausdehnung. Alles ruht auf der menschlichen Beziehung zwischen Arzt und Patient und beide gewähren einander fast alles. Sie wagen dort, sehr weit zu gehen in ihren Aktionen in bezug auf den Patienten. Mich erinnerte das an die Methode von Jung vor mehr als einem halben Jahrhundert, aber auch an die von Christian Müller. Offensichtlich ist dieser Weg nur in sehr wenigen Fällen gangbar; und es mag sein, daß ein Arzt, der diese Methode bei *einem* Patienten angewandt hat, kaum darauf hoffen darf, sie bei anderen wiederholen zu können. Diese Art von Psychotherapie erinnert mich unwiderstehlich an Jakobs Ringen mit dem Engel. Es ist, als ob der Arzt sagte: „Ich lasse Dich nicht, Du segnetest mich denn" (Gen. 33, 26). Der Arzt kann sich in der Tat glücklich schätzen, wenn er wie Jakob mit nichts weiter als einer verrenkten Hüfte davonkommt, was meiner Ansicht nach einer psychischen Luxation vorzuziehen ist.

Ein Arzt, der diese Art von Behandlung ausführt, braucht immer jemanden, der ihn kontrolliert; dies hat sogar Jung betont, der sich sehr stark auf solche Behandlungen einließ. Jung fügte bescheidenerweise hinzu: Auch der Papst hat seinen Beichtvater. Ich hoffe, daß diese Prozeduren in der Sektion für Psychotherapie diskutiert werden. Ist diese Methode nötig? Ist sie ethisch annehmbar? Wieweit darf man dabei gehen? Annäherungen soweit wie möglich bei aufrechterhaltener Distanz? Ich selbst bin zur Ansicht geneigt, daß es immer einige wenige geben muß, die das Unmögliche versuchen. Aber das Verantwortungsgefühl und die Selbsterkenntnis solcher Leute werden dabei auf eine ernste Probe gestellt und sollten hohen Anforderungen Genüge leisten.

In diesem Zusammenhang können wir natürlich nicht an den verschiedenen Problemen der Übertragung und Gegenübertragung, Identifikation und Gegenidentifikation vorbeigehen. Im Buch von Whitaker werden diese Probleme auf hervorragende Weise besprochen. Meine tiefsten Eindrücke von der Psychotherapie der Psychosen stammen abgesehen von diesem Buch aus drei verschiedenen Quellen.

Den ersten Eindruck von Wichtigkeit empfing ich von Breukink (1928), einem holländischen Psychiater, dessen Name niemals international bekannt wurde. Er war einer von denen, die imstande waren, das Unmögliche zu versuchen, um dabei das fast Unmögliche zu erreichen. Sechehays Buch „Symbolic realization" wird mir immer im Gedächtnis bleiben. Dieses Buch regte meinen Mitarbeiter Groen an, die Behandlung einer jungen Frau mit einer undefinierten Psychose — ähnlich wie Sechehays Renée — zu übernehmen, einer Patientin, die, wie ich mit einiger Bescheidenheit erwähnen will, nach 1000 Sitzungen eine erhebliche Besserung zeigte. Einen Eindruck von großer Verläßlichkeit erhielt ich durch Frieda Fromm-Reichmann, die ich 1951 in Chestnut Lodge besuchte. Hier wurde eine Zahl von Schizophrenen durch intensive Psychotherapie behandelt. Statistiken zeigten, daß etwa 20% dieser Patienten eine soziale Wiederherstellung nach 3 Jahren erreichten. Die Hälfte blieb unverändert und der Rest zeigte eine Besserung.

Heute spielt die *Pharmakopsychiatrie* eine wichtigere Rolle als je zuvor. Die einzige Schwierigkeit besteht aber darin, daß zur Zeit, als die neuen Drogen eingeführt wurden, die Psychiatrie noch nicht so weit war, mit ihnen in angemessener Weise fertig zu werden. Infolgedessen ist so gut wie alles, was wir über deren Wirkung wissen, ziemlich grob empirisch. Natürlich ist Pharmakopsychiatrie von Nutzen, aber keineswegs immer. Es kann sein, daß die symptomatischen Besserungen, die wir erreichen, in manchen Fällen nur eine tiefere Störung verbergen oder sogar verstärken. Ich selbst tröste mich dabei mit der Überlegung, daß symptomatische Besserung immer mehr ist als *bloß* symptomatische Besserung.

Meine Meinung ist: Pharmakopsychiatrie könnte mit Unterstützung von Psychologie und Biochemie imstande sein, uns tiefere Einsichten in die Manifestationsweisen der Psychosen, besonders im Hinblick auf ihre Veränderungen im Fall der Besserung zu verschaffen. Vielleicht kann uns die Pharmakopsychiatrie einmal darüber aufklären, was es ist, das sich in der Psychose funktionell verändert. Um uns dessen zu versichern, müßten wir mit einer Psychologie arbeiten, die psychophysisch neutral ist. Ich hoffe, daß dieses Thema in der betreffenden Sektion zur Diskussion kommt. Bei NIJDAMS Vortrag war ich beeindruckt über das, was er über veränderten „input" bei Schizophrenen sagte und auch durch seinen Schluß auf eine bessere Toleranz für Reizverminderung bei Schizophrenen.

Die Leistungen der EEG-Forschung scheinen mir bisher beschränkt zu sein. Der Vortrag von VAN BORK et al. ragt dadurch hervor, daß er vollkommen sachlich ist und nicht mehr und nicht weniger bringt, als was die Autoren voll verantworten können. Doch kann man daraus gewiß nicht den Schluß ableiten, daß die EEG-Forschung keine Zukunft habe. Ich hoffe, daß sich eine Diskussion über die Arbeit der Tulane-Gruppe entwickeln wird. Es erscheint mir unwahrscheinlich, daß diese Arbeit sich als reines Phantasieprodukt erweisen könnte. Der Vergleich zwischen VERBEEKs Arbeit und ARNOLDS Ansichten ergibt wichtige Übereinstimmungen in fundamentalen Prinzipien. In der Gegend des Septum pellucidum, glaubt man, befindet sich die Schlüsselposition für diese Prozesse. Derartige Hypothesen — denn mehr als Hypothesen sind das nicht — sind höchst verführerisch und können gut mit der Konzeption einer fundamentalen energetischen Störung vereinbart werden.

Die Biochemie hat noch keinen Grund, stolz zu sein. Doch glaube ich immer noch, daß gerade auf diesem Gebiete die wichtigsten neuen Entdeckungen zu erwarten sind, besonders dann, wenn die Biochemiker und Kliniker gemeinsame Anstrengungen in der Definition ihrer Probleme machen werden. Wenn etwas an der Theorie daran ist, daß die Grundstörung der Schizophrenie in der Insuffizienz, Erschöpfung oder Auslöschung einer Energiequelle gelegen ist — eine Annahme, die ich ohne Zögern befürworte — dann müßte es biochemische Wege geben, sie zu beweisen. Diese Theorie gibt es tatsächlich schon seit einiger Zeit. BERZE sprach von einer Insuffizienz der psychischen Aktivität, E. BLEULER von einer verminderten Schaltspannung, WIERSMA von einer Verminderung der emotionellen Energie. CONRAD gebraucht die Bezeichnung „Reduktion des energetischen Potentials" und HUBER beruft sich auf einen Mangel an Dynamik. In der Februar-Nummer des „Nervenarztes" (1963) fand ich einen ausgezeichneten Aufsatz von WERNER JANZARIK, in dem er darauf hinweist, daß die klinische Forschung in Deutschland wieder mehr Gewicht gewinnt. Meine eigenen diesbezüglichen Ansichten sind beschrieben im 2. Band meiner „Psychiatrie" und in meinem Beitrag zum Bleuler-Jubiläum-Band. Es ist der Kontakt mit chronisch Schizophrenen, der mir die Bestätigung der Richtigkeit dieser Theorie verschafft hat. Für eine Diskussion dieses Themas ist sicherlich die klinische Sektion geeignet. Aus den Vorträgen von VAN DEN BERG und POSLAVSKY werden Sie den Schluß gezogen haben, daß Deskription und echte Phänomenologie in der betreffenden Sektion volle Beachtung erfahren. Ich hoffe aber auch, daß in dieser Sektion ein Thema behandelt wird, das seit HECKER völlig vernachlässigt wurde: die biologische und psychologische

Bedeutung der Adoleszenz. WOLFGANG KRETSCHMER war der einzige, der es in Zürich anschnitt. Ich glaube, daß dieses Thema eine genauere Behandlung verdient.

Bedauerlich ist, daß wir keine Sektion für Genetik haben. Die moderne Genetik hat zwar bisher noch keinen Weg zur Psychiatrie gefunden, aber ich erwarte vieles von der Kombination genetischer und biochemischer Forschung. Fortschritte erwarte ich auch von einem systematischen Studium der für Besserungen maßgebenden Bedingungen und von einer methodologischen Definition der Bedeutung des nosologischen Denkens, wie das FISCHER in seiner Dissertation versuchte.

Nun möchte ich noch einen Punkt zur Sprache bringen, der viel für mich bedeutet. Es ist meine feste Überzeugung, daß das Geheimnis der Schizophrenie eher in der Form des Erlebens und Verhaltens als in dessen Inhalten liegt. Ich war glücklich zu sehen, daß dieser Punkt durch den Vortrag von Frau SALOMÉ zur Diskussion gestellt worden ist. Dem möchte ich eine Idee hinzufügen, die mein Denken in den letzten Monaten beherrscht hat, die Idee von Form und Kreativität. In der Psychiatrie haben wir die Begriffe des Schaffens und der Kreativität vernachlässigt; nicht in der Ausdruckstherapie, aber gewiß in unserem Versuch, Menschen zu verstehen, gestörte und nichtgestörte. In diesem Zusammenhang halte ich das Werk von HUGENHOLTZ über Kreativität für sehr anregend.

Meine Meinung ist: Was wir sind, physisch und psychisch, und wie wir uns durch Sprache, Bewegungen usw. ausdrücken, ist Äußerung eines schöpferischen Prozesses. Wir haben alle eine innere Struktur. Unsere Totalität trägt einen unverkennbaren individuellen Stempel. Unsere eigene Disposition, die Zivilisation, in der wir leben, tragen zur Erzeugung einer Form bei, die unersetzlichen Charakter hat. Das ist nicht allein die Frage einer integrativen Fähigkeit. Individualität wird durch einen ständig aktiven, schöpferischen Prozeß aufrecht erhalten. Kreativität erfordert Freiheit. Es mag sein, daß man zu dem Dictum von HENRI EY: „Psychiatrie behandelt die Pathologie der Freiheit" hinzufügen müßte „und die Pathologie der Kreativität".

Ich stelle diese Frage jetzt der Sektion für Ausdruckstherapie, der die schönen Vorträge von VERBEEK und VAN DER DRIFT vorliegen. Oft versuchen wir ja, die Hervorbringungen eines Patienten aus dem zu verstehen, was wir sonst von ihm wissen; sollten wir nicht — und das gibt es ja in der Tat schon — zu einem besseren Verständnis dessen, was ich gerne die Auto-Kreativität oder Endo-Kreativität des Patienten nenne, durch das Studium der Störungen des schöpferischen Prozesses gelangen, die bei der Ausdruckstherapie offenbar werden?

Nun bleibt vieles übrig, über das ich noch gerne gesprochen hätte, so über die Frage, ob die Schizophrenen ihre Symptome *wählen*. Oder über das Bild des alten Schizophrenen. Ich habe das schon einmal im Detail behandelt und will es hier nicht wiederholen. Aber besonders über das *eine* würde ich gerne noch mehr sagen, über die bemerkenswerte Tatsache, daß wir den Schizophrenen in gewisser Weise bewundern, daß wir mehr Respekt vor ihm haben als vor jedem anderen Typus von Patient. Manche von uns gehen sehr weit in dieser Bewunderung! Das erinnert mich an das Buch unseres finnischen Kollegen SIIRALA, dessen Gedankengang in etwa der folgende ist: Könnte es nicht sein, daß unsere Gesellschaft schizophren ist und daß der Schizophrene die Bürde der Krankheit übernommen hat, um die Gesellschaft von ihr zu befreien? Diese Vorstellung erinnert an den Begriff des stellvertretenden Leidens. Ich kann mich ihr nicht anschließen, aber ich kann mir auch den Gedanken nicht verwehren: So etwas kann man überhaupt nur in bezug auf die Schizophrenie denken.

In jedem anderen Falle würde ein solcher Gedanke lächerlich sein. Dies bringt uns wieder einmal mit dem Mysterium dieser Krankheit in Berührung.

Meine Damen und Herren, ich komme zum Ende meines Vortrages. Sie haben gehört, daß ich den gegenwärtigen Zustand des Schizophrenieproblems in keiner Weise als chaotisch betrachte. Es gibt gute Gründe für die Hoffnung, daß wir eines Tages unser Ziel erreichen werden zu wissen, was Schizophrenie ist, und auf der Grundlage dieses Begreifens eine angemessene Therapie zu entwickeln. Ich habe oft gesagt, daß die Schizophrenie die Sphinx der Psychiatrie ist. Ich hoffe, daß am Ende dieses Symposiums das Gerücht umgehen wird, es habe einer gesagt: „Ich sah ein Lächeln auf dem Gesicht der Sphinx.“

Namenverzeichnis

Die *kursiv* gesetzten Seitenzahlen beziehen sich auf die Literatur. Die in Klammern gesetzten *kursiven* Ziffern beziehen sich auf die Literaturzitate

Sachverzeichnis

Herstellung: Konrad Triltsch, Graphischer Betrieb, Würzburg